MONOGRAPHIEN AUS DEM GESAMTGEBIETE DER NEUROLOGIE UND PSYCHIATRIE
HERAUSGEGEBEN VON
O. FOERSTER-BRESLAU UND K. WILMANNS-HEIDELBERG
HEFT 26

STUDIEN ÜBER VERERBUNG UND ENTSTEHUNG GEISTIGER STÖRUNGEN

HERAUSGEGEBEN VON ERNST RÜDIN-MÜNCHEN

II. DIE NACHKOMMENSCHAFT BEI ENDOGENEN PSYCHOSEN

GENEALOGISCH-CHARAKTEROLOGISCHE UNTERSUCHUNGEN

VON
DR. HERMANN HOFFMANN
ASS.-ARZT DER UNIVERSITÄTSKLINIK FÜR GEMÜTS- UND NERVENKRANKHEITEN IN TÜBINGEN

MIT 43 TEXTABBILDUNGEN

SPRINGER-VERLAG
BERLIN HEIDELBERG GMBH
1921

ISBN 978-3-7091-3121-3 ISBN 978-3-7091-3128-2 (eBook)
DOI 10.1007/978-3-7091-3128-2

Ursprünglich erschienen bei Julius Springer in Berlin 1921
Softcover reprint of the hardcover 1st edition 1921

Vorwort.

Die vorliegende Arbeit entstand in der Zeit meiner Beurlaubung an die genealogische Abteilung der Deutschen Forschungsanstalt für Psychiatrie in München (Frühjahr 1920). Seitdem ich im Jahre 1918 begonnen habe, mich mit erbbiologischen Problemen vom psychiatrischen Standpunkte aus zu beschäftigen, hat Herr Professor Gaupp meine Neigungen tatkräftig unterstützt und mir im Interesse meiner Ausbildung die Beurlaubung an die Münchner Forschungsanstalt trotz mancher Schwierigkeiten erwirkt. Ihm sowie Herrn Professor Rüdin, dem Leiter der genealogischen Abteilung, der mir bei meinen Untersuchungen mit Rat und Tat zur Seite stand, der mir eine Fülle von Anregungen und Richtlinien für meine Arbeit gegeben hat, möchte ich an dieser Stelle meinen wärmsten Dank ausdrücken.

Rüdins oft wiederholtes Postulat, daß naturwissenschaftliche Behauptungen und Meinungen mathematisch-statistisch bewiesen werden müssen, habe ich, wo ich konnte, zu erfüllen gesucht. Ich hoffe, daß mir dies in den beiden ersten Kapiteln meines Buches, soweit es überhaupt heute möglich war, gelungen ist. Das Kapitel über Epilepsie und über die paranoiden Psychosen konnte — aus Mangel an Zeit — dieser Forderung nicht gerecht werden. Trotzdem glaube ich diese Kapitel hier anschließen zu sollen, weil es mit den zwei ersten entstanden ist und zum mindesten doch mancherlei Hinweise gibt, die mir nicht ohne Wert zu sein scheinen.

Bei der Materialsammlung, die ohne die ausgezeichnete technische Organisation der genealogischen Abteilung in der kurzen Zeit nicht möglich gewesen wäre, habe ich von den Herren Direktoren der bayrischen Irrenanstalten ein überaus lebhaftes Entgegenkommen erfahren. Vor allem bin ich Herrn Obermedizinalrat Dr. Vocke (Eglfing) und Herrn Med.-Rat Dr. Blachian (Haar) für ihre liebenswürdige Unterstützung bei der Materialauslese zu großem Dank verpflichtet.

Tübingen, im April 1921.

Hermann Hoffmann.

Inhaltsverzeichnis.

A. Einleitung.

Rüdin hat in seiner bekannten grundlegenden Studie über die „Vererbung und Neuentstehung der Dementia praecox" den Versuch gemacht, die Mendelschen Regeln der Biologie auch an psychiatrischem Material nachzuprüfen. Die Art seiner Methode, mit der er eine große Zahl von Dementia praecox-Geschwisterserien bearbeitete, erforderte gerade bei Berücksichtigung der Mendelschen Spaltungsverhältnisse sehr schwierige und komplizierte statistische Berechnungen, falls das Endergebnis ein repräsentatives Bild der tatsächlichen Verhältnisse geben sollte. Ich verweise auf das I. Kapitel „Methodologisches" bei Rüdin, in dem er die Gründe dieses Vorgehens ausführlich ableitet.

Eine sehr wesentliche Ergänzung dieser „Geschwistermethode", welche, ausgehend von den Kranken, zu ihren Geschwistern und Eltern hinführt, bildet der umgekehrte Weg der Deszendenzuntersuchung, die sich auf die Kinder und Enkelkinder der Kranken (Probanden) erstreckt.

Im Gegensatz zur ersten Methode bedarf es hier nicht so sehr der komplizierten statistischen Berechnung, um die Frage des Mendelismus nachzuprüfen. Ein einfaches Schema möge dies erläutern[1]):

Haben wir ein Individuum mit einem bestimmten charakteristischen Merkmal vor uns (in unserem Falle die Psychose) und kreuzen dieses mit einem Partner, der nicht Träger eben dieses Merkmals ist, so ergibt sich schematisch im Falle der Dominanz die Möglichkeit 1 und 3 der Abb. 1.

1. $DD \times RR = 2\,DR$, d. h. ein Elter und sämtliche Kinder krank,
2. $DR \times RR = DR + RR$, d. h. ein Elter und die Hälfte der Kinder krank.

Da wir nun bei der Dominanz eines Merkmals die Homozygie oder Heterozygie[2]) äußerlich nicht erkennen können, so müssen wir bei einer Untersuchung der Nachkommen von der Kombination: Ein Elter krank — anderer Elter gesund, diese beiden Möglichkeiten zusammenlegen und würden daher für den einfachen

---

[1]) Siehe Einführung in die Mendelschen Regeln bei Rüdin, Zeitschr. f. d. ges. Neurol. u. Psychiatr., Original, **7**, 487. 1911; und Hoffmann, diese Zeitschr., Referate, **17**, 192 u. 273. 1919.

[2]) D = Faktor für dominantes Merkmal.
R = Faktor für das dem Faktor D korrespondierende (antagonistische) rezessive Merkmal.

Ein antagonistisches Merkmalspaar ist z. B. Kurzfingrigkeit—Normalfingrigkeit oder Dementia praecox—Dementia praecox-frei.

Homozygie = Keimreinheit, z. B. DD } beide in der Erscheinungsform dominant.
Heterozygie = Keimbastard, z. B. DR }

Bei Heterozygie ist die rezessive (zurückweichende) Keimanlage R äußerlich nicht erkennbar.

RR = Homozygot; in der Erscheinungsform rezessiv.

monohybriden Modus[1]) nach Mendel unter den Kindern $^3/_4$ krank und $^1/_4$ gesund zu erwarten haben[2]).

Ähnlich verhält es sich bei der Rezessivität einer Anomalie, für die entsprechend Fall 1 und 2 (Abb. 2) in Betracht kämen.

1. $RR \times DD = 2\,DR$, d. h. ein Elter krank, alle Kinder äußerlich gesund,
2. $RR \times DR = RR + DR$, d. h. ein Elter und die Hälfte der Kinder krank.

Umgekehrt können wir hier die Homo- oder Heterozygie für den sog. gesunden Elter äußerlich nicht feststellen; wir werden daher ebenfalls unter Vereinigung beider Fälle, im Gegensatz zur Dominanz $^3/_4$ gesunde und $^1/_4$ kranke Kinder finden müssen, falls es sich um ein monohybrides Merkmal handelt[2]).

Inwieweit sich diese Überlegung bei polyhybriden[1]), d. h. durch mehrere Faktorenpaare bedingten Merkmalen kompliziert, werden wir bei der Besprechung der Untersuchungsergebnisse zu erörtern haben.

Die Deszendenzuntersuchung birgt jedoch neben dieser relativen Erleichterung der vereinfachten Berechnung auch große Schwierigkeiten in

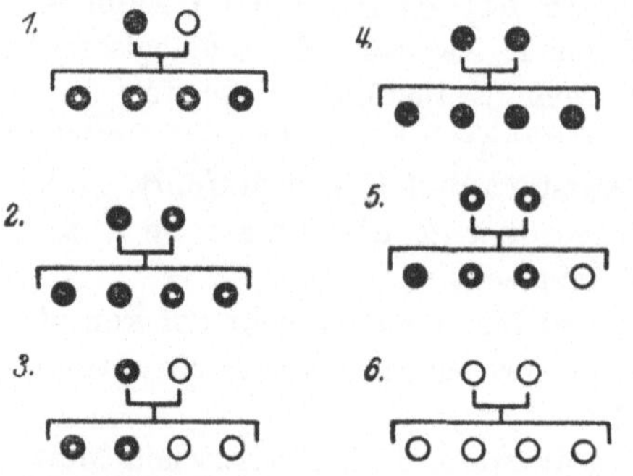

Abb. 1. Dominanz der Anomalie (Rüdin).

● Krank, dominant homozygot (auch keimkrank).
○ Krank, dominant heterozygot (Anlage zu gesund vorhanden).
○ Gesund, recessiv homozygot (keimgesund).

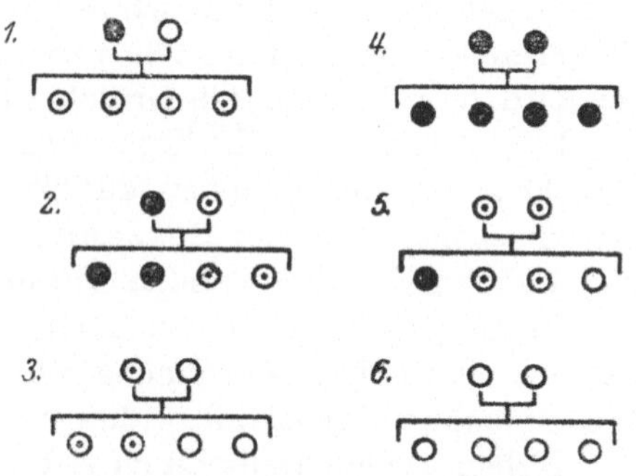

Abb. 2. Recessivität der Anomalie (Rüdin).

● Krank, recessiv homozygot (keimkrank).
⊙ Gesund, heterozygot (Anlage zu krank vorhanden).
○ Gesund, dominant homozygot (keimgesund).

sich; das ist vor allem die Materialbeschaffung. Um hiervon ein Bild zu entwerfen, möchte ich kurz auf den Gang meiner Untersuchungen eingehen.

Als Ausgangsprobanden wählte ich alte Kranke der psychiatrischen Klinik in München und der in der Nähe gelegenen Anstalt Eglfing. Bei der Auslese, die ja unter allen Umständen eine repräsentative, d. h. nicht nach Belastung oder anderen vererbungstheoretischen Gesichtspunkten ausgesuchte, sein soll, waren für mich drei Bedingungen maßgebend. Erstens verlangte ich unbedingte Sicherheit der Diagnose, zweitens setzte ich als Altersgrenze fest, daß das jüngste der Kinder das 30. Lebensjahr überschritten haben muß, drittens legte ich besonderen Wert darauf, daß ein Familienglied in München ansässig war, mit dem ich

---

[1]) Monohybride Merkmale gehen nur auf ein antagonistisches Faktorenpaar zurück; z. B. hier D und R.

Merkmale, denen wir zwei oder mehrere solcher Faktorenpaare zugrunde legen müssen, nennen wir dihybrid bzw. polyhybrid.

[2]) Vorausgesetzt, daß die Homo- bzw. Heterozygie eines Merkmals je etwa in der gleichen Zahl in der Bevölkerung vertreten ist.

dann in persönlicher Unterhaltung die Familienverhältnisse besprechen konnte. Die erste Bedingung ist selbstverständlich, aber an der Hand alter Krankenblätter der Mitte des vorigen Jahrhunderts oft schwer zu erfüllen; ein Grund, bei kritischer Einstellung das Material mehr und mehr zusammenschmelzen zu lassen. Die zweite Bedingung wählte ich deshalb, weil man nach überschrittenem 30. Lebensjahr die Manifestation latenter Krankheitsanlagen mit einiger Wahrscheinlichkeit wenigstens bei der Dementia praecox erwarten kann. Beim manisch-depressiven Irresein trifft dies freilich nicht zu; diesem Umstande werde ich bei der statistischen Berechnung besonders Rechnung tragen. Würde ich hier etwa eine niedrigste Altersgrenze von 50 oder 60 Jahren bei den Kindern gewählt haben, so hätte ich wohl auf meine Untersuchungen ganz verzichten müssen.

Die letzte Bedingung der persönlichen Erreichbarkeit eines der Angehörigen erschien mir wichtig, weil gerade manche psychopathologischen Grenzzustände auf dem Wege der Korrespondenz kaum oder nur sehr mangelhaft von der Familie, von Behörden usw. charakterisiert werden können. Die persönliche Untersuchung sämtlicher Familienmitglieder, welche eine ganz exakte Untersuchung streng genommen verlangen sollte, war mir leider unmöglich. Dazu wäre mehr Geld und Zeit erforderlich gewesen. Jedoch auch bei meinen relativ milden Versuchsbedingungen stellten sich zahllose Schwierigkeiten heraus, die zum Teil in der Renitenz, zum Teil in der Interesselosigkeit oder Borniertheit der Angehörigen ihren Grund hatten. Dann wieder zeigte sich zum Beispiel, daß infolge Vernichtung der Einwohnerlisten in den Tagen der Münchener Revolution die Wohnung der aufzusuchenden Kinder nicht auffindbar war, nachdem durch mühsame Arbeit der Pfarrämter das tatsächliche Vorhandensein von Kindern, Namen und Geburtsdatum festgestellt war. Infolgedessen mußte ich mich dazu entschließen, auf die letzte meiner drei Bedingungen zu verzichten und auch solche Familien zur statistischen Berechnung zu verwenden, über die eine einigermaßen brauchbare schriftliche Schilderung zu erlangen war. Unendlich viele Briefe gingen hinaus, die unbeantwortet blieben. Trotz ausführlich ausgearbeiteten Fragebogen waren auch bei entgegenkommenden Familien immer eine Anzahl Rückfragen erforderlich. Städtische Behörden, Gerichte, Pfarrämter und nicht zuletzt die verschiedenen Heilanstalten wurden in Bewegung gesetzt, um ein möglichst umfangreiches und intensiv durchforschtes Material zu gewinnen. Auf diese Weise wurden etwa 140 Dementia praecox-Familien, 170 manisch-depressive Familien, 60 Epileptiker-Familien nach der Methode der Deszendenzuntersuchung von mir bearbeitet. Der tatsächliche Erfolg stellt nur etwa ein Drittel des in Angriff genommenen Materials dar. Außerdem habe ich mich noch bemüht, die Hereditätsbeziehungen der paranoiden Psychosen wenigstens in groben Zügen aufzuhellen, ohne jedoch bei der Art der Auslese hieraus statistische Schlüsse ziehen zu können.

Abgesehen von den psychopathologischen und genealogischen Ergebnissen meiner Untersuchung möchte ich das von mir geschaffene Material als Grundstock für spätere Deszendenzuntersuchungen der 3. und 4. Generation festlegen. Wir müssen uns darüber klar sein, daß wir in der Vererbungslehre im wesentlichen Zukunftsarbeit leisten, daß vielleicht erst unsere Kinder und Enkel die Früchte unserer Forschung ernten, unsere Untersuchungen restlos auswerten können.

Die großen Schwierigkeiten, mit denen eine derartige Untersuchung zu kämpfen hat, welche noch dadurch erhöht wurden, daß mir für die Beschaffung des Materials nur ein Zeitraum von 3 Monaten zur Verfügung stand, werden es verständlich erscheinen lassen, daß speziell die Schilderung und Analyse der Psychopathien und Charakteranomalien den großen Fehler der Lückenhaftigkeit und Oberflächlichkeit an sich tragen. Hier bleibt der klinischen Untersuchung, der psychologischen Analyse markanter Einzelfälle noch ein weites Feld erfolgreicher Forschung, die dabei engen Anschluß an die Genealogie wird suchen müssen.

B. Die Nachkommenschaft bei endogenen Psychosen.

I. Die Deszendenz der Dementia praecox.

Welche Ergebnisse hat bis heute die Hereditätsforschung bei der Dementia praecox aufzuweisen?

Hinsichtlich der Anwendbarkeit der Mendelchen Regeln waren sich alle Forscher darüber klar, daß nur ein rezessiver Erbgang in Frage kommen kann. Diese Auffassung wird am ehesten den einzelnen Erblichkeitsforschungen gerecht. Hierfür spricht zunächst einmal das so häufige Auftreten der Dementia praecox aus einem anscheinend Dementia praecox-freien Zustand bei der Aszendenz, wie Rüdin sich ausdrückt, ferner das Überwiegen der indirekten, kollateralen Vererbung, das „Abreißen" der Anomalie in der direkten Linie. Während bei der Dominanz eine Anomalie sich von Generation zu Generation kontinuierlich zu vererben pflegt, zeigt der Stammbaum von Dementia praecox-Familien sehr häufig folgendes Bild (siehe Abb. 3):

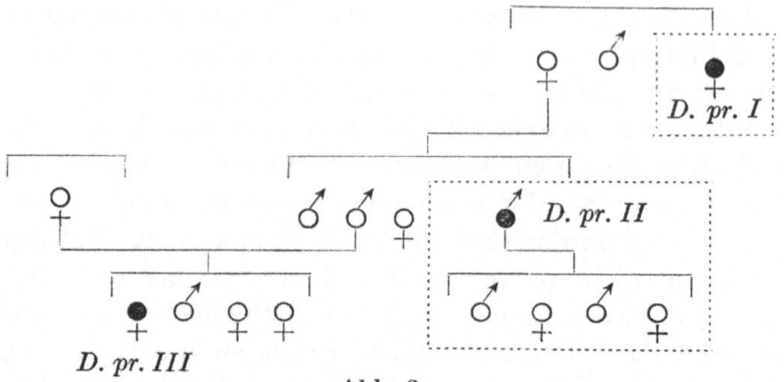

Abb. 3.

Belastung in den Seitenlinien und Fehlen der direkten Übertragung wäre für dieses Schema charakteristisch. In vielen anderen Fällen findet man aber trotz lebhafter Bemühungen keine psychotische Belastung, und die Aussage der Angehörigen, daß etwas „Derartiges" in der Familie bisher nicht vorgekommen sei, besteht anscheinend durchaus zu Recht. Diese Tatsache hat manche Vererbungsforscher immer wieder irritiert, so daß man schon glaubte, für diese isoliert dastehenden Fälle die hereditäre Ätiologie aufgeben zu müssen. Abgesehen davon, daß wir in diesen Familien immer mit der Möglichkeit rechnen müssen, daß in der weiteren Verwandtschaft oder in früheren Generationen, die sich der ärztlichen Forschung entziehen, einmal eine ähnliche Psychose vorgekommen und somit die Anwesenheit einer pathologischen Familienanlage wahrscheinlich ist, wird sich der mendelistisch orientierte Psychiater über dieses Spiel der Natur nicht wundern. Wir könnten uns denken, daß bei einer relativ kleinen Kinderzahl zufällig z. B. die Repräsentanten der Dementia praecox I und II (abgeteilt) nicht gezeugt, nicht geboren wurden, daß diese Keimkombination zufällig nicht realisiert worden ist. So könnte unter diesen Umständen die Ahnentafel des Proband (Dementia praecox III) vollkommen „rein" erscheinen[1]). Wir hätten dann das Schema für eine, soweit bekannt, völlig unbelastete Dementia praecox, trotzdem in der Familie Dementia praecox-Anlage in Form von Heterozygoten, d. h. äußerlich nicht geisteskranken, aber im Keim mit Anlage zur Dementia praecox behafteten Individuen vorhanden wären.

Für diese Auffassung läßt sich vor allem folgende Tatsache geltend machen. Bemüht man sich z. B. bei einer völlig unbelasteten Dementia praecox, einen weitverzweigten Stammbaum aufzustellen, der nicht nur die gesamte Aszendenz, sondern auch die Seitenlinien weitestgehend berücksichtigt, so findet man oft ein „kettenförmiges" Zusammenhängen mehrerer Dementia praecox-Familien, wie es Abb. 4 zeigt. Wir sehen, wie eine ganze Reihe von Erkrankungen auf einen Ursprung in der Aszendenz zurückgehen. Wir sehen ferner, daß bei Zusammentreffen von Familie I und II sowie von Familie II und III, in denen in jeder für sich sicherlich Dementia praecox-Anlagen vorhanden sein müssen, wie wir an den gehäuften Erkrankungen in den einzelnen Zweigen sehen können, jedesmal eine Dementia praecox auftritt (A und B). Auch diese Tatsache, welche sich natürlich nicht von allen Familien so schön wie in unserem Beispiel nachweisen läßt, festigt die Annahme einer rezessiven Anomalie, welche immer nur dann aus der gesunden, d. h. nicht geisteskranken Aszendenz heraus auftritt, wenn die betreffende Anlage von beiden Elternseiten her eingeführt wird.

Steht also somit die Rezessivität der Dementia praecox wohl ziemlich sicher fest, so erhebt sich weiterhin die Frage, welche Form der Rezessivität wir vor uns haben. Wir kennen den einfachen monohybriden Modus, der durch ein antagonistisches mendelndes Merkmalspaar charakterisiert ist. Bezeichnen wir etwa den rezessiven Faktor mit a, den dominanten mit A, so würde die Kombination AA ein vollkommen gesundes Individuum darstellen, die Kombination Aa den Zustand der Heterozygie (äußerlich gesundes, aber keimkrankes Individuum), während die Kombination aa die Anomalie selbst, hier also die Dementia praecox, repräsentieren würde. Bei einem dihybriden Merkmalspaar könnten wir die voneinander unabhängig spaltenden korrespondierenden Faktoren analog mit A und B (dominant) und a und b (rezessiv) benennen. Die Kombination $aabb$ würde dann der Dementia praecox entsprechen, $AABB$ den vollkommen gesunden Zustand darstellen. Die übrigen Kombinationen wie $AABb$, $AAbb$, $AaBB$, $AaBb$, $Aabb$, $aaBB$, $aaBb$ würden von den Heterozygoten in Anspruch genommen, welche, wie schon erwähnt, äußerlich nicht schizophren wären, aber im Keim die schizophrene Anlage zum kleinen oder größeren Teil in sich bergen würden.

---

[1]) Umgekehrt könnten andererseits in einer Geschwisterserie, ebenfalls ein Spiel des Zufalls, an Stelle von mehreren geistig gesunden, gerade mehrere Dementia praecox-Keimkombinationen realisiert sein. Wir hätten dann gehäuftes Auftreten von Dementia praecox vor uns, welches im einzelnen Falle als „schwere Belastung" gelten würde. Trotzdem könnte die Grundstruktur der Familienkeime in allen 3 Familien die gleiche sein.

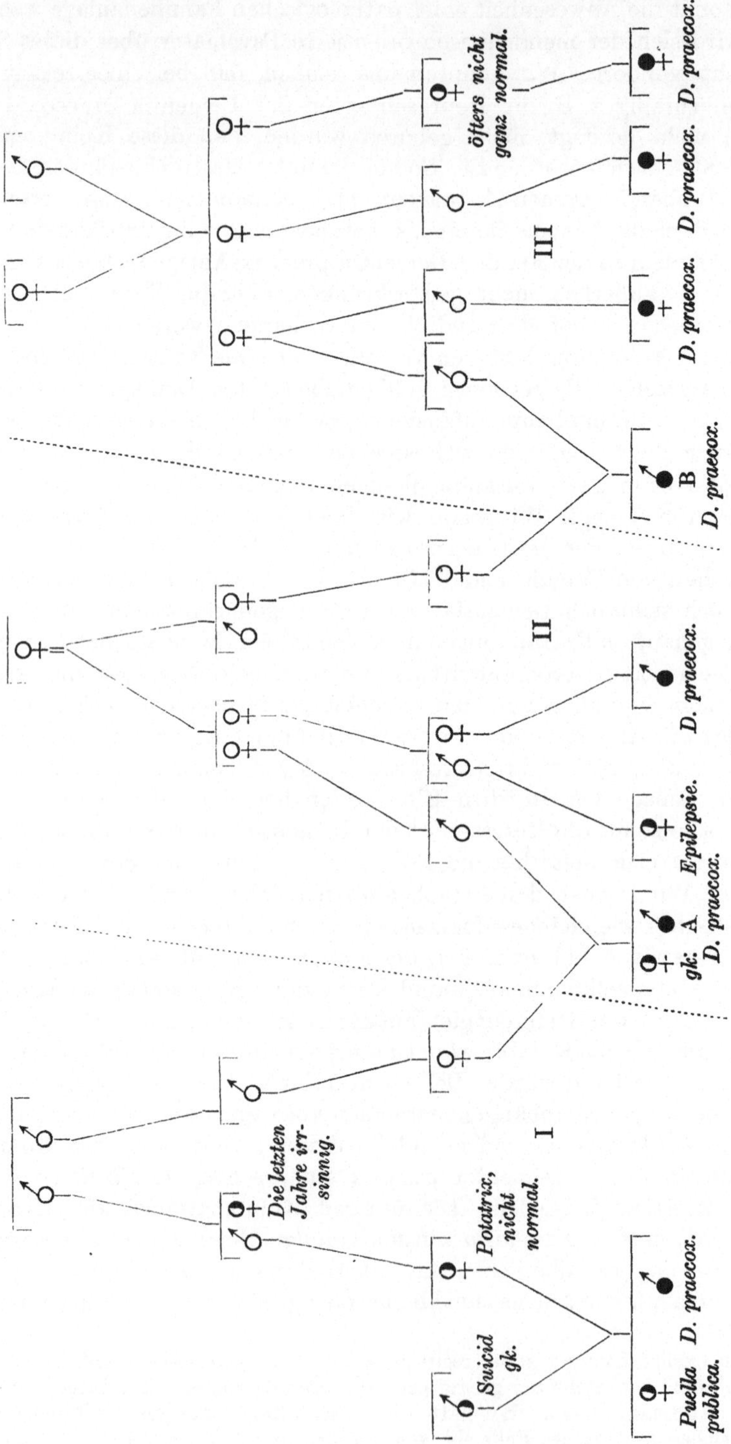
öfters nicht ganz normal.
D. praecox.
D. praecox.
D. praecox.
III
B
D. praecox.
II
D. praecox.
Epilepsie.
gk: A
D. praecox.
I
Die letzten Jahre irrsinnig.
Potatrix, nicht normal.
Suicid gk.
Puella publica.
D. praecox.

Abb. 4.

Bei höheren Formen des Polyhybridismus würde sich das Heer der Heterozygoten in stetiger Weise vermehren. Wir werden darauf später noch zurückkommen.

Von jeher wurde es von den Erblichkeitsforschern mit Bedauern vermerkt, daß die Heterozygoten wegen Dominanz der „gesunden" Faktoren für uns nicht zu erkennen, nicht zu fassen seien, weil das charakteristische Merkmal — in unserem Falle — die Dementia praecox fehlt, sie andererseits aber doch nicht als völlig gesund, d. h. im Hinblick auf ihre Keimesanlage gesund anzusehen wären.

Es ist nun jedem Psychiater bekannt, wie häufig gerade die Angehörigen der Dementia praecox-Kranken Abweichungen vom normalen psychischen Verhalten bieten, welche man wohl als „abnorme Charaktere" bezeichnen kann, die aber keinsfalls als vollgültige Schizophrenien anzusehen sind. Berze[1]) faßt seine Beobachtungen über diese Frage in treffender Weise zusammen: „Keinem Beobachter, der sein Augenmerk einmal darauf gerichtet hat, kann es entgehen, daß das Maß an Einsichtslosigkeit, Unbelehrsamkeit, Affenliebe, Überempfindlichkeit, Zimperlichkeit, Schrullenhaftigkeit, kurz abnormen Wesens, welches die Aszendenz und die Geschwister unserer Praecoxkranken oft zeigen, über das durchschnittliche Maß weit hinausgeht und daß der Fall, daß beide Elternteile eines Praecoxkranken keinerlei psychische Abnormität aufweisen, entschieden der seltenere ist."

Noch eingehender behandelt Medow[2]) die Psychopathen in schizophrenen Familien. Er fand vor allem „Gemütsarmut und Roheit, moralische Minderwertigkeit, die sich besonders gegen die eigene Familie kehrt". An Einzelzügen hebt er hervor: „Habsucht, Geiz, Jähzorn, Aberglaube, Frömmelei, Mißtrauen bis zu Andeutungen von Beziehungswahn, Arbeitsscheu, Unstetigkeit und Haltlosigkeit".

Wir finden bei Medow eine genaue Schilderung eines derartigen Psychopathen, dessen Bruder seit 8 Jahren an typischer Dementia praecox leidet. Ein unsteter, haltloser, arbeitsscheuer Trinker, der seit dem 20. Lebensjahr als Landstreicher und Bettler sein Leben fristet, während er vorher sich einigermaßen in die bestehende soziale Ordnung eingefügt hat. Seine umfangreiche Strafliste weist Vergehen wegen Bettel, Widerstand, Beleidigung, Unfug und Hausfriedensbruch auf. In der Anstalt benahm er sich ruhig und geordnet, arbeitete willig, doch fiel bei ihm ein stumpfes, mürrisches Wesen, Mangel an Urteilsfähigkeit und geistiger Produktivität und eine deutliche Neigung zu paranoischer Einstellung auf. Unter Alkoholwirkung pflegten bei ihm pathologische Rauschzustände mit heftigster, zorniger Reizbarkeit, blindwütigem Widerstreben, unklarer Auffassung der Situation und nachfolgendem Verlust der Erinnerung aufzutreten. Diagnostisch kennzeichnet Medow ihn als mäßig schwachsinnigen, schwerfälligen, gedanklich unproduktiven Psychopathen mit dürftigen Gemütsregungen, dessen Charakter auf einer kindlichen Stufe stehengeblieben schien. Mangelnde Voraussicht lieferte ihn restlos der Beeinflussung durch Launen und Einfälle aus; das Fehlen jeder Zielstrebigkeit ließ ihn bei jeder Tätigkeit rasch erlahmen.

---

[1]) Die hereditären Beziehungen der Dementia praecox. Leipzig und Wien 1910.

[2]) Zur Erblichkeitsfrage in der Psychiatrie. Zeitschr. f. d. ges. Neurol. u. Psychiatr., Orig. **26**, 493. 1914.

Aus derartigen unsteten, haltlosen, gemütsstumpfen Psychopathen, die bei der Irritation ihrer egozentrischen Einstellung sich sehr empfindlich und reizbar erweisen, rekrutiert sich ein großer Teil des bettelnden Landstreichervolkes.

Ähnlich wie in diesem Falle sich die abnorme Persönlichkeit erst um das 20. Lebensjahr manifestiert zu haben scheint, fand Medow in anderen Fällen von Abnormität des Charakters, daß sich auf den verschiedendsten Altersstufen derartige Umwandlungen vollziehen können. Während manche schon von Jugend auf oder doch seit dem Eintritt ins Erwerbsleben das Bestehen von Defekten bekundeten, zeigten andere erst im höheren Lebensalter derartige psychologisch nicht verständliche Persönlichkeitsverschiebungen. Auch hierfür gibt Medow ein Beispiel aus seinen Beobachtungen. Ein gutsituierter, verheirateter, selbständiger Schneidermeister, Bruder und Vater schizophrener Erkrankungen, war von Haus aus ein heftiges, aufbrausendes Temperament und hat anscheinend schon immer ein gewisses Maß von Gemütsarmut besessen. Anfang der Vierziger, nach zehnjähriger Ehe, schmiedete er allerhand Verbesserungspläne für sein Geschäft, das aber tatsächlich mehr und mehr zurückging. In der Hoffnung auf schnelles Reichwerden ging er nach Amerika, wohin er durch seinen Freund Beziehungen hatte, ohne die Trennung von der Familie sehr schwer zu nehmen. Das erhoffte Glück blieb aus, jedoch gelang es ihm, sich einigermaßen seinen Lebensunterhalt zu erwerben. Mehrfach versuchte er, seine Familie zur Überfahrt zu veranlassen, kam auch aus diesem Grunde einmal persönlich nach Deutschland, jedoch nahm er die strikte Weigerung seiner Frau ziemlich gelassen hin. Er lebte dann noch lange Jahre in Amerika, sandte gelegentlich kurze Briefe, in denen er etwas gebrochen Deutsch schrieb, da er offenbar sich Englisch als Umgangssprache angewöhnt hatte. Auf sein persönliches Ergehen ging er kaum ein, wie er auch seiner Familie sehr gefühlsarm gegenüberstand und niemals irgendwelche Reue wegen seiner Auswanderung gezeigt hat. Einige Male sandte er kleine Geldsummen zur Unterstützung. Seit dem 70. Lebensjahr hat man nichts mehr von ihm gehört.

Auch in diesem Falle müssen wir wohl eine endogene Ursache für die stattgehabte Wandlung annehmen, die ja im Grunde genommen wohl nur eine Steigerung der schon vorher bestehenden Gemütsarmut darstellt.

Die hereditäre Situation macht eine Verwandtschaft dieser abnormen Persönlichkeitstypen mit der Dementia praecox sehr wahrscheinlich.

Medow bringt kurz noch andere Beispiele abnormer Persönlichkeiten. Ein Bruder einer Dementia praecox ist unbeständig, stellenlos, will über seine Fähigkeiten hinaus, bewirbt sich um Stellen, ohne etwas zu bekommen und lebt auf Kosten der Eltern. Ein Vater behandelt seine Kinder wie ein Stiefvater, ein anderer sorgt nicht für die Familie und ergibt sich dem Trunke. Andere Angehörige ergaben sich der Theosophie, der Wahrsagerei, wurden Methodisten. Andere wiederum sind einsichtslos gegenüber den schwersten Defekten der Kranken. Eine Mutter suchte ihren hebephrenen Sohn zum Methodisten zu bekehren, redete ihm ein, kein Fleisch zu essen und Samstags nicht mehr zu arbeiten. Neben der gemütlichen Stumpfheit fand er in einzelnen Fällen auch Steigerungen und Abarten des Affektlebens wie Jähzorn, Leidenschaftlichkeit und Launenhaftigkeit. In einem großen Teil der Fälle fehlten jedoch die genannten Anomalien des Charakters oder des Urteilens, es waren vielmehr bei sonst leistungsfähigen, sozialen Persönlichkeiten nervöse Störungen, Neigungen zu Kopfweh, Ohnmachtsanwandlungen, Erregbarkeit, neurasthenische Bilder mit mannigfachen neuropathischen Zügen vorhanden. Die Scheidung in diese beiden Gruppen, in die Psychopathen mit Gemütsverarmung und in solche mit neurasthenischem Einschlag, scheint mir nicht ohne Bedeutung zu sein; wir werden darauf später noch zurückkommen.

Medow gibt zu, daß es sich bei manchen dieser Anomalien um schleichende Formen von Dementia praecox handeln könnte; für die große Mehrzahl schien ihm jedoch eine Gleichsetzung der Bilder unter Annahme nur gradueller Verschiedenheiten nicht angängig zu sein. Er tritt für eine weitgehende Verschiedenheit der Bilder mit scharfer Scheidelinie zwischen psychopathischer Form und Psychose ein und setzt hiermit den schizophrenen Formkreis in Gegensatz zu den Verhältnissen beim manisch-depressiven Irresein, wo fließende Übergänge zwischen Psychopathie und Psychose zu bestehen scheinen.

Während bisher die verschiedenen Anomalien des Charakters und der Persönlichkeit bei den Erblichkeitsuntersuchungen der Dementia praecox nur eine geringe Rolle spielten, weist besonders Rüdin[1]) auf ihre erbbiologische Bedeutung hin, indem er sie in vorsichtiger Vermutung zu den verschiedenen Typen der Heterozygoten in Parallele setzt. Es muß zweifellos an die Möglichkeit gedacht werden, so sagt er, daß z. B. die verschrobenen Psychopathen, die immer wieder in Dementia praecox-Familien auftauchen, irgendwie beim Zustandekommen der Dementia praecox sich beteiligen. Ihr Phänotypus, d. h. ihre Erscheinungsform, könnte der Ausdruck für eine Reihe von Genotypen (Keimanlagen) sein, welche in dem Genotypus der Dementia praecox zum Teil enthalten sind. Auch das Vorkommen haltloser, in krimineller Hinsicht eigenartig hartnäckiger und unverbesserlicher Psychopathen in schizophrenen Familien hat Rüdin beobachtet, ohne jedoch für diese einen erbbiologischen Zusammenhang mit der Dementia praecox zu konstruieren.

Wir sehen also, daß gerade das Problem dieser „Psychopathen" nach einer Lösung drängt und sicherlich ist die Genealogie imstande, ein wenig Licht in dieses Dunkel zu bringen.

Überlegen wir uns, wiederum an der Hand des einfachsten Mendelschemas, einmal folgendes:

aa (Dementia praecox) gekreuzt mit *AA* (gesund) gibt Nachkommen mit der Keimeszusammensetzung *Aa*, also Heterozygoten. Ferner *aa* (Dementia praecox) gekreuzt mit *Aa* (Heterozygot) gibt Nachkommen mit der Keimanlage *aa* (Dementia praecox) und *Aa* (Heterozygot).

Finden wir also bei den Kindern eines Dementia praecox-kranken Elters irgendwelche nicht schizophren psychotische Anomalien, so müssen diese dem heterozygoten Zustand entsprechen, falls sie nicht etwa auf die Keimanlage des anderen, sog. gesunden Elters zurückgehen, die natürlich trotz äußerlicher Gesundheit in verschiedenster Hinsicht pathologische Potenz in sich tragen kann. Bis zu einem gewissen Grade kann man jedoch diese Komplikation ausschließen. Immer fester wird die Geschlossenheit des schizophrenen Erbkreises, wenn ein großes Material diese Anomalien der Persönlichkeit genau charakterisieren und abgrenzen läßt, wenn wir dieselben Typen wieder und wieder unter den Nach-

[1]) Rüdin, Zur Vererbung und Neuentstehung der Dementia praecox. Berlin 1916, S. 56.

kommen der Kranken auftreten sehen und damit die Zugehörigkeit zur schizophrenen Keimanlage mit einer an Sicherheit grenzenden Wahrscheinlichkeit werden beweisen können.

Diese Erwägungen veranlaßten mich, bei meinen Deszendenzuntersuchungen gerade auf die Charakteranomalien ein besonderes Augenmerk zu richten. Ich hoffe nunmehr eine Reihe von Persönlichkeiten charakterisieren zu können, deren Abweichung von der Norm zum großen Teil sicher nicht einem schizophrenen Prozeß entsprechen, die aber wohl ebenso sicher dem schizophrenen Erbkreis bei weitester Fassung dieses Begriffes zuzurechnen sind.

1. Die Psychopathien und Charaktereigentümlichkeiten in Dementia praecox-Familien. Die schizoide[1]) Persönlichkeit.

Schon ehe meine Untersuchungen völlig zum Abschluß gekommen waren, habe ich in einer Sitzung der Münchener Forschungsanstalt für Psychiatrie[2]) kurz über die psychopathologischen Typen unter den Nachkommen von Dementia praecox-Eltern berichtet. Ich deutete damals an, daß Kretschmer schon vor Beginn meiner Untersuchungen die Differenzierung der Persönlichkeitstypen in schizophrenen und zirkulären Familien in Angriff genommen hatte, und daß meine Ergebnisse im wesentlichen seine charakterologischen Richtlinien bestätigen konnten.

Inzwischen hat uns Kretschmer in seiner Monographie über die Konstitutionstypen[3]) die ungeheure Bedeutung seiner Ideen für die klinische Psychiatrie vor Augen geführt und seine uns wohlbekannten Gedanken zur Fortentwicklung der psychiatrischen Systematik an einem umfangreichen Material erhärtet.

Die Abweichungen von der charakterologischen Norm, über die ich aus meinem Material berichten kann, stimmen im wesentlichen mit seinen Gesichtspunkten der Persönlichkeitsdifferenzierung überein, und so bildet wohl dieser Teil meiner Arbeit eine ergänzende Festigung und Fundierung seiner Forschungsergebnisse.

Die vorläufige Fassung der Persönlichkeitstypen, wie ich sie in München gegeben habe, möchte ich auch hier kurz wiederholen. Ich stellte die einzelnen Gruppen nebeneinander in der Form, wie sich mir die Repräsentanten gezeigt hatten, ohne auf eine systematische Ordnung in zusammenfassende Obergruppen Wert zu legen.

So fand ich:

1. Eigensinnige Querköpfe, bornierte, unbelehrbare, diskussionsunfähige Menschen, zum Teil mit Neigung zu paranoischer Einstellung. — Mir fiel auf, daß manche sich später normal entwickelnde Kinder in ihren jungen Jahren bis zur Pubertät als widerspenstig, eigensinnig, boshaft und unerziehbar geschildert wurden. Vielleicht besteht hier ein gewisser Zusammenhang zwischen der vorübergehenden Anomalie in der Kindheit und der in anderen Fällen dauernd vorhandenen Abart des Temperamentes.

---

[1]) Der Begriff des Schizoiden deckt sich keineswegs mit dem Begriff des psychopathisch Krankhaften; den schizoiden Temperamenten kommt eine weitgehende Variationsbreite zu, die bis in das „Normale" hineinreicht. Immerhin sollen damit nur charakterologisch auffallende Persönlichkeiten bezeichnet werden.

[2]) Juli 1920. Zeitschr. f. d. ges. Neurol. u. Psychiatr., Ref. 22, 114 (1920).

[3]) Körperbau und Charakter. Monographie. Verlag von Julius Springer. 1921.

2. Bösartige, boshafte, bissige, kaltherzige, despotische Naturen, die mit Vorliebe ihren Mitmenschen das Leben zur Hölle machen.

3. Verschlossene, ruhige, zurückgezogene Menschen, still für sich dahinlebende Sonderlinge mit bigott frömmelndem Wesen oder sonstigen exaltierten Verschrobenheiten.

4. Typen mit auffallender, fast erschreckender Gemütsruhe, oft mit erheblichem Mangel an Spontanität und Initiative.

5. Musterkinder, die auch in ihrem späteren Leben einen Zug pedantischer Gewissenhaftigkeit und Musterhaftigkeit beibehalten; meist nüchterne, trockene, schematisierende Verstandesmenschen.

6. Wirklichkeitsfremde Träumer, die sich gerne in sich selbst zurückziehen und häufig in einer mystischen Phantasienwelt leben.

7. Haltlose leichtsinnige Verschwender, die es im Leben zu nichts bringen und allmählich auf der sozialen Stufenleiter langsam herabsinken, ohne daß man sie als Dementia praecox auffassen müßte.

8. Typische Degenerierte teils mit, teils ohne hysterischen Einschlag.

In der Frage der Abgrenzung gegenüber den Psychopathen in zirkulären Familien, welche sich eigentlich immer durch die hypomanische bzw. depressive Stimmungslage sowie eine natürliche affektive Ansprechbarkeit auszeichnen, beschränkte ich mich auf den Hinweis, daß für die schizoide Persönlichkeit das autistische Verhalten und die mangelnde affektive Resonanzfähigkeit ein Hauptcharakteristikum darstellt.

Lassen wir einmal die Grundsymptome der Schizophrenien, wie sie Bleuler entwickelt, an unseren Augen vorüberziehen, so werden wir manche Vergleichspunkte zwischen diesen und den Eigentümlichkeiten unserer Typen festlegen können. Wir finden neben charakteristischen Besonderheiten auf dem Gebiete des Affektlebens, die sich vor allem in einer mangelnden affektiven Modulationsfähigkeit zeigen, auch noch eine Reihe von anderen Eigenschaften, die wir bei leichteren Fällen der Schizophrenie beobachten können. So könnte man die bornierten, eigensinnigen Querköpfe in Beziehung setzen zu der Hyperbulie bei manchen Kranken, die mit zäher Energie ein bestimmtes Ziel festhalten und sich durch keinerlei Vorstellungen davon abbringen lassen. Manche Schizophrene, die draußen leben, gelten als empfindliche, launische Charaktere, mit denen nicht gut Kirschen essen ist; sie können daher als bösartige und kaltherzige Menschen imponieren, wie wir sie auch unter den Schizoiden kennen lernten. Auch das bekannte schizophrene Symptom der autistischen Verneinung der Wirklichkeit ließ sich bei einer großen Zahl der schizoiden Psychopathen feststellen. Bei den einen bietet die „sündige Welt" den willkommenen Anstoß, sich ganz in bigotte Frömmigkeit und Religiosität hineinzuflüchten; andere wieder fühlen sich von dem rauhen, unbarmherzigen Alltag angewidert, suchen Ersatz im Denken und Philosophieren oder finden ihren Trost in Phantasie und Mystik.

Daß ferner unter den haltlosen Psychopathen sowohl wie unter den Vertretern der Moral insanity manche manifeste Schizophrenie zu finden ist, gilt als bekannte Tatsache[1]). Allgemeine „Wursthaftigkeit" und ethische Abgestumpftheit sind hier als Ursachen anzusprechen bei den Schizophrenen prozeßhaft erworben, bei

[1]) Siehe vor allem Wilmanns, Zur Psychopathologie des Landstreichers. Leipzig 1906.

den Schizoiden in der Anlage gegeben. Die mannigfachen exaltierten Verschrobenheiten bei einzelnen Psychopathen nötigen uns den Vergleich mit der katatonischen Manieriertheit auf. Gemacht steife, unnatürliche Gefühlsäußerungen sind ja bei der Dementia praecox häufig zu beobachten. Man könnte sogar eigensinnige Borniertheit und Negativismus, Musterhaftigkeit und Befehlsautomatie, pedantische Gewissenhaftigkeit und Zwangsphänomene, die Neigung zum Schematisieren, zum Systematisieren und die systematisierende Tendenz bei manchen schizophrenen Formen vergleichsweise einander gegenüberstellen.

Welche Schlüsse wir aus diesen ganz offenkundigen Analogien zwischen schizoiden und schizophrenen Symptomen ziehen dürfen, vermag heute niemand zu entscheiden. Eine nahe innere Verwandtschaft werden wir wohl annehmen dürfen.

Zweifellos erhalten die schizoiden Persönlichkeiten in erster Linie durch das abnorme Gefühlsleben ihr besonderes Gepräge. Wir erinnern uns daran, daß schon Medow bei den Charakteranomalien in schizophrenen Familien auf der einen Seite Gemütsverarmung, auf der anderen Seite Leidenschaftlichkeit, Jähzorn und neurasthenische Symptome gefunden hat.

In seiner geistreichen Art, den empirischen Tatsachen eine systematische Form zu geben, schafft Kretschmer die psychästhetische Proportion, welche Überempfindlichkeit und affektive Abstumpfung gewissermaßen in eine Linie rückt. Er entwickelt sie an dem Beispiel einer typischen Katatonie, wie sie uns in dem Dichter Hölderlin gegeben ist. Wir sehen bei ihm die allmähliche Umwandlung einer eminent reizbaren und feinsinnigen Zartheit in dämmernden Stumpfsinn, der in das höchste Stadium katatonischer Verblödung ausläuft.

Nach dem Stadium der allgemeinen sensitiven Überempfindlichkeit beobachten wir, so schildert Kretschmer, zunächst den Verlust der affektiven Resonanz für persönlichkeitsfremde Werte; erst dann, wenn auch die persönlichkeitseigenen Inhalte ihren Affektwert verlieren, ist das höchste Stadium der Verblödung erreicht. Aus dieser psychästhetischen Proportion, nach welcher der Gegensatz zwischen Hyperästhesie und Anästhesie des Gefühlslebens als Folge der gleichen Störung, des gleichen Prozesses in der schizophrenen Konstitution einheitlich zusammengefaßt wird, scheinen auch mir sich die einzig möglichen Richtlinien für eine Gruppierung der schizoiden Psychopathen zu entwickeln.

Ich möchte besonderen Wert darauf legen, einzelne Typen meines Materials eingehender zu besprechen. Es wird sich dabei zeigen, daß bei einem großen Teil dieser schizoiden Persönlichkeiten eine schizophrene Erkrankung mit Sicherheit ausgeschlossen werden kann. Zunächst die bei weitem am zahlreichsten vertretene Gruppe der Gefühlsstörungen im Sinne der Gemütsverarmung und Gemütsstumpfheit.

A. Gruppe der Gemütsruhigen.

Typ a (Familie I): Referent. Selbständiger Kaufmann, geboren 1859, verheiratet. Etwas ängstliches Kind, sehr fromm erzogen, hat sich später von der Religion mehr losgesagt. Gut gelernt. Von Jugend auf große Gemütsruhe, ließ sich durch nichts darin stören, ließ alles an sich herankommen, kann sich nicht erinnern, daß er sich jemals über etwas aufgeregt hat. Gütmütig, wie er selbst sagt, bis zur „Dummheit". Dabei nicht ungesellig, hat jedoch mehr Freude an der Natur. Immer gern gereist, besuchte schon als 18jähriger die Pariser Weltausstellung, um seinen Gesichtskreis zu erweitern. Oft packe ihn eine unbezwingliche innere Unruhe, daß er einfach reisen müsse; er könne es dann daheim nicht mehr aushalten. In den letzten Jahren ohne Grund unruhig, nervös, müsse manchmal weinen, dann fühle er sich wieder wohler. Nie eigentlich schwermütig. Bei der Untersuchung anfangs sehr reserviert und etwas steif. Wenig mobil, hat etwas „Lahmes", Umständliches an sich, erzählt weitschweifig und wenig exakt. Unbeholfen in seinen Bewegungen, ungewandt, doch nicht verschroben. Affektiv wohl ansprechbar, nach und nach liebenswürdiger und zugänglicher. Lange, hagere Erscheinung; hohes schmales Gesicht; lange Gliedmaßen. Wirkt in der Erscheinung sehr ruhig, hat aber gelegentlich beim Sprechen etwas nervös Überhastendes.

Der Eindruck war der eines überaus ruhigen, phlegmatischen Menschen, der auch schwere Schicksalsschläge relativ gelassen hinnimmt und nie unter starken Gefühlsreaktionen zu leiden hat. Auffallend ist die Kombination eines solchen Temperamentes mit einer von Zeit zu Zeit hervortretenden nervösen Unruhe, die sich früher in einer Art Wandertrieb, in den letzten Jahren in zwangsmäßigem Weinen äußert und auch in der Art des Benehmens zum Ausdruck kam.

Eine Schizophrenie ließ sich nicht nachweisen. Außer der charakteristischen Affektschwäche waren keine schizophrenen Symptome an ihm zu entdecken. Der Vater litt an typischer Dementia praecox, die Mutter war eine lebhafte, energische Frau, die gern sprach und auch keine Spaßverderberin gewesen sein soll. Ihr Temperament steht jedenfalls im Gegensatz zu dem des Sohnes.

Typ b (Familie XVII). Ref. Handwerker, verheiratet; geboren 1861. Ruhige Natur, immer gern für sich, doch nicht direkt ungesellig. Immer gleichmäßig gestimmt. Regt sich nie auf. Auch in Gesellschaft ruhig und mehr passiv, hat keinen rechten Sinn für Humor. Im Geschäft tätig, es müsse bei ihm schon Ordnung herrschen. Macht ruhigen, etwas gleichgültigen Eindruck. Wortkarg, läßt alles aus sich herausfragen, erzählt nicht spontan, dabei nicht ablehnend, bemüht sich, entgegenkommend zu sein. Gibt merkwürdig unexakte, farblose Antworten, unpräzise in der Ausdrucksweise. Zeigt aber keinerlei Störungen der Intelligenz.

Auch hier ein ganz ähnlicher Typ, ein Phlegma in Reinkultur, eine trockene, nüchterne, passive, humorlose Natur ohne rechte Initiative. Die Mutter eine Dementia praecox, der Vater ein lebhaftes Temperament, immer heiter, guter Laune, gern in Gesellschaft, leicht erregbar; er schimpfte und räsonnierte gern, wenn ihm etwas nicht paßte. Unter den Geschwistern zwei Schwestern mit dem gleichen Temperament, ein anderer Bruder hat das Temperament des Vaters.

Typ c (Familie XLV). Referent. Oberlehrer, ledig, geboren 1888. Als Kind sehr brav, nie dumme Streiche gemacht, stets einer der besten, dabei nicht schüchtern. Nie Stimmungen unterworfen. Von jeher sehr ruhig, regt sich nie auf, nimmt alles gelassen hin. Wenig mitteilsam, verschlossen sogar dem eigenen Bruder gegenüber, den er sehr schätzt. Meidet gern die Gesellschaft anderer Menschen. Hat großes Interesse für Theater und Musik. Beschäftigt sich vorwiegend mit philosophischen Problemen. Kein Verständnis für weltliche Vergnügungen, nur Sinn für geistige Dinge. Ausgesprochener Hang zu Schwärmerei und Träumerei. In den Entwicklungsjahren schwärmerische Knabenfreundschaft. Hat gern gedichtet bis in die jüngste Zeit. In seinem Beruf peinlich gewissenhaft, fast pedantisch. Steht dem praktischen Leben fremd gegenüber, unerfahren in den Fragen des Alltags. Im Benehmen etwas unbeholfen und ungeschickt. Macht sehr ruhigen Eindruck. Sehr liebenswürdig und entgegenkommend. Mittelgroße, schmale Erscheinung, feingliederig. Sieht äußerlich sehr der Mutter ähnlich.

Wir sehen eine Persönlichkeit vor uns, die ebenfalls wieder eine große Gemütsruhe als Grundsymptom aufweist. Daneben finden wir Züge, die wir in dem Bild eines autistischen, pedantischen, in praktischen Dingen unerfahrenen Gelehrten zusammenfassen können, der aus seiner Jugendzeit die Neigung zu schwärmerischer Phantasie und die Eigenschaft des Musterknaben in das erwachsene Alter mit hinübergerettet hat. Zweifellos eine wertvolle Erscheinung, wie sie nicht so selten akademische Lehrstühle ziert. Interessant ist es, daß der Bruder, selbst ein lebenslustiges Weltkind, ihn als eigenen Sonderling bezeichnet.

Die Mutter eine Dementia praecox. Der Vater ein durchaus normaler Mensch, tüchtiger Kaufmann, mit lebhaftem Temperament und sehr umtriebiger Geschäftsart.

Eine Persönlichkeit mit ähnlicher Veranlagung wie Typ c, nur nicht so einheitlich geschlossen in ihrem Aufbau, referierte mir über eine andere Familie. Er selbst, ein Mann aus dem Volke, sehr ruhigen Temperamentes, peinlich pflichtgetreu, gediegen, rechtlich denkend, ohne die Zeichen eines ausgesprochenen Autismus, zeigte schon von Jugend auf ein lebhaftes Bildungsbedürfnis. Trotz schwerer körperlicher Arbeit unterläßt er es auch heute nicht, jeden Abend ein Kapitel aus seinem Nietzsche, Schopenhauer oder aus Darwin zu lesen. Über eine Reihe naturphilosophischer und psychologischer Fragen hat er sich ein Urteil gebildet, das er mit viel Verständnis zu entwickeln weiß. Dabei ist er in denkbar schlechten Verhältnissen aufgewachsen. Sein Vater, ein ursprünglich solider, sparsamer Mensch, wurde von seinen Eltern gezwungen, ein ihm unsympathisches Mädchen zu heiraten. Die Mutter, eigentümlich schwärmerisch veranlagt, zeigte schon bald die Symptome einer schleichend beginnenden Schizophrenie in Form bigotter Frömmelei und Vernachlässigung der Haushaltsführung. So wurde der Vater zum Trinker, der in roher, brutaler Weise nur für sich selbst sorgte, Frau und Kinder mißhandelte und sein ganzes Hab und Gut (Bauernhof) verschleuderte. Erst seitdem die Frau in der Anstalt untergebracht werden mußte, führt er wieder wie früher ein ordentliches und arbeitsames Leben, trinkt nicht mehr, wird als fleißig und gewissenhaft in der Arbeit gelobt und hat sich eine ansehnliche Summe Geldes zusammengespart.

Außer dem genannten Sohn stammt von diesem Elternpaar eine Tochter, die ebenfalls charakteristische Züge aufweist.

Typ d (Familie XXXVI). Dienstmädchen, ledig, geboren 1888. Als Kind bleichsüchtig, schon damals gern allein, gut gelernt, braves Mädchen. Immer eine ruhige, stille Natur, stets gleichmäßig in der Stimmung. Dabei in der Arbeit sehr gewissenhaft und kleinlich pedantisch. Von jeher hat sie besonders den Verkehr mit Männern gemieden, hat überhaupt nie Sinn für weltliche Dinge gehabt. Sie kennt nur die Religion, der sie sich in fast fanatischer Weise ergeben hat. Verschlossen, ungesellig, verkehrt sie nur mit gleichgearteten und gleichgesinnten religiösen Freunden, spricht nie über die Dinge, welche sie innerlich bewegen. Sie ist ausgesprochen gutherzig und gutmütig. Auf andere macht sie einen eigentümlich frömmelnden Eindruck. Sie hat am meisten die Charakterveranlagung der Mutter geerbt.

Auch diese Charakteristik zeigt uns ein stets gleichmäßiges, ruhiges Temperament, dessen Leben ohne erschütternde Gemütsschwankungen in stiller Einsamkeit dahinfließt. Die autistische Veranlagung verneint die Welt und führt zu einer restlosen Versenkung in eine starre religiöse Atmosphäre mit stark frömmelndem Beigeschmack. Gerade diesen Typ sehen wir nicht so selten bei der sprichwörtlich gewordenen „verschrobenen alten Jungfer“, die im Gegensatz zu einer anderen Variante mehr ein harmloses, gutartiges, sanftmütiges Gepräge hat und im Volksmund oft als „duldsame fromme alte Betschwester“ treffend bezeichnet wird.

Ähnliche, von Jugend auf ernste, stille, verschlossene, menschenscheue Sonderlinge sind gerade unter den Nachkommen von Schizophrenen sehr häufig. Oft aber pflegt sich diese autistische psychische Gesamteinstellung erst auf einer bestimmten Altersstufe zu entwickeln in Form einer allmählichen Umwandlung aus einer unter Umständen ganz scharf kontrastierten Veranlagung heraus. Ein besonders plastisches Bild gibt hiervon der folgende Fall:

Typ e (Familie VII). Telephonistin, ledig, geboren 1892. Als Kind wie ein Bub unbändig wild, störrisch, eigensinnig, widerspenstig und jähzornig. Ein besonderes Vergnügen fand sie an dummen Streichen, die oft ganz kuriosen und närrischen Einfällen entsprangen. Man glaubte ihr nirgends, daß sie aus gebildetem Hause stammte. Anfang der Zwanziger auffallend anders geworden; wurde ruhiger, schloß sich ab von den Menschen, deren Verkehr sie früher aufsuchte, war immer für sich, zeigte nur Interesse für religiöse Dinge, lebte ganz in dieser Welt. Hatte sich schon vorher gegen den Willen der Eltern einen Beruf gesucht in dem sie auch während dieser Zeit fleißig und tüchtig arbeitete. Sehr energisch und zielbewußt. Rücksichtslos ehrlich und offen, sagt stets kurz und knapp ihre Meinung, um was es sich auch handelt; man vermißt bei ihr ganz die liebenswürdige Form, und doch lebt bei ihr unter der rauhen äußeren Schale gelegentlich ein warmes Empfinden für ihre Mitmenschen. Die ruhige, stille Art hat sie beibehalten, ebenso besteht bei ihr heute noch ein auffallender Hang zur Religiosität.

In der Familie gilt sie als eigentümlich und sonderbar, da sie von den übrigen Geschwistern sehr wesentlich absticht.

Wenn es sich auch hier nicht um die Tochter, sondern um die Enkelin einer Dementia praecox handelt, so möchte ich doch auf Grund meiner Erfahrungen die vorliegende Anomalie mit dem Dementia praecox-Erbkreis in Beziehung setzen. Ich habe ähnliche, wenn auch nicht so charakteristische Beispiele direkt unter den Kindern der Schizophrenen gefunden. Genau so wie bei Typ d wäre es auch hier möglich, daß sich später einmal aus der Persönlichkeit heraus eine Schizophrenie entwickelt, obwohl dafür vorläufig kein Anhaltspunkt besteht. Der Umschlag eines unbändigen Eigensinns in religiösen Autismus während der Entwicklungsjahre darf wohl kaum als alleiniger Beweis für einen schizophrenen Prozeß angesehen werden, wenn alle anderen Symptome, insbesondere schwerere affektive Defekte fehlen.

Charakterisieren wir kurz diesen Typus e.

Im Vordergrund steht auch hier wieder eine gemessene Ruhe des Gemütslebens verbunden mit einer ausgesprochen autistischen Weltauffassung, wie wir sie aus dem zurückgezogenen, verschlossenen Wesen und der übertriebenen Frömmigkeit schließen müssen. Daneben finden wir jedoch deutliche Symptome einer gewissen derben Gefühlskälte, die sie oft ihren Mitmenschen gegenüber recht schroff und rücksichtslos entgegentreten läßt.

In noch viel ausgesprochenerem Maße sehen wir diesen letzten Zug bei einer weiteren Gruppe schizoider Persönlichkeiten, die gerade durch ihre Gefühlskälte zu recht unangenehmen Menschen gestempelt sind.

B. Gruppe der Gemütskalten.

Typ f (Familie XIX). Ref. Frau, ledig, geboren ca. 1860. Bei der Untersuchung erschien eine lange, hagere, dürre, knochige alte Jungfer und überschüttete mich mit Vorwürfen, daß ich ihren Familienverhältnissen nachspüre. Erst ganz allmählich ließ sie sich zu einer Unterhaltung bewegen, die aber ziemlich fruchtlos verlief. Ein affektiver Kontakt war nicht möglich. Sie blieb abweisend, unliebenswürdig, scharf und bissig, vor allem, solange das Thema ihrer eigenen Familie galt. Ihre strengen, kalten Gesichtszüge ließen auch nicht eine Spur von dem vermuten, was man gemeinhin sonst als „Gemüt" bezeichnete. Auffallend war besonders im Anfang eine nervöse Sprechweise und unruhige, eckig-zappelnde Bewegungen. Auf Grund einer längeren Unterhaltung glaube ich auch hier eine Psychose ausschließen zu können.

Es gehört nicht sehr viel Phantasie dazu, sich das Maß von zynischer Bissigkeit und Angriffslust vorzustellen, mit der ein solcher Typ seine Mitmenschen begeifert. Wir haben hier im Gegensatz zu Typ d die in jedem Falle unangenehme Variante der „Altjungfernverschrobenheit" vor uns. Auch sonst fand ich noch ähnliche Charaktere, die mit ihrer zynischen Kälte und Grobheit, mit ihrem launisch-eigensinnigen, egoistisch-herrischen Wesen zum rücksichtslosen, bizarren Despotismus prädestiniert sind. Zweifellos können derartige, im persönlichen Verkehr widerliche und unsympathische Menschen bei hochstehender Begabung an der richtigen Stelle hohe Kulturwerte schaffen, wie es uns die Geschichte von manchen Imperialisten berichtet (s. Kretschmer). Daß sie manchmal auch als alte Jungfern ihr Dasein nicht nutzlos verbringen, lehrt uns die nächste Familie.

Typ g (Familie XXII). Referiert durch das Pfarramt. Zwei Schwestern, die eine 54, die andere 51 Jahre alt. „Beide unnahbar, sie blieben ledig, weil sie das Los der Mutter (Dementia praecox) fürchteten. Vermöge einer guten Erziehung wissen sie sich nach außen hin gut und gewandt zu benehmen. Sie bewirtschaften ein großes Anwesen und verstehen ausgezeichnet zu berechnen. Beide sind geizig, allerdings manchmal unversehens freigebig, doch im ganzen zugeknöpft. Alles Geschäftliche geht durch ihre Hand, sie lassen ihrem Verwalter gar keine Selbständigkeit. Beide sind etwas aufgeregt und nervös. Die Gefühlsseite ist bei ihnen gar nicht ausgeprägt. Beide sind sehr auf „Profit" aus, die Kost und Verpflegung der Untergebenen ist sehr schlecht und ungenügend. Sie machten während des Krieges gute Geschäfte. Im Gegensatz zur Behandlung ihres Personals scheuen sie für sich keine Kosten; sie lieben es besonders, weite Reisen zu machen."

Gefühlskälte und Egoismus sind die wesentlichsten Charakterzüge dieser beiden Schwestern, die wir dem ausführlichen Schreiben des Pfarrers unbedenklich entnehmen können. Strenge, straffe Organisation im kleinen läßt sie wirtschaftlich wertvoll erscheinen. Beide zeigen auch die uns immer wiederkehrende Verschlossenheit des Wesens, sie verhalten sich ihren Mitmenschen gegenüber ausgesprochen kühl, ablehnend und zurückhaltend, doch fehlt ihnen die mehr expansive Tendenz des vorhergehenden Typus.

Wächst sich die Gemütsruhe zu einer allgemeinen „Wurstigkeit" aus, greift die Gemütskälte auch auf die moralischen und ethischen Empfindungen über, so resultieren daraus abnorme Persönlichkeiten, die wir in der nächsten Gruppe zusammenfassen wollen:

C. Gruppe der Gemütsstumpfen (Haltlose und Degenerierte).

Typ h. (Familie XXI.) Referiert aus Entmündigungsakten. Knecht, ledig, geboren 1861. Wegen Verschwendung 1884 mit 23 Jahren entmündigt. Bis zum 18. Lebensjahre regelmäßig gearbeitet. Dann infolge Erbschaft einige 1000 M. geerbt. War in der Folgezeit nicht mehr zu haben, arbeitete unregelmäßig. Wechselte häufig seine Stelle. Brachte leichtsinnig sein ganzes Geld durch, arbeitete in dieser Zeit monatelang gar nichts, saß in den Wirtshäusern herum. Später verschwendete er geliehenes Geld in derselben Weise. Nach Angabe des Dienstherrn ist er schwer zu lenken, außerordentlich faul und genußsüchtig, spielt jeden Abend um hohe Summen, hält Kameraden frei, hat Umgang mit leichtfertigen Frauenzimmern. Versetzt und verkauft alle Habseligkeiten, um seinem Vergnügen zu leben. Auch bis in die jüngste Zeit hinein scheint er ein ähnlich ungeordnetes und unstetes Leben geführt zu haben.

Wir sehen auf Grund der allerdings etwas summarischen Schilderung hier den Typus eines haltlosen, müßigen Verschwenders vor uns, bei dem der Hang zu Genußsucht und Spiel offenbar zuerst hervortrat, als er durch eine größere Geldsumme in die Lage versetzt wurde, den Weg des Lasters zu gehen. Bei der

Entmündigungsverhandlung machte er aus seinen Gewohnheiten keinen Hehl, nahm aber alle Vorwürfe bezüglich seines Lebenswandels gelassen hin und zeigte eine ausgesprochene Abstumpfung seiner ethischen und moralischen Gefühle. Die allgemeine Gleichgültigkeit ließ ihn auch später in der einmal angefangenen Bahn weitergleiten. Er war der Sohn eines schizophrenen Vaters.

Ähnlich ist wohl auch die folgende Persönlichkeit aufzufassen, über die wir leider auch nur durch eine kurze pfarramtliche Mitteilung orientiert sind.

Typ i. (Familie XXVI.) Drogist, ledig, geboren 1871, gestorben 1912. Von Haus aus gutes Kind, entbehrte der väterlichen Zucht (Vater im 20. Lebensjahr schizophren erkrankt). Die Leistungen in der Mittelschule waren daher mangelhaft. Die Realschule hat er nicht besucht, auch kein Examen gemacht. Trotzdem sprang er bei einer studentischen Verbindung ein, in der er ein „lustiges" Leben führte und sich um kein Studium kümmerte. Später kaufte ihm dann seine Mutter eine Drogerie, die er aber wegen mangelhafter Kenntnisse nicht zu leiten vermochte. Das Vermögen nahm rasch ab, so daß er fallierte. Bald darauf starb er. Er fiel immer durch sein exzentrisches Gebahren auf, seine Altersgenossen sagten ihm schon von früh an nach, er „spinne". Jedes Jahr hielt er sich zur Sommerfrische in einem bekannten kleinen Badeorte auf, wo er der Bevölkerung ebenfalls als „abnorm" bekannt war.

Dieser kurzen, ebenfalls psychiatrisch nicht ganz vollwertigen Charakteristik des Typus i können wir als wesentliche Züge eine ausgesprochene Haltlosigkeit des Willens, Verschwendungs- und Genußsucht entnehmen. Ferner muß er durch mancherlei exaltierte Verschrobenheiten aufgefallen sein. Jedenfalls ist es ihm nicht gelungen, trotz relativ guter materieller Vorbedingungen sich einen Platz im sozialen Leben zu erobern und zu erhalten. Aus der übrigen Familiengeschichte ist wichtig zu bemerken, daß seine Mutter als nervöse, recht ausgelassene, fröhliche Frau geschildert wird; sie zeigte stets eine große „Heiratslust" und unterhielt gerne harmlose (?) Freundschaften mit jungen Männern. Der Großvater (Vater des schizophrenen Vaters) wurde in den fünfziger Jahren wegen gehäufter Sittlichkeitsverbrechen (Unsittlichkeit mit Gefangenen als Gefangenenwärter) verurteilt, später aber wegen apoplektischer Störungen (Hemiplegie) freigesprochen.

Diagnostische Bedenken müssen gerade bei Typ h und i auf eine schleichende Schizophrenie weisen, wie sie ja sich in ähnlicher Weise äußern kann. Die mangelhaften Nachrichten werden eine klare Entscheidung unmöglich machen. Immerhin sind mir auch andere ähnliche Persönlichkeiten bei meinen Untersuchungen begegnet, die nicht als schizophrene Psychosen aufzufassen waren, die ich aber doch als sichere schizoide Vorstufen zur Dementia praecox bezeichnen möchte.

Ausführlich wurde mir über folgenden Fall berichtet, der aus der Familie XXXVI stammt und eine Schwester des früher geschilderten Typ d ist.

Typ k. (Familie XXXVI.) Ehefrau, geboren 1890. In der Jugend lügenhaft, stahl der Mutter und auch später als Mädchen der Diensthenschaft des öfteren Geld. Später sehr leichtsinnig, besonders im Verkehr mit Männern. Eitel, putzsüchtig, konnte das Geld nicht einteilen, ging verschwenderisch damit um, wollte immer im Vergnügen leben. Sie kannte keine Gewissensbisse, keine Reue, wenn ihr Vorwürfe gemacht wurden; es war ihr in dieser Hinsicht alles gleich. Sie unterscheidet sich von den Geschwistern durch eine ausgesprochene „Kaltherzigkeit". Seit einigen Jahren (Verheiratung) hat sie sich etwas gebessert. Die Ehe ist nicht sehr glücklich; sie versteht nicht recht zu wirtschaften, ist unordentlich und wenig häuslich, sucht aber die Schuld nicht bei sich, sondern in den schlechten Verhältnissen. Eine Unterstützung seitens der Geschwister nahm sie an, ohne sich dafür zu bedanken. Auch heute noch verschleudert sie das Geld für unnütze Dinge, anstatt für ihren Haushalt zu sorgen.

Der Bruder, den wir als intelligenten, verständigen Menschen kennengelernt haben, bezeichnet sie selbst treffend als „moralisch haltlose Person“ und dürfte damit wohl die richtige „Diagnose“ getroffen haben. Die mangelnde Gefühlsresonanz für moralische Norm, für die sympathischen Beziehungen von Mensch zu Mensch, sowie für die bestehende soziale Ordnung wird uns in diesem Typus klar, wenn auch diese Charakteristika nicht in so ausgeprägtem Maße vorhanden sind, wie bei dem nächsten Fall.

Typ l. (Familie XXXV.) Ehefrau, geboren 1877. Aufgenommen in der Irrenklinik München vom 19. XII. 1910 bis 3. I. 1911. Nach Angabe des Ehemannes war die Ehe (seit 15 Jahren) bis vor einem Jahr glücklich. Von jeher war jedoch die Frau sehr vergnügungssüchtig, geschlechtlich sehr leidenschaftlich. Sie war angeblich eine fleißige gute Mutter und Ehefrau und zeigte immer ein gleichmäßig heiteres Temperament. Vor einem Jahr (1909) knüpfte sie ein Liebesverhältnis mit einem Schneidergehilfen ihres Mannes an. Sie vernachlässigte seit mehreren Monaten ihre Kinder, wurde reizbar, kümmerte sich wenig mehr um den Haushalt, entwendete ihrem Manne Wertsachen und Geld (angeblich nach vorheriger Verabredung mit ihrem Liebhaber) und kam nachts oft spät nach Haus. Als der Mann sie mit ihrem Geliebten Anfang Dezember 1910 ertappte, verbot er ihr das Haus. Darauf trieb sie sich mit ihrem Geliebten tagelang in der Stadt umher und ließ sich schließlich in einem Krankenhaus aufnehmen.

Bei der Aufnahme war Pat. völlig orientiert, in ihren Antworten besonnen und geordnet. Sie war vergnügt, sehr redselig und man merkte das Bedürfnis, daß sie sich aussprechen wollte. Nach dem Grund ihrer Fröhlichkeit befragt, sagte sie, hier sei sie sicher, daß ihr Mann nicht hereindürfe. Sie hatte sich im Krankenhaus l. d. Isar aufnehmen lassen, weil sie Rückenschmerzen hatte. Dort hatte sie Angst, ihr Mann könne sie besuchen. Vor einigen Tagen habe er es getan; darüber habe sie sich sehr aufgeregt, weil er betrunken kam und sie beschimpft hätte. Auch hätte er sich den anderen Patienten gegenüber ungebührlich benommen. Den Grund für ihre Einweisung in die Klinik vermag sie nicht anzugeben. Pat. hält sich nicht für krank, sie sei nur überarbeitet und durch die vielen Aufregungen in ihrer Ehe heruntergekommen. Die Ehe sei von Anfang an unglücklich gewesen; ihr Mann sei seit Jahren starker Trinker, mißhandelte sie schon in den ersten Jahren der Ehe, auch im nüchternen Zustande sei er roh und gemein, in der Trunkenheit bei seiner reizbaren gewalttätigen Art aber direkt gefährlich. Im Jahre 1908 sei er einmal nachts nach Hause gekommen, habe die Frau des Ehebruchs beschuldigt und gedroht, sie und die Kinder mit dem Rasiermesser zu töten. Er jagte sie dann aus der Wohnung. Pat. stürzte sich aus dem Korridorfenster im 1. Stock herunter und zog sich einen Knöchelbruch zu. Sie durfte aber nicht in die Klinik gehen, weil der Mann fürchtete, die Geschichte käme ans Licht.

Vor einigen Wochen sei Pat. mit Einverständnis ihres Mannes 8 Tage bei ihrer Schwester gewesen, um ihr zu helfen. In dieser Zeit habe sie sich natürlich um ihren Haushalt und um die Kinder nicht kümmern können. Eines Tages sei der Mann in total betrunkenem Zustand mit großem Spektakel bei der Schwester erschienen, habe Pat. geschlagen, ihr ins Gesicht gespuckt und sie gegen den Kleiderständer geworfen. Sie fiel vor Angst besinnungslos hin, verletzte sich am Rücken und habe seither Rückenschmerzen. Ihr Mann habe ihr auch eheliche Untreue vorgeworfen, dies sei für Pat. der Grund gewesen, an eine Scheidung zu denken. Ihr Mann sei vor einigen Jahren mit einer Frau nach Wien durchgebrannt, und als ihm das Geld ausging, habe ihn Pat. „auslösen“ müssen. Auch später habe er sie noch einmal betrogen. Diese Tatsachen regen Pat. im allgemeinen wenig auf, viel mehr stören sie die Mißhandlungen; der Mann sei auch sehr grob zu den Kindern, während sie selbst eine gute Mutter sei. Angeblich war sie nie verstimmt über die ehelichen Verhältnisse; sie mußte sich nur über die Art ihres Mannes manchmal aufregen, konnte dann nicht essen und magerte infolgedessen ab.

Pat. hat elfmal geboren, einmal Zwillinge, 6 Kinder sind klein gestorben, 6 andere leben. Über Geschlechtskrankheiten nichts bekannt. Normale Intelligenz, mittelmäßige Kenntnisse. Körperlich sehr stark abgemagert, sonst o. B. Pat. war nachts wiederholt ängstlich erregt, sah „schwarze Männer“. Tagsüber ruhig, immer guter Stimmung.

Schon damals machte der Ehemann einen soliden, gutmütigen Eindruck; in glaubwürdiger Weise bestritt er die Angaben seiner Frau und erklärte alles für erlogen. Im Gegenteil sei sie es gewesen, die in den letzten Jahren ihrem Manne kein gutes Wort gegönnt hätte.

Ich hatte ebenfalls Gelegenheit, den Mann zu explorieren. Er hatte inzwischen den ganzen Krieg mitgemacht, machte einen nervösen, etwas gedrückten Eindruck und erzählte in ruhiger Weise mit Tränen in den Augen von dem vielen Kummer, den ihm seine Frau bereitet habe. Dazu kam noch, daß in den letzten Wochen eine multiple Darmcarcinomatose ärztlich bei ihm festgestellt war. Er machte den Eindruck eines durchaus normalen, offenen, ehrlichen Menschen, der aber infolge der Verhältnisse körperlich und seelisch gebrochen schien. Er ergänzte die Beobachtungen der Klinik folgendermaßen: Seine Frau habe sich im Laufe der Jahre keineswegs gebessert. Es sei ihr alles gleich, sie werfe leichtsinnig das Geld hinaus für wertlose Sachen, sei im Haushalt unbrauchbar, lasse alles verwahrlosen, kümmere sich um gar nichts. Sie sei außerordentlich eigensinnig und lasse sich nicht das mindeste sagen. Während der Mann im Felde war, hatte sie wieder ein Verhältnis mit einem jungen Mann, der sich durch große Häßlichkeit auszeichnete. Sie ließ sich von ihm das Geld aus der Tasche ziehen. Anderen Leuten gegenüber verstehe sie es, alles zu verdrehen und ihnen zu schmeicheln. Auch ihrem Manne gegenüber leugne sie stets, wenn er auch objektive, durch Zeugen belegte Tatsachen ihr vorhalte. In den ersten Jahren der Ehe sei ihr Charakter wesentlich besser gewesen, obwohl sie schon immer einen Hang zur Vergnügungssucht gezeigt habe.

Die Diagnose der Münchner Klinik lautete: „Psychopathie". Anhaltspunkte für eine schizophrene Erkrankung bestanden nicht. Man hat auch wohl derartige Persönlichkeiten als „hysterische Charaktere" bezeichnet. Wie ich glaube, zu Unrecht; denn der Charakter der Hysterischen kann sehr verschieden aussehen. Bleuler sagt: „Der moralische Teil ihres Charakters kann gut oder schlecht sein, wie bei anderen Menschen; neben rücksichtslosen Egoisten treffen wir unter den Hysterikern die aufopferungsfähigsten Leute, trotzdem in der Art ihrer Affektivität ein gewisses Hindernis altruistischer Tätigkeit liegt." Ich bin überzeugt, daß man bei einer genealogischen Untersuchung der sog. „Hysterie" in der Aszendenz die verschiedensten abnormen Charaktere, die verschiedensten gröberen psychotischen Störungen finden wird.

Bei unserer Patientin stehen nun nicht so sehr hysterische Erscheinungen im Vordergrund (nächtliche Erscheinungen „schwarzer Männer"), als vielmehr eine ausgesprochene moralische Minderwertigkeit, die sich erst im Laufe der Jahre, wie so häufig bei diesen Fällen, mehr und mehr entfaltet hat. Wir sehen eine köstliche Sammlung negativer Charaktereigenschaften: Egoismus, Lügenhaftigkeit, Eitelkeit, Faulheit, Genußsucht und Geilheit, Züge, welche eben nur durch die Basis einer allgemeinen gemütlichen Stumpfheit und moralischen Gleichgültigkeit dem psychiatrischen Verständnis nähergebracht werden. Ihren niederen Instinkten und Trieben allein gehorchend, führen diese Menschen ein Leben, mit dem sie sich selbst und andere vergiften. Ein Typ, wie wir ihn sehr häufig unter Prostituierten antreffen.

Ziehen wir den Typ k zum Vergleich heran, so werden wir bei ihm manches Verwandte, allerdings in abgeschwächter Form finden.

Was ergibt nun die genealogische Analyse?

Der Vater, ein exzentrischer, unverträglicher, zum Jähzorn neigender Mensch, lebte jahrelang in wilder Ehe. Anfang der Dreißiger erkrankte er an einer paranoiden Demenz mit typischem Verlauf.

Die Mutter ist eine lebhafte, zugängliche, sehr empfindliche Person, die sich leicht aufregt und bei jeder Gelegenheit „Weinkrämpfe" bekommt, wenn ihr etwas gegen den Willen geht. Sie neigt zweifellos zu „hysterischen Reaktionen", ist dabei aber frei von der degenerativen Veranlagung ihrer Tochter, welche als schizoide Komponente sicher auf die schizophrene Erbmasse des Vaters zurückgeht. Die spärlichen hysterischen Erscheinungen sind dagegen wohl auf die Rechnung der mütterlichen Belastung zu setzen.

Sehr instruktiv wirkt die 3. Generation, in der wir unter den 6 Kindern der Pat. und ihres Ehemannes eine, wenn auch nicht ganz reinliche Spaltung in beide Komponenten konstatieren können: Die drei älteren Kinder (2 Mädchen und 1 Bub im Alter von 18—24 Jahren) sind ausgesprochen weichherzig, sehr empfindlich, leicht erregbar und neigen in hohem Maße zu hysterischen Reaktionen. Bei den geringsten Anlässen treten bei ihnen hysterische Anfälle auf, oft bei allen dreien zu gleicher Zeit, wenn eines von ihnen wegen irgendeiner Unart gestraft wird. Daneben besteht bei den beiden jüngeren unter ihnen ein gewisser Hang zum Leichtsinn, sprunghaftes Wesen und gelegentlich eine eigensinnige Bockigkeit, der aber doch relativ leicht zu trotzen ist.

Ein 4. Kind (15jähriger Sohn) zeichnet sich hingegen durch ein stupides, stumpfes, gleichgültiges Wesen aus; er will nichts arbeiten, steht oder sitzt meistens faul herum, kann nicht klar denken, sich nicht konzentrieren, obwohl er intellektuell sonst gut begabt ist. Er zeigt ein schleichendes, unoffenes Wesen und hat schon mehrfach kleine Diebstähle begangen. Die Wahrscheinlichkeit, daß bei ihm eine Dementia praecox bereits besteht oder sich noch entwickelt, ist zweifellos nach dieser Schilderung sehr groß. Es ist aber auch möglich, daß er später als exquisiter „Gesellschaftsfeind" gegen die soziale Ordnung wütet, ohne daß er je zur Schizophrenie gestempelt werden kann. Dann wäre er eine ähnlich schizoide Persönlichkeit wie seine Mutter.

Bei dieser Familie läßt sich besonders schön die Kombination und die folgende Spaltung zweier verschiedener Erbmassen nachweisen, wie es uns leider nicht in allen Fällen gelingt.

Ich möchte gerade die Zugehörigkeit der degenerativen Veranlagung zur schizothymen Gesamtkonstitution, wie Kretschmer sie nennt, noch durch ein weiteres Beispiel belegen.

Typ m. (Familie II.) Referiert durch die Schwester. Ehefrau, geboren 1885. Irrenklinik München 9. IV. bis 19. IV. 1916. Als Kind lügenhaft, störrisch, besonders unverträglich, schloß sich von anderen Kindern ab. In der Schule kam sie nicht recht voran und lernte wenig. Auch nach der Schule verschlossen, war immer scheu „wie ein geprügelter Hund", fühlte sich stets mißverstanden, war rechthaberisch, egoistisch, besonders empfindlich für die eigene Person, nicht aber für die Umgebung. Nie heiter. „Sehr verstiegen." Saß als junges Mädchen nachts stundenlang am Fenster, um auf „Erscheinungen", vor allem auf „ihn" zu warten. Erotisch sehr erregt, ging bedenkliche Wege, in der Meinung, dies sei die übliche Art, zu einem Manne zu gelangen. Glaubte oft, die Nachbarschaft schaue auf sie, vertraute andererseits blind jedermann. Am Hochzeitsabend (1908) erster Krampfanfall, der Beschreibung nach typisch hysterisch, auch später häufig derartige Anfälle. Erstes Kind gesund, entwickelte sich sehr gut. Zweites Kind sehr ruhig, still und scheu. Einmal während der zweiten Schwangerschaft sehr heftiger Auftritt mit dem Ehemann, darauf „großer Anfall". Als Mutter einmal überströmend zärtlich, dann unglaublich roh, tat meist den Kindern allen Willen. Auch im Verhältnis zum Mann launisch und unbeständig. Drohte schon auf der Hochzeitsreise anläßlich einer Szene mit Selbstmord. Bei geringfügigen Anlässen sprach sie davon, den Mann anzuzeigen. Unendliche Reibereien mit Dienstboten. Kümmerte sich nur in sinnlos-störender Weise um ihren Haushalt. Isolierte sich in der Familie immer mehr, fühlte sich benachteiligt, bildete sich andererseits auf ihre Fähigkeiten etwas ein. Sie verschwendete in sinnloser Weise alle Familienandenken, neue Kleider, Hüte und Schmuck, macht Tausende von Schulden für Luxusgegenstände. Das laufende Haushaltungsgeld gab sie für sinnlose Extravaganzen aus, versuchte dann bei Vorwürfen, sich herauszulügen, gebrauchte die ordinärsten Schimpfworte, wurde auch gelegentlich tätlich. Trotz der exponierten Stellung ihres Mannes fing sie eine Liebelei mit dem Mitglied einer kleinen städtischen Schauspielertruppe an (1913).

Wegen schwerer hysterischer Anfälle wurde sie in die Klinik eingewiesen (1916).

Leicht mongoloider Typus. Weigert sich anfangs in theatralischer Weise, sich untersuchen zu lassen, fügt sich dann aber mit gemacht heroischer Willensanstrengung. Sobald durch ein Gespräch etwas ihr Unangenehmes berührt wird, tritt ein lebhafter grober Tremor von Armen und Beinen auf. Sie erzählt von ihrer Jugendzeit; als Kind sei sie von den anderen Geschwistern immer als dummes Kind behandelt worden, fühlte sich immer vereinsamt, schloß sich an niemand an. Heiratete, um der strengen Erziehung im Vaterhaus zu entfliehen, liebte ihn nicht. Gibt zu, daß sie sich in der letzten Zeit in allerhand sexuelle Abenteuer eingelassen habe, sucht ihre Handlungsweise zu beschönigen und gibt keine positive Auskunft. Sie deutet an, daß ihr Liebhaber ihr mit Erpressung gedroht habe, hat sich darüber sehr aufgeregt und bekam einen Anfall um den anderen.

In der Klinik bot sie ein sehr wechselndes, launisches Wesen. Bald vertraulich mitteilsam, bald unzugänglich und ablehnend. Bei peinlichen Dingen spricht sie geziert hochdeutsch oder wie ein kleines Kind. Ihr Lieblingsthema ist ihr Liebhaber, den sie gern sehen möchte, andererseits aber wegen seines üblen Verhaltens verabscheut. Einzelne Andenken an ihn verwahrt sie und schmückt sich damit in kindlicher Weise. Den Ernst ihrer Situation hat sie keineswegs erfaßt, kommt sich vielmehr recht interessant vor. Bei dem Gedanken, ihr Mann könne sie nicht mehr lieben, gebärdet sie sich sehr aufgeregt. Sie treibt einen theatralischen Kultus mit kleinen Sachen von ihm. Ihre Verschwendungssucht sucht sie zu beschönigen, sie schaffe sich nur Sachen an, weil sie die alten nicht mehr leiden könne.

Vom 10. IV. bis 25. VI. 1916 in Anstalt X.

Unzugänglich, wird wütend, wenn man sie nach ihren Verhältnissen fragt. Macht allerhand hysterischen Unfug, uriniert absichtlich ins Bett. Verstimmt, weint viel. Plötzlich erregt, gewalttätig, verlangt nach ihrem Mann. Bringt unwahre Behauptungen von Beschimpfungen durch das Personal vor. Bringt sich selbst Wunden bei, die sie unterhält. Klassische große hysterische Anfälle. Bei Besuch des Mannes reißt sie ihm die Kleider vom Leibe, weil er sie nicht mit heimnehmen wolle. Hält sich späterhin ordentlich, ist lebhaft und spricht viel.

Vom 26. VI. bis 21. VII. 1916 Irrenklinik München.

Bei der Aufnahme wird sie von 3 Sanitätsleuten gehalten, die sie kaum bändigen können; sie wälzt sich wie ein Tier am Boden, fletscht die Zähne, beißt und kratzt, spricht dabei nichts. Erst auf Scopolamin Beruhigung. In den nächsten Tagen rücksichtslos gewalttätig, widerspenstig, störrisch. Mehrere Anfälle, schlägt Teller in Scherben, beißt und wälzt sich am Boden. Wenn sie sich über etwas ärgert, heftigste Wutreaktion. Nach etwa 8 Tagen wie umgewandelt, kindlich anschmiegendes, furchtsames Benehmen, sehr gefügsam, will an die erregten Tage nicht erinnert sein. Bittet um Verzeihung und bedankt sich für alle Wohltaten. Manchmal spitzbübisches Lächeln. Über einen ernsten Brief des Mannes etwas geknickt, meint, er sei zu weit gegangen. Wartet geduldig, bis er kommt, versteht dann ausgezeichnet sein Mitleid zu erregen, beschwert sich über das Essen und über andere Kleinigkeiten der Behandlung.

Versuchen wir einmal, uns die konstitutionellen Faktoren des Krankheitsbildes, wie sie durch die Anlage gegeben sind, herauszuschälen.

Ein störrisches, unverträgliches, rechthaberisches, egoistisches, lügenhaftes Kind fühlt sich infolge seiner Empfindlichkeit schon früh vereinsamt und schließt sich deshalb von der Umgebung ab. Dabei finden wir ausgesprochene phantastische Züge, die auf eine hyperästhetische Reizsamkeit schließen lassen. Auf das Zusammensein mit dem ungeliebten Mann reagiert sie schon am Hochzeitstage mit hysterischen Anfällen. Auch späterhin läßt sie alle zur Verfügung stehenden Register hysterischer Mechanismen spielen, wenn ihre egozentrischen Tendenzen sich nicht durchzusetzen vermögen. Ohne Rücksicht auf gesellschaftliche Moral beginnt sie ein sehr lockeres Leben; nichts ist ihr heilig, alle Mittel sind ihr recht, die ihre Neigungen und Gelüste befriedigen. Eine „hysterische Kanaille“, wie sie nicht so sehr häufig ist.

Zwei Komponenten finden wir hier in inniger Vermischung. Einmal ein Temperament, welches wir nach unserer bisherigen Erfahrung wohl unter die schizoiden Persönlichkeiten einreihen dürfen, vor allem auch hier wieder die degenerative, moralisch nicht resonanzfähige Defektanlage des Gefühlslebens. Zum andern die psychologische Reaktion eines solchen Typus auf ein widerwärtiges Milieu, die sich neben der klassischen Schönheit hysterischer Symptome in Form einer störrisch negativistischen Wildheit und Unberechenbarkeit äußert.

Die Familienanalyse ergibt folgendes: Der Vater der Pat. war ein energischer, sehr tüchtiger und strebsamer Kaufmann mit heftigem, jähzornigem Temperament, sehr strengem, verschlossenem Wesen und Neigung zu Mißtrauen und Eifersucht. Eine despotische Gewaltnatur, war es ihm gelungen, ein kleines Geschäft hochzubringen und mehr und mehr zu vergrößern. Im persönlichen Verkehr trat als besondere Eigenschaft ein starrer Eigensinn hervor; stets beharrte er rechthaberisch auf seiner Meinung, ließ sich niemals von dem eigenen Unrecht überzeugen, wenn es ihm auch nachgewiesen werden konnte. Den Kindern war er eine strenge Respektsperson; erst in den letzten Jahren seines Lebens kam eine größere Gemütswärme bei ihm zum Durchbruch.

Der Vater stammt angeblich aus ganz gesunder Familie, über die ich Näheres nicht in Erfahrung bringen konnte. Wir müssen jedoch sagen, daß er als Typ sich rein charakterologisch ausgezeichnet unter unsere schizoiden Persönlichkeiten einreihen ließe. Leider sind wir nicht in der Lage, in seiner Aszendenz eine Dementia praecox nachzuweisen. Ob wir trotzdem diese Charakteranomalie mit den schizoiden gleichsetzen dürfen, ob sie auf derselben Keimzusammensetzung beruht wie diese, vermag vorläufig niemand zu entscheiden. Denkbar wäre es an sich bei dem rezessiven Erbgang der Dementia praecox, daß eine ihr entsprechende Keimanlage in einer Familie vorhanden ist, ohne daß sich durch Generationen hindurch eine Psychose zu manifestieren braucht. Zwar müssen wir bedenken, daß oft gleiche Erscheinungsformen (Phänotypen) auf ganz verschiedene Keimanlagen (Genotypen) zurückgehen. Ich bin jedoch der Meinung, daß wir vorläufig in unserer Deutung ähnliche (schizoide) Charaktertypen auf ähnliche Ursachen (schizophrene Erbmassen) zurückführen dürfen und möchte in diesem Falle den Vater als schizoide Persönlichkeit auffassen. Sollten spätere Untersuchungen uns eines Besseren belehren, so werden wir diese Arbeitshypothese gern fallen lassen.

Die Mutter (Tochter eines schizophrenen Vaters) hatte im ganzen das Temperament ihrer Mutter geerbt. Sie war eine sehr verständige, geistig regsame, im ganzen ruhig angelegte, stets gleichmäßige Frau mit warmem, tiefem Empfinden und ehrlicher offener Gemütsart.

Bei ihr fehlen prägnante schizoide Züge und doch dürfen wir nach unseren theoretischen Vorbemerkungen (s. Mendelschema) annehmen, daß auch sie eine — wenn auch vielleicht spärliche — Komponente der schizophrenen Keimanlage in sich trägt und weiter vererbt.

So wäre nun vielleicht der Typ der Tochter als Kombination zweier schizoider Teilanlagen zu erklären. Wo aber die hysterische Reaktionsweise bei ihr herzuleiten wäre, läßt sich schwer sagen. Vielleicht dürfen wir die „heftige" Art des Vaters und die uns berichtete leichte Erregbarkeit der mütterlichen Großmutter zu der Affektlabilität der Hysterie in Beziehung setzen.

Daß aber ganz allgemein gesprochen die degenerative Veranlagung, die moralische Haltlosigkeit, die ethische Depravation zum größten Teil mit der Dementia praecox in erbbiologischer Beziehung steht, wird noch sehr wesentlich gestützt durch eine demnächst erscheinende Untersuchung Meggendorfers über die „Parathymie". Es handelt sich um eine klinische Bearbeitung der jugendlichen Gesellschaftsfeinde, die bekannte Gruppe der Psychopathen, welche in jungen Jahren meist kurz vor der Pubertät eine eigentümliche Charakterveränderung im Sinne der Gesellschaftsfeindlichkeit erfahren, die sich gewöhnlich nicht mehr zurückbildet, gelegentlich aber ausgleichbar zu sein scheint. Ich entnehme Meggendorfers Schilderung folgende Charakteristik.

Typ n. „Die Kinder neigen zu Trotz und Widerspruch, später zur Lügenhaftigkeit. Oft sind es gut begabte Musterschüler, manchmal übertrieben weichen, empfindsamen Gemütes. Allmählich werden sie in ihren Leistungen ungleichmäßiger, sie entwickeln sich zu flüchtigen, nachlässigen, zerfahrenen, ungezogenen, unbotmäßigen Schülern, sie gelten unter den Mitschülern als verschlossen und heimtückisch und neigen zum Lügen und Schwindeln. Dabei entwickeln sie gegen Erwachsene oft ein sprachlich gewandtes, überhöfliches, aalglattes Benehmen. Junge Mädchen lassen sich leicht verführen und verfallen der Prostitution. Die frühreifen jungen Männer frönen frühzeitigem Geschlechtsgenuß. Sie versagen in der Lehre und im Studium, sie machen den Eindruck, als wenn sie gut könnten, aber nicht wollten. Lieblos gegen Angehörige, unkorrekt und taktlos gegen Vorgesetzte, sind sie Fremden gegenüber sehr höflich, liebenswürdig und einschmeichelnd. Sie verfügen über einen gewissen Vorrat von gesellschaftlichen Redensarten, machen vielfach den Eindruck junger gewandter Lebemänner. Fast stets tragen sie eine große Eitelkeit und Stutzerhaftigkeit zur Schau. Sie nehmen keine Rücksicht auf ihre Familie, ihre Triebe werden ohne Takt und ohne Scham rücksichtslos befriedigt. Sie fordern unumschränkte Mittel, machen wahllos Schulden, begehen Wechselfälschungen, Betrügereien, Unterschlagungen und Diebstähle, scheuen jede geordnete Tätigkeit, trachten nach Anschluß an tiefere Gesellschaftskreise.

Dem Arzt gegenüber sind sie höflich und liebenswürdig. Grobe intellektuelle Störungen bestehen meistens nicht, ihr Gedankengang ist sprunghaft und unstet, oft besitzen sie nur recht oberflächliche Kenntnisse. Sie haben keinerlei Einsicht und Kritik in ihre Lage. Sie leugnen unverfroren ihre Handlungen, verdrehen die Tatsachen, bürden anderen die Schuld auf. Von Scham und Reue ist bei ihnen meist nichts zu bemerken. In ihrer Stellung zu den Angehörigen erweisen sie sich als brutal und gemütsroh. Sie neigen zur Selbstüberhebung, sind übermütig, sehen ohne Schwierigkeiten in die Zukunft. Bei Erwähnung von Hemmnissen (Eltern) werden sie erregt, zornig und gereizt. Die oft gewandte Ausdrucksweise ist nicht frei von Geziertheit und häufig wiederkehrenden Redewendungen. Sie führen gern das große Wort, renommieren, intrigieren bei ihren Mitkranken, verraten keine Neigung zur Beschäftigung und sind gelegentlich auf geringe Anlässe hin sehr erregt. Oft zeigen sie eine gewisse Ziellosigkeit im Denken und Handeln. Sinnestäuschungen und Wahnideen bestehen nicht.

Nach der Entlassung fallen sie bald in das frühere Leben zurück, sie schwanken zwischen Freiheit, Gefängnis und Irrenanstalt dahin, bis das zunehmende Alter ihre Tätigkeit lähmt oder sie dauernd in Gewahrsam gehalten werden. Nur in relativ seltenen Fällen tritt schon auf der Höhe des Lebens Beruhigung ein, so daß die jungen Leute noch einen nützlichen Beruf ergreifen können."

Meggendorfer setzt nun diesen Typus der Moral insanity zunächst einmal klinisch in Beziehung zur Dementia praecox. Er findet vor allem eine tiefgreifende Störung des Gemütslebens; Interesselosigkeit, Verlust der Anteilnahme, Einschränkung der Gemütsbeziehung zu den Angehörigen, Mangel an Sinn für Geselligkeit, Fehlen des sozialen Gefühls. Ihre Wursthaftigkeit läßt sie nur ihren egoistischen Trieben folgen. Ihre Grundstimmung ist gleichgültig und stumpf, dabei besteht oft eine Neigung zu autistischen Träumereien. Daneben finden sich häufig noch

Negativismus, Stereotypien, Manieren und Zwangsimpulse. Kurz gesagt sehen wir eine Reihe von Störungen, wie wir sie sonst bei der Schizophrenie finden. Meggendorfer schließt aus diesen Symptomen eine nahe Beziehung zur Schizophreniegruppe und nimmt auf Grund seiner Fälle fließende Übergänge von dieser Form der Psychopathie zur Dementia praecox an.

Die Ähnlichkeit dieses Typus n mit den vorhergenannten der Gruppe C liegt klar auf der Hand. Zu diesen gelangten wir auf Grund der Deszendenzuntersuchung ausgehend von den Dementia praecox-Eltern. Meggendorfer hingegen, der seine Fälle von Moral insanity zunächst ohne Kenntnis der Familiengeschichte sammelte, stellte dann nachträglich eine ganz auffallende Belastung mit Dementia praecox in der Aszendenz fest. Unter seinen 8 Fällen war zweimal Dementia praecox bei einem der Geschwister, zweimal bei einem Vetter, zweimal bei Geschwistern der Eltern und zweimal bei Vetter und Cousine eines der Eltern vorhanden.

Diese ergänzenden Forschungsergebnisse können nur meine Auffassung bestärken, daß ein großer Teil der degenerativen Psychopathen ihren Charakter irgendwelchen Teilkomponenten der Dementia praecox Anlage verdanken, daß sie also der großen Gruppe der schizothymen Konstitutionen zuzurechnen sind.

Selbstverständlich muß eine kritische Einstellung zu der Vermutung führen, daß wir es in einer Anzahl von diesen Fällen eben nicht mit „Psychopathen" in der üblichen Fassung, sondern schon mit schleichenden schizophrenen Prozessen zu tun haben. Wie wir auch dieser Frage von der genealogischen Seite her nähertreten können, werde ich am Schluß der Behandlung schizothymer Persönlichkeiten erörtern.

Ich möchte nur noch kurz darauf hinweisen, daß ich eine Persönlichkeit, wie sie Meggendorfer schildert, allerdings nicht unter den direkten Nachkommen einer Dementia praecox, aber in dem Seitenzweig einer schizophrenen Familie gefunden habe (s. Familie XXV, S. 32). Zu beachten ist hier noch, daß dieser Typus eine Phase von Moral insanity durchgemacht hat, die später völlig zum Ausgleich gekommen ist.

In der vorstehenden Gruppierung der Persönlichkeiten in die Gruppe der „Gemütsruhigen", der „Gemütskalten" und der „Gemütsstumpfen" bin ich im wesentlichen der Terminologie Kretschmers gefolgt. Während die gemütsruhigen Naturen durch die harmlose, passive Eigenschaft einer mangelnden Fähigkeit der Gefühlsresonanz charakterisiert sind, sehen wir bei den Gemütskalten die mehr aktive Gefühlslosigkeit, wie sie in den lieblosen, egoistisch-rücksichtslosen, despotischen Charaktertypen an unseren Augen vorüberzog. Den Begriff der gemütlichen Abstumpfung möchte ich — ohne daß es etwa durch den üblichen Sprachgebrauch gegeben wäre — speziell für die sittliche Stumpfheit der Gemütsbeziehungen zur Umgebung festlegen, wie sie uns in den „Haltlosen" und „Degenerierten" entgegentritt, je nachdem sie durch eine mehr oder minder ausgeprägte Aktivität und rücksichtsloses Ignorieren der Gesellschaftsordnung ausgezeichnet sind.

Alle drei Gruppen können wir unter dem Begriff der mangelnden Resonanzfähigkeit des Gemütslebens, der Erlahmung bzw. der Erstarrung der Gefühlsregungen zusammenfassen.

Greifen wir wiederum auf das Symptom der „affektiven Verblödung" bei der Dementia praecox zurück. In vielen Fällen sehen wir nur einen partiellen Defekt der affektiven Modulationsfähigkeit, sehr häufig sehen wir noch Affektäußerungen; in den seltensten Fällen nur ist die Affektivität gänzlich zugrunde gegangen. Ja, im Gegenteil finden wir in einzelnen Fällen eine große Überempfindlichkeit in den verschiedensten Richtungen, wie Bleuler sich ausdrückt, wenn auch die allgemeine Signatur die „Wurstigkeit" bleibt.

So fanden wir auch bei den geschilderten Charakteranomalien in einzelnen Fällen eine gewisse Überempfindlichkeit in eigentümlicher Kombination mit der sonst vorherrschenden Lähmung der Gefühlsseite. Typ a leidet an zeitweise auftretender nervöser innerer Unruhe, an Weinkrämpfen, die er sich selber nicht in genügendem Maße psychologisch zu erklären vermag. Typ c hat einen ausgesprochenen Hang zur Schwärmerei, die auch nur auf dem Boden einer gewissen psychischen Reizsamkeit erwachsen kann. Typ f zeigte gerade bei Anschneiden des Familienkomplexes eine starke Affekterregbarkeit, zog sich in eine reizbare Verteidigungseinstellung zurück und trotzte allen weiteren Explorationsversuchen. Auch die hysterischen Wutreaktionen bei Typ m gehören in das Gebiet der seelischen Überempfindlichkeit.

Neben diesen im Grunde immerhin anästhetischen Persönlichkeiten fand ich solche, bei denen die Überempfindlichkeit durchaus im Vordergrund stand, die man vielleicht zweckmäßig durch die Hyperästhesie des Gemütslebens charakterisieren kann.

D. Gruppe der Überempfindlichen und Reizbaren.

Typ o. (Familie XLIX.) Ref. Vergolder, verheiratet, geboren 1882. Siebenmonatskind, in den ersten Jahren sehr zart und schwächlich. Sehr gut gelernt, über den Durchschnitt begabt. Von Jugend auf geistige Interessen. Nicht ungern in Gesellschaft, doch am liebsten allein, legt keinen Wert auf Vergnügung und Geselligkeit, ist sich selbst genug, große Vorliebe für die Einsamkeit in der Natur. Im Beruf tüchtig, festen entschlossenen Willens. Im Temperament ganz der Vater (jetzt verblödete Dementia praecox in der Anstalt). Hat ein hastiges, unruhiges Wesen an sich, rasch aufgeregt und zornig, ist sehr empfindlich und leicht gekränkt, eigensinnig und schwer zu behandeln. Fügt ihm jemand ein Unrecht zu, so vergißt er es nicht so rasch, muß tagelang darüber nachgrübeln. Sehr feinfühlig und zartbesaitet. Feinsinniges Interesse für Kunst; gutes Zeichentalent, hat sich in jeder Beziehung fortgebildet. Bezeichnet sich selbst als Schwärmer und Träumer; liebt die Ruhe und Abgeschlossenheit, hüllt sich dann in seine oft recht phantastischen Gedankengänge ein. Fühlt sich in dieser autistischen Gedankenwelt fern von dem Alltagsgetriebe am wohlsten.

Weiß sich selbst sehr treffend zu schildern. Ausgesprochen nervös, unruhig und zappelig. Sehr liebenswürdig und entgegenkommend. Lebhaften Geistes. Zeigt beim Sprechen stets ein eigentümlich schwärmerisches, versonnenes Lächeln, hat aber im übrigen keine Verschrobenheiten an sich und ist in affektiver Beziehung durchaus natürlich und ansprechbar.

Eine Persönlichkeit, welche wir treffend als autistischen, träumerischen, hyperästhetischen Schwärmer bezeichnen können (Hölderlintypus). Die seelische Überempfindlichkeit war durch einen sehr schmächtigen, feingliederigen, äußerst zarten Körperbau auch äußerlich gewissermaßen symbolisiert. Daneben finden wir allerdings die Züge eines tüchtigen, entschlossenen Werktagsmenschen, ohne die er wohl im praktischen Leben als unbrauchbarer Ästhet schon längst ausgeschieden wäre. Auch hier dürfen wir diesen Grundzug der nervösen Hyperästhesie ohne Bedenken dem schizophrenen Erbkreis zuschreiben, da einmal der katatonische Vater präpsychotisch dieselben Charakterzüge aufwies wie sein Sohn, und zum anderen die sehr energische, hartherzige, nüchtern realistisch denkende, grob und robust strukturierte Mutter uns wohl schwerlich ein restloses Verständnis für die Veranlagung des Sohnes in hereditärer Beziehung bieten würde.

Diesem Typus des überempfindlichen Träumers wären noch jene exaltierten mystischen Schwarmgeister an die Seite zu stellen, welche oft in den extremsten Richtungen der Kunst und Politik eine führende Stellung einnehmen und mit fanatischer Starrheit für ihre vermeintlichen Axiome kämpfen. Unter den Enkeln einer Dementia praecox fand ich einen solchen sich stets in Extremen bewegenden fanatischen Mystiker und Phantasten, begeisterten Anhänger des Kubismus und der politischen Bewegung des Kommunismus, zerfahren im Denken, unfähig, die Gefahren dieser Geistes- oder besser „Gefühls"-Richtung einzusehen, eigensinnig, unbelehrbar und nicht zu überzeugen. Auch ihn dürfen wir unbedenklich unter die schizoiden Persönlichkeiten einreihen.

Eine ganz anders geartete Persönlichkeit zeigt uns die nächste Familie.

Typ p. (Familie X.) Ref. Maschinenschlosser, geboren 1861. Immer mehr für sich, neigte von Jugend auf zu Mißtrauen und Eifersucht. Immer gleichmäßig ruhig gestimmt, nie Schwankungen. Galt unter seinen Bekannten als guter Kopf, hat viel „studiert", sich mit Erfindungen beschäftigt (Krankenstuhl, Patentschlösser, Vorrichtungen für Blumentöpfe zum Stützen der Blumen, welche die Wurzeln nicht beschädigen). Hat verschiedene Patente angemeldet, aber immer nur Geld hineingesteckt, nie etwas damit verdient. Setzt sich allemal starr eine Idee in den Kopf, die ihn dann monatelang umtreibt, und ist nicht davon abzubringen. So beschäftigt ihn in den letzten Jahren eine Erbschaftsangelegenheit. Er glaubt von Verwandten in Amerika noch Geld bekommen zu müssen, belästigt damit die Behörden, die Gerichte und erzählt auch mir ausführlich die ganze Sachlage. Offenbar sind seine Ideen nicht ganz unberechtigt, doch ist der sachliche Kern schwer herauszuschälen. Im Beruf war er immer tüchtig, strebsam und arbeitsam. In jungen Jahren etwas leichtsinnig und dem Trunke ergeben. Stets sehr empfindlich, leicht verärgert, aufbrausend, wenn ihm etwas nicht paßte, man mußte ihn gewähren lassen.

Hier finden wir bei einem sonst ruhigen Temperament eine deutliche Reizbarkeit, wenn man seine autistischen Kreise stört. Dyscholische Reaktionen und Aufregungen sind bei ihm häufig, wie mir die Ehefrau, die ich ebenfalls explorierte, bestätigt hat. Im übrigen sehen wir den Typ eines expansiv paranoischen Erfinders, der sich, wenn er einmal einen ihm wertvoll erscheinenden Gedanken konzipiert hat, mit der ihm eigenen starren Querköpfigkeit dafür einsetzt, seine Vorsätze beharrlich konsequent zum Ziele führt und so auch die Erbschaftsangelegenheit mit fanatischer Hyperbulie verficht. Bezeichnend ist auch die Beschäftigung mit Erfindungen, wie sie dem praktischen Menschen absurd und lächerlich erscheinen (Vorrichtung für Blumentöpfe), die Verschwendung von Mühe und Aufwand für Dinge, die von vornherein wenig Aussicht auf Erfolg bieten. Der Vater dieses Mannes hatte eine typische Dementia praecox mit paranoidem Anfangsstadium, beherrscht von Eifersuchtsideen und dem Wahn körperlicher Beeinträchtigung. Die Mutter war eine gesunde, kräftige, geistig normale Person.

Eine ähnliche Reizbarkeit zeigt der folgende Typus.

Typ q. (Familie XII.) Referiert durch die Tochter. Kaufmann, verheiratet, geboren 1857, gestorben 1914. Ruhige Natur, wenig gesprächig; sehr verständiger, sachlicher, kühl kalkulierender Kaufmann mit stets gleichmäßiger Stimmungslage. Großzügig in seinem Geschäftsbetrieb, den er mit eiserner Energie in die Höhe brachte. Im ganzen normale Gefühlsreaktion bei entsprechenden Anlässen. Sehr ehrgeizig, wollte eigensinnig immer seinen Kopf durchsetzen, konnte nicht vertragen, wenn er ein Unrecht einsehen mußte, gab dann beharrlich und ernsthaft einem anderen die Schuld, auch wenn seine Schuld klar zutage trat. Immer große Respektsperson für die Kinder. Sehr gescheit, lebte pedantisch nach einem gewissen Plan, der nicht durchbrochen werden durfte, so daß er zu einer ganz bestimmten Stunde an einem bestimmten Ort jederzeit anzutreffen war. Besonders auffallend war aber bei ihm seine Neigung zu Wutausbrüchen. Durch irgendein Vorkommnis verärgert, konnte er sich über ganz harmlose Kleinigkeiten ganz maßlos aufregen, hat dann sinnlos geschimpft, laut geschrien und getobt, war dann einige Minuten später nach stattgehabter Entladung wieder der „beste Mensch". Sein Eigensinn geht bis in die Kindheit zurück, wo er als besonders widerspenstig, querköpfig und schwer erziehbar geschildert wird.

Die Tochter bezeichnet ihren Vater selbst als nüchterne, sachliche, pedantische Verstandesnatur, eine Veranlagung, welche gute Qualitäten für den kühl kalkulierenden, immer rechnenden Kaufmann mit sich bringt. Dabei besteht, fast möchte man sagen, als wesensfremder Teil der Gesamtpsyche eine auffallende Reizbarkeit, deren Explosionen einen sinnlos wütigen Charakter tragen. Und zwar ließ die Schilderung der Persönlichkeit darauf schließen, daß sich bei bestimmten Anlässen in die sonst nüchtern-kühle Seele ein affektiver Komplex einhakt, der nicht verarbeitet wird, in der Tiefe weiterwühlt und so ein gewisses allgemeines erhöhtes Reizstadium schafft, welches die „sinnlosen Aufregungen" bei geringfügigen Anlässen erklärt. Die Fähigkeit des „Nachhaltigsichärgernkönnens" sehen wir hier bei einer Psyche, die sich dann bei der nächsten besten Gelegenheit wahllos Luft schafft, während Typ o dieselbe Eigenschaft besitzt, aber nicht die Affektspannung nach außen hin entladet, sondern durch „Grübeln und Sinnieren" allmählich paralysiert. Wir werden später bei den typisch cyclothymen Affektmenschen sehen, daß diese nicht etwa sich in diesem Sinne „nachhaltig ärgern" und ihre Komplexe lange Zeit mit sich herumtragen, daß sie vielmehr gleich bei Entstehung des Reizes in adäquater Weise unbeherrscht und durchaus „urwüchsig" reagieren, ohne sich die umständliche Komplexbildung zu leisten.

Die Familienverhältnisse unseres Typus q sind ebenfalls recht interessante. Die Mutter und deren Schwester litten an Dementia praecox. Die Mutter wird als fleißige, arbeitsame Frau geschildert, die eine große Begabung besaß, aber nur zu gut über ihre Mitmenschen dachte. Der Vater war ein stets „grantiger", mißgestimmter, derber, grober Mensch, der in brutaler Roheit oft seine Frau verprügelte. Er hat es im Leben zu nichts gebracht. Obwohl ich anfangs glaubte, die Reizbarkeit unseres Falles mit der Art des Vaters in Beziehung setzen zu müssen, wurde mir von der Familie immer wieder versichert, daß die Mutter die gleiche Neigung zu heftigen Wutausbrüchen gehabt habe wie ihr Sohn, und zwar schon in ihren jungen Jahren, ehe die Psychose ausbrach. Daß die nüchterne, verstandesmäßige Art auf Kosten schizophrener Erbmassen gesetzt werden muß, haben wir schon erfahren; so glaube ich denn auch diese bestimmte Art des Abreagierens eingeklemmten Ärgers in gleicher Weise erklären zu müssen. Immerhin wird es hierfür noch klarer Beweise bedürfen.

Der Sohn dieses Typus wies ebenfalls wiederum besondere Eigentümlichkeiten auf. Als Kind besaß er dieselbe störrische Art seines Vaters, später entwickelte er sich zu einem unruhigen, nervösen, verschlossen-egoistischen, weltfremden Schwärmer, der sich durch süßliche, überschwängliche und unnatürliche Gefühlsäußerungen auszeichnet. Im Grunde genommen ist er wiederum phlegmatisch und hat es bei seiner etwas zerfahrenen, unsteten Art nie zu einer besonderen Position gebracht, obwohl er seinen Fähigkeiten nach (Kapellmeister) eine solche hätte erlangen können. Ebenfalls wiederum ein schizoider Typ, wie er uns schon in ähnlicher Form begegnete.

Zusammenfassung: Die schizoide Persönlichkeit[1]), wie sie hier aus den genealogischen Verhältnissen abgeleitet wurde, ist ein Versuch, die Charakteranomalien, welche nach Anordnung meiner Untersuchungsbedingungen dem schizophrenen Erbkreis zugehören müssen (s. S. 9), zu fassen und in einer vorläufigen Form festzulegen. Ich bin mir darüber klar, daß bei der Lückenhaftigkeit des Materials (die einmal in der relativ geringen Zahl der Familien, dem oft recht geringen Verständnis der Angehörigen, zum anderen in der Schwierigkeit, eine Persönlichkeit aus der Schilderung eines Verwandten oder in einmaliger persönlicher Exploration in ihrer Grundstruktur restlos zu erkennen und zu verstehen, begründet ist), auch die psychopathologischen Schlüsse lückenhaft und zum Teil oberflächlich sein müssen. Ich möchte an dieser Stelle noch einmal auf die Ausführungen Kretschmers hinweisen, der in mehr systematischer Weise die Eigentümlichkeiten der schizoiden Persönlichkeit entwickelt. Es liegt in der Natur meines Materials, welches zum großen Teil ungebildeten, psychologisch nicht geschulten Kreisen des Volkes entstammt, daß mir wohl eine Menge charakterologischer Feinheiten entgangen sind, und daß ich nur einen Teil der von ihm aufgestellten Typen gefunden habe. Im großen und ganzen decken sich die von mir gefundenen schizoiden Charakteranomalien durchaus mit Kretschmers Schilderung. Ich hoffe, daß meine Ergebnisse die Wichtigkeit der Genealogie für die klinisch-psychiatrische Systematik klar erkennen lassen und vielleicht eine Anregung für die intensive Bearbeitung und Erweiterung dieser Forschungsrichtung bilden. Damit wäre der Sache gedient.

Fassen wir noch einmal kurz die Ergebnisse zusammen: Die schizoide Persönlichkeit ist vor allem charakterisiert durch Anomalien des Gefühlslebens. Phlegma, Gemütskälte, Affektlahmheit und Gemütsabstumpfung in der verschiedensten Form auf der einen Seite, seelische Überempfindlichkeit und Reizbarkeit auf der anderen Seite, das sind die Grundzüge dieser Charakterabnormitäten. Die Kombination mit anderen kleinen, auch wiederum charakteristischen Einzelzügen wie Humorlosigkeit, Pedanterie und Musterhaftigkeit, kühle Verstandesüberlegung, frömmelnde Religiosität, störrischer Eigensinn, fanatische Borniertheit und Undiskutierbarkeit, beißender Zynismus und kalte Grobheit, Neigung zu Träumerei und Schwarmgeisterei und andere exaltierte Verschrobenheit ergaben ganz bestimmte prägnante Typen, wie wir sie in mehr oder weniger ausgeprägter Form aus dem praktischen Leben kennen. Überall finden wir die in der Intensität recht verschiedene Tendenz zum psychischen Autismus, d. h. ganz allgemein gesagt, die Tendenz, die Außenwelt zu ignorieren, sich von der Wirklichkeit abzuschließen.

Recht anschauliche Charakterbilder zogen an unserem Auge vorüber. Der kühle Phlegmatiker, der nüchterne Verstandesmensch, der weltfremde Gelehrte, im Gegensatz hierzu der hyperästhetische Schwärmer als Repräsentant der überempfindlichen Psyche. Die duldsame, frömmelnde Betschwester kontrastiert sehr scharf gegen die unangenehme bissige alte Jungfer. In dem unbelehrbaren hyperbulischen Eigensinn des reizbaren autistischen Erfinders fanden wir ein Gegenstück zur Halt-

[1]) Vergl. die Schilderung der schizoiden Psychopathie von K. Binswanger („Über schizoide Alkoholiker". Zeitschr. f. d. ges. Neur. u. Psych. **60**, 127. 1920), die mit unseren Beobachtungen durchaus übereinstimmt.

losigkeit des müßigen Verschwenders, neben der schwersten Form der ethischen Stumpfheit ist auch strenge pedantisch-kleinliche Moral vertreten.

Was fehlt nun allen diesen charakterologischen Typen? — Auch das Negative eines Charakters ist für ihn typisch.

Es fehlen Anomalien des Affektlebens, wie wir sie in ihrer stärksten Ausprägung beim manisch-depressiven Irresein antreffen. Es fehlen die Schwankungen der Stimmung, es fehlen auch die konstitutionellen Anomalien des hypomanischen und depressiven Temperamentes, die leichten Unter- und Überstimmungen, welchen wir so häufig bei den Angehörigen manisch-depressiver Kranker begegnen. Und diese Tatsache ist mir ein Beweis dafür, daß das manisch-depressive Irresein und die Gruppe der Schizophrenien im allgemeinen scharf getrennte phänotypische Einheiten darstellen, ein Beweis dafür, daß die beiden Hauptgruppen endogener Psychosen der klinischen Systematik Kraepelins in ihrer Antipolarität zu Recht bestehen. Ferner widerspricht auch diese Tatsache der so oft hartnäckig verteidigten Anschauung der polymorphen Vererbung der Psychosen, die allerdings, wie wir später sehen werden, in ganz vereinzelten Fällen zu finden ist, aber nach einer anderen Erklärung drängt, als wie sie durch die Annahme regelloser polymorpher Umwandlung in der Generationsfolge bisher gegeben war.

Schon in München[1]) wies ich darauf hin, daß eine auffallende Ähnlichkeit zwischen der schizoiden Charakteranomalie und der präpsychotischen Persönlichkeit bei der Dementia praecox besteht. Kraepelin[2]) berichtet über das Vorkommen auffallender psychischer Veranlagung bei den Kranken. Er fand Kinder mit stillem, scheuem, zurückgezogenem Wesen, ferner besonders bei Mädchen Reizbarkeit, Empfindlichkeit, Aufgeregtheit, Nervosität, daneben Eigensinn und Neigung zur Bigotterie, drittens vorwiegend Knaben, die träge, arbeitsscheu, unstetig und zu schlechten Streichen geneigt waren, es nirgends aushielten und dann auch zu Landstreichern oder Verbrechern wurden. Einen gewissen Gegensatz hierzu bilden die Kinder, ebenfalls meistens Knaben, die sich durch Lenksamkeit, Gutmütigkeit, ängstliche Gewissenhaftigkeit und Fleiß auszeichneten und als Muster von Bravheit sich von allen Unarten fernhielten. Bleuler[3]) fügt als fünfte Gruppe die Paranoiden hinzu, unter die er Rabulisten, aktive Erfinder, Verbesserer aller möglichen Zustände, Verschrobene, sich als benachteiligt Fühlende und diskussionsunfähige Querköpfe zusammenfaßt. Diese Beschreibung abnormer präpsychotischer Persönlichkeiten könnte man fast restlos auch auf unsere Typen anwenden, bei denen sich zum großen Teil eine Schizophrenie ausschließen läßt. Daher ist auch die Anschauung, daß ursprüngliche Persönlichkeit und Psychose eine Einheit darstellen, nur bedingt richtig. Wir können mit einiger Wahrscheinlichkeit sagen, eine bestimmt charakterisierte Persönlichkeit wird, falls sie eine Psychose bekommt, nur in einem ganz bestimmten Sinne erkranken, hier also an einer Schizophrenie, nicht aber, dieselbe Persönlichkeit

---

[1]) Sitzungsbericht der Forschungsanstalt (Juli 1920). Zeitschr. f. d. ges. Neurol. u. Psychiatr. Ref. **22**, 114 (1920).

[2]) Lehrbuch, 8. Aufl., S. 922.

[3]) Mendelismus bei Psychosen, speziell bei der Schizophrenie. Schweiz. Archiv f. Neurol. u. Psychiatr. **1**. Zürich 1917.

muß unbedingt psychotisch werden. Es scheint mir doch so zu sein, daß zu der präpsychotisch-schizophrenen Persönlichkeit noch ein Moment hinzutreten muß, um eine Schizophrenie zur Entwicklung zu bringen. Auf diese Frage werden wir bei der Entwicklung der ev. Mendelschen Proportionen noch zurückkommen.

Zum Abschluß des Kapitels möchte ich noch kurz die Abgrenzung der schizoiden Persönlichkeit von der Schizophrenie berühren. Bleuler zieht der Dementia praecox sehr weite Grenzen; er zählt manche Anomalien schon zur Schizophrenie, welche andere Psychiater der Gruppe der Psychopathen zurechnen. Diese Unsicherheit läßt von vornherein diagnostisch Schwierigkeiten vermuten, die wir ohne wirklich exakte Methoden noch nicht zu überwinden vermögen. Immerhin glaube ich, auch wenn man sich auf den Boden der Bleulerschen Schizophrenielehre stellt, doch soviel sagen zu können, daß man einen großen Teil der genannten schizoiden Persönlichkeiten nicht als Schizophrenie auffassen darf. Exakt können wir uns allerdings auch hier wieder nicht fassen, da wir nicht ein einziges Symptom kennen, das selbst in seiner abgeschwächten Form unbedingt für oder gegen eine Dementia praecox sprechen würde. Wir stellen unsere Diagnose stets aus dem Ergebnis einer Summe von Symptomen. Bleuler selbst charakterisiert die Schizophrenie als eine Psychosengruppe, die bald chronisch, bald in Schüben verläuft, in jedem Stadium Halt machen oder eine Strecke weit sich zurückbilden kann, aber wohl kaum volle Restitutio ad integrum erlaubt. Im Vordergrund steht eine spezifisch geartete, sonst nirgends vorkommende Alteration des Denkens und Fühlens und der Beziehungen zur Außenwelt. Als Grundsymptome beschreibt er die Störungen der Assoziationen, die Defekte der affektiven Modulationsfähigkeit und die schizophrene Ambivalenz, als zusammengesetzte Funktionen das autistisch gerichtete Denken und die durch die pathologische Affektivität bedingten Absurditäten des Wollens und Handelns. Daneben halte ich die progressive Tendenz der Erkrankung, d. h. die Unmöglichkeit einer Restitutio ad integrum für besonders wichtig.

Legen wir einmal diesen Maßstab an, so werden wir genau so wie präpsychotische Persönlichkeit und beginnende Schizophrenie auch die schizoide Charakteranomalie von der Dementia praecox in den meisten Fällen scheiden können. Allerdings gibt es wohl leichte Formen der Schizophrenie, die Bleuler als „latente Formen" beschreibt, und besonders ausgeprägte schwere Abweichungen von der charakterologischen Norm, welche sich heute noch nicht voneinander abgrenzen lassen. Dies ist eine wenig erfreuliche Erkenntnis für den Erblichkeitsforscher, der daher vorläufig keine Hoffnung auf einen völlig exakten Nachweis der Mendelschen Regeln hegen darf. Nur an einem exakt geschiedenen Material lassen sich exakte Proportionen nachweisen.

Vielleicht kann aber auch gerade der Genealoge in Zukunft zur Lösung dieser Frage beitragen. Nehmen wir einmal den extremen Fall an, die schizoide Persönlichkeit und die Dementia praecox seien Vertreter derselben biologischen Einheit, so müssen — das läßt sich schon heute mit absoluter Bestimmtheit sagen — die Spaltungsverhältnisse unter den Nachkommen beider Gruppen das gleiche Bild zeigen. So wird es auch hier wiederum nur die Frage der Materialbeschaffung sein, wenn wir in einer Vergleichsuntersuchung die Nachkommen der schizoiden Persönlichkeiten mit den Kindern Schizophrener in Parallele setzen wollen.

2. Psychiatrisch interessante Genealogien einzelner Familien.

Zunächst möchte ich an einer Familie zeigen, daß wir gelegentlich unter den Kindern schizophrener Eltern auch nicht schizoide Eigenschaften finden, welche wir aber schon rein äußerlich klinisch nicht mit dem schizophrenen Erbkreis in Beziehung setzen können.

(Familie III.) K. F.: Berühmter und weit bekannter Komiker. Ein affektiv sehr herzlicher, gutmütiger, weichherziger Mensch, der auch im persönlichen Verkehr viel Witz und Humor zeigt. Sehr musikalisch. Sein Temperament nähert sich eher einer hypomanischen Veranlagung; er ist vollkommen frei von Anomalien, wie wir sie als schizoid kennen gelernt haben.

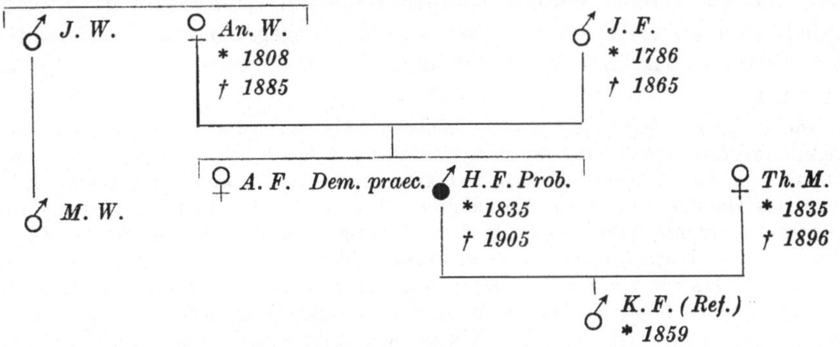

Abb. 5.

Vater H. F.: Großes Zeichentalent, Bildhauer. Unmusikalisch. In den Wanderjahren sehr nervös. Im Alter von 24 Jahren Größenwahn, Verschwendungssucht, plötzliche Wutanfälle, Beziehungsideen. Schwärmerisch sentimentale Züge. Ausgang in katatonischen Blödsinn. Von 1862—1905 in der Anstalt, an Marasmus sen. gestorben.

Mutter Th. M.: Heiteres Temperament, immer fidel, trotzdem sie viel durchmachen mußte. Eine Frau mit fast „engelsgleicher Güte". An Pneumonie gestorben.

Schwester des Vaters A. F.: Temperamentvolle, heitere, sonnige Natur.

Großvater väterlicherseits J. F.: Künstlerisch sehr begabt, guter Holzarbeiter. Geistig sehr frisch, stets vergnügt und sehr lebhaft. Sehr musikalisch.

Großmutter väterlicherseits A. W.: Sehr sparsam, fast geizig, sehr häuslich, pedantisch reinlich und ordnungsliebend. Sehr ruhiges Temperament, hatte ein mehr kaltes Gemüt und neigte zu Mißtrauen. Hatte keinen Sinn für Kunst, besaß nicht die Spur von Phantasie.

Neffe der Vorigen M. W.: Eigentümlicher Sonderling. Besitzt die Marotte, Hunde zu sammeln, hat das ganze Haus voll und hütet sie ängstlich. Unverheiratet.

Das hypomanische Temperament des Ref. K. F. ist wohl auf die Veranlagung seiner Mutter und die seines Großvaters zurückzuführen, von dem es in der Familie heißt, der Enkel schlage durchaus ihm nach. Diese Auffassung wird noch gestützt durch die Korrelation des Temperamentes mit der musikalischen Begabung, welche Großvater und Enkel, aber nicht der schizophrene Vater besaß.

Die Großmutter väterlicherseits war eine ruhige, kaltherzige, kleinliche, geizige Frau, die wir wohl als schizoid ansprechen dürfen, vor allem, da in ihrer Verwandtschaft ein „verschrobener Sammler" zu finden ist. Sie darf uns als Mutter des schizophrenen Sohnes nicht wundern. Interessant ist nun, daß die Schwester des Probanden ihr Temperament von ihrem Vater, der schizophrene Sohn seine psychotische Veranlagung von der Mutterseite her geerbt hat.

So vermag man bei genügender Kenntnis der einzelnen Familienglieder die verschiedenen Quellen der Veranlagung wenigstens mit annähernder Wahrscheinlichkeit aufzudecken und zu analysieren. Wir werden später sehen, daß diese Art der Deutung auch für die klinische Psychiatrie wertvoll sein kann.

Vor allem aber habe ich diese Familie hier angeführt, um zu zeigen, daß auch andere, nicht schizoide Veranlagungen unter den Kindern schizophrener Eltern vorkommen, welche wir eher mit dem Formkreis des manisch-depressiven Irreseins in Beziehung setzen können, die aber dann ätiologisch auf einen anderen hereditären Ursprung zurückzuleiten sind.

Sehen wir bei dieser Familie, wie sich der schizoide Charakter der Großmutter und das lebhaft heitere Temperament des Großvaters gewissermaßen säuberlich trennen und sich gekreuzt auf die entgegengesetzt geschlechtlichen Kinder vererben, so ist dies doch nicht immer der Fall, wie uns die nächste Familie zeigen wird.

(Familie XXV.) Erna K. (Ref.) Geboren 1872, verheiratet. Lebhaften Temperamentes und raschen Geistes. Besitzt einen gewissen Eigensinn, läßt sich jedoch von manchen Menschen leicht beeinflussen. Vorwiegend klar denkend und kühl überlegend. Ist nicht imstande, ihre Gefühle zu äußern. Von klein auf Neigung zu Aberglauben. Großes Interesse für Spiritismus, wohnte häufig spiritistischen Sitzungen bei. Glaubt fest an das Erscheinen von Geistern usw. Bestätigt selbst bei sich einen großen Hang zur Mystik und Phantasterei. Im Alter von 46 Jahren typische Depression, leicht gereizt, immer geweint, hatte Selbstmordideen. Allmählich im Laufe der Monate Besserung. Fühlt sich zur Zeit wieder gesund. Eitles, etwas geziertes, affektiertes Wesen. Affektiv nicht sehr ansprechbar. Liebt offenbar das Wanderleben (Sängerin), das für sie mehr Anziehung hat, als das geregelte bürgerliche Leben.

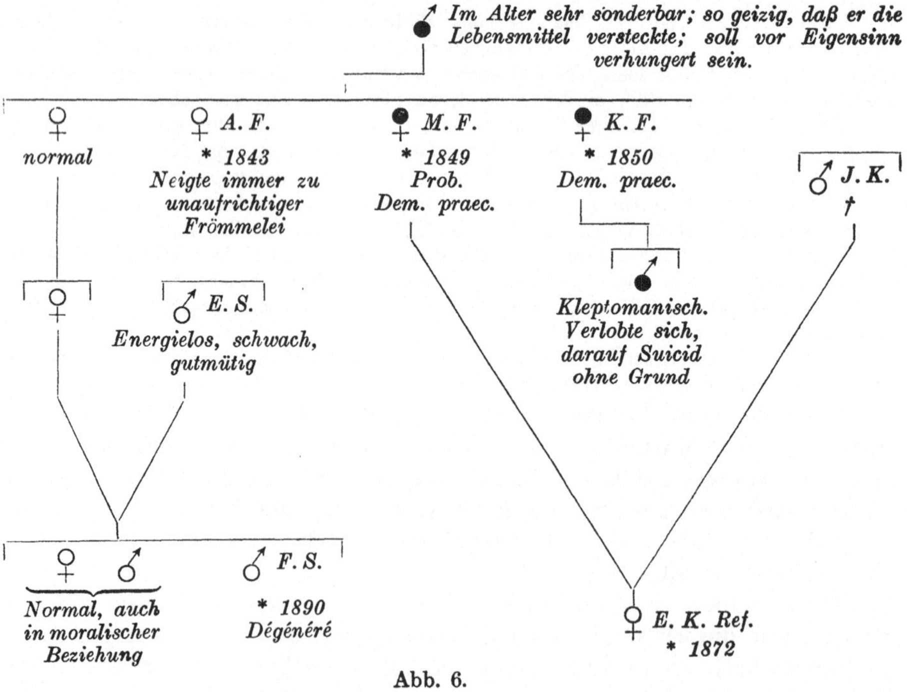

Abb. 6.

Vater J. K.: Ziemlich leichtsinnig und genußsüchtig. Lebhaft, immer lustig, humorvoller beliebter Gesellschafter, oft übersprudelnde Heiterkeit. Hypomanisches Temperament.

Mutter M. F.: Ähnlich veranlagt wie die Tochter (Ref.). Sehr eigensinnig, Hang zur Mystik. Im Alter von 52 Jahren schizophren erkrankt. Immer noch in der Anstalt. Unzugänglich, liegt meistens in starrer, stuporöser Haltung da mit leblosem Gesicht. In unregelmäßigen Abständen triebartige Erregungen, in denen sie gereizt schimpft, tobt und wilde Grimassen schneidet. Sonst ohne jeden Affekt. Wenn sie zum Sprechen zu bewegen ist, eigentümlich geschraubte Redewendungen und gezierte Sprechweise. Diagnose: Dementia praecox.

Schwester der Mutter K. F.: Periodische Katatonie.

Großneffe der Mutter F. S.: Phlegmatischer Mensch. Eitel, überlegenes, hochfahrendes Wesen, sehr eingebildet auf seine „Schönheit". Beim weiblichen Geschlecht sehr beliebt, macht sich aber nicht sehr viel daraus. Beim Militär im Krieg große Schwindeleien, Hochstapeleien und Diebstähle. Vorhalt gegenüber ganz gleichgültig und stumpf. Rücksicht auf die Familie kannte er nicht. Leichtsinniges Leben in der Zeit vom 18. bis 25. Lebensjahr. Seit einiger Zeit verheiratet, dadurch mehr Halt. Arbeitet jetzt regelmäßig, während er früher ausgesprochen arbeitsscheu war. Jetzt moralisch einwandfrei, aber immer noch sehr eingebildet.

In der Familie der Mutter der Ref. sind Dementia praecox-Anlagen vorhanden, wie wir aus den beiden schizophrenen Erkrankungen ersehen können. Hierzu passen auch die übrigen abnormen Persönlichkeiten ganz vorzüglich, besonders der degenerierte Hochstapler und „Fatzke" F. S., den wir wohl als schizoide Persönlichkeit auffassen dürfen. Auf die nicht so häufige Restitutionabilität dieser Charakteranomalie, wie sie dieser Fall zeigt, habe ich schon S. 24 hingewiesen. Der Vater der Ref. war ein ausgesprochen hypomanisches Temperament, wie mir nach Beantwortung eingehender Fragen klar wurde. Infolgedessen darf uns auch eine Involutionsmelancholie bei ihr selbst nicht wundernehmen. Finden wir doch eine derartige hereditäre Version der Stimmungsverschiebung in zwei Generationen beim manisch-depressiven Irresein nicht so selten. Außer dieser Depression hat aber die Tochter eine Veranlagung, wie wir sie als schizoid kennengelernt haben. Ein eigentümlicher Hang zur Mystik, zu Phantasterei, zum Spritismus bei eitlem, etwas geziertem, affektiv nicht sehr ansprechbarem Wesen.

Es handelt sich nun hier um die prinzipielle Frage: Können sich die an und für sich antagonistischen Erbkreise der Schizophrenie und des manisch-depressiven Irreseins schneiden, d. h. können sich die Anlagen in einzelnen Fällen mischen oder nicht? Wenn man sich auf den Boden der Biologie, der Mendelschen Tatsachen, stellt, steht diesem Gedanken theoretisch nichts im Wege. Wir müssen nur verlangen, daß uns eine genügende Anzahl von Familien zur Verfügung steht, welche die Mischanlagen klar ableiten lassen. Kahn[1]) hat in seiner Arbeit „Erbbiologisch-klinische Betrachtungen und Versuche" einen solchen Versuch gemacht und an einer Reihe von Beispielen die Mischanlage sehr wahrscheinlich gemacht. Schon vor ihm hat Kretschmer nachdrücklich darauf hingewiesen, daß in einem und demselben Falle sich manisch-depressive und schizophrene Anlagen auswirken können. Ich stelle mich durchaus auf den Standpunkt, daß wir an eine derartige Deutung bei einzelnen Familien denken müssen, betone aber, daß wir Genealogen den Beweis antreten müssen, der nur durch die Statistik geführt werden kann. Die Lösung dieser Frage wäre nicht so schwierig, wenn die Materialbeschaffung sich leichter bewerkstelligen ließe. Wir müßten zu diesem Zwecke eine größere Anzahl von Familien mit konjugalen Elternpsychosen —

[1]) Zeitschr. f. d. ges. Neur. und Psych. Origin. 59, 264. (1920).

ein Elter Dementia praecox, der andere Elter manisch-depressives Irresein — aufsuchen. Dann werden wir bei den Kindern die Mischanlagen, falls sie vorkommen, schon studieren können. Theoretisch sind mehrere Möglichkeiten denkbar. Einmal könnten beide Anlagen bei den verschiedenen Kindern wiederum rein in Erscheinung treten, dann aber könnte die eine Anlage über die andere dominieren, d. h. nur die Dementia praecox oder nur das manisch-depressive Irresein bei den Kindern vorkommen. Drittens aber wäre eben die Mischung beider Anlagen denkbar, wie sie Kahn für bestimmte eigentümliche Verlaufsformen, zunächst einmal hypothetisch aus den Stammbäumen abgeleitet hat.

Ich erwähne hier kurz die einzelnen Familien:

I. Familie Mann. Zirkulärer Vater, schizoide Mutter; schizoider Sohn, zyklothyme Tochter mit periodischen, schizophren aussehenden Psychosen, die sich durch gute Restitutionabilität auszeichnen.

II. Familie Bergheimer. Vater stammt aus einer Familie, in der schizoide Anomalien zu Hause sind. Mutter zirkulär. Tochter manisch-depressive Psychose mit eigentümlich katatonischen Zustandsbildern.

Die Frage der Mischung oder des Sichausschließens von Anlagen hat von jeher die Erblichkeitsforscher beschäftigt. Schon Berze[1]) weist darauf hin, daß nach zahlreichen Beobachtungen ein und dasselbe Individuum Träger zweier oder mehrerer verschiedener Anlagen sein kann. Er ist der Meinung, daß gerade die manisch-depressive Disposition in ihrer zirkulären und periodischen Varietät die Fähigkeit habe, mit andersartigen Dispositionen in Kombination zu treten und diese entsprechend zu färben. Er weist ferner auf einen Ausspruch von Pilcz[2]) hin, daß in Familien, in welchen periodische Psychosen zu Hause sind, Geistesstörungen, die an sich ihrem Verlauf nach für gewöhnlich keine Periodizität darbieten, einen exquisit zirkulären oder periodischen Typus erkennen lassen. Dies war z. B. in allen den 3 Fällen von Dementia praecox und Katatonie, in deren unmittelbarer Ascendenz eine periodische Geistesstörung vorlag, in unverkennbarer Weise ausgeprägt.

„Was die uns hier speziell interessierenden Kombinationen (Dementia praecox, manisch-depressives Irresein) betrifft, so wird die Annahme einer solchen wohl nur in den Fällen Aussicht auf Anerkennung haben, in denen der exquisit „zirkuläre" Verlauf zu ihr Anlaß gibt, und daneben noch jene wenigen Fälle, in denen nach Art des von Stransky beschriebenen Falles von „sukzessiver Kombination" eine oder mehrere der Dementia praecox entsprechende und eine oder mehrere dem manisch-depressiven Irresein entsprechende Phasen einander ablösen" (Pilcz).

Meiner Ansicht nach müssen wir vorläufig besonderen Wert darauf legen, daß beide Kombinationskomponenten, die schizophrene und die zirkuläre, in der Familiengeschichte nachgewiesen werden. Erst wenn wir gesehen haben, daß diese Bedingung sich bei der Mehrzahl der Fälle solcher symptomatisch als Kombination imponierender Psychosen erfüllen läßt, dann können wir sagen, die exquisit periodische Katatonie und die Psychosen, in denen schizophrene und zirkuläre Bilder alternieren, beruhen auf Mischanlagen.

[1]) Die hereditären Beziehungen der Dementia praecox. Leipzig und Wien 1910. S. 126.

[2]) Beitrag zur Lehre von der Heredität. Arbeit a. d. Wiener neurol. Institut **15**, 282 (1909).

Berze beschreibt unter anderem eine Gruppe B. H.: Ein 66 Jahre alter Vater, der seit dem 21. Lebensjahr an „periodischer Manie“ leidet. Trotz einer großen Reihe von Anfällen hat sich bei ihm keine nennenswerte geistige Abschwächung eingestellt, doch zeichnet sich seine Manie stets durch eine weit über das gewöhnliche Maß hinausgehende paranoide Färbung aus.

Sein 40 Jahre alter Sohn ist seit seinem 17. Lebensjahr geisteskrank. Seine Psychose zeigte einen regelmäßigen Wechsel von Exaltationszuständen und depressiven Phasen, welch letztere den Charakter stumpfsinniger Apathie annahmen; es trat dann ziemlich rasch eine hebephrene Verblödung ein. Berze glaubt, daß die „Präcoxanlage, welche sich beim Vater nur in einem intensiveren paranoischen Einschlag geäußert hat, beim Sohn auf dem Wege der Weiterbildung im Sinne der fortschreitenden Entartung zu einem ausgesprochenen Verblödungsprozesse geführt hat“.

Wie ich schon sagte, wird man das Problem der Kombination von verschiedenen Psychosedispositionen an den Kindern von Eltern mit konjugalen Psychosen am besten lösen. Nur über eine einzige solche Familie verfüge ich, doch sie verdient es, hier näher geschildert zu werden.

(Familie XXXII, jüdisch.)

Prob.: Sofie M., geboren 1853, gestorben 1905 in der Anstalt an Tuberkulose. Im Alter von 16 Jahren vorübergehender Verfolgungswahn mit Zerstörungssucht. 1877 plötzlicher paranoider Beginn. Halluzinationen und Vergiftungswahn. Anfangs heiter, im weiteren Verlauf unzugänglich, abstoßend, abwehrend. Kurze leidliche Remission. Dann Übergang in affektive Verblödung mit gelegentlichen Erregungsparoxysmen unter dem Eindruck von Sinnestäuschungen. Inkohärenter Gedankengang.

In der Anstalt 1877—1905. Diagnose: Katatonie.

Ehemann der Prob.: Jakob K., geboren 1842, Kaufmann. Immer aufgeregt, leicht verärgert. Daheim in der Familie grantig, gegen andere Menschen sehr liebenswürdig, ging gern in Gesellschaft, gern ins Wirtshaus. Im Grunde sehr gutherzig. Litt schon in jungen Jahren an ausgesprochenen Stimmungsschwankungen, war oft recht gut aufgelegt, dann wieder ohne Grund traurig verstimmt, manchmal auch gereizt. 1894 vorübergehende psychische Erregung. Im Sommer 1901 (59 Jahre alt) leichte manische Erregung, darauf depressiv.

10. II. 1902 Anstalt; 6 Wochen vorher Suicidversuch, schnitt sich in den Hals, glaubte, die Leute reden über ihn, er käme ins Gefängnis. Ängstlicher Verschuldungs- und Verarmungswahn.

16. VII. 1902 geheilt entlassen. Diagnose: Manisch-depressives Irresein.

Kinder: a) Tochter Frieda K., geboren 1877, ledig.

I. 26. IV. 1895 Anstalt: Schon 1894 achttägige Erregung. Seit einigen Tagen wieder plötzlich krank, rasche Entwicklung einer schweren Erregung. Hochgradiger Bewegungsdrang, stampft, lärmt, schwätzt und singt. Heiter, ausgelassen, mitunter zornig gereizt, selten weinerlich, neckt ihre Umgebung. Schwer zu fixieren. Ideenflüchtige Erzählungen. Größenideen. Sei Königin, hat einen Prinzen im Leib, den sie gebären soll. Schimpft auf allerlei Personen ohne Zusammenhang. Sagt, man habe ihr Sachen gestohlen. Nachts häufig unrein, gewalttätig, zerreißt und spuckt, lacht viel. Schwer fixierbar. Zahlreiche Gehörs- und Gesichtstäuschungen.

15. VII. Plötzlicher Umschlag. Geordnetes Benehmen bei leichter Verwirrtheit. Einsichtig, arbeitet. Keine Sinnestäuschungen mehr.

1. IX. 1895. Vollständig geheilt entlassen.

II. Irrenklinik München 19. XII. 1905. Seit 1895 wiederholt manische und depressive Zustände. Auch in den Zwischenzeiten nicht ganz normal. Seit Ende November 1905 erregt, gehobenes Selbstgefühl, querulierte und schimpfte, vernachlässigte ihr Äußeres, schlief schlecht. In der Klinik manische Erregung mit bald mehr heiterer, bald mehr querulierender Färbung. Im allgemeinen zugänglich und besonnen, verkennt aber zuweilen Personen der Umgebung, sehr reizbar, paranoid, bezieht harmlose Äußerungen anderer Kranker auf sich, tagelang dann in zornmütiger Erregung. Nörgelnd, gereizt, gelegentlich sehr unruhig und tobend.

27. VI. 1906. Seit längerer Zeit ruhig und geordnet. Entlassen. Diagnose: Manisch-depressives Irresein.

III. Anstalt Eglfing. 13. XI. 1909. Seit Entlassung unter starken Stimmungsschwankungen gelitten, aber nicht ernstlich krank. Ende Oktober 1909 deprimiert, stark gehemmt, sprach langsam, dabei etwas gereizt. Sagte, man beschimpfe sie, sie werde „Hure" genannt.

In der Anstalt anfangs in depressiver Stimmung. Man spreche über sie, fängt deshalb zu schimpfen an. Zeitlich und örtlich orientiert. Nennt zwei Personen, die an allem schuld seien. Im weiteren Verlauf mürrisch, unverträglich, paranoid, verweigert die Nahrung auf Grund von Vergiftungsideen.

Februar 1911. Zugänglicher, weniger mißtrauisch und ablehnend, ißt spontan, immer noch depressiv und still. Am 11. IV. plötzlicher Gewaltakt.

Januar 1912. Stets gespannt unter dem Einfluß ihrer Verfolgungs- und Beeinträchtigungsideen. Explosiv gewalttätig. Ausgang in läppische Verblödung mit Stereotypien der Haltung, Grimassieren, verschrobenem Benehmen. Steht untätig herum, redet konfusen Wortsalat, singt in eintöniger Weise sinnlose Silben. Gänzlich affektlos, häufig unrein. Diagnose: Dementia praecox.

b) Tochter Thekla K., geboren 1878 (Ref.). Im Alter von 22 Jahren Depression mit Unwertsgedanken und Suicidideen. Dauer etwa 1 Jahr. Ernst, schwerlebig veranlagt. Neigt auch jetzt noch zu Verstimmungen, die nicht immer auf äußere Umstände zurückzuführen sind. Im ganzen lebhaftes Temperament. Weichherzig von Gemüt, sehr anregbar und leicht erregbar. Durchaus natürlich, liebenswürdig und entgegenkommend.

Ein manisch-depressiv veranlagter Vater, der im späteren Lebensalter auch schwerere psychotische Schwankungen durchmachte, und eine typisch katatonische Mutter haben unter ihren zwei Kindern eine Tochter mit ausgesprochen schwerlebigem Temperament, die anfangs der zwanziger Jahre an einer typischen Depression erkrankte und auch heute noch zu leichten endogenen depressiven Schwankungen neigt. Die andere Tochter, Frieda K., litt an einer periodischen Geistesstörung. Nach kurzer vorübergehender Erregung im Jahre 1894 war sie 1895 (18 Jahre alt) mehrere Monate lang wegen einer akuten manischen Erregung anstaltsbedürftig. Auffallend war damals nur das relativ plötzliche Einsetzen der Psychose und die zahlreichen Sinnestäuschungen. Es trat jedoch völlige Heilung ein. Bei der zweiten Aufnahme in der Münchener Klinik 1905 bot sie ebenfalls ein manisches Bild, an dem vielleicht nur die eigentümliche paranoide Färbung zu denken gibt. In der Zwischenzeit seit 1895 hatte die Pat. wiederholt manische und depressive Zustände durchgemacht. Erst bei der dritten Aufnahme 1909 traten neben der depressiven Grundstimmung Verfolgungs- und Beeinträchtigungsideen sowie beschimpfende Stimmen auf, die der Psychose einen ausgesprochen aggressiven Charakter gaben. Die weitere Entwicklung bis zum typischen katatonischen Endzustand ging nun relativ rasch vor sich.

Gerade die Psychose der Frieda K. könnte man als die Erscheinungsform einer aus manisch-depressiven und schizophrenen Komponenten zusammengesetzten Anlage deuten. Noch im Jahre 1905 war das Zustandsbild derart, daß die Münchener Klinik manisch-depressives Irresein diagnostizierte. Erst 15 Jahre nach dem Einsetzen der ersten Erkrankung traten deutliche schizophrene Symptome in den Vordergrund, welchen dann bald die affektive Verblödung folgte. Während die schizophrene Anlage bei den ersten Erkrankungen nur in einer eigentümlich paranoiden Färbung des Zustandsbildes und in den etwas merkwürdigen, gehäuften Sinnestäuschungen durchschimmerte, bricht sie sich erst später Bahn, nachdem schon lange Zeit die manisch-depressive Anlage gewütet hat. So könnte man vom biologischen Standpunkte aus die Eigentümlichkeit des Falles erklären.

Vielleicht darf ich hier auf eine besondere Erscheinung in der biologischen Vererbungswissenschaft, den sog. Dominanzwechsel, hinweisen. Es wurde von den verschiedensten Autoren (Goldschmidt, Baur) hervorgehoben, daß eine später dominante Eigenschaft in der frühen Jugend zuerst nicht dominant ist, d. h. äußerlich nicht hervortritt. So berichtet Lang[1]) über ein Beispiel, daß bei Kreuzung roter und gelber Schnecken in den ersten Schalenumgängen der jungen Tiere gelb dominiert, um dann später durch rote Windungen abgelöst zu werden. Ebenso fand Giard (n. Goldschmidt), daß bei Vogelkreuzungen oft das junge Tier sich mehr dem einen, das erwachsene mehr dem anderen der Eltern nähert. Dieselbe Erscheinung stellte auch E. Fischer bei seiner Untersuchung der Rehobother Bastarde (Jena 1913) fest. Diese Kreuzungsprodukte zwischen Europäern und Hottentotten wiesen in den verschiedensten Merkmalen Dominanzwechsel auf. Die Bastardkinder sahen europäischer aus als die gleichen Personen im erwachsenen Alter. Kleine hübsche Bastardmädchen entwickelten sich zu alten Frauen mit hottentottischer Häßlichkeit. Ferner zeigten die Haarfarbe, die Haarform, die Nasenrückenform im individuellen Lebensgang oft eine Änderung des Aussehens, die sich durch einen Wechsel der Dominanz der beiden verschiedenen Rassenmerkmale im juvenilen und erwachsenen Alter zwanglos erklären ließe. Neben dem Dominanzwechsel weist Fischer zur Erklärung auch auf die Beobachtung hin, daß bei allen Rassen in der Jugend die spezifischen Rassenmerkmale noch gemildert sind. Doch wird man deswegen die Tatsache des Dominanzwechsels nicht fallen lassen dürfen. Ich erinnere auch an die in manchen Familien beobachtete Tatsache, daß Kinder in jungen Jahren der einen elterlichen Familie nachschlagen, um dann im späteren Alter den Charakter der anderen Elternseite zu entwickeln.

So wäre auch vielleicht der Fall der Frieda K. ähnlich zu erklären. Aber ich möchte mit Kahn sagen, es kann so sein, es muß nicht so sein. Immerhin könnten auch von psychiatrischer Seite schwerwiegende theoretische Bedenken im Ernst nicht gegen diese Auffassung geltend gemacht werden.

Verfolgen wir nun weiterhin unsere Familie K., die noch auf manches interessante Problem aufmerksam macht. Zunächst die als II. Generation vermerkte Geschwisterserie der Sofie M. (Mutter der Frieda K.)

Bruder der Sofie, Max M., geboren 1870. Vater s. Abb. 7. Mutter gesund. Gut begabt, ruhige, heitere Natur, beliebt und wohlgelitten. April 1892 (22 Jahre alt) nach Rückkehr von einer unangenehmen Geschäftsreise energische, mehrfache Suicidversuche.

I. 12. IV. 1892 Anstalt. Anfangs ruhig und still, später ängstlich mißtrauisch, sehr erregt und heftig, man wolle ihn umbringen. Hört Stimmen, man solle den „Judenbuben" vollends kaputt machen. Vergiftungsideen. Ganz intensiver halluzinatorischer Verfolgungswahn. Eigensinnig, störrisch, ablehnend, ihm werde „schleichendes Gift" eingegeben, es würden heiße Dämpfe ins Bett gelassen. Zahlreiche Geschmacks-, Geruchs- und Gefühlstäuschungen. Wechsel zwischen relativ zugänglichem Verhalten und ängstlicher Verstörtheit mit planlosem Herumrennen und Fortdrängen.

Oktober 1892. Hypnotische Experimente werden mit ihm gemacht, nachts wird alles Mögliche mit ihm vorgenommen. Hört nachts Stimmen, daß er als 13. Kind das Unheil, das andere anstellen, auf sich nehmen muß.

---

[1]) Nach Goldschmidt, Vererbungswissenschaft (1913), S. 168.

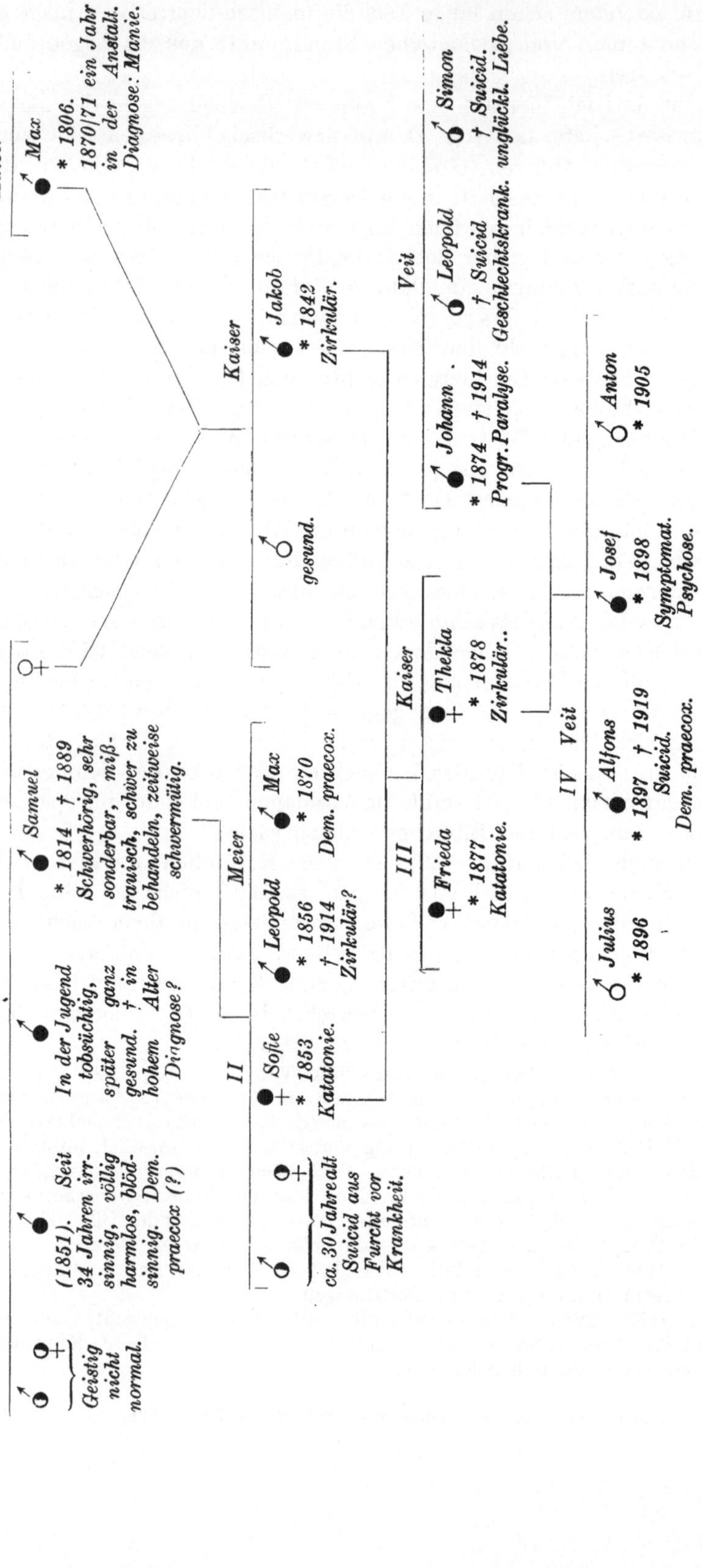

I Meier
Geistig nicht normal.
Seit (1851). 34 Jahren irrsinnig, völlig harmlos, blödsinnig. Dem. praecox (?)
In der Jugend tobsüchtig, später ganz gesund. † in hohem Alter Diagnose?
Samuel * 1814 † 1889 Schwerhörig, sehr sonderbar, mißtrauisch, schwer zu behandeln, zeitweise schwermütig.
Kaiser
Max * 1806. 1870/71 ein Jahr in der Anstalt. Diagnose: Manie.
II
ca. 30 Jahre alt Suicid aus Furcht vor Krankheit.
Sofie * 1853 Katatonie.
Meier
Leopold * 1856 † 1914 Zirkulär?
Max * 1870 Dem. praecox.
gesund.
Kaiser
Jakob * 1842 Zirkulär.
III
Frieda * 1877 Katatonie.
Kaiser
Thekla * 1878 Zirkulär.
Johann * 1874 † 1914 Progr. Paralyse.
Veit
Leopold † Suicid Geschlechtskrank.
Simon † Suicid. unglückl. Liebe.
IV Veit
Julius * 1896
Alfons * 1897 † 1919 Suicid. Dem. praecox.
Josef * 1898 Symptomat. Psychose.
Anton * 1905

Abb. 7.

Februar 1893. Besserung, dankbar freudige Stimmung, schreibt Briefe, die einen warmen Ton anschlagen. „Mein Auge lernt wieder lächeln, und die düstere Stimmung ist aufgehellt." Allmähliche Steigerung des Selbstgefühls und der Energie. Sehr vielgeschäftig. Größenvorstellungen, Weltbeglückungsideen. Wer Großes vollbringen wolle, der müsse zuerst leiden gelernt haben. Hält daran fest, daß man ihm früher nach dem Leben getrachtet habe. In den folgenden Monaten prahlerisch, burschikos, singt und pfeift, macht Gedichte, hat große politische Pläne, ist von reformatorischen Ideen erfüllt, sehr unternehmungslustig, glückliche Stimmung, fühlt sich gesund wie der Fisch im Wasser.

22. XI. 1893. Ruhig, gesetzt und verständig. Nach Haus entlassen.

II. 7. V. 1903 erneute Aufnahme. Melancholisch verstimmt, dabei mißtrauisch, von Angehörigen verfolgt und bedroht, wagt keine Nahrung zu sich zu nehmen. Gesichts- und Gehörstäuschungen. Spürt Schwefel; sperrt den Mund auf und macht im Rachen gurgelnde Bewegungen; spricht nichts. Wird hypnotisiert, betäubt. Fühlt sich gelähmt nach Genuß von Fleisch. Bezieht Gleichgültiges auf sich. Liegt den ganzen Tag in einer elektrischen Folter.

Im weiteren Verlauf elektromagnetischer Beeinträchtigungswahn. Apathisch, stuporös, gelegentlich auch negativistisch. Nahrungsverweigerung aus Vergiftungsfurcht. Sinnestäuschungen auf allen Gebieten. Seltsame Wortneubildungen. Liegt meist untätig herum, gelegentlich triebartige Erregungen.

1914. Indolenter Kranker, ohne alles Interesse, lacht blöde vor sich hin. Diagnose: Dementia praecox.

Bruder der Sofie, Leopold M., geboren 1856. Als Kind schüchtern und ängstlich, willensschwach, ließ sich von seinen Brüdern leiten, sehr religiös. In späteren Jahren heiter gleichmäßig gestimmt, nie deprimiert. Tüchtiger Kaufmann.

I. 1886 erstmals krank. Ängstliche Unruhe. Verfolgungsideen. Nahrungsverweigerung. Selbstanklagen. Zahlreiche Halluzinationen. Später ruhiger, verschlossen, ohne Interesse, sitzt oft apathisch in einer Ecke und kümmert sich um nichts, gibt stereotype Antworten. Macht sich keinerlei Gedanken über die Zukunft.

4. VIII. 1887 gebessert entlassen.

1887—1908 selbständiger Geschäftsleiter, soll sehr leistungsfähig gewesen sein und das Geschäft gut umgetrieben haben. War wenig gesellig und auffallend linkisch. Keine Stimmungsschwankungen. Im Sommer 1908 unruhig, schlaflos, hypochondrische Klagen, Selbstvorwürfe, Personenverkennung, Verfolgungsideen.

12. bis 20. IX. 1908 psychiatrische Klinik Würzburg. Suicidgedanken, Melancholie diagnostiziert. Daheim andauernd hypochondrische Klagen.

II. 31. X. 1908 Psychiatrische Klinik Tübingen. Ängstliche Unruhe, hypochondrische Klagen, lacht manchmal selbst darüber. Phantastische Vorstellungen. Er verbrenne, die Ärzte seien daran schuld, daß er andere anstecke. Hat im Rücken ein Loch, der Hodensack ist schwarz, er hat stinkenden Odem, der alles vergiftet. Tiere werden seinetwegen umgebracht. Nahrungsverweigerung, man solle ihn umbringen. Äußert die Vorstellungen ohne Affekt. Zusammenhanglose Reden. Vergiftungsideen und Sinnestäuschungen.

März 1909. Monotones Klagen. Wechsel zwischen ruhigen und erregten Zeiten. Zeitlich und örtlich orientiert. Sprunghafter, zerfahrener Gedankengang. Halluziniert. Drängt triebartig fort. Erzählt lächelnd, man bringe seine Verwandten um, schreibt trotzdem an sie.

April 1909. Erregt, aber nicht niedergeschlagen oder ängstlich. Überführt in die Anstalt. Ratlos deprimiert, mißtrauisch, halluziniert, redet immer dasselbe, daß seine Angehörigen umgebracht seien. Vergiftungsideen. Nihilistische Wahnideen, liegt aber ruhig im Bett.

August 1909. Auf Grund schreckhafter Halluzinationen heftige Angstzustände mit Neigung zu Gewalttaten.

März 1910. Anhaltend depressive Stimmung, ratlos gehemmt. Oft plötzlich heftige Affektausbrüche, schimpft und schreit, seine Angehörigen werden umgebracht. Nach kurzen ruhigen Zeiten immer wieder heftige Erregungen.

Juli 1910. Ängstlich unruhig, erregt verwirrt; depressiver Stupor. Oft mehr gereizt, auch gehobene Stimmung verbunden mit motorischem Drange. In der Erregung laut und gewalttätig, offenbar verwirrt.

März 1911. Oft geradezu Rededrang, dann wieder ängstlich gehemmt.

Februar 1912. Bald niedergeschlagen, bald euphorisch. Öfter wiederkehrende halluzinatorische Verwirrtheit, Verfolgungsideen.

März 1912. Gespannt ängstlich ratlos und leer, hört Pferdestimmen. Er wird umgebracht, lebt nicht mehr. Sei in einer Geisterwelt.

Juni 1912. Hemmung verschwunden; erzählt logisch und zusammenhängend. Liest und zeigt Interesse. Hat Heiratspläne. Gutes Gedächtnis, intakte Intelligenz.

Oktober 1912. Wechsel zwischen ängstlicher Erregung mit völliger Verwirrtheit und äußerem Geordnetsein. Spielt mit großem Raffinement Karten. Oft direkt gehobene Stimmung, heiter und unternehmungslustig.

September 1913. Benommen, schläfrig, findet die Worte nicht. Klagt über Kopfschmerzen. Schwächeanfall. Linksseitige Lähmung. Undeutliche Sprache.

18. III. 1914. Exitus unter Herzerscheinungen.

Beide Brüder zeigen recht eigenartige Psychosen. Max M. erkrankt mit 22 Jahren an einer ängstlich depressiven Erregung mit paranoider Färbung und zahlreichen Sinnestäuschungen auf allen Gebieten, Beeinträchtigungen durch Hypnose usw. Daran schließt sich eine ausgesprochen manische Phase an, nach deren Abklingen er als gebessert nach Hause entlassen wird. Erst nach 10 Jahren erneutes Einsetzen einer paranoiden-melancholischen Psychose, die sehr bald in typisch schizophrene Bahnen einlenkt und rasch zu einem katatonischen Endzustand führt.

Die Diagnose kann nur Dementia praecox lauten, und zwar muß man sich schon bei der ersten Erkrankung in diesem Sinne entscheiden. Das eigentümliche störrisch-ablehnende Verhalten, das durch die zahlreichen Sinnestäuschungen, durch den physikalischen Verfolgungswahn erklärt wird, geht weit über den Rahmen des manisch-depressiven Irreseins hinaus, wenn auch diese schizophrene Erregung durch eine typische manische Periode abgelöst wird. Erst später setzt dann, wiederum nach depressivem Anfangsstadium, die schizophrene Verblödung ein.

Auch hier ist man in der Versuchung, sich die Eigenartigkeit der Verlaufsform durch das Zusammenspielen zirkulärer und schizophrener Keimanlagen zu erklären. Und zwar würden wir es hier mit der sukzessiven Ablösung von Zustandsbildern beider Psychosengruppen zu tun haben, ehe der endgültige Verlauf im Sinne der Diagnose (Dementia praecox) sich auswirkt.

Viel schwieriger liegen die Verhältnisse bei dem Bruder Leopold M.: Bei den relativ spärlichen Nachrichten über ihn ist es nicht möglich, sich für eine bestimmte Diagnose zu entscheiden. Die Schilderung der Tübinger Klinik gibt ein absolut schizophrenes Bild. Hingegen scheint offenbar die Progression des Krankheitsprozesses ausgeblieben zu sein. Wir lesen jedenfalls noch nach vierjähriger Dauer der zweiten Psychose von Wechsel zwischen euphorischen und depressiv gehemmten Phasen, und im Jahre 1912 heißt es, daß Pat. nach Verschwinden der Hemmung noch Interesse zeigt, sich beschäftigt und logisch und zusammenhängend erzählt. Jedoch finden wir auch hier paranoide Züge und Zeiten schwerer halluzinatorischer Erregungen, doch scheinen sie das Krankheitsbild nicht derartig beherrscht zu haben wie bei dem Bruder Max.

Wir erinnern uns in diesem Zusammenhang an einen Ausspruch Berzes. „Wenn wir in einem Falle auf große differentialdiagnostische Schwierigkeiten stoßen, werden wir jedenfalls auch an die Möglichkeit einer Kombination beider Anlagen zu denken haben.“ Und Bumke sagt über die Grenzen zwischen manisch-depressivem Irresein und Dementia praecox, sie werden dadurch verwischt, „daß es Psychosen gibt, welche nicht nur zu einer von den beiden Gruppen engere

Beziehungen haben, sondern zu der einen ebenso wie zur anderen, indem eine Anlage zur anderen „hinzuaddiert“ sein kann.“

Den Unterschied zwischen den beiden Geschwisterpsychosen könnte man vielleicht ganz grob begrifflich so fassen, daß Max M. an einer schizophrenen Erkrankung litt mit einem Schuß manisch-depressiver Anlage, daß es hingegen bei Leopold M. sich umgekehrt verhält, dessen manisch-depressive Psychose durch schizophrene Keimdispositionen gefärbt ist.

Der Vater der beiden wird als eigentümlicher, mißtrauischer, schwer zu behandelnder Mensch geschildert, der zeitweise an Schwermut litt. Dürfen wir diesen Angaben Glauben schenken, so hat es sich wahrscheinlich bei ihm um eine schizoide Persönlichkeit gehandelt, die periodische Verstimmungen durchgemacht hat. Wir hätten dann auch hier wiederum eine Kombination beider Anlagen vor uns. Unter seinen Geschwistern war ein Bruder offenbar eine Dementia praecox, der andere hat vielleicht in jungen Jahren eine Manie durchgemacht, doch können wir mangels einer näheren Schilderung nichts Näheres sagen. Vermutlich sind aber auch schon in der Generation I beide Erbanlagen, die zirkuläre und die schizophrene, vorhanden gewesen.

Nachdem wir uns nun so die gesamte uns bekannte Aszendenz dieser Familie entrollt haben, ist es sehr fraglich, ob wir Frieda K. (III. Generation) allein als Kombination von den väterlichen zirkulären und den mütterlichen schizophrenen Keimanlagen auffassen dürfen. Ich möchte allerdings weiterhin diese Ansicht vertreten, vor allem da die katatonische Mutter Sofie M. so gar keine zirkulären Züge aufzuweisen hat. Immerhin besteht aber eine gewisse Ähnlichkeit in der Verlaufsform bei Frieda K. (III) und ihrem Onkel Max M. (II), so daß auch schon aus der mütterlichen Familie eine kombinierte psychotische Anlage vererbt sein könnte, demnach würde auch ohne das manisch-depressive Irresein des Vaters Jakob K. die Psychose der Frieda K. vielleicht dasselbe Bild geboten haben.

Allein diese Erklärung scheint mir gezwungen. Ich möchte an meiner anfangs gegebenen Analyse des Falles Frieda K. festhalten. Kahn hat uns Fälle mit ähnlicher Erbkonstellation beschrieben; auch ich habe in meinem manisch-depressiven Material noch analoge Verhältnisse gefunden, welche, wenn man überhaupt den Ehrgeiz einer Erklärung besitzt, vorläufig keine andere Auffassung zulassen. Ich gebe jedoch zu, daß in dieser Familie komplizierte Verhältnisse vorliegen, die vielleicht auf der seit Jahrhunderten üblichen streng durchgeführten Inzucht in der jüdischen Rasse beruhen; ich legte aber besonderen Wert darauf, an diesem schönen Beispiele die Probleme zu zeigen.

Bei dieser Gelegenheit möchte ich nachdrücklich darauf hinweisen, daß der Genealoge in Zukunft imstande sein wird, nicht allein durch Analyse der Aszendenz solcher eigentümlicher Psychosen, sondern auch durch die Untersuchung ihrer Nachkommen das Problem der kombinierten Anlagen zulösen. Beruhen nämlich die hier beschriebenen zirkulären und periodischen Katatonien neben schizophrenen auch noch auf zirkulären Anlagedispositionen, so müssen bei gesunden Ehepartnern die Kinder schizothyme und zyklothyme Eigentümlichkeiten aufweisen. Wir müssen unbedingt unter den Kindern die Anlagefaktoren der Eltern wiederfinden. Es handelt sich aber auch hier wieder nur darum, daß wir ein genügend großes und gut charakterisiertes

Material zusammentragen, um einerseits nicht an den Tücken eines kleinen Materials zu scheitern und andererseits die Ergebnisse auf dem Boden der Statistik gesetzmäßig erhärten zu können.

Die Familie XXXII erschöpft sich mit der IV. Generation, die ebenfalls noch einer Besprechung wert ist. Sie besteht aus den 4 Kindern der schon besprochenen Thekla K., welche in den zwanziger Jahren eine Depression durchmachte und ihres Ehemannes Johann V., der an einer progressiven Paralyse gestorben ist. Letzterer wird als stets heitere, fröhliche Persönlichkeit mit lebhaftem Temperament geschildert; er soll ein sehr tatkräftiger und umtriebiger Geschäftsmann und nebenbei ein ausgesprochener Geselligkeitsmensch gewesen sein, der mit seiner übersprudelnden Lebhaftigkeit und seiner humorvollen Art eine ganze Gesellschaft spielend unterhalten konnte. Offenbar ein hypomanisches Temperament.

Der älteste Sohn Julius ist ein sehr begabter tüchtiger Kaufmann, aber eine ausgesprochen phlegmatische Natur, die das Leben nimmt, wie es kommt.

Der zweite Sohn Alfons war mehrfach in der psychiatrischen Klinik in München aufgenommen.

Alfons V., Kaufmann, geboren 1897, verstorben Suicid 1919.

I. Psychiatrische Klinik München 1. IX. 1917.

Als Kind schwächlich, spät laufen gelernt. 30. V. 1917 zum Militär. Nach 3 Wochen beim Exerzieren Ohnmachten, fiel zusammen und schlug um sich, am 18. VII. ohne Rente entlassen. Wechselte dann öfters seine Stellung, weil es ihm nicht gefiel, reagierte auf Unannehmlichkeiten gleich mit Ohnmachten. Stimmung sehr wechselnd, manchmal sehr matt, dann wieder gereizt, weinte leicht, spielte mit Selbstmord. Nach Aufregung und auch nach Onanie traten wiederholt Weinkrämpfe auf. Machte verschiedene Selbstmordversuche (Aufschneiden der Pulsader), aber ohne Erfolg. In der Klinik orientiert. Intellektuell intakt. Sehr ängstlich und empfindsam. Schlappes, feminines Wesen. 1. IX. entlassen. Diagnose: Hysterie.

II. Psychiatrische Klinik München, 19.—31. X. 1917.

Von Sanitätskolonne gebracht, draußen den wilden Mann gespielt, gebärdet sich auch in der Klinik wie rasend; wälzt sich am Boden herum, reißt die Kleider vom Leib, spuckt, faucht, strampelt, stößt mit den Händen um sich. Störrisch und widerspenstig. Am nächsten Tag völlig ruhig. Beschäftigte sich in den letzten Monaten damit, Cafés zu besuchen und Operetten zu dichten. Nachts schwere Träume, sah Totenköpfe, wurde gequetscht und gemartert, beging im Traum Selbstmord. Am 1. X. eine Stelle als Kaufmann angenommen. Zwei Wochen später in der Trambahn Anfall, ins Krankenhaus gebracht, darauf aus seiner Stelle entlassen. Als Reaktion hierauf schwerer Anfall, in dem er in die Klinik gebracht wurde.

22. X. 1917. Eigentümliches Gebaren. Lag, den Kopf tief in die Kissen gewühlt, zusammengekrümmt im Bett, reagierte auf keine Anrede; heulte wie ein junger Hund, als man ihm die Kissen wegnahm; drosselte sich mit den Händen den Hals, klappte mit den Augenlidern, schnaufte, ächzte, zog die Stirn in die Höhe, schnitt allerhand sonderbare Fratzen. Dabei deutlich durch die Umgebung beeinflußbar. Am nächsten Tage klar, vernünftig, unterhält sich, grimassiert noch ein wenig. Weiß angeblich nichts über den Anfall anzugeben.

31. X. 1917 nach Haus entlassen. Diagnose: Hysterie.

III. Psychiatrische Klinik München, 31. V. bis 10. VI. 1918.

Im Oktober 1917 erneut in Stellung, bald entlassen wegen der Anfälle. Suicidversuch mit 8 Tabletten Veronal, schlief 2 Tage lang. Auch später immer wegen seiner Anfälle aus Stellen entlassen, immer darauf Selbstmordversuch mit Veronal.

Bei Aufnahme schwankender Gang, schläfrig. Vor 8 Tagen Veronal genommen, seither meist geschlafen. Lag 2 Tage im Wald herum und wurde von Spaziergängern gefunden. Macht zerfahrenen, affektschwachen Eindruck, patzig und zu Witzen geneigt. Diagnose: Haltloser Psychopath. Verdacht auf Dementia praecox.

15. VI. 1918 in Anstalt überführt. Anspruchsvoll, verlangt Zerstreuung und Anregung. Prahlt anderen gegenüber mit Vergnügungen, die er draußen genossen hat. Eigenwillig, anmaßend. Bei Abschlagen eines Wunsches leichte anfallsartige Erscheinungen, legt sich zu Bett, zittert etwas. Zimperlich und verwöhnt.

13. VII. 1918. Spricht von Selbstmord, da ihn seine Mutter nicht mitgenommen habe. Vorliebe für dekadente Literatur. Recht willensschwacher, launischer Mensch. Bald darauf entlassen.

Wir sehen einen willensschwachen, zimperlichen, launischen, überempfindlichen Menschen, der auf Unannehmlichkeiten irgendwelcher Art mit wilden hysterischen Entladungen reagiert. Seinem bizarren, exaltierten Wesen entsprechen die häufigen, anscheinend ernst gemeinten Selbstmordversuche, die sich nach Art einer Kurzschlußreaktion stets an seelische Aufregungen anschließen. Bei seiner letzten Aufnahme in der Klinik ließ sein zerfahrenes, affektschwaches Verhalten den Verdacht einer Dementia praecox aufkommen.

Hören wir weiter, was uns die Mutter über ihn berichtet. Nachdem Pat. mehrere Monate sich daheim aufgehalten hatte und durch sein eigentümlich verschrobenes Benehmen aufgefallen war, ging er im Frühjahr 1919 eines Tages mit lachendem Gesicht von Haus fort und machte seinem Leben durch einen Sprung in die Isar ein Ende, ohne daß die Angehörigen auch nur im entferntesten eine solche Tat aus seinem Benehmen hätten erschließen oder vermuten können.

Ziehen wir das Fazit aus dieser Schilderung, so liegt es wohl sehr nahe, einen schizophrenen Prozeß bei Alfons V. anzunehmen. Mit einer psychopathischen Veranlagung allein ist seine Persönlichkeit nicht restlos erklärt. Bemerkenswert ist die hysterisch anmutende Vorgeschichte, wie sie bei der Dementia praecox nicht gerade an der Tagesordnung ist. Die psychischen Reaktionen zeigen gelegentlich eine rasende Wildheit, einen störrischen Negativismus, wie wir es in ähnlicher Form bei dem Typ m (S. 20) der schizoiden Persönlichkeiten gesehen haben. Uns ist bekannt, daß die präpsychotisch schizophrene Persönlichkeit und die schizoide Veranlagung sich sehr ähnlich sehen können. Hier hätten wir wiederum ein Beispiel für die psychopathisch haltlose, hysterisch-degenerative Art der Charakteranomalie, die als ein Stück des Dementia praecox-Erbkreises angesehen werden muß.

Neben diesem schizophrenen Alfons V. steht ein jüngerer Bruder Josef V., dessen Psychose wiederum einige Besonderheiten zeigt.

Josef V., geboren 1897, Kaufmann. Gut gelernt. Kriegslazarett Bukarest 17. VI. 1917.

22. XI. 1916: Feld, tat sich im Dienst sehr schwer. 20. XII. 1916 Front, Stellungskämpfe in Rumänien. Immer etwas nervös, schon früher beim Schreiben immer den Mund verzogen. 23. I. 17 ins Lazarett wegen wunder Füße, bekam dann schweres Rückfallfieber. In dieser Zeit psychische Störung aufgetreten. Die Gesichter schienen ihm verändert, hielt die Ärzte für Leute, die ihn durch Mystik ausforschen wollten. Hörte, wie in einem Traumzustand, Leute reden, die gar nicht sprachen oder gar nicht da waren. Hielt sich für tot, glaubte sich in einer anderen Sphäre, „unter den alten Geistern bei Goethe und ähnlichen Genies". Hielt den Arzt für einen Bischof. Hielt dies auch jetzt noch (17. VI. 1917) für möglich.

Hält sich nicht für krank, nur rede er etwas viel, mehr als ihm lieb sei, sei jetzt lebhafter, als eigentlich seinem Charakter entspreche.

Orientiert, zugänglich, geht auf alle Fragen ein, spricht sehr lebhaft. Vielfach eigentümliche Ausdrucksweise. Spricht leise, tonlos und überhastet. Grimassiert lebhaft beim Sprechen. Fühlt sich selbst abgestumpft, hat an nichts Interesse. Lacht öfters in ganz läppischer Weise. Keine Stimmen mehr.

Erzählt über seinen Aufenthalt im vorigen Lazarett. Es sei ihm vorgekommen, als stände er unter einem bestimmten Einfluß; er hielt es für Somnambulismus. Dachte, die anderen kennten seine Gedanken, hätten dieselben Träume wie er, weil sie nämlich danach handelten. Wurde auch durch Zeichen beeinflußt. Die ganze Geschichte war mysteriös. In der Toilette hatte man sonderbare Apparate, wonach das Wasser nach bestimmten Melodien heruntertropfte. Seinen Penis hatte man mit Petroleum eingerieben. Unter der Sanitätsuniform waren Leute, die Dichter oder naturwissenschaftliche Persönlichkeiten gewesen sein könnten. Auf alle Fälle war alles anders wie in einem Lazarett. Er sei auch gar nicht als Kranker behandelt worden. Die Sache schien ihm irgendeinen wissenschaftlichen oder politischen Zweck zu haben, bei dem er selber eine Rolle spielen sollte. Er war das Objekt, nicht das Subjekt. Die übrigen Patienten hätten sich falsche Namen gegeben, sie seien nicht krank gewesen. Vielleicht ginge die ganze Sache von Rumänien aus. Auf der Heimreise von der Front nach Bukarest kam ihm ebenfalls alles komisch vor; die Soldaten, die er sah, schienen ihm so gebildet. Man merkte nichts vom Krieg. Es war, als wenn man nicht mehr mit Waffen, sondern mit Geisteskräften arbeitete. Er wisse nicht, was das jetzt für ein Krieg sei; er werde nur stutzig, daß die Zeitungen immer wieder Berichte über Kämpfe und Gefallene brächten. Andernfalls würde er denken, daß der Krieg jetzt nach der Art geistiger olympischer Spiele fortgesetzt werde.

Der Zug fuhr auf der Heimreise nicht direkt, sondern im Bogen. Vielleicht waren im Zug noch besondere Persönlichkeiten (Fürstlichkeiten), vielleicht waren diese auch im Lazarett mit im Spiel. Aus der Anwesenheit von Mohammedanern konnte man daraus schließen, daß es sich um Kolonialfragen handelte. Er werde aus der ganzen Sache nicht klug. Es schien ihm, als wenn man die Leute durch Beeinflussung in nicht normale Zustände versetzen wollte, um sie geistig höher zu bringen. Man hat vielleicht mit ihm einen wissenschaftlichen Versuch machen wollen, um der Mystik auf die Spur zu kommen. Jedenfalls hatte man Schlechtes mit ihm vor, denn ihm war immer ekelhaft zumute.

In Bukarest käme ihm alles natürlich vor, es sei alles wie in einem richtigen Lazarett.

Auffallend pueriler Habitus. Ausgesprochene Katalepsie, Echolalie, Echopraxie. Bei Ankündigung, daß man ihm in die Zunge stechen wolle, redet er in läppischer Weise darum herum, fragt, ob man ihn damit auf die Probe stellen wolle.

Allmählich schrittweise Besserung. Wird zugänglicher, geordnet, beschäftigt sich mit Arithmetik. Immer noch leise, überhastete Sprache ohne Modulation. Ist völlig orientiert, hält aber noch an den früheren Ideen fest.

Erst im August 1917 heißt es: Korrigiert jetzt vollständig, könne sich die Ideen nicht erklären, wisse nicht, wie er dazu gekommen sei. Natürliches Verhalten. Geordnet, mitteilsam, nicht mehr manieriert. Als g. v. entlassen.

Die Beurteilung des Krankheitszustandes durch den betreffenden psychiatrischen Sachverständigen lautete damals folgendermaßen: „Psychotisches Zustandsbild mit Sinnestäuschungen, paranoiden Ideen, Wahn der Beeinflussung und Manieriertheit, das den Eindruck einer Dementia praecox machte. Entweder handelt es sich um eine schwere psychogene Störung oder eine Amentia bzw. ein infektiöses Delir, das im Anschluß an ein Rückfallfieber auftrat."

Die Mutter schilderte mir die frühere Persönlichkeit des Patienten. Er soll stets ein seelisch wenig robuster, nervös-empfindlicher Mensch mit guter Begabung gewesen sein, der von jeher starke geistige Interessen besaß. Eine ruhige, wenig gesellige und etwas passive Natur. Seit seiner Erkrankung ist er völlig gesund; er hat sich der Bewegung der Zionisten angeschlossen und bildet sich dementsprechend aus. Eine Umwandlung der Persönlichkeit durch die Psychose ist an ihm nicht zu bemerken. Er hat nach wie vor völlige Krankheitseinsicht und vermag sich den psychotischen Zustand nicht zu erklären.

Legen wir zunächst einmal die sicheren Tatsachen fest. Sicher war der Bruder des Josef V. ein Schizophrener, ein anderer Bruder eine schizoide Persönlichkeit, genau so wie auch er selbst offenbar schizoide Züge in Andeutung aufzuweisen hat. Sicher ist er ein Repräsentant der charakterologischen schizothymen Konstitutionsgruppe.

Es steht ferner fest, daß die Psychose, welche er während des rumänischen Feldzuges durchmachte, den Charakter einer Dementia praecox an sich trug. Diesen Eindruck hatte schon damals der behandelnde Psychiater. Und lassen wir heute die Schilderung der Krankheit auf uns wirken, so müssen wir ihm beipflichten. Es sind „phantastische Aktionen" im Gange, Pat. lebt in einer Welt von Beeinflussungen (Gefühl, zu niedrigen Zwecken mißbraucht zu werden), es wird die Mystik durch Versuche an seiner Person ausgeforscht, er steht unter dem Einfluß von Somnambulismus. Es fehlte ihm gänzlich das Gefühl des aktiven Eingreifens und Handelns, vielmehr erlebte er die Psychose in der Rolle desjenigen, der geschoben wird, mit dem etwas gemacht wird. Diese Störungen des Willens und der Initiative durch geheimnisvolle-mystische Kräfte und Mächte im Verein mit einem typisch katatonischen Symptomenkomplex sichern die schizophrene Färbung der Psychose.

Den einen ätiologischen Faktor hätten wir somit in der Linie schizoide Persönlichkeit—schizophrenieähnliche Psychose erfaßt.

Weiter heißt es aber in der Epikrise der Krankengeschichte: Entweder handelt es sich um eine schwere psychogene Störung oder um eine Psychose, die durch das Rückfallfieber ausgelöst wurde. Ich möchte mich bei der mangelnden Kenntnis des Falles nicht für eine der beiden Möglichkeiten entscheiden. Wichtig ist für uns nur, daß Pat. nach Niedergang der psychotischen Welle nicht den Eindruck eines schizophrenen Kranken machte, bei dem ein Defekt irgendwelcher Art den charakteristischen schizophrenen Prozeß nachträglich erkennen ließe. Dies geht auch aus den Äußerungen der Mutter hervor. Als zweiten ätiologischen Faktor hätten wir dann entweder das psychogene Moment der Unerträglichkeit des männermordenden Kampfgetümmels oder das Toxin des Rückfallfiebers anzusprechen. Vielleicht haben auch beide Faktoren pathogenetische Bedeutung.

Ich habe diesen Fall eingehend besprochen, um an ihm die außerordentliche Bedeutung der von Kretschmer[1]) angestrebten „Schichtdiagnose" zu zeigen. Sie allein ist imstande, ihn restlos aufzuhellen. Und zwar ist gerade diese Psychose für diese Frage so unendlich wichtig, weil wir infolge einer genauen Analyse der Familiengeschichte, vor allem der Geschwisterserie, die hereditäre Grundlage der Persönlichkeit genau kennen und die konstituionelle Färbung der exogen bedingten Psychose schön verfolgen können. Die Diagnose würde daher zu lauten haben: Infektionspsychose mit konstitutionell schizophrener Symptomfärbung, vielleicht mit psychologisch reaktiven ätiologischen Komponenten.

Die Bedeutung der Genealogie für die Erforschung des konstitutionellen Momentes, das ja allen exogenen Psychosen die spezifische Färbung gibt, wird niemand mehr bestreiten wollen. Auch Kahn hat in seiner Arbeit darauf zur Genüge hingewiesen. Er erwähnt zwei charakteristische Familien:

I. Schizoidverdächtiger Vater — zirkuläre Mutter, deren Schwester epileptisch.

Katatonischer Sohn. Epileptischer Sohn, bei dem auf der Höhe der Dämmerzustände schizophrene Symptome zu beobachten sind. Luetische

[1]) Gedanken über die Fortentwicklung der psychiatrischen Systematik. Zeitschr. f. d. ges. Neurol. u. Psychiatr. **48**, Orig., 370 (1919).

Psychose mit melancholischem Anfangsstadium und späterem schizophrenem Gepräge.

II. Vater gesund — Mutter hat schizoide und schizophrene Geschwister.

Katatonische Tochter. Tochter mit urämischer Erkrankung, in deren Verlauf eine ausgesprochen katatonisch aussehende Psychose auftrat.

Werden einmal alle durch exogene Faktoren ausgelöste und mehr oder weniger verursachte Störungen eingehend genealogisch durchforscht sein, so werden wir auch wissen, wie geartet ihre konstitutionelle Grundlage ist oder sein muß; wir werden ferner auch sehen, daß gleichgeartete Reaktionstypen auf verschiedenen biologischen Konstitutionen erwachsen können und je nach ihrem Unterbau recht charakteristische Färbungsdifferenzen aufweisen.

Wie wir uns vom vererbungstheoretischen Standpunkt zu der mehr oder weniger schizophrenen IV. Generation in ihrer Beziehung zur zirkulären Mutter Thekla K. verhalten sollen, ist nicht ohne weiteres klar, zumal wir über die psychischen Anomalien auf der Vaterseite recht wenig orientiert sind. Da wir aber theoretisch ableiten mußten, daß jedes Kind eines schizophrenen Elters, mag es auch ein ganz anderes Gesicht zeigen, schizophrene Teilanlagen besitzen muß, so können wir hier nur wieder die schon bekannte Tatsache bestätigt finden, daß auch äußerlich rein zirkuläre Typen schizophrene Erbkomponenten in latentem Zustande in sich tragen können. Wir müssen an diese Möglichkeit denken, wenn wir eigentümliche polymorph erscheinende Erbgänge in einer Familie finden. Dabei brauchen ferner die Verhältnisse nicht ohne weiteres so klar zu liegen wie in dieser Familie. Es könnten diese schizophrenen Erbkomponenten ja von Generationen her in dauernder Latenz mitgeschleppt sein, ohne daß wir eine psychotische Manifestation festzustellen vermögen. Erst bei geeigneter Kombination könnten die recessiven Einheiten in ihrem homozygoten, d. h. reinen Zustande den entsprechenden Erscheinungstypus der Schizophrenie entwickeln.

Wir müssen stets alle die zahlreichen Möglichkeiten bedenken, die uns die exakte biologische Erblichkeitslehre an die Hand gibt. Jedoch müssen wir uns davor hüten, einzelne Stammbäume als vollgültigen Beweis von Vererbungstatsachen hinzunehmen, wie es häufig gemacht wurde. Einzelne Familien können nur zu klinisch-komparativen Studien dienen, und auch hier bedarf der Beweis einer Häufung gleichartiger Tatsachen. Ich möchte immer wieder betonen, daß die von mir gegebene Analyse dieser Familie Deutungen und Fragestellungen entwickeln soll, die ich als Anregung zu weiterer Forschung für wertvoll halte. Andererseits möchte ich aber auf Grund meiner Erfahrungen — und darin brauchen mir Ungläubige nicht zu folgen — meine Auffassung für sehr wahrscheinlich halten.

Auch die Frage der Keimschädigungen möchte ich hier an Hand der besprochenen Familie noch kurz berühren. Weit verbreitet ist die Anschauung, daß die Lues der Eltern für pathologische Erscheinungen bei den Kindern verantwortlich zu machen ist. Sehr häufig wurde die schizophrene Deszendenz der Paralytiker als Folge der Keimschädigung ausgedeutet. Ich will nun gewiß nicht behaupten, daß es eine Keimschädigung nicht gibt. Zu welchen Trugschlüssen aber oberflächliche Forschung führen kann, läßt sich sehr schön an unserer Familie zeigen. Gesetzt den Fall, wir wären über die Familie der Mutter Thekla K. gar nicht orientiert, wie es leider häufig vorkommt, so würden wir die Keimschädigung als willkommene Erklärung begrüßen. Kennen wir aber, wie in diesem Falle, die gesamte schwer belastete mütterliche Aszendenz, so liegt es viel näher, diese für die Hauptquelle der entarteten IV. Generation zur Verantwortung zu ziehen. Die Bedeutung der Keimschädigung ist dabei gar nicht abzusehen. Wir sehen auch hier wieder, wie die verschiedenen Deutungen nach einer exakten Lösung drängen. Und diese liegt in Form größerer Deszendenzuntersuchungen von Paralytikern mit genügender Berücksichtigung der gesamten Ahnentafel durchaus im Rahmen des Erreichbaren. Meggendorfer wird demnächst eine derartige Untersuchung veröffentlichen.

Von jeher schon haben die Erblichkeitsforscher gern ihr besonderes Augenmerk darauf gerichtet, ob sich in Familien mit gehäuften Psychosen eine Ähnlichkeit der einzelnen Fälle bezüglich des Inhalts und der Verlaufsform auch innerhalb der gleichen Krankheitsgruppe feststellen läßt. In der II. Generation unserer Familie sehen wir in großen Zügen manche Ähnlichkeiten, doch treten sie nicht gerade besonders hervor.

Schon Vorster[1]) stellte bei seinen Untersuchungen an schizophrenen Eltern und Kindern die Tatsache fest, daß sowohl hebephrene wie katatonische und paranoide Formen in einer Familie beisammen sein können. Hierin sah er eine Bestätigung, daß wir es bei diesen Formen mit verschiedenen Erscheinungen ein und derselben Krankheit zu tun haben, und daß es sich nicht um besondere Krankheitsarten handelt. Auch Schuppius[2]) konnte beim gehäuften Auftreten von Dementia praecox in einzelnen Familien eine auffallende Übereinstimmung der Krankheitsbilder nicht beobachten.

Diese Beobachtungen bestätigt auch im großen und ganzen mein Material. Bei direkter Übertragung der Dementia praecox von einer Generation auf die andere sehen wir, wie die einzelnen Formen im Erbgang sich gegenseitig ersetzen können. Wir können aus dieser Tatsache, wie auch schon früher Vorster, nur den Schluß ziehen, daß die klinische Systematik mit ihrer Zusammenfassung der Katatonie, Hebephrenie und paranoiden Demenz zu einer Krankheitsgruppe vorläufig recht behalten hat. Ob wir in der Gruppe der Schizophrenien eine Reihe von verschiedenen „Krankheiten“ vor uns haben wie es vor allem von Bleuler vertreten wird, läßt sich jedenfalls zur Zeit von klinischer Seite her noch nicht entscheiden. Vielleicht bieten die Kretschmerschen Konstitutionsuntersuchungen ein Mittel, mit dem man hier dereinst wird differenzieren können.

Es ist ferner ein Grundsatz der psychiatrischen Diagnostik, daß wir auf einzelne Symptome kein entscheidendes Gewicht legen sollen. Und doch ist es dem Genealogen auffallend, wie oft ganz nebensächliche, für die Diagnostik

[1]) Über die Vererbung endogener Psychosen. Monatsschr. f. Psych. u. Neurol. **9** (1901).

[2]) Über Erblichkeitsbeziehungen in der Psychiatrie. Zeitschr. f. d. ges. Neurol. u. Psychiatr., Orig. **13**, 217 (1912).

gar nicht entscheidende Symptome bei Eltern und Kind eine, man möchte sagen, geradezu lächerliche Ähnlichkeit aufweisen. So fand ich z. B. bei schizophrener Mutter und Tochter ein präpsychotisches Stadium von mehreren Jahren, in dem bei beiden nach kleinen Aufregungen schwere hysterische Krämpfe und Delirien („schwarze Männer") auftraten, obwohl die Schizophrenie selbst bei der Mutter mehr paranoiden Charakter zeigt (Beginn im Alter von 37 Jahren) und bei der Tochter in Form einer rasch einsetzenden faseligen Verblödung ohne hervorstechende paranoide Züge verlief.

In einer anderen Familie zeigten zwei schizophrene Geschwister (Bruder und Schwester) mehrere Jahre lang im ersten Beginn und auch im späteren Verlauf ein eigentümliches stereotypes Kopfschütteln, das oft stundenlang fortgesetzt wurde. Von einer psychologischen Motivierung, falls eine solche überhaupt vorhanden war, war im Krankenblatt nichts zu finden. Dann wieder gibt es schizophrene Verwandte, die z. B. durch eine ausgesprochene Neigung zu Gewalttaten auch in ihrer Krankheit noch Familienähnlichkeit bekunden.

Eine Familie (XXX) ist besonders interessant, da bei den verschiedensten Gliedern ganz bestimmte Sinnestäuschungen bestimmter Sinnesgebiete im Vordergrund stehen (s. Abb. 8).

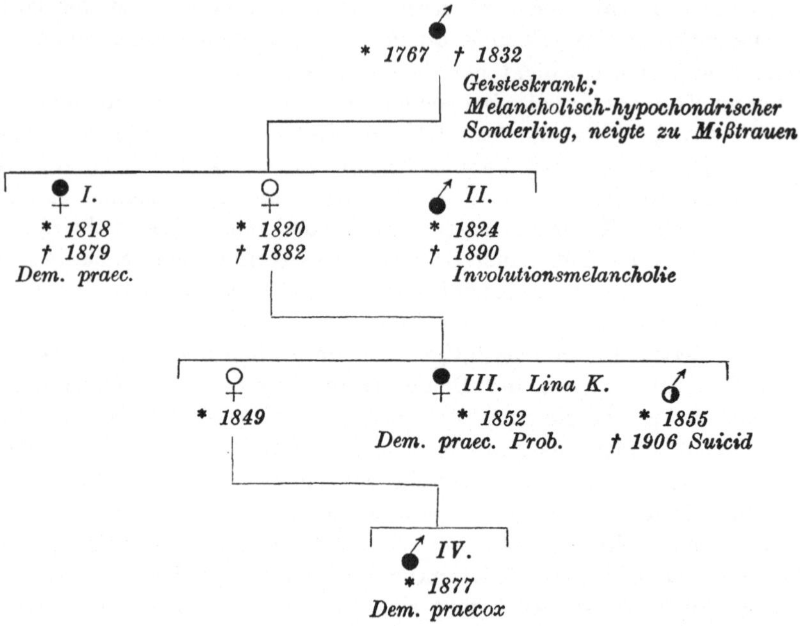

Abb. 8.

I. Im Beginn der Psychose mit 41 Jahren ständige Vergiftungsfurcht. Behauptete dauernd, man setze ihr verdorbenes, schlechtes, stinkendes Fleisch vor. Weiterer Verlauf einer Dementia praecox.

II. Bild einer schweren hypochondrischen Melancholie, die im 52. Lebensjahr einsetzt. Das Essen sei sauer und bitter, eigens für ihn gemacht. Es stinke, daß alles schimpfe und davonlaufe. Gestank sei zu arg, die ganze Hose und Stiefel seien voll Kot, die Hände voll Urin.

III. Behauptet im Beginn der schizophrenen Psychose, daß alles nach verbranntem Fleisch rieche, aß deswegen nichts. Glaubte auch, daß man ihr Gift in die Speisen schütte. Ferner beklagte sie sich in späteren Jahren, sie habe Läuse auf dem Kopf, sie verliere Fett durch die Kopfhaut, und bittet um Schweinefleisch, um dieses zu ersetzen.

IV. Ebenfalls Dementia praecox. Im Vordergrund stehen anfangs Vergiftungsideen. Die Fütterung riecht nach Carbol.

Bei allen 4 Fällen sehen wir eine auffallende Irritation des Geruchssinnes in der Psychose, die vielleicht erst sekundär die Vergiftungsfurcht bei den schizophrenen Formen I, III und IV nach sich zieht. Bei der eigentümlichen Involutionsmelancholie (II), die durch ihren auffallenden torpiden Verlauf den Verdacht auf schizophrene Keimanlagen erweckt — wir werden beim manisch-depressiven Irresein noch ähnliche Fälle kennenlernen —, sind vielleicht neben der Geruchshalluzination (Kotgestank) noch offenbar Täuschungen auf dem Gebiet der Körpergefühlssphäre vorhanden, die den eigentümlichen psychotischen Inhalt erklären. Ähnliche Störungen finden wir bei Fall III, wie sie uns in dem Gefühl, Fett durch die Kopfhaut zu verlieren und Läuse auf dem Kopf zu haben, entgegentreten.

Ganz besonders auffallend ist die Ähnlichkeit geisteskranker Familienglieder in Charakter und Verlauf der Psychose in der Familie des Dichters Hölderlin[1]). Neben dem schizophrenen Hölderlin finden wir hier 100 Jahre später in der Seitenlinie (ausgehend vom Bruder des Großvaters) eine zweite Schizophrenie bei einem sehr entfernten Verwandten, die in ihrer Symptomatologie bis in kleine Einzelzüge hinein der Psychose des Dichters gleicht. Auf Grund persönlicher Beobachtung sagt Lange: „Als ob der alte Hölderlin wieder aufgetaucht wäre, so lebt jetzt, einem Gespenste gleichend, dieser Kranke in unserer Mitte.“

Eine Sammlung derartiger Ähnlichkeiten von Symptomen und psychotischen Inhalten bei Verwandtenpsychosen ist vorläufig nichts mehr als eine interessante Tatsache. Die familiäre Stabilität der Krankheitssymptome ist uns auch von den heredofamiliären Nervenkrankheiten bekannt. Wie wir es uns zu erklären haben, daß sie in einzelnen Familien vorhanden ist, in den meisten aber sicher fehlt, bleibt vorläufig ein Rätsel. Wir können nur vermuten. Entweder beruhen diese Ähnlichkeiten auf der Identität des krankhaften Prozesses; dann müßten sie aber häufig zu beobachten sein. Oder aber sie haben ihre Ursache in der Identität der ursprünglichen Persönlichkeit, bei der die prozessive Erkrankung einsetzt. Letzteres ist mir sehr wahrscheinlich. Im mendelistischen Sinne gesprochen würden wir dann annehmen müssen, daß die Keimanlagen, die außer den Faktoren für die Schizophrenie ja noch vorhanden sind, in weitestgehendem Maße identisch sind. Auch diese Frage wäre vielleicht bei einem peinlich untersuchten Eltern-Kinder-Material, wobei auch die Kretschmerschen Körperbauuntersuchungen zu berücksichtigen wären, einer Lösung fähig.

Wir haben den Wert der genealogischen Betrachtungsweise für die Fortentwicklung der psychiatrischen Systematik an der Familie XXXII

[1]) W. Lange, Hölderlin-Pathographie. Stuttgart 1909.

kennengelernt. Es ist denkbar, daß wir vermittelst der Genealogie die großen Konstitutionsgruppen, wie sie Kretschmer aufgestellt hat, ganz exakt beweisen können, und daß dabei noch manche diagnostische Schranke fallen muß. So möchte ich hier schon kurz die Paraphrenien berücksichtigen, denen ich in dieser Arbeit einen besonderen Abschnitt gewidmet hab

Immer wieder wurde von manchen Psychiatern, besonders von Bleuler betont, daß die Paraphrenien der Gruppe der Schizophrenien zuzurechnen seien. Auch die Anordnung des Kraepelinschen Lehrbuches läßt auf eine ähnliche Auffassung schließen.

Besteht diese Ansicht zu Recht, so müssen wir Genealogen erwarten, daß die Paraphrenie gelegentlich in Familien mit ausgesprochener Dementia-praecox-Anlage auftaucht.

Eine derartige Familie meines statistischen Dementia-praecox-Materials, die dieser Forderung entspricht, möchte ich kurz hier besprechen. Wir werden in dem Abschnitt über die Erblichkeitsbeziehungen der Paraphrenien noch Ausführlicheres über diese Frage hören.

(Familie XI.)

Matthias H., geboren 1840, gestorben 1878; Bauer. Beginn 1866 (26 Jahre alt) mit Geistesverwirrtheit und Tobsucht. Ausgang in stupiden Schwachsinn mit sinnlos verschrobenem Gebahren und gelegentlichen schweren Erregungsparoxysmen. Gestorben in der Anstalt an Tuberkulose. — Diagnose: Dementia praecox.

Sohn Matthias H., geboren 1867; Bauer. Als Kind auffallend ruhig, hat gut gelernt, war aber geistig nicht normal. Im Alter von 30 Jahren richtig geisteskrank, wurde stumpfsinnig. Leidet an periodischen Erregungen. Glaubt, seine Mutter, die zum zweitenmal geheiratet hat, habe ihn um sein Anwesen gebracht. In den Erregungen mehrfach Betten zerrissen und Sachen zerstört. Nie anstaltsbedürftig. Arbeitet zeitweise, ist aber nicht imstande, sein Anwesen selbständig zu verwalten. Diagnose: Dementia praecox.

Tochter Ludwina H., geboren 1866, gestorben 1896. Sehr begabter, stiller, verschlossener Mensch mit auffallend ruhigem Wesen und starkem Hang zur Religiosität.

Vatersschwester Tochter Antonie D., geboren 1874. Psychiatrische Klinik München 1912.

Sie hatte immer eigenartige Ansichten, unterschied sich von früh an von ihren Geschwistern. Begriff sehr schnell, wollte nicht recht arbeiten und hatte an allem etwas auszusetzen. War sehr resolut und etwas leichtsinnig. Ursprünglich Dienstmädchen, dann Krankenpflegerin. Seit 1905 betreibt sie Massage und Manikure. Seit 1907 glaubte sie sich ausspioniert von ihren Kunden. Vor allem im Theater merkte sie, daß die Leute auf sie schauten. Der Theaterdirektor X. schenkte während seines Spieles immer nur ihr die ganze Aufmerksamkeit. Sie schloß daraus seine Zuneigung zu ihr. Aus Zeitungsannoncen und Anzeigen entnahm sie Liebesbeteuerungen des X. Er ließ ihr immer auf eigentümliche Weise Nachrichten zukommen. Sie schrieb ihm darauf einen Liebesbrief um den andern, beschuldigte später auch in einem Brief seine Frau des Ehebruches. Einmal will Patientin ihn gesprochen haben; er habe die Begegnung so arrangiert, daß sie zufällig schien; damals sprach er aber nichts von Zuneigung und Liebe, erkundigte sich nur nach ihrem Beruf. Seither hat sie X. nie mehr gesprochen, auch hat sie nie auf ihre Briefe an ihn Antwort bekommen. Durch sonderbare Wahrnehmungen kam in ihr der Verdacht auf, daß manche Leute sie schikanieren wollten. Im Theater wies man ihr stets Plätze an, auf denen es nach „Schweißfüßen" roch. Auch sonst nahm sie häufig Gerüche war, die nach Aussage der Angehörigen nicht vorhanden waren. An allen Schikanen war ihrer Meinung nach die Frau X. schuld. Daß ihre Briefe an X. unbeantwortet blieben, hat sie nicht weiter irritiert. Da er ihr nichts Gegenteiliges schrieb, sah sie darin nur eine Bestätigung ihrer Ansichten.

In der Klinik zeigte sie ein ganz natürliches Benehmen; ein ausgesprochener Affekt war allerdings nicht vorhanden. Sie war völlig orientiert und besaß eine gute Intelligenz. Nach ihren eigenen Angaben war sie von jeher zu Mißtrauen geneigt, bezog gern alles auf sich, anscheinend aus einem gewissen Insuffizienzgefühl heraus. Überall habe man sie nicht recht gelten lassen. An ihrem fest ausgebauten Wahnsystem hält sie hartnäckig fest, verhält sich allen Vorstellungen gegenüber gänzlich einsichtslos und ablehnend. Auch in der Klinik hat sie gelegentlich unter Geruchstäuschungen unangenehmer Art zu leiden.

Im weiteren Verlauf (Anstalt 1. II. bis 5. V. 1912) traten gelegentlich depressive Zeiten auf, in denen sie über ihre unglückliche Liebe klagte. Die Wahnideen bestanden unverändert fort. Sie glaubt durch Intrigen der Frau in die Anstalt gebracht zu sein. Ist moros und unwirsch gegen Ärzte und Personal. Sie hält sich für höhergestellt als die anderen Patienten und verkehrt deshalb nicht mit ihnen. Auch in der Anstalt suchte sie in den Zeitungen nach geheimen Mitteilungen des X. Bald zeigt sie ein freundlich heiteres Wesen, bald ist sie mehr depressiv moros.

Am 5. V. 1912 wurde sie einem Bruder in Privatpflege übergeben.

Betrachten wir einmal rein klinisch die vorliegende Erkrankung der Antonie D., ohne auf die psychologische Seite näher einzugehen, so handelt es sich um eine schleichend beginnende paranoide Psychose, die auf Grund von wahnhaften Ausdeutungen harmloser Vorkommnisse ein geschlossenes System von Liebes- und Beeinträchtigungsideen aufbaut. Da die Wahnbildung nicht an wirkliche Lebenserfahrungen anknüpft und zweifellos auch Geruchstäuschungen vorhanden waren, so liegt eine echte Paranoia im Kraepelinschen Sinne nicht vor. Da sich trotz des längeren Bestehens der Psychose (5 Jahre) keine ausgesprochenen affektiven Störungen entwickelten, auch sonstige Zeichen einer Dementia praecox fehlen, so wurde die Psychose in der Münchener Klinik als Paraphrenie (Délire chronique de Magnan) aufgefaßt, „als eine paranoide Erkrankung mit allmählich fortschreitender Wahnbildung, bei der zuerst Verfolgungsideen, später Größenideen und im weiteren Verlauf, aber erst nach Jahren die Zeichen einer schizophrenen Verblödung aufzutreten pflegen."

Leider war es mir nicht möglich, eine Katamnese zu erheben, weshalb wir in diesem Falle die anfängliche Diagnose nur bedingt aufrecht erhalten können. Immerhin sehen wir hier innerhalb einer Familie mit ausgesprochener Dementia-praecox-Anlage eine paraphrene Psychose, die wir ihrem Zustandsbild nach wohl von den üblichen Formen der Dementia praecox abgrenzen dürfen, die aber zweifellos bei dem schizophrenen Onkel und Vetter und der schizoiden Kusine dem Dementia-praecox-Erbkreis zuzurechnen ist.

Ich verweise zur weiteren Klärung der Paraphreniefrage auf die spätere eingehendere Erörterung.

Zum Schluß möchte ich noch einen Fall von Epilepsie bei einem Dementia-praecox-Nachkommen erwähnen, der wegen seiner Eigentümlichkeit interessant ist.

Familie L.

Mutter W. P., geboren 1858, gestorben 1915; eine ganz typische Dementia praecox.

Vater J. S. Ref. geboren 1862, Kaufmann. Ein sehr natürlicher, lebhafter, gesprächiger, verständiger Mensch, der keine Spur irgendwelcher Besonderheiten an sich trägt.

Einziger Sohn L. S. Ref. geboren 1888. Normale Geburt. Keine Kinderkrankheiten. Im 9. Lebensjahr plötzliches Auftreten schwerer epileptischer Anfälle, fortdauernd bis jetzt, oft alle 2 Wochen, oft auch in längeren Zwischenräumen. Fast stets Verletzungen und Zungenbiß. Plötzliches blitzartiges Umfallen. Kurze nachfolgende Benommenheit. Völlige Amnesie. Meistens vor den Anfällen stiller als sonst und etwas gedrückter Stimmung. Nie gereizt. Als Kind immer still für sich, wollte von anderen Kindern nichts wissen, war am liebsten allein für sich, von jeher für Bücher mehr übrig gehabt als für Spiel und Vergnügen. Zeigt daheim auch jetzt noch ein ausgesprochen verschlossenes, stilles Wesen.

Spricht oft tagelang kein Wort, arbeitet im Geschäft des Vaters, liest immer noch sehr gern. Nach Schilderung der Eltern kein Nachlassen der Intelligenz. Auffallend an ihm sei nur sein affektschwaches stumpfes Wesen, so sei er aber von jeher gewesen. Im übrigen bietet er daheim keine Charakterveränderung im Sinne der Epilepsie.

Bei der persönlichen Exploration fiel äußerlich ein Habitus auf, wie ihn Kretschmer für gewisse Formen der Schizophrenie beschreibt. Lange hagere Gestalt mit länglichem Gesicht, tief in die Stirne wachsenden borstigen Haaren. Ab und zu fiel ein merkwürdiges grimassierendes Lächeln auf, das sich aber nur zeigte, wenn er sich selbst überlassen war. In seinen Bewegungen war er sehr unbeholfen und ungeschickt. Im Gespräch war er jedoch durchaus vernünftig und zugänglich, antwortete prompt und sinngemäß. Weder waren Gedächtnis- und Merkfähigkeitsstörungen bei ihm nachweisbar, noch fand sich bei ihm der Typus eines epileptischen Charakters (Umständlichkeit und Schwerfälligkeit des Intellektes und der Affektivität, Reizbarkeit). Die Intelligenz war sogar für den Bildungsgrad eine relativ gute. Auffallend war nur, nach Schilderung der Eltern eine ausgesprochene Abstumpfung und Gleichgültigkeit des Affektlebens, die auch durch eine mangelnde Initiative auf motorischem Gebiet zur Geltung kam.

Wir sehen eine Persönlichkeit, welche mit ihrem stillen, verschlossenen, gemütsstumpfen Wesen zu den schizoiden Typen gehört. Sein Äußeres entspricht ganz einem Habitus, wie ihn manche Schizophrene darbieten (langgezogenes Gesicht, hagere Gestalt, Pelzmützenhaar; s. Kretschmer, Körperbau und Charakter).

Außerdem aber leidet L. S. seit über 20 Jahren an epileptischen Anfällen, die im 9. Lebensjahr plötzlich auftraten, ohne daß eine Ursache zu erkennen wäre. Potatorium der Eltern war nicht vorhanden, auch bestand für Lues kein Anhaltspunkt, eine Kopfverletzung oder eine durchgemachte Infektionskrankheit ließ sich ebensowenig nachweisen. Merkwürdig ist nun, daß L. S. trotz langen Bestehens der Anfälle keinerlei Anomalien der epileptischen Charakterveränderung zeigt, daß auch eine deutliche Progression der Erkrankung nicht zu konstatieren ist.

Bleuler sagt in seinem Lehrbuch einmal, daß ein Kranker, der rasch auf alle Einwände eingehe, kein Epileptiker sei. Ebenso vertritt Kraepelin den Standpunkt, daß für die Diagnose Epilepsie die epileptische Charakterveränderung unbedingt maßgebend sein müsse.

Hier finden wir eine schizoide Persönlichkeit kombiniert mit epileptischen Krampfanfällen, die diagnostisch wohl nicht angezweifelt werden können. Für eine symptomatische Epilepsie sprach nichts.

Es liegt demnach die Vermutung wohl sehr nahe, daß es sich hier trotz Fehlens der epileptischen Charakterveränderung um eine genuine Epilepsie handelt, die auf dem Boden einer schizothymen Konstitution erwächst und, vielleicht gerade deswegen, keine sonst typischen epileptischen Defekte setzt.

Wir kennen den für die Epilepsie so wichtigen Faktor der erblichen Belastung. Mollweide[1]) hat darauf hingewiesen, daß nicht so sehr selten Dementia praecox und Epilepsie in einer Geschwisterserie nebeneinander vorkommen. Auch das Material der genealogischen Abteilung der Psychiatrischen Forschungsanstalt in München zeigt, daß bei der Epilepsie eine unverhältnismäßig hohe Belastung durch schizophrene Erkrankungen vorliegt. Unsere Familie stellt einen solchen Fall mit Dementia-praecox-Belastung in besonders eindeutiger Weise dar. Welche Beziehungen zwischen der Dementia praecox und der Epilepsie bestehen,

---

[1]) Die Dementia praecox im Lichte der neueren Konstitutionspathologie. Zeitschr. f. d. ges. Neurol. u. Psychiatr. 1912, Orig.

ist noch nicht geklärt. Vielleicht deutet unser Fall auf eine enge erbbiologische Beziehung hin, vielleicht liegt eine Kombination beider Erbkreise vor[1]), wobei die Rezessivität der epileptischen Keimfaktoren das Auffinden der hereditären Wurzel unmöglich macht (die Familie des Vaters ist angeblich unbelastet). Vielleicht aber — und diese letzte Deutung besitzt für mich weniger Wahrscheinlichkeit — handelt es sich nicht um eine genuine Epilepsie, und dieser Fall wäre in seiner symptomatischen Form vorläufig für uns noch nicht erkennbar.

Ich möchte auch hier auf meine allerdings aphoristischen Untersuchungen der Epilepsie (Schluß der Arbeit) verweisen, welche sich mit einer Anzahl von Problemen noch zu beschäftigen haben wird.

Zusammenfassung: Psychiatrisch recht interessante Bilder sahen wir in genealogischer Beleuchtung. Neben leicht hypomanischer Veranlagung unter den Kindern Schizophrener bei entsprechender „Belastung" von der anderen Elternseite, fanden wir psychisch abnorme Persönlichkeiten und eigenartige Psychosen, die mit großer Wahrscheinlichkeit auf eine Kombination schizophrener und zirkulärer Erbkomponenten schließen lassen. Zu diesem Schluß berechtigen die nachweisbaren erbbiologischen Quellen in der Aszendenz. Die Familie XXXII, welche als einziger Repräsentant meines Materials für konjugale schizophrene und zirkuläre Psychosen diese Auffassung besonders erhärtet, zeigt uns ferner noch eine exogene Psychose, die auf einer sicher schizothymen Konstitution erwächst und infolgedessen ausgesprochen schizophrenes Gepräge trägt. Dieser Fall ist ein Beispiel für die von Kretschmer vertretene Schichtdiagnose, welche allein eine restlose Analyse gibt.

Ferner ließ unsere Familie auf den so häufigen Trugschluß der Keimschädigung hinweisen, welche für pathologische Erscheinungen in einer Familie dann nicht allein verantwortlich gemacht werden darf, wenn an sich schon pathologische Erbmassen in ihr vorhanden sind.

Der Vergleich klinischer Verlaufsformen der Dementia praecox in Familien mit gehäufter schizophrener Belastung ergab keine Anhaltspunkte für die Aufspaltung der bisherigen klinischen Gruppe der Schizophrenien. Wir sahen, wie bei direkter Vererbung die einzelnen Formen sich gegenseitig ersetzen. Ich wies darauf hin, daß vielleicht die Kretschmersche Konstitutionslehre hier mehr Klarheit bringen könnte. Die nicht so selten beobachtete Ähnlichkeit belangloser psychotischer Erscheinungen vermögen wir heute noch nicht zu erklären. Möglich wäre es, daß diese nicht so sehr auf die Ähnlichkeit des schizophrenen Prozesses als vielmehr auf die gleiche oder ähnliche Struktur der Grundpersönlichkeit zurückzuführen sind.

Für einen Fall von Paraphrenie, der in einer ausgesprochen schizophrenen Familie auftrat, konnte ich der Bleulerschen Auffassung entsprechend die schizophrene Konstitutionsbasis sehr wahrscheinlich machen.

Den Schluß bildet ein merkwürdiger Fall von Epilepsie bei einer ausgesprochen schizoiden Persönlichkeit, welchen ich unter den Nachkommen einer

[1]) Siehe auch W. Vorkastner, Epilepsie und Dementia praecox (Beiheft 4 zur Monatsschrift f. Psychiatr. u. Neurol. 1918), der einzelne Fälle beschreibt, in denen das klinische Bild für die Kombination von Epilepsie und Dementia praecox spricht.

Dementia praecox gefunden habe. Ich deutete die Möglichkeit an, daß wir es vielleicht auch hier mit einer Kombination von verschiedenen Erbkreisen zu tun haben könnten.

Ich hoffe, daß die Fülle der Probleme, welche die genealogische Betrachtungsweise uns eröffnet, wie auch die Leistungsfähigkeit der genealogischen Methode bei der Lösung dieser Fragen in der Ausführung dieses Kapitels in klarer Form herausgearbeitet wurde. Aszendenz- und Deszendenzuntersuchungen gerade unklarer, merkwürdiger Verlaufsformen bekannter Psychosen müssen die Quellen und Ausläufer der in ihnen ruhenden konstitutionellen Faktoren mit Sicherheit ergeben, wenn wir für jede einzelne Fragestellung das spezifisch geartete Material uns beschaffen können.

3. Das statistische Material und das Problem des Erbganges der Dementia praecox.

Aus Gründen wissenschaftlicher Gründlichkeit und im Interesse einer erleichterten Übersicht möchte ich zunächst mein statistisches Material wiedergeben. Die Auslese des Materials ist so getroffen, daß die Kinder der Dementia-praecox-Kranken das 30. Lebensjahr überschritten haben. Wie ich schon sagte, wählte ich diesen Zeitpunkt, weil hier der Termin der größten Häufigkeit des Erkrankungsbeginnes für die Dementia praecox schon überschritten ist, wir somit mit einiger Sicherheit sagen können, daß die 30 Jahre alten und älteren Kinder nur noch relativ geringe Wahrscheinlichkeit einer späteren schizophrenen Erkrankung besitzen.

Ganz exakte Zahlenverhältnisse würde allerdings nur ein solches Material ergeben können, bei dem alle Kinder mindestens das 50. oder 60. Lebensjahr überschritten hätten. Da mir diese Bedingung aber, wenn ich nicht überhaupt auf meine Untersuchungen hätte ganz verzichten wollen, unerreichbar schien, so werde ich, um wenigstens mit einem Teil des Materials den Anforderungen einer exakten Berechnung genügen zu können, eine Scheidung in folgende Gruppen vornehmen:

1. Gruppe: jüngstes lebendes Kind über 60 Jahre alt;
2. Gruppe: jüngstes Kind über 50 Jahre alt;
3. Gruppe: jüngstes Kind über 40 Jahre alt;
4. Gruppe: jüngstes Kind über 30 Jahre alt.

Sehr wesentlich für die statistische Berechnung des Erbganges ist die Feststellung von Schizophrenien unter den Kindern schizophrener Eltern. Wir werden unter ihnen auch einige diagnostisch nicht ganz sichere schizophrene Erkrankungen finden, die ich als solche für die Berechnung mitverwandt habe. Ferner habe ich noch schizoide und nichtschizoide Persönlichkeiten unterschieden. Einen großen Teil der schizoiden Nachkommen haben wir schon in Abschnitt 1 kennengelernt; die übrigen Persönlichkeitstypen mit ähnlicher Veranlagung habe ich ganz kurz charakterisiert, so daß man sie in ihrer Zugehörigkeit zur schizothymen Konstitution im ganzen wohl erkennen kann.

1. Gruppe (jüngstes lebendes Kind über 60 Jahre alt.)

Familie I.

Prob.: Xaver M., geboren 1829, gestorben 1873. Neigung zum Trinken. Beginn 1858 (29 Jahre) mit Verfolgungsideen. Anstalt Giesing: apathischer Stupor. Steht immer am gleichen Platz, alles kommt ihm verdächtig vor. Selbstgespräche, antwortet nicht. Onaniert. Unrein. Ausgang in apathischen Blödsinn. Dementia praecox.

Ehefrau A. O.: Lebhafter, energischer Mensch, gern gesprochen, keine Spaßverderberin.

Kinder: a) Xaver, geboren und gestorben 1852; Gedärmentzündung. b) Theresia, geboren 1856, gestorben 1857; Lungenlähmung. c) Fr. Xaver, geboren 1859 (Ref.) Phlegmatischer schizoider Typus (Typ *a*, s. S. 12).

Statistisch: Schizophrener Vater; schizoider Sohn.

Familie II.

Prob.: Josef D., geboren 1805, gestorben 1887. Beginn 1855 (50 Jahre), melancholisch, menschenscheu, Verdammungswahn, mißhandelte die Frau. Anstalt Giesing 1859. Verfolgungswahn. Halluziniert. Selbstgespräche, mürrisch, mißtrauisch. Spricht nichts, teilnahmslos. Geht mit traurig lächelnder Miene umher. Spricht verwirrt. Vorübergehende Erregungen. Ausgang in harmlosen Schwachsinn. Dementia praecox.

Ehefrau, geboren 1816, gestorben 1876. Sehr verständige, geistig regsame, energische, tatkräftige Frau mit warmem Empfinden und ehrlicher, offener Gemütsart. Im ganzen ruhiges und gleichmäßiges Wesen, doch leicht erregbar. Sehr starke Resonnanz bei traurigen Anlässen, keine endogenen Schwankungen. Sehr gewissenhaft und ordnungsliebend. Brachte nach der Erkrankung ihres Mannes sich und ihre Kinder durch eigener Hände Arbeit (Direktrice) durch. Sehr geschätzt und beliebt in ihrem Geschäft. Nicht erkennbar schizoid.

Kinder: a) Julie, geboren 1846, gestorben 1855; Nervenfieber. b) Therese, geboren 1848, gestorben 1897; Vitium cordis. Ruhige, tief angelegte, intelligente Frau mit warmem, mitfühlendem Herzen. Sehr mitteilsam, verkehrte gern mit anderen Menschen. Immer gleichmäßig gestimmt. Begeistert für alles Schöne. Großzügig im Denken und Handeln. Nicht schizoid.

Ehemann der Therese (s. unter Typ *m*). Energischer, tüchtiger, strebsamer Kaufmann mit heftigem, jähzornigem Temperament, sehr strengem, verschlossenem Wesen und Neigung zu Mißtrauen und Eifersucht. Despotische Gewaltnatur mit eigensinniger Halsstarrigkeit; wohl schizoider Typus.

Kinder: (Typ *m*, s. S. 20). Degenerierte Hysterie. Außerdem sieben Kinder im Alter von 46—30 Jahren, angeblich alle normal.

c) Josef, geboren 1850, Kaufmann (Ref.). Ruhiger Mensch mit natürlichem Wesen und heiterer, offener Gemütsart. Gern in fröhlicher Gesellschaft. Freude an der Natur. Nüchterner, klarer Verstand. Sehr weiches Herz. Nichts Schizoides in seinem Wesen. In seinem Äußeren peinlich sauber und ordentlich. Liebenswürdige, höfliche Umgangsformen. Kleine, schmächtige, zierliche Figur. Sieht wesentlich jünger aus als er ist. Angeblich äußerlich der Mutter ähnlich. Nicht schizoid.

d) Anna, geboren 1854, gestorben 1855; Gehirnwassersucht.

Statistisch: Schizophrener Vater; Sohn und Tochter nicht schizoid.

Familie III (s. Abschnitt 2, S. 31).

Prob. H. F.: Dementia praecox. Beginn im Alter von 24 Jahren, Zeichner und Bildhauer.

Ehefrau Th. M.: Heiteres Temperament mit großer Herzensgüte.

Kinder: A. K. F., geboren 1859. (Ref.) Komiker. Affektiv herzlicher, gutmütiger, weichherziger Mensch, auch im persönlichen Verkehr viel Witz und Humor. Nicht schizoid.

Ehefrau des A. K. F.: normal, nicht erkennbar schizoid.

Kinder im Alter von 34—19 Jahren.

1. Heinrich, geboren 1886. Rechtsanwalt. Sehr gefühlvoll und rührselig. Große Menschenliebe. Guter Redner. Keine theatralische Begabung. Fröhliches Temperament.

2. Konrad, geboren 1893, Kaufmann. Sieht dem Vater ähnlich. Ruhige, ernste Natur, aber nicht schwerlebig. Nicht so heiter wie die Geschwister.

3. Eugenie, geboren 1901. Gleicht im Wesen sehr dem Vater. Große musikalische und theatralische Begabung.

Zur Frage der künstlerischen Talente gibt diese Familie einen Beitrag. Die musikalische Begabung des Ref. K. F. ist ihm von seinem Großvater überkommen unter Überspringung der Zwischengeneration, wie es einem rezessiven Erbgang entsprechen würde. Das zeichnerische Talent ist aus der Familie verschwunden, Ref. besitzt nur, wie er selber sagt, ein großes Verständnis für plastische Kunst. Die musikalische und theatralische Begabung hat sich in der jüngsten Generation vom Vater (Ref.) auf dessen Tochter vererbt, während sich bei dem ältesten Sohne nur die formale Rednerbegabung wiederfindet. Bündige Schlüsse lassen sich jedoch aus diesen Beobachtungen nicht ziehen.

Statistisch: Schizophrener Vater, nichtschizoider Sohn.

Familie IV.

Prob.: Alois F., geboren 1823, gestorben 1889 an körperlicher Schwäche.

Großmutter väterlicherseits nicht ganz normal. Sehr ruhiger, braver, stiller, verschlossener Mann. Beginn im Alter von 27 Jahren. Verfolgungsideen, Halluzinationen, körperliche Sensationen. Vorübergehende schwere Erregungen. Wäscht sich mit Urin. Schimpft viel und redet mit sich selbst. Typischer Endzustand. Dementia praecox.

Ehefrau Amalie B., geboren 1825, gestorben 1872. Reizbarer Affektmensch, gleich obendrauß. Litt sehr unter der Erkrankung ihres Mannes. Unruhiges, lebhaftes Temperament. Neigte zu traurigen Verstimmungen.

Kinder: a) Maria, geboren 1857. (Ref.) Verständige, geistig regsame Frau (früher Lehrerin) mit natürlichem, lebhaftem und fröhlichem Wesen. Energisch und resolut. Affektiv leicht erregbar wie ihre Mutter. Sehr liebenswürdig und entgegenkommend. Ausgesprochen humorvoll. Nichtschizoid.

Ehemann der Maria, geboren 1849, Bauwerkmeister. (Ref.) Stille, ruhige Natur, nie viel gesprochen. Durch Unglück im Geschäft sehr verbittert. Unliebenswürdiger, geiziger Griesgram, sehr streng mit den Kindern. Ref. gegenüber abweisend, borniert, gänzlich ohne Verständnis. Vielleicht schizoider Typus.

Kinder: 1. Josefa, geboren 1883. Haushälterin bei einem französischen Grafen der Münchener Gesandtschaft. Sehr gescheit. Ging mit dem Grafen nach Frankreich. Völlig französisiert. Seitdem sie in guten Verhältnissen lebt, eigen, protzig und herzenskalt, will nichts mehr von den Angehörigen wissen, zeigte beim Besuch ein ausgesprochen hochfahrendes Wesen. Ein ihr vom Grafen testamentarisch vermachtes Schloß wurde im Krieg von den Deutschen zerstört. Seitdem haßt sie die Eltern. Offenbar bornierter, kaltherziger, schizoider Typ.

2. Kunigunde, geboren 1885, Erzieherin. Ging nach Amerika, dort gut verheiratet. Lieber, herzensguter Mensch; im Wesen völlig unauffällig.

3. Anton, geboren 1888. Als Kind trotzig, still für sich, eigen, später vernünftiger geworden. Auch heute immer noch eigensinnig und querköpfig, läßt sich nichts sagen. Im ganzen stiller Mensch mit übertriebener, fast pedantischer Gewissenhaftigkeit, machte infolgedessen (Schwängerung) eine dumme Heirat. Nach Rückkehr aus dem Felde oft sehr unruhig und nervös. Vielleicht schizoide Persönlichkeit.

4. Alfons, geboren 1890, gestorben 1918; Grippe. Lustiger, fideler, lebhafter Mensch. Spaßmacher, überall dabei. Submanisches Temperament wie die Mutter.

5. Bruno, geboren 1892 (Ref.) Braver, guter Mensch. Seit dem Feldzug (3 Jahre im Schützengraben) still, verschlossen. Kummer über die schlechten Zeiten, spricht sich jedoch nicht aus, lebt ganz in sich hinein. Geht für sich seinen Weg, keine Freunde. Bei Anrede zeigt er ein ausgesprochen nervöses, unruhig-hastiges Wesen. Fühlt sich körperlich nicht wohl (nervöse Herzbeschwerden), hat allen Lebensmut verloren. Ausgesprochen leicht depressive Grundstimmung. Sehr anständige Gesinnung, rechtlich denkend, angewidert von der Schlechtigkeit der Menschen, sehnt sich nach Ruhe und geordneten Verhältnissen. Wohl schizoide Züge.

6. Marie, geboren 1896 (Ref.). Temperament wie Alfons. Sehr fröhlich und heiter, zutraulich, gleich bekannt, hat das Wesen der Mutter.

Diese Familie zeigt uns ein leicht hypomanisches Temperament bei der Tochter eines schizophrenen Vaters, welches wohl auf die erregbare, zu Stimmungsschwankungen neigende Veranlagung der Mutter zurückgeht. Die Tochter verheiratet sich mit einem ruhigen, aber offenbar tatkräftigen energischen Menschen, der durch Unglück sein Geschäft verlor und infolgedessen sich zu einem unliebenswürdigen, immer mißgestimmten, strengen, geizigen Querkopf entwickelt hat. Bei seinem negativistischen Verhalten war über seine Familie nichts Näheres zu erfahren. Doch könnte ich mir denken, daß sich manisch-depressive Erkrankungen in seiner Familie weniger finden würden, als schizophrene. Unter der Enkelgeneration sehen wir, wie die bornierte, kaltherzige, schizoide Josefa und deren Bruder (Anton), der bei seiner eigensinnig querköpfigen Veranlagung, seiner stillen, pedantisch-gewissenhaften Art auch den Verdacht auf schizophrene Erbmassen erweckt, sehr scharf gegen die zwei Geschwister (Alfons, Marie) mit dem leicht hypomanischen Temperament ihrer Mutter kontrastierten. Eine Kombination der beiden großelterlichen Erbmassen könnte bei Bruno vorliegen, der einerseits als Grundzug ein stilles, verschlossenes Wesen zeigt, andererseits eine ausgesprochene Tendenz zu psychischer Verarbeitung im Sinne der Depression besitzt. Dies die Deutung, bei der ich aber ausdrücklich darauf hinweisen möchte, daß wir über die Erbmassen des Schwiegersohnes des Probanden nichts Sicheres wissen und daher auch ihn für die Eigentümlichkeiten bei seinen Kindern Josefa und Anton verantwortlich machen könnten. Wir sehen auch hier wieder, mit welch großen Schwierigkeiten die Erblichkeitsforschung beim Menschen zu kämpfen hat. Der Naturwissenschafter kreuzt Individuen, deren Erbmassen er genau kennt. Wir müssen aus der Familiengeschichte uns nachträglich die Erbmassen rekonstruieren und sind dabei oft lediglich auf Vermutungen angewiesen. Andererseits sind wir häufig gar nicht in der Lage, über die Familiengeschichte etwas Näheres zu erfahren, so daß wir dann, wie hier, vollständig im Dunkeln tappen.

Statistisch: Schizophrener Vater; nichtschizoide Tochter.

Familie V.

Prob.: Helene K., geboren 1813, gestorben 1869; Anstalt. Brave, tätige, sehr religiöse Hausmutter. Beginn 1852 (39 Jahre) mit Eifersucht, Trübsinn, konnte keinen Widerspruch vertragen. 1859 Anstalt Giesing. Stupor, allmählich lebhafter, arbeitet wieder. Übergang in apathischen Blödsinn. Liegt tagelang bewegungslos unter der Bettdecke versteckt. 1869 Exitus infolge zunehmender körperlicher Schwäche. Dementia praecox.

Ehemann: Alois H.: Ruhiger, fleißiger, arbeitsamer Mensch, sehr viel Sinn für Gemütlichkeit und häusliches Leben. Litt sehr unter der Krankheit seiner Frau, stammt aus ganz gesunder Familie.

Kinder: a) Alois, geboren 1846, gestorben 1846 an Fraisen und Darmkatarrh.

b) Josef, geboren 1847, gestorben 1909; Coronarsklerose. Ruhige, phlegmatische Natur, ausgesprochen humorlos. Schizoid.

c) Alois, geboren 1848, gestorben 1896. Ähnliches Temperament wie Bruder Josef. Ruhig, humorlos, sehr häuslicher, braver, fleißiger, strebsamer, ordentlicher Mann. Schizoid.

Ehefrau des Alois: „ein böses Weib". Sehr lebhaft und leicht erregbar.

Kinder: 1. Alois, gestorben 20 Jahre alt an Tuberkulose. 2. Rosa. Im Temperament der Mutter ähnlich, sehr lebhaft. Diese hat zwei gesunde Töchter im Alter von 22 und 20 Jahren.

d) Hildegard, geboren 1849 (Ref.), ledig. Ruhiges, phlegmatisches Temperament, besitzt auch nicht den mindesten Sinn für Humor, ausgesprochen ungesellig, am liebsten für sich allein. Unfreundliche, affektiv wenig ansprechbare alte Jungfer. Unbeholfenes, etwas verlegenes Benehmen. Läßt alle Angaben aus sich herausholen, keine Spontaneität. Sehr ungehalten über die Nachforschung. Bornierte, unfreundliche alte Jungfer, schizoid.

Statistisch: Schizophrene Mutter; zwei schizoide Söhne, schizoide Tochter.

Familie VI.

Prob.: Therese H., geboren 1824, gestorben 1896 an Periproktitis in der Anstalt. Beginn 1866 (42 Jahre). Anstalt 1876. Widerspenstig, unzugänglich, drängt hinaus, im ganzen ruhig, gelegentlich gewalttätig. Hält sich reinlich, arbeitet nichts. Springt plötzlich in den geöffneten Abortkübel. Macht blödsinnigen Eindruck. Zunehmender Blödsinn, steht an den Türen und rüttelt beständig. Oft drollige Grimassen. Steht immer am gleichen Fleck, widerstrebend unzugänglich und völlig mutistisch.

Ehemann Franz R.: Geistig gesund. Näheres nicht bekannt.

Kinder: Hans R., geboren 1853 (Ref.), Schriftsetzer. Ruhiges Temperament, grüblerisch, wenn ihn etwas aufregt, so ist er damit innerlich tagelang beschäftigt. Macht lebhaften, intelligenten Eindruck. Sehr anständig, natürlich und affektiv ansprechbar. Nicht deutlich schizoid.

Ehefrau des Hans: Geistig gesund. Nicht auffallend, nur etwas leichtsinnig (seit Jahren getrennt).

Kinder: 1. Franz, geboren 1884. Sehr tüchtiger Geschäftsmann. Ruhiges, gleichmäßiges Temperament. Steckt immer voll von phantastischen Spekulationsplänen, die er nie verwirklicht.

2. Johann, geboren 1885, Elektrotechniker. Gelassener, ruhiger, gesetzter Charakter. Sehr viel von der Welt gesehen, mehrere Jahre zur See gefahren.

3. Mina, geboren 1886. Ebenfalls ruhige Natur, neigte zu leichtsinnigem Lebenswandel wie die Mutter. Sonst normal.

4. Ferdinand, geboren 1888. Normal, sehr gutherzig, kann sehr hitzig und aufgeregt sein.

5. Paul, geboren 1890. Im Wesen dem Johann sehr ähnlich.

6. Marie, geboren 1893. Lebhaftes Mädchen, sehr gesellig, tanz- und vergnügungssüchtig. Dabei doch in der Arbeit brauchbar und fleißig. Keine Stimmungsschwankungen.

Statistisch: Schizophrene Mutter; nicht schizoider Sohn.

Familie VII.

Prob.: Dorothea N., geboren 1826, gestorben 1898, Anstalt. Beginn 1878 (52 Jahre), Anstalt, paranoid, unzugänglich, isoliert sich, spricht nichts, drängt stürmisch fort. 1880 typisch katatonischer Schwächezustand. Zerfahrene Verfolgungsideen, immer für sich. Verschrobenheiten im Benehmen. Halluzinationen des Gemeingefühls. Zunehmende körperliche Schwäche. 1898 Exitus. Dementia praecox.

Ehemann: Friedrich Sp., geboren 1817, Assessor. Potator. 1856 (39 Jahre) kongestive Zufälle, Kopfschmerzen, Geräuschempfindlichkeit, „gehinderte Beweglichkeit der Pupille". Störungen des Gedächtnisses, der Auffassungs- und Urteilsfähigkeit. Hypochondrische Wahnideen. Lallende Sprache. Hochgradige motorische Erregung. Zunehmende Verblödung. Exitus 1857 nach Krampfanfall in der Anstalt. Diagnose: Organische Gehirnerkrankung, progressive Paralyse (?).

Kinder: a) Adolf, geboren 1848, gestorben 1917. Kaufmann in Amerika. Edler, guter, anständiger Charakter. Als Kind lebhaft, später auffallend ruhig, etwas behäbig und phlegmatisch. Sehr sparsam. Intelligent. Gesellig. Wohl schizoider Typus.

Kinder: 1. Alice, 2. Cornelius, 3. Luis. Nach neuesten Nachrichten ganz gesund, auch frei von Charakteranomalie. Alle im Alter über 30 Jahre.

b) Emma, geboren 1853 (Ref.). Sehr lebhaft, stets heiter, humorvoll, alles leicht genommen. Ausgesprochen gutherzig. Seit 20 Jahren im Anschluß an fieberhafte Erkrankung völlig taub. Im letzten Jahre hierüber sehr deprimiert. Sehr liebenswürdig, entgegenkommend und affektiv ansprechbar. Besitzt auch noch in ihren alten Tagen sehr viel Temperament. Nicht schizoid.

Ehemann der Emma: Josef P., geboren 1858, gestorben 1911. Nierenleiden und Wassersucht. Ruhig, streng, wenig Gemüt, konnte sehr heftig werden, gar keinen Sinn für Häuslichkeit, kümmerte sich nicht um die Familie. Von den Kindern wegen seines strengen, kalten Wesens gefürchtet. Lebte sehr verschwenderisch, hat gern getrunken. Erst in den letzten Jahren der Krankheit mehr Anhänglichkeit an die Familie gezeigt. Vielleicht schizoider Typus.

Kinder: 1. Emma, geboren 1877, gestorben 1895. Phlegmatisches, schwächliches Kind. In den Entwicklungsjahren Ohnmachtsanfälle; später gelähmt. Walnußgroße Cyste im Kleinhirn.

2. Marie (Ref.), geboren 1878, Lehrerin. Als Kind lebhaft, sehr zerstreut, konnte sich nur schwer konzentrieren. Jetzt ruhiger, liebt die Einsamkeit, schließt sich von anderen Menschen ab. Schüchterne, ängstliche, depressive, Natur. Auch Ref. gegenüber anfangs befangen, allmählich freier, sehr ansprechbar und liebenswürdig. Ängstlich depressives Temperament, schizoider Einschlag.

3. Antonie, geboren 1882, gestorben 1884, Diphtherie.

4. Meta, geboren 1879, gestorben 1883, Diphtherie.

5. Dora, geboren 1883, gestorben 1901, Herzbeutelentzündung.

6. Anton, geboren 1884, gestorben 1885, Gehirnhautentzündung.

7. Josefine, geboren 1886, Lehrerin. Hat den Humor der Mutter. Lebhafter, intelligenter Mensch, leicht erregbar, sehr temperamentvoll. Leidet viel an Kopfweh. Keine Verstimmungen.

8. Mathilde, geboren 1889. Egoistisches, eigensinniges, störrisches Kind. Auch jetzt noch ausgesprochen egoistisch und anspruchsvoll. Leidet viel an Kopfweh, will immer bemitleidet sein, immer mißmutig und gereizt, sehr jähzornig. Es ist schwer mit ihr auszukommen wegen ihrer Empfindlichkeit. Ref. bezeichnet sie als egoistische Hysterika. Kann in Gesellschaft recht heiter sein. Schizoid?

9. Frieda, geboren 1890, gestorben 1893, Diphtherie.

10. Laura, geboren 1892 (Typ *e*, s. S. 15). Ruhige, abgeschlossene Natur mit Neigung zu übertriebener Frömmigkeit und oft rücksichtsloser Gefühlskälte. Schizoid.

11. Josef, geboren 1894. Offizier. Beliebter, ruhiger, gesetzter, sehr energischer Mensch. Hat auch die humorvolle Art der Mutter. Sehr weiches, mitfühlendes Herz.

c) Friedrich, geboren 1855, gestorben 1890, Suicid. Sehr intelligent. Unstetes, unruhiges Wanderblut. Zog aus nach Holländisch-Indien, dort schwere Eingeborenenkämpfe mitgemacht. Schrieb 1890 einen Brief heim, in dem er neben ganz verständigem Inhalt Verfolgungsideen äußerte, die er ganz sachlich und nüchtern, anscheinend ohne Affekt schilderte. Er war in dem Wahn befangen, Angehörige der Kompanie seien bestellt, ihn umzubringen. Auffallend war nur eine etwas flüchtige Handschrift. Er hatte schon von Jugend auf mit Selbtsmordgedanken gespielt und gesagt, wenn er einmal merke, daß er geisteskrank werde, bringe er sich um. Einige Monate nach dem Brief kam die Nachricht von seinem Selbstmord. Diagnose: Wohl sicher Dementia praecox. Der Brief läßt eine depressive Note gänzlich vermissen, wie Ref. selbst konstatieren konnte.

Unter den Kindern einer Dementia praecox-Mutter — der Vater litt vermutlich an einer exogenen Psychose (progressive Paralyse) — sehen wir hier wiederum eine Dementia praecox auftreten, ferner ein schizoides Phlegma, und daneben eine nicht schizoide Tochter mit fröhlichem Temperament, das sich eher dem zirkulären Formkreis zuneigt. Diese Tochter heiratet einen strengen, gefühlskalten, offenbar gemütsstumpfen Mann. Unter den Kindern finden wir ähnlich wie in Familie IV eine Spaltung in schizoide und temperamentvolle heitere Typen, welch letztere in ihrem Wesen mehr der leicht hypomanischen Veranlagung der Mutter gleichen.

Statistisch: Schizophrene Mutter; schizophrener Sohn, schizoider Sohn, nicht schizoide Tochter.

Ergebnisse: Die besprochenen 7 Familien der 1. Gruppe weisen unter zwölf erwachsenen[1]) Kindern je eines schizophrenen Elters nur einmal wieder eine Schizophrenie auf. Unter den elf nicht geisteskranken Kindern finden sich fünf schizoide und sechs nicht schizoide Persönlichkeiten. Was nun die Enkel der Schizophrenen anbetrifft, so weisen nur diejenigen von ihnen schizoide Temperamente auf, bei denen sich, wie in Familie II, IV und VII, das Dementia praecox-Kind mit einem Partner kombiniert, der seiner Persönlichkeit

[1]) Die klein gestorbenen Kinder sind erst später in die tabellarische Zusammenstellung mit aufgenommen.

nach den Verdacht auf schizophrene Erbkomponenten erweckt. In Familie II ist es ein halsstarriger Despot, in Familie IV ein unangenehmer, strenger eigensinniger Geizkragen und in Familie VII ein strenger, gefühlskalter Verschwender. Nehmen wir einmal an, daß diese 3 Typen wirklich als schizoid aufzufassen sind — ich betone wieder, daß wir den Beweis nicht antreten können, die Persönlichkeitsstruktur macht es aber sehr wahrscheinlich — so hätten wir hier den Fall von Kreuzungen zweier Heterozygoten vor uns. Diese 3 Typen nicht schizophren aber schizoid, infolgedessen heterozygot, auf der einen Seite und auf der anderen Seite ihre Ehepartner, die als Kinder schizophrener Kranker unserer Theorie nach Heterozygote sein müssen. Die Kinder dieser 3 Kreuzungen (Enkelkinder der Prob.) sind in Familie II: 1 schizoid degenerative Hysterie und 7 nicht schizoide; in Familie IV: 2 schizoide und 4 nicht schizoide; in Familie VII: 1 Kind im Alter von 20 Jahren gestorben, 2 schizoide und 3 nicht schizoide, unter letzteren vielleicht eins mit Kombination von schizoider und zyklothymer Anlage. Die Gesamtzahl würde ergeben: 5 schizoide und 14 nicht schizoide.

Ich möchte aber gerade an Hand dieser Beispiele auf eine hochbedeutsame Kreuzung hinweisen, die uns sehr wesentliche Aufschlüsse über den Erbgang geben könnte, falls uns die Beschaffung des Materials gelingt; das ist die Kreuzung zweier sicherer Heterozygoter. Die Biologen würden in unserer Lage so vorgehen, daß sie die Kinder Dementia praecox-Kranker, d. h. Bastarde zwischen „geisteskrank" und „nicht geisteskrank" wieder unter sich kreuzen würden. Die Zahlenverhältnisse in der Enkelgeneration würden dann die Proportionen ergeben, die vielleicht allein imstande sind, die Erblichkeitsverhältnisse mit einem Schlage uns restlos aufzudecken.

Wir müßten also nach Kreuzungen suchen, wie ich sie im folgenden Schema andeute[1]).

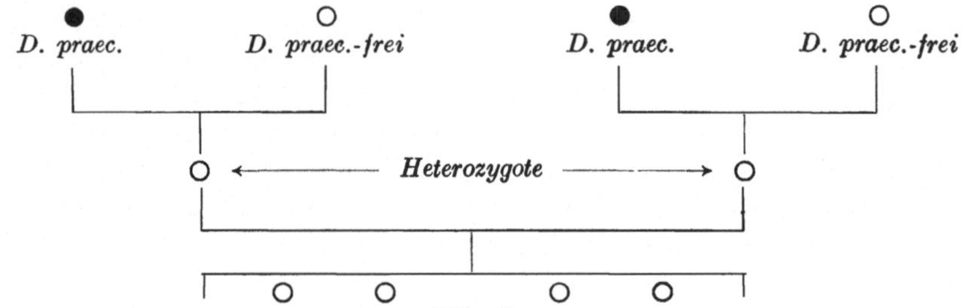

Abb. 9.

Unter den Kindern der Heterozygoten würden wir die Proportionen aufzusuchen haben. Beim monohybriden Modus würde die Dementia praecox unter ihnen im Verhältnis von 1 : 3, beim dihybriden von 1 : 15, beim trihybriden von 1 : 63 zu erwarten sein.

Für diese ganz spezielle Fragestellung wird aber das Material so schwer zu beschaffen sein, daß wir uns vorläufig auf andere Methoden mit Annäherungswerten beschränken müssen und das ist zunächst einmal die hier durchgeführte einfache Deszendenzuntersuchung.

[1]) Ich verweise auf die gleiche Anregung Rüdins: Zur Vererbung und Neuentstehung der Dementia praecox, 1916, S. 10; Schema.

Hervorheben möchte ich noch, daß nach dieser Gruppe anscheinend schizoide Charakteranomalien bei den Enkeln dann nicht auftreten, wenn das heterozygote Kind der Dementia praecox einen nicht schizoid erscheinenden Ehegatten heiratet, wie in Familie III und VI.

Unter 33 Individuen der Enkelgeneration (Familie II 8; III 3; IV 6; V 1; VI 6; VII 3 und 6), soweit sie überhaupt ein erwachsenes Alter erreicht haben, tritt keine Dementia praecox auf.

Als statistisches Endergebnis der Gruppe müssen wir festhalten, daß unter 12 Kindern je eines schizophrenen Elters einmal wieder eine Dementia praecox auftaucht.

2. Gruppe (jüngstes lebendes Kind über 50 Jahre alt).

Familie VIII.

Prob.: Josefa E., geboren 1828, gestorben 1899; Anstalt; Myodegeneratio cordis. Sehr gutherzig, tüchtig, sparsam, religiös, ruhiges Temperament, außerordentlich vertrauensselig. Beginn 1868 (41 Jahre) Vergiftungs- und Verfolgungsideen. 1875 Anstalt, paranoid, Halluzinationen, betet viel, lebt vegetarisch. Neologismen. Stimme des Erlösers erteilt ihr Befehle. Schwere Erregungsparoxysmen, sonst ruhig. Halluzinationen des Körpergefühls. Schreibt zusammenhanglose Briefe. Wird vom Teufel beeinflußt, will ihn durch Askese vertreiben. Übergang in geistigen Schwächezustand. Dementia praecox.

Ehemann A. A., geboren 1816, gestorben 1888, Edelsteinschleifer. Sehr gesellig, immer heiteren Sinnes, humorvoll, liebte Geselligkeit, sehr tätig in Vereinen. Spielte gern Theater. Guter Ehemann und Vater.

Kinder: Josef A., geboren 1864. (Ref.), Kaufmann. Lebhaftes, aufgewecktes Kind, gern mit andern gespielt, viel dumme Streiche gemacht. Warmes Herz für andere Menschen. Energischer, tüchtiger Kaufmann. Keine grundlosen Stimmungsschwankungen, nimmt jedoch alles etwas schwer. Die Frau hat für seine weichherzige Art wenig Verständnis. Anscheinend äußerlich der Mutter ähnlich. Natürliche, nette, liebenswürdige Art. Nicht schizoid.

Ehefrau des Josef: Gefühllose, kaltherzige Frau, ohne Verständnis für seelische Alterationen. Schizoid.

Kinder: Anna, geboren 1896. Hat ganz das Temperament ihres Großvaters A. A. Immer heiter und fröhlich und leichten Sinnes. Nicht schizoid.

Statistisch: Schizophrene Mutter; nicht schizoider Sohn.

Familie IX.

Prob.: Anastasia Schw., geboren 1830, gestorben 1889 in Anstalt. Ein Bruder „wahnsinnig". Beginn 1871 (41 Jahre). Selbstüberhebung, habe Missionen zu erfüllen. Störrisch, zankhaft, drohte mit Feuerlegen. Anstalt 1871. Eitel, geziertes Benehmen, Eifersucht. Im ganzen korrekt und und zufrieden, später Erregungszustände. Beschränkt, eigentümlich verschroben. Größenideen, paranoide Vorstellungen. Gefühlstäuschungen. Halluzinatorische Verwirrtheit. Nahrungsverweigerung wegen Vergiftungsideen. Katatonischer Endzustand. Dementia praecox.

Ehemann: Johann A., geistig gesund.

Kinder: a) Johann A., geboren 1862, gestorben 1910 (nach Mitteilung der Gemeinde). Hatte verschlossenes, menschenscheues Wesen, war sehr nervös. Schizoid.

Statistisch: Schizophrene Mutter; schizoider Sohn.

Familie X.

Prob.: Valentin B., geboren 1833, gestorben 1892 in der Anstalt. Beginn 1872 (39 Jahre), erschlug sein vierjähriges Kind. Paranoider Beginn, massenhafte Sinnestäuschungen, auf Grund deren der Mord des Kindes erfolgte. Physikalischer Verfolgungswahn. Eifersucht. Periodische Erregungen. Übergang in verschrobene Demenz. Dementia praecox.

Ehefrau: Crescenz D., geboren 1837, gestorben 1878 an Tuberkulose. Gesund, kräftig, nicht psychotisch, soll getrunken haben.

Kinder: Joh. B., geboren 1861, Maschinenschlosser (Ref.) (Typ *p*, s. S. 26). Expansiver, paranoischer Erfinder, schizoid.

Ehefrau des Johann B., A. N.: (Ref.) Sehr lebhaft und gesprächig, leicht erregbar, macht nervösen, zappeligen Eindruck. Wenig liebenswürdig. Robuster, grober Affekttyp.

Kinder: 1. Johann, geboren 1890. Lebhaftes, aufgeregtes Temperament. Sehr weichherzig und affektlabil. Litt vorübergehend an hysterischen Anfällen.

2. Auguste, geboren 1893. Weichherzig, lebhaft und aufbrausend.

3. Pauline, geboren 1894. Ruhige, stille, verschlossene, mehr gleichgültige Natur. Schizoider Typus (?).

4. Josef, geboren 1896. Ähnlich wie Auguste sehr lebhaft und aufbrausend.

Mit Ausnahme der ruhigen, stillen, etwas gleichgültigen Art der Pauline, die mehr dem schizophrenen Erbkreis zuneigt, haben die Enkelkinder das lebhafte, aufbrausende affektlabile Temperament der Mutter geerbt. Im übrigen ist die Familie schon bei den schizoiden Persönlichkeiten besprochen worden.

Statistisch: Schizophrener Vater; schizoider Sohn.

Familie XI (s. Abschnitt 2, S. 50).

Prob.: Matthias H., geboren 1840, gestorben 1878. Beginn 1866 (26 Jahre); rasch verblödete Dementia praecox.

Ehefrau Marie O.: Nichts Abnormes bekannt.

Kinder: a) Lidwina, geboren 1866, gestorben 1896. Auffallend stiller, ruhiger, verschlossener, sehr religiöser Mensch. Schizoid.

b) Matthias, geboren 1867. Dementia praecox. Beginn im 30. Lebensjahr. Stumpfsinnig, periodische Erregungen, nicht anstaltsbedürftig.

Statistisch: Schizophrener Vater; schizophrener Sohn, schizoide Tochter.

Familie XII.

Prob.: Walburga E., geboren 1822, gestorben 1896 in der Anstalt. Schwester offenbar Dementia praecox. Sehr begabt, ideal veranlagt, sehr fleißig und arbeitsam. Neigte sehr zu Jähzorn und Eifersucht. Beginn 1869 (47 Jahre), wurde immer gereizter, zanksüchtig und eifersüchtig. Nahrungsverweigerung, da das Essen behext sei. Verfolgungsideen. Gesichtstäuschungen. Endzustand, manieriertes Benehmen, unmotiviertes Lachen, gelegentliche Schimpfparoxysmen. Isoliert, plappert stundenlang unverständliche Worte vor sich hin. Exitus an Incarceratio interna. Dementia praecox.

Ehemann: S. G., geboren 1824, gestorben 1887. Grober, zornmütiger, stets mißgestimmter Mensch, der in brutaler Roheit oft seine Frau verprügelte. Vielleicht schizoid.

Kinder: a) Josef G., geboren 1857, gestorben 1914. Buchbinder (s. Typ *q* S. 26 A). Nüchterne, sachliche, pedantische Verstandesnatur mit Neigung zu dyscholischen Reaktionen. Schizoid.

Ehefrau des Josef G., Marie St., geboren 1857. Weiche, nachgiebige, im ganzen ernste, ruhige Natur mit heiterer Gemütsart. Ausgesprochener Gefühlsmensch im Gegensatz zum Ehemann. Fleißig und tüchtig in der Arbeit.

Kinder: 1. Anna, geboren 1880 (Ref.). Temperament teils vom Vater, teils von der Mutter. Sehr energisch, leitet selbständig das Geschäft des verstorbenen Vaters. Gute Begabung, vielseitige geistige Interessen. Wollte studieren, jedoch der Vater ließ es nicht zu, nahm sich dies so zu Herzen, daß sie fast drei Jahre lang aus einer depressiven Verstimmung nicht herauskam. Hat sehr viel Gefühl, zeigt es aber nicht nach außen hin. Immer gleichmäßig und harmonisch, regt sich selten auf. Der Schilderung nach sehr praktisch und geschickt. Affektiv ansprechbar, sehr liebenswürdig, gesprächig, weiß gut zu schildern.

2. Josef, geboren 1883, Musiker (Schilderung bei Typ *o*). Unruhiger, nervöser, verschlossen-egoistischer, weltfremder Schwärmer; in seinen Gefühlsäußerungen süßlich, überschwänglich und unnatürlich. Im Grunde genommen phlegmatisches Temperament. Schizoid.

3. Ludwig, geboren 1885, Verwaltungsbeamter. Liebenswürdiger, netter, gesprächiger Mensch mit im allgemeinen ruhigen Wesen. Gleicht am meisten im Temperament und im Äußeren dem Urgroßvater G. (Vater des S. G. s. oben). Nicht schizoid.

Statistisch: Schizophrene Mutter; schizoider Sohn.

Familie XIII.

Prob.: Marie P., geboren 1813, gestorben 1878 in der Anstalt. Fleißig, häuslich, zu Eifersucht und Jähzorn geneigt, ausgesprochen ungesellig. Beginn schon vor dem 30. Jahr.

1844 Anfall an Gemütsstörung. 1856 Anstalt; ängstlich depressives Bild, Sinnestäuschungen. Später konfus, lärmend, gewalttätig. Übergang in Verrücktheit, sonderbare Wahnvorstellungen, macht verkehrte Dinge. Unrein, trinkt Urin. Zunehmende geistige Stumpfheit. Dementia praecox.

Ehemann: Carl H. Normales, ruhiges Temperament, ausgesprochen humoristiscn und gemütvoll; sehr nett mit Kindern.

Kinder: Anna H., geboren 1847, gestorben 1900 (ref. durch den Ehemann). Glich äußerlich der Mutter, im Temperament durchaus dem Vater. Ruhig, gemütvoll, harmonisch ausgeglichen, normales Gefühlsleben. Sinn für Geselligkeit, konnte sehr heiter und fröhlich sein. Nie übertriebene Gefühlsreaktionen. Keine Stimmungsschwankungen. Nicht schizoid.

Statistisch: Schizophrene Mutter; nicht schizoide Tochter.

Familie XIV.

Prob.: Franz H., geboren 1821, gestorben 1891 in der Anstalt an Lungenkrankheit. Beginn 1863 (42), etwa ein Jahr lang „tiefsinnig", Selbstvorwürfe. Dabei heftig und zanklustig. Später Verfolgungsideen und Gehörstäuschungen. Übergang in apathischen Blödsinn. Dementia praecox.

Ehefrau: Nichts Abnormes bekannt.

Kinder: a) Marie, geboren 1852 (Ref.). Gutmütig, weichherzig. Stets normale Gefühlsreaktionen. Bei traurigen Anlässen leicht gerührt. Keine endogenen Schwankungen.

b) Anastasia, geboren 1856. Bösartig, kaltherzig, manchmal unleidlich, schwer zu haben. Gleichmäßiges Temperament, nie verstimmt, doch leicht erregbar. Schizoid.

c) Franz, geboren 1868. Ähnlich der Schwester Marie, vielleicht ein wenig lebhafter.

Statistisch: Schizophrener Vater; schizoide Tochter, nicht schizoider Sohn und nicht schizoide Tochter.

Familie XV.

Prob.: Ferdinand H., geboren 1827, gestorben in der Anstalt. Enkel der Schwester typische Dementia praecox. Beginn 1867 (40 Jahre), religiöse Manie. 1868 Giesing, religiöse Verzückung. Maniriertes Benehmen. Stereotypien. Verfolgungsideen. Dann depressives Stadium mit Versündigungsideen, dabei aber pharisäischer Hochmut. Wechsel zwischen heiterer Stimmung und Skrupelhaftigkeit. Lebhafte Halluzinationen, auch der Körpergefühlssphäre. Ausgang in harmlosen Schwachsinn mit gelegentlicher Tobsuchtserregung. Dementia praecox mit zirkulärem Verlauf.

Ehefrau: Therese Sp., geboren 1829, gestorben 1905. Vitium cordis. Hat angeblich charakterologisch nichts Auffallendes geboten; geistig gesund.

Kinder: a) Zenta, geboren und gestorben 1858.

b) Elise, geboren 1858, gestorben 1914, normal, geistig gesund, nichts Schizoides.

c) Ferdinand, geboren 1859, normal, nichts Schizoides.

d) Therese, geboren 1861 (Ref.). Temperamentloses Phlegma, sehr wenig entgegenkommend. Schizoid.

Ehemann der Therese: Lebhafter, unruhiger, „hitziger" Geist. Affektmensch mit starken Gefühlsreaktionen.

Kinder: Unter fünf Kindern im Alter von 34—19 Jahren eine Tochter, geboren 1890 (Ref.). Auffallend ruhig, nüchtern und trocken, ohne Temperament, meistens für sich. Schizoid.

Sohn, geboren 1893. Als kleines Kind auffallend trotzig und widerspenstig, anders wie die Geschwister. Auch jetzt noch ein eigensinniger Querkopf. Schizoid.

e) Anna, geboren 1863. Normal, nichts Schizoides.

f) Sohn, gestorben klein.

g) Tochter gestorben klein.

h) Johann, geboren 1867. Beginn 1904 (37 Jahre), paranoid, wollte auf die Verfolger schießen. In der Anstalt anfangs ängstlich, gleichgültig, still für sich und geordnet. Mit relativer Einsicht nach 6 Wochen Anstaltsbehandlung entlassen. Inzwischen im Ausland, hat in der Schweiz an vielen Stellen gearbeitet. Muß gute Remission gehabt haben. 1914 Stimmen, physikalischer Beeinträchtigungswahn. Von der Schweiz nach Bayern überführt, 31. X. 1914 in einer Anstalt aufgenommen. Hier orientiert, ruhig, geordnet. Echopraxie, bemerkt im Essen Gift. Plötzliche Erregung, will andere Kranke umbringen. Unzugänglich. Durch Schikane sei ihm die Sehkraft beeinträchtigt. Im ganzen ruhig, doch finster, mürrisch, physikalische Verfolgungen, gelegentlich schwere halluzinatorische Erregungen. Dementia praecox mit guter zehnjähriger Remission.

Bemerkenswert ist an dieser Familie, daß der Schizophrenie mit zirkulärem Verlauf beim Vater eine periodische remittierende Dementia praecox beim Sohn entspricht. Leider waren die Schilderungen der Ref. so farblos, daß ich nur sie genauer charakterisieren, bei ihren Geschwistern eben nur das Fehlen schizoider Züge wahrscheinlich machen konnte. Vielleicht dürfen wir beim schizophrenen Vater eine zirkuläre Anlage annehmen, die beim Sohn in der recht guten Restitutionabilität der Psychose sich bemerkbar macht.

Statistisch: Schizophrener Vater, schizophrener Sohn, schizoide Tochter, 2 Töchter und 1 Sohn nicht schizoid.

Familie XVI.

Prob.: Katharine G., geboren 1824, gestorben 1888 in der Anstalt an Tuberkulose. Schwarzhaarig. Krankhaft boshaft von Jugend auf, hatte Freude daran, andere zu ärgern. Ernst, sauber, rechtschaffen, keinen Sinn für Kunst, mehr stumpfen Gemütes. Beginn 1860 (36 Jahre). Paranoid, langsame Entwicklung. 1872 Anstalt Giesing, unnahbar stumm, originelle Manieren, kauert den ganzen Tag nach Türkenart auf dem Boden. Abweisend, verschrobene „blumige" Sprache. Argwöhnisch, mißtrauisch, isoliert sich. Dauerndes Halluzinieren. Größenideen. Erregungsparoxysmen. Katatonischer Endzustand. Dementia praecox.

Ehemann: Fedor H., Graveur. Blond. Immer heiter und fidel, leichtsinniger Hanswurst und Schwerenöter. Sehr beliebt, gutes Schauspielertalent, gern gedichtet und musiziert. Sehr für Geselligkeit zu haben. In seinem Beruf Gutes geleistet. In der Familie ideale Lebensauffassung zu Hause. Hypomanisches Temperament.

Kinder: a) Fedor, geboren 1845, blond, gestorben 1892. Unruhig, unstet, unbeständig, inkonsequent im Handeln, fiel von einem Extrem in das andere, unfähig zu ruhigem, logischem Denken. Oberflächlich, es fehlte ihm der Ernst der Lebensauffassung. Hat alles unnatürlich übertrieben, zu Größenwahn geneigt. Dabei angeblich nichts Hypomanisches. Talentiert, aber exaltiert und überspannt. Wohl schizoide Persönlichkeit. Potator; Lebemann. Zuerst Kaufmann, ging dann zur Bühne, als ihm dies nicht mehr gefiel, betrieb er einen Kunsthandel. 1890 tiefsinnig, verworren. Allmählich sehr gereizt, unsinnige Handlungen. Größenideen. Gewalttätig. Fortschreitende Demenz. Paralytische Sprachstörung. Reflektorische Pupillenstarre. Exitus 1892 im paralytischen Anfall. Diagnose: Euphorisch demente Paralyse.

b) Rudolf (Ref.), geboren 1846. Graveur. Blond. Ernste, ruhige, sachliche, vernünftige Natur mit harmonischem Gemütsleben. Geistig sehr regsam, gutes Kunstverständnis. Energisch und tüchtig. Nicht schizoid.

Ehefrau des Rudolf: Der Beschreibung nach nichts Schizoides. Normal.

Kinder: Emilie, geboren etwa 1880. Sehr verständiges, vernünftiges Mädchen. Als Kunstgewerblerin in Amerika.

2. Berta, geboren etwa 1882. Sehr ordentlich und anständig, neigt jedoch zu mystischen Phantasien. Bildet sich oft Sachen ein, die gar nicht existieren. Vielleicht schizoid.

3. Thilde, geboren 1884. Besaß die zynische Boshaftigkeit ihrer Großmutter (Prob.), auch sonst ihr ähnlich. Durch strenge Erziehung hat man ihr die Bosheit ausgetrieben. Sonst rechtschaffen und ordentlich. Schizoid (?).

4. Fritz, geboren 1886. Schauspieler. Extremer, exaltierter Schwarmgeist, interessiert sich für Bolschewismus und Kubismus. Eigensinnig, unbelehrbar, rechthaberisch. Ausgesprochen mystische Veranlagung. Schizoid.

c) Emilie, geboren 1848. Lehrerin. Blond. Sehr gediegen, ernst und religiös, in sich gekehrt. Sie galt in der Familie als abnorm. Nichts Schwerlebiges. Schizoide Persönlichkeit.

d) Max, geboren 1861. Ernster strebsamer Mensch mit ruhiger Gemütsart. Sehr philosophisch orientiert. Jesuit. Nur Interesse für geistige Dinge, der Welt abgewandt. Sucher und Forscher. Schizoide Persönlichkeit, autistischer Gelehrter.

e) Florentine, geboren 1864. Hat die Bosheit der Mutter geerbt, dabei immer fidel und heiter, etwas leichtsinniger Art. Sehr abergläubisch, glaubt an Hexerei und Zauberei, ausgesprochen mystisch bei offenbar leicht hypomanischer Veranlagung.

Statistisch: Schizophrene Mutter; schizoider Sohn mit progressiver Paralyse; 1 Tochter und 1 Sohn schizoid, 1 Sohn und 1 Tochter nicht schizoid, letztere hat eine ausgesprochene Neigung zu mystischen Dingen. (schizoider Einschlag?).

Familie XVII.

Prob.: Barbara Sch., geboren 1824, gestorben 1869 in der Anstalt. Beginn 1866 (42 Jahre), 3 Monate akut psychotisch, seither Geistesschwäche, Verkehrtheiten im Reden und Handeln. Anstalt 1869, ängstliche Erregung, masturbiert, bezeichnet dies als Arbeit, wenn sie nicht arbeite, bekomme sie nichts zu essen. Später ruhiger, ausgesprochen kindisch, teilnahmslos, abrupte Erregungen und Triebhandlungen. Ausgang in apathischen Blödsinn, Erysipel. 1869 Exitus. Dementia praecox.

Ehemann: Anton H., geboren 1825, gestorben. Heiteres, fröhliches Temperament, immer guter Laune, beliebter Gesellschafter. Schimpfte und räsonnierte, wenn ihm etwas nicht paßte.

Kinder: a) Barbara, geboren 1853, gestorben 1854.

b) Maria, geboren 1854, gestorben 1854.

c) Barbara, geboren 1835. Oberin, Ordensschwester. Ruhige Natur, schon als Kind mehr für sich, sehr religiös veranlagt. Trat im 13. Jahr in das Kloster ein. Gutmütig, weiches Herz. Sehr energisch und tatkräftig, gefühlsstabil; immer gleichmäßig gestimmt. Schizoid.

d) Josef, geboren 1859, gestorben 1860.

e) Josef, geboren 1861 (Ref.) (Typ *b* s. S. 13). Phlegmatische Natur, schizoid.

f) Johann, geboren 1864, gestorben 1864.

g) Maria, geboren 1865. Ähnlich wie Barbara, doch weniger Temperament. Ernster, religiöser, ruhiger, immer gleichmäßiger Mensch. Schizoid.

h) Johann, geboren 1866. Gleicht dem Vater im Temperament, gern fröhlich und in heiterer Gesellschaft. Sehr temperamentvoll, hitzig und leicht erregbar, anders wie die Geschwister. Nicht schizoid.

Statistisch: Schizophrene Mutter; schizoider Sohn, 2 schizoide Töchter, 1 nicht schizoider Sohn.

Familie XVIII.

Prob.: Martin K., geboren 1838, gestorben 1904 in der Anstalt. Empfindsamer Träumer, nahm sich alles sehr zu Herzen. Beginn 1871 (33), paranoid, physikalischer Verfolgungswahn, Halluzinationen. Typischer Verlauf fortschreitender affektiver Verblödung. Dementia praecox.

Ehefrau: Anna B.: Über geistige Anomalie nichts bekannt.

Kinder: a) Timotheus, geboren 1867, gestorben 1872; rückenmarksleidend.

b) Martin, geboren 1870, gestorben 1920. ((Nach Mitteilung der Gemeinde.) Als Sonderling bekannt, lebte still für sich dahin, war nicht aus der Ruhe zu bringen. Hat nicht viel gearbeitet. Verdiente sein Geld als Fremdenführer. Von Beruf Metzger, hat aber nur ganz vereinzelt seinen Beruf ausgeführt. Schizoid.

Statistisch: Schizophrener Vater, schizoider Sohn.

Familie XIX.

Prob.: Wilhelm K., geboren 1821, gestorben 1887 in Anstalt. Von Natur geizig. Beginn 1867 (46 Jahre), ängstliche Erregung. Verschuldungswahn. Starker Selbstvernichtungstrieb. Ängstliches Schreien und Winseln. Unrein, zerreißt Tapeten. Grimassieren, Stereotypien. Verwirrte Wahnideen. Schmiert sich mit Kot ein, den er für Gold hält. Periodische wilde Erregungen. Unruhig, querulierend. Schimpft vor sich hin, steht stundenlang am Fenster. Affektive Schwäche. 1887 Exitus, Arteriosklerose. Dementia praecox.

Ehefrau: Frische, lebhafte, couragierte, heitere Frau, in praktischen Dingen sehr geschickt. Nach Krankheit des Mannes energisch gearbeitet und die Familie durchgebracht. Gefühlsstabil.

Kinder: a) Anna, geboren 1860 (Ref.). (Typ *f* s. S. 15). Kalte, verschrobene alte Jungfer. Schizoid.

b) Therese. Gutmütiger, ruhiger Mensch, weichherziger als Anna.

c) Josefine. Ähnlich wie Anna. Schizoid.

d) Andreas. Angeblich geistig normal.

e) Ludwig, geboren etwa 1870. In der Jugend sehr leichtsinnig; Cand. med., machte kein Examen, wurde dann Magistratsbeamter. Normaler, ruhiger Mensch, angeblich nicht auffallend. Schizoid (?).

Statistisch: Schizophrener Vater, 2 schizoide Töchter, 1 schizoider (?) Sohn, 1 Sohn und 1 Tochter nicht schizoid.

Familie XX.

Prob.: Elise M., geboren 1834, gestorben 1883. Geschwister geizig, neidig und kaltherzig, ähnlich auch Prob. veranlagt. Beginn 1870 (36 Jahre), tobsüchtige Erregung, großer Selbstmordtrieb, rasche affektive Verblödung, plötzliche Erregungen, in denen sie über Gemeinheiten schimpft, die man ihr antue. Negativistisch. Unrein. Später blödsinnig, bei Anreden unflätiges Schimpfen, sonst still für sich. Dementia praecox.

Ehemann: Simon L., geboren 1838, gestorben 1901. Lebhaft, gesprächig, immer guter Laune, hitzig und erregbar.

Kinder: a) Ferdinand, geboren 1866, Zimmermann (Ref.). Phlegmatischer, gefühlslahmer Typ ohne rechte Initiative. Schizoid.

Ehefrau des Ferdinand: Auch ruhiges Temperament, sehr gutmütig und weichherzig, hat guten Humor.

Kinder: 1. Ludwig, geboren 1891, gestorben 1914 im Feld. Hat das ruhige, immer gleichmütige Temperament des Vaters. Braver, stiller, verschlossener Mensch. Schizoid.

2. Anna, geboren 1894. Ruhige, doch heitere, gesellige Natur, wohl mehr Temperament der Mutter.

3. Marie, geboren 1898. Ähnliche Veranlagung wie Ludwig, doch nicht so gleichmütig und temperamentlos.

4. Ferdinand, geboren 1900. Lebhafter, fröhlicher, stets heiterer Mensch mit leicht erregbarem Temperament. Sinn für Vergnügen und Fröhlichkeit, sehr gesellig.

b) Katharine, geboren 1868. Sehr ruhige Natur, auffallend religiös. Von jeher gern zurückgezogen gelebt, kein Geselligkeitsbedürfnis; dabei leicht erregbar. Schizoid.

Statistisch: Schizophrene Mutter; Sohn und Tochter schizoid.

Familie XXI.

Prob.: Josef O., geboren 1836, gestorben 1889. Sehr reizbar, schlug, kaum erwachsen, den Vater mit einem Dreschflegel. Beginn 1871 (35), depressiv, Suizidideen, rasche Wendung zum apathischen Blödsinn. Isoliert sich. 1876 faule, rohe, ganz verwilderte Persönlichkeit, will anderen Patienten den Hals abschneiden. Liegt stundenlang am gleichen Platz, gelegentlich lautes Schreien und Schimpfen. Zum Schluß stumpfer, gleichgültiger, psychischer Zustand. Dementia praecox.

Ehefrau: Nichts Näheres bekannt, nicht geisteskrank.

Kinder: a) Georg, geboren 1861. (Nach Entmündigungsakt.) (Typ *m*, s. S. 20.) Haltloser, müßiger Verschwender, schizoid.

b) Lukas, geboren 1863, gestorben 1897, war nervenleidend.

Statistisch: Schizophrener Vater; 1 schizoider Sohn, 1 Sohn nervenleidend, jung gestorben.

Familie XXII.

Prob.: Philomene G., geboren 1844, gestorben 1907 in der Anstalt. Bruder typische Dementia praecox. Schon 16jährig vorübergehend geistesgestört. 18jährige Remission. Im Alter von 34 Jahren zweiter Schub, Vergiftungsideen, Halluzinationen des Gehörs und des Gemeingefühls. Periodische Erregung, sonst ruhig, negativistisch, stumm. Typischer Endzustand. Dementia praecox.

Ehemann: Ludwig R., geboren 1841, gestorben 1907. Von geistiger Anomalie nichts bekannt.

Kinder: a) Walburga, geboren 1866; b) Lina, geboren 1869 (Typ *g*, s. S. 16). Gefühllose, kaltherzige, rücksichtslose, verschrobene alte Jungfern.

Statistisch: Schizophrene Mutter; 2 schizoide Töchter.

Familie XXIII.

Prob.: Anna W., geboren 1833, gestorben 1911 in der Anstalt. Schon im Alter von 19 Jahren tobsüchtige Erregung, gute Remission. Später 1860 (27) in der Anstalt, harmlos, verschroben, sinnlose Reden, affektlos. Glaubt, sie müsse der Menschheit das Heil verkünden. Oft ängstlich erregt. Halluziniert. Produziert unverständliches Zeug. Läuft stundenlang auf und ab. Später harmlos-schwachsinniges Verhalten mit katatonischen Verschrobenheiten. Exitus an Marasmus senilis 1911. Dementia praecox mit mehrjähriger Remission.

Ehemann: Nichts Näheres bekannt, geistig gesund.

Kinder: Johann W., geboren 1862. Stationsdiener. Heiteres Temperament, konnte ganze Gesellschaft unterhalten, sehr weichherzig und sensitiv. 1906 vorübergehende Depression (44), arbeitete dann wieder.

I. Psychiatrische Klinik München 16. I. bis 1. II. 1916.

Anfangs depressive Erregung, später typisch hypomanisch, bei der Entlassung zugänglich, höflich. Nichts Verdächtiges für eine Dementia praecox. Nach der Entlassung wieder 4 Wochen lang deprimiert, dann wieder wie früher, hat Dienst getan.

II. Psychiatrische Klinik München 30. VI. bis 16. VIII. 1916.

Vor wenigen Wochen Umschlag in plötzlich einsetzende Verstimmung. In der Klinik anfangs Bild einer ausgesprochen gehemmten Depression. Bemerkenswert später eigentümliches Verhalten, geht mit feierlicher, tiefernster Miene im Zimmer umher, deklamiert und predigt; reibt sich manchmal stereotyp den Kopf. Weiterhin immer rascher Wechsel zwischen erregt jammernder Depression und hypomanischen Zeiten. Diagnose: Manisch-depressives Irresein.

III. Anstalt Gabersee seit 16. VIII. 1916.

Anfangs typisch hypomanisch; dabei aber interesselos gegenüber der Familie. Spricht oft leise vor sich hin. Öfters schwere, halluzinatorische Erregungen. Sagt, es fehle ihm im Kopf. Das neue Rezept, was die Ärzte jetzt hätten — Kopfdurchsuchung — sein Kopf sollte ganz entleert werden. Es würde ihm der Verstand abgezogen. Ein Betriebsleiter seiner Station stecke dahinter, der habe seinen Lebenslauf durch den Apparat aufgetischt und ihn so kaput gemacht. Lebhafte Sinnestäuschungen, belächelt sie aber. Später Neologismen „Diplomatiker der Weltchronik", „Physikatorwahn". Immer noch schimmert gelegentlich eine hypomanische Grundstimmung durch. Im ganzen mürrisch, unzugänglich. Periodische halluzinatorische Erregungen.

Die immer euphorische Stimmungslage in Kombination mit lebhaften Gehörtäuschungen bei Fehlen schwerer affektiver Verblödung ließ die Anstalt zunächst „Alkoholwahnsinn" diagnostizieren. Die Psychose hatte im Jahr 1916 (Psychiatr. Klinik) einen durchaus zirkulären Anstrich. Erst in den letzten Jahren traten katatonische Symptome auf, so daß an der Diagnose praecox kein Zweifel mehr sein kann. Vielleicht dürfen wir diese eigenartige Psychose in Analogie zu Familie XXXII (Abschnitt II) als Kombination einer schizophrenen und zirkulären Anlage auffassen. Wir können die letztere hier allerdings in der Aszendenz nicht nachweisen, aber die eigenartige Färbung der Psychose legt diese Auffassung sehr nahe.

Statistisch: Schizophrene Mutter, schizophrener Sohn.

Ergebnisse: Bei den 16 Familien dieser 2. Gruppe tritt in einer Kinderzahl von 38 Individuen dreimal wieder eine Schizophrenie auf. Im übrigen konnten wir 12 nicht schizoide und 20 schizoide Persönlichkeiten feststellen; von letzteren litt eine an progressiver Paralyse, außerdem finden wir noch ein Kind, von dem wir nur wissen, daß es „nervenleidend" gewesen sein soll. Dieser Dementia praecox-Prozentsatz von 38 : 3 stimmt in auffallender Weise mit dem der 1. Gruppe 12 : 1 überein.

Leider sind wir über die Ehepartner der schizophrenen Probanden in Familie XI, XV und XXIII, welche die drei genannten schizophrenen Erkrankungen in der Deszendenz aufweisen, nur sehr mangelhaft orientiert. Wir wissen, daß durch sie bei Vorliegen eines rezessiven Erbganges ergänzende schizophrene Keimanlagen eingeführt werden müßten.

Schizoide Typen treten unter den Kindern Schizophrener auch dann auf, wenn der andere Elter nichts Schizoides erkennen läßt, eher ein hyperthymes (leicht hypomanisches) Temperament zeigt (Familie XVI, XVII, XIX).

Ferner konnten wir schizoide Enkel beobachten, wenn ein heterozygotes, schizoides Kind einer Dementia praecox einen nicht erkennbar schizoiden Ehepartner heiratete (Familie X, XII, XV, XX). Jedoch schienen auch schizoide Enkel vorzukommen, wenn weder das Kind des Probanden noch dessen Ehepartner erkennbar schizoide Züge aufweisen, wie es in der Familie XVI der Fall ist.

In Familie VIII haben wir höchstwahrscheinlich eine heterozygote Kreuzung vor uns [heterozygoter Sohn einer Schizophrenie heiratet eine wahrscheinlich schizoide (gefühllose, kaltherzige) Person]. Die einzige Tochter trägt keine schizoiden Züge.

Unter 21 Individuen der Enkelgenerationen (Familie VIII, 1; X 4; XII 3; XV 5; XVI 4; XX 4), soweit sie überhaupt ein erwachsenes Alter erreicht haben, kam bis jetzt keine Dementia praecox vor.

3. Gruppe (jüngstes Kind über 40 Jahre alt.)

Familie XXIV.

Prob.: Regina L., geboren 1857, gestorben 1914. Ein Bruder und eine Schwester auffallend phlegmatisch. Prob. nervös, immer für sich. 1904 (47) Beginn mit Verfolgungsideen und Sinnestäuschungen auf allen Gebieten. Lebhafter physikalischer Beeinträchtigungswahn. Psychiatrische Klinik 1905. Läppisch, manieriert, steif und affektlos. Pathetisch deklamierende Redeweise. Im weiteren Verlauf Stereotypien, Verbigerationen. Geziertes, manieriertes Benehmen. Langsam fortschreitende affektive Schwäche. Dementia paranoides.

Kind: Julie, geboren 1878 (Ref.). Vater unbekannt, illegitim. Sehr traurige Jugend, im Kloster erzogen. Ruhiger Mensch, immer gern für sich. Ging nie gern unter die Leute, keine Freude am Verkehr, will auch von Vergnügungen nichts wissen. Sehr energisch und tatkräftig, fast übertrieben gewissenhaft. Stets sehr religiös, geht häufig zu religiösen Vorträgen und Unterhaltungsabenden. Viel gelesen, sich in die Mystik des Buddhismus eingehend vertieft, glaubt an übernatürliche Dinge. Hat nachts oft das Gefühl, daß jemand um sie sei; wacht dann auf, sieht und hört nichts, fühlt sich aber von armen Seelen umgeben, betet für sie, bis sie wieder einschlafen kann. Ist sie wieder eingeschlafen, wird sie erneut durch ein sausendes Geräusch geweckt und der Vorgang wiederholt sich von neuem.

Im allgemeinen sonst kühle Verstandesnatur mit ausgesprochen sthenischer Gefühlsstabilität. Leidet aber an periodischen Verstimmungen, die immer ohne Grund auftreten und häufig schon Selbstvorwürfe und Selbstmordgedanken mit sich gebracht haben. Durch äußere Anlässe nur selten deprimiert, so z. B. durch den Tod des Sohnes, der bei der Exploration 4 Wochen zurücklag, seelisch nur wenig angegriffen. Sie war imstande, den anfänglich stark depressiven Affekt allmählich durch verstandesmäßige Überlegung abzureagieren und steht heute ganz über der Sache.

Im Wesen sehr liebenswürdig und entgegenkommend, zeigt großes Verständnis für die Forschung und weiß gut zu schildern.

Schizoider Typus mit periodischen Depressionen.

Ehemann der Julie: Anton H., geboren 1875. Vatersbruder harmlos geisteskrank; er hieß allgemein der „narrische Kistner“ (Schreiner). Vater grober, herzloser Säufer. Mutter seelengute, herzliche Frau. A. H. selbst ein stumpfsinniger, grobsinnlicher, willensschwacher, energieloser Mensch ohne rechte Initiative, mit Neigung zu dyscholischen Wutreaktionen. Wohl schizoider Typus.

Kind: Alois H., geboren 1905, gestorben 1920, Suicid. Lehrling. Ursprünglich lebhaft, gesellig, immer vergnügt; wurde allmählich ruhiger, stiller und verschlossen, entwickelte phantastische religiöse Ansichten. Früher sehr gewissenhaft und fleißig, fing er an zu bummeln, sagte selbst, ihm sei alles egal, ihn lasse alles kalt. In seinem letzten Brief entwickelte er sachlich und kühl den Plan des Selbstmordes: „Ich suche mir einen Platz aus, an dem ich mich erhänge.“ Vor der Tat sagte er zu spielenden Kindern, er wolle sie umbringen; hat auch tatsächlich versucht, einen zehnjährigen Buben zu erhängen, hat dabei zugeschaut, ihn aber doch schließlich abgeschnitten, als er in der Nähe Leute hörte. Nach mehrfachen mißglückten hartnäckigen Selbstmordversuchen stürzte er sich von einer Brücke in die Isar. Dementia praecox.

Die Tochter Julie zeigt uns eine sehr interessante Persönlichkeit, die in ihrer Mischung von kühler Verstandesüberlegung und sthenischer Gefühlslabilität mit religiös-mystischer Schwärmerei einen abnormen Charakter im Sinne der Schizoiden darstellt. Daneben finden wir ausgeprägte Erscheinungen periodischer endogener Verstimmungen, deren hereditäre Wurzeln wir nicht nachweisen können, da wir die Persönlichkeit des Vaters nicht kennen. Immerhin liegt es in Analogie zu Familie XXV (s. Abschnitt 2) nahe, diesen für die zyklothyme Komponente verantwortlich zu machen. Der Ehemann der Tochter Julie stammt aus einer Familie, in der offenbar eine Dementia praecox in Gestalt des „narrischen Kistners“ vorgekommen ist, in der auch sonst schizoide Typen (Vater) zu Hause sind. Er selbst scheint in seiner stumpfsinnigen, energielosen Art und in seiner Neigung zu dyscholischen Reaktionen ebenfalls eine schizoide Persönlichkeit zu sein. Das einzige Kind dieser beiden Eltern erkrankte in den Entwicklungsjahren an einer sicher schizophrenen Psychose, die ihn zum Suicid trieb.

Wir sehen hier den ersten Fall einer Kreuzung von Heterozygoten (Schizoiden), die eine Dementia praecox zur Folge hat.

Statistisch: Schizophrene Mutter; schizoide Tochter mit periodischen Depressionen.

Familie XXV (s. Abschnitt 2 S. 32, Familie K).

Prob.: Marie F., geboren 1849. Eigensinnig, Hang zur Mystik. Beginn im Alter von 52 Jahren. Typische Dementia praecox.

Ehemann: Johann K. Lebhafter, lustiger, humorvoller, beliebter Gesellschafter, hypomanisches Temperament.

Kind: Erna K., geboren 1872 (Ref.). Schizoide, mystische Schwärmerin, Involutionsmelancholie.

Statistisch: Schizophrene Mutter; hypoman. Vater. Schizoide Tochter mit Involutionsmelancholie.

Familie XXVI.

Prob.: Otto G., geboren 1852, gestorben 1896. Beginn 1872 (20) mit neurasthenischem Vorstadium, änstlich-depressiver Erregung, Vergiftungs- und Größenideen, zerfahrene Reden. Rascher Übergang in affektive Verblödung. Dementia praecox.

Ehefrau, geboren 1851, gestorben 1908. Nervöser, recht ausgelassener, fröhlicher Mensch.

Kind: Fritz G., geboren 1871, gestorben 1912 (nach Pfarramt). (Typ *i*, s. S. 17). Haltloser Verschwender mit exaltiert verschrobenem Benehmen.

Statistisch: Schizophrener Vater; schizoider Sohn.

Familie XXVII.

Prob.: Ignaz G., geboren 1817, gestorben 1884 in der Anstalt. Immer still, zurückgezogen, sehr religiös, sparsam. Beginn 1852 (35) mit religiösen Wahnideen und mystischer Schwärmerei. Verlauf typischer affektiver Verblödung. Dementia praecox.

Ehefrau: Nichts Näheres bekannt, nicht geisteskrank.

Kinder: a) Karl, geboren 1852, gestorben 1859, Gangrän.

b) Ignaz, geboren 1853, gestorben 1894 (nach Gemeindemitteilung). Normaler Mensch, zeigte nie Spuren einer geistigen Störung.

Statistisch: Schizophrener Vater, nicht schizoider Sohn.

Familie XXVIII.

Prob.: Anna G., geboren 1854, gestorben 1903 an Tuberkulose in der Anstalt. Ein Bruder arbeitsscheu, unstet. Beginn 1877 im Anschluß an Wochenbett (23), religiöse Größenideen, nach $^1/_2$ Jahr geheilt. Anstalt 1879 verwirrt, erregt, dann starr, stumpf und affektlos, absurde Wahnideen, konfuse Reden. Lebhafte Halluzinationen. Wechsel zwischen ruhigen Zeiten und Tobsucht. 1903 im Anschluß an klonische Krämpfe Exitus an chronischer Lungentuberkulose. Dementia praecox.

Ehemann: Jakob H., geboren 1850. Zurückhaltende, ruhige Natur.

Kinder: a) Josef, geboren 1878 (Ref. schriftlich). Gleichmäßige, zufriedene, ruhige Natur. Nicht geheiratet, um Kummer und Sorge aus dem Weg zu gehen. Regt sich nie auf. Hatte nie Freundschaften, immer für sich. Wohl schizoider Typus.

b) Anna, geboren 1878, gestorben 1878, Fraisen.

Statistisch: Schizophrene Mutter; schizoider Sohn.

Familie XXIX. Ref. Haushälterin des Mannes.

Prob.: Crescenz M., geboren 1845, gestorben 1902 in der Anstalt. Vater gesund, alt geworden. Mutter sehr sparsam, geisteskrank, doch nicht in einer Anstalt, gestorben 43 Jahre alt. Prob. im Anschluß an Wochenbett 1876 (31) geisteskrank, mißtrauisch und streitsüchtig, Depression mit Gehörstäuschungen. Remission von einigen Jahren, dann erneut 1880 erkrankt, allmähliche affektive Verblödung. Dementia praecox.

Ehemann: Sebastian H., geboren 1831, gestorben 1892. Auffallend ruhiger, sparsamer und ordentlicher Mann, lebte mehr für sich. Vielleicht schizoid.

Kinder: a) Anna H., geboren 1870, gestorben 1910, Tuberkulose. Geistig etwas beschränkt, konnte sich als Kind gar nicht konzentrieren. Ruhiger, gutherziger Mensch, mißtrauisch, immer zu Eifersucht geneigt. Vielleicht schizoider Typus (?).

b) Georg, geboren 1872, gestorben 1872, Atrophia infantum.

c) Sebastian, geboren 1873, gestorben 1873, Intestinalkatarrh, Atrophie.

d) Crescenz, geboren 1875. Als Kind bockig, widerspenstig, neidig und bösartig. Mehr kaltherzige Natur, hat sich mit den anderen Geschwistern nicht vertragen. Oft große Szenen gemacht. Suchte bei der Erbschaft alles an sich zu reißen, wurde grob, als sie dies nicht durchsetzen konnte. Kaltherzige, bösartige Frau; schizoid.

e) Michael (Ref.), geboren 1876, Krankenwärter. Als Kind sehr ruhig und brav, hat nie mit anderen Kindern gespielt. Still und zurückgezogen. Auch jetzt sehr ruhiges Temperament; sehr arbeitsam, strebt nur nach Geld. Sehr gescheit und geschickt. Im Krieg vorübergehende Nervosität, die sich in einer heftigen Unruhe seines Wesens zeigte. Wohl auch schizoide Züge (?).

f) Elisabeth, geboren 1878, gestorben 1878, Intestinalkatarrh.

g) Maria, geboren 1879, Näherin. Ebenfalls ruhige Natur, dabei gleichgültig, gefühlsarm, ohne Interesse und etwas leichtsinnig. Schizoide Persönlichkeit.

Statistisch: Schizophrene Mutter; 3 schizoide Töchter, 1 schizoider Sohn.

Familie XXX (s. Abschnitt 2 S. 48).

Prob.: Lina K., geboren 1852. Beginn 1873 (21), nach Typhus ängstliche Unruhe, menschenscheu, Halluzinationen, dann Apathie. Offenbar leidlich gute Remission. 1887 erneutes Einsetzen mit Erregungszuständen, Vergiftungsideen. Halluzinationen des Körpergefühls. Wechsel zwischen ruhigen, apathischen Zeiten und schweren halluzinatorischen Erregungen. Neben Verfolgungsideen Größenvorstellungen. Ist im ganzen zur Arbeit zu verwenden. 1920 noch in Anstalt. Schimpft gelegentlich über Notzuchtsversuche, die an ihr vorgenommen würden; sonst ruhig, für sich, apathisch. Dementia praecox.

Ehemann: Ignaz K., geistig gesund, gestorben.

Kind: Bruno K., geboren 1876 (Ref.). Amtmann. Als Kind heiter und fidel, mit anderen gespielt, immer Freunde gehabt. Auch jetzt noch sehr mitteilsame, offene Art. Durchaus normales Gefühlsleben. Trägt keine schizoiden Züge an sich.

Statistisch: Schizophrene Mutter; nicht schizoider Sohn.

Familie XXXI.

Prob.: Georg L., geboren 1848, gestorben 1912. Vater tyrannisch, in seiner Familie mehrere Sonderlinge. Mutter dem Trunke ergeben, zeigte in den letzten Jahren große Eifersucht. Ein Enkel der Mutter leidet an Dementia praecox. Prob. selbst stets verschlossen, für sich, gutmütig, unselbständig und unentschlossen. 1879 (30) Beginn mit tobsüchtiger Erregung, Eifersucht, Halluzinationen. Rascher Übergang in geistige Schwäche. Kindisch-läppische Verblödung mit katatonischen Symptomen. Dementia praecox.

Ehefrau: Anna H., geboren 1853 (Ref.). Affektiv herzliche, liebenswürdige Frau. Hat allen Kummer relativ leicht getragen. Sehr lebhaften Geistes, hat für alles Interesse. Stammt aus ganz gesunder Familie.

Kinder: Rosina, geboren 1879. Als Kind sah sie einem Cousinenkind der Mutter ähnlich und zwar so auffallend, daß es auch andere Leute bemerkten. Jetzt schlägt sie im Temperament in die Familie der väterlichen Großmutter, gleicht dieser auch äußerlich sehr. Hat im Wesen nichts Schizoides. Heiteres, lebhaftes Temperament, sehr gutherzig; keine übertriebenen Gefühlsreaktionen. Normale, sympathische Persönlichkeit.

Wir sehen bei der Tochter Rosine hier ein ganz auffallendes Beispiel für den im Abschnitt 2 berührten Dominanzwechsel. Die Ähnlichkeit in den Kinderjahren mit einem Glied der mütterlichen Familie weicht in späteren Jahren der Ähnlichkeit mit der väterlichen Großmutter.

Statistisch: Schizophrener Vater; nicht schizoide Tochter.

Familie XXXII (s. Abschnitt 2 S. 35).

Prob.: Sofie M., geboren 1853, gestorben 1905. Paranoide Form der Dementia praecox. Beginn im 16. Lebensjahr.

Ehemann: Jakob K., geboren 1842. Zyklothyme Persönlichkeit, manisch-depressive Psychose.

Kinder: a) Frieda, geboren 1877. Dementia praecox mit zirkulärem Anfangsstadium.

b) Thekla, geboren 1878 (Ref.). Depressives Temperament, im Alter von 22 Jahren, typische Depression mit Unwertsgedanken und Suicidideen. Seither gesund, nur noch leichte endogene depressive Schwankungen.

Statistisch: Schizophrene Mutter, zirkulärer Vater; schizophrene Tochter, zirkuläre Tochter.

Familie XXXIII.

Prob.: Elisabeth N., geboren 1853, gestorben 1919. Bruder litt an „Säuferwahn". Ruhig, freundlich, sehr verschlossen und ungesellig. Beginn 1909 (56) mit Verfolgungsideen, hörte Böses über sich reden, schimpfte den ganzen Tag, lief aufgeregt herum.

Psychiatrische Klinik München 5. I. bis 1. II. 1917. Stumpf, gleichgültig, apathisch, bleibt stehen, wo man sie hinstellt. Später in der Anstalt gelegentlich schwere, stürmische, halluzinatorische Erregung. Im allgemeinen passiv stuporös. 1919 Exitus an Marasmus. Dementia praecox.

Ehemann gestorben, geistig normal, sicher nicht geisteskrank.

Kind: Betti (illegitim), geboren 1875. Ruhige, stille Natur, mit weicher Gemütsart. Nicht verschlossen. Natürliches, zugängliches Wesen. Keine auffallende Gemütsruhe. Klarer Verstand. Nicht schizoid.

Statistisch: Schizophrene Mutter; nicht schizoide Tochter.

Familie XXXIV.

Prob.: Johann Sch., geboren 1841. Mutter geisteskrank. Beginn 1870 (29) mit tobsüchtiger Erregung. In der Anstalt Verfolgungsideen, Halluzinationen, zeitweise kurze Erregungen. Spricht von „geheimen Parteien", die ihn verfolgen. Ausgang in unzugänglichen Schwachsinn. Dementia praecox.

Ehefrau nicht geisteskrank, Näheres nicht bekannt.

Kinder: a) Johann, geboren 1874. Leichtsinnig, gleichgültig, ohne viel Gefühl, immer für sich, kümmert sich um andere nicht. Ausgesprochener Egoist. Wohl schizoide Persönlichkeit.

b) Leopoldine (Ref. brieflich), geboren 1876. Stille, ruhige, ernste, in sich gekehrte Natur; neigt zu Mißtrauen. Sehr geduldig und zufrieden, immer gleichmäßig gestimmt trotz Kummer und Verdruß. Schizoid?

Statistisch: Schizophrener Vater; Sohn und Tochter schizoid.

Familie XXXV.

Prob.: Karl S., geboren 1849. Eisenbahninspektor. Exzentrisch, jähzornig, unverträglich, lebte jahrelang in wilder Ehe. Beginn 1879 (30) paranoid, Halluzinationen. Suicidversuch. Sondert sich ab, steht immer auf einem Fleck. Nahrungsverweigerung. Unzugänglich, starr, apathisch. Erregungsparoxysmen. Läuft mit gravitätischen Schritten im Saal umher. Grimassieren und sonstige Verschrobenheiten. Dementia praecox.

Ehefrau: Käthe P. Lebhafte, zugängliche, sehr empfindliche Person, mit Neigung zu hysterischen Reaktionen.

Kind: Gisela, geboren 1875. (Typ *l*, s. S. 18). Hysterische Kanaille. Schizoider Typus.

Ehemann der Gisela: Franz K. (Ref.). Affektiv durchaus normaler, offener, ehrlicher Mensch, der infolge der Familienverhältnisse seelisch vollkommen gebrochen schien. Nichts erkennbar Schizoides.

Kinder:

1. Gisela, geboren 1896.
2. Ludwig, geboren 1901.
3. Katharina, geboren 1902.

} Weichherzig, sehr empfindlich, leicht erregbar, affektlabil. Neigung zu hysterischen Reaktionen.

4. Konrad, geboren 1905. Stupid, stumpf, gleichgültig, sitzt meist faul herum, will nichts arbeiten. Trotz guter Begabung mangelnde Konzentrationsfähigkeit. Schleichendes, unoffenes Wesen. Beging mehrere kleine Diebstähle.

Die Familie ist ausführlich bei den schizoiden Persönlichkeiten (S. 19) besprochen.

Statistisch: Schizophrener Vater; schizoide Tochter.

Ergebnisse: Die 12 Familien der 3. Gruppe haben nur 17 Glieder in der Kindergeneration. Unter diesen findet sich 1 Dementia praecox, 11 schizoide Typen, darunter 2 mit zirkulären Zügen, und 5 nichtschizoide Persönlichkeiten, von denen eine jedoch ein depressives Temperament mit endogenen Depressionen aufweist. Der Dementia praecox-Prozentsatz 1 : 17 weicht ein wenig von denen der Gruppe 1 und 2 ab; bei dem kleinen Material ist aber die Differenz nicht so überraschend.

In Familie XXIV haben wir wohl wiederum eine Heterozygoten-Kreuzung vor uns (heterozygote Tochter einer Schizophrenie mit schizoidem Ehemann aus offenbar schizophrener Familie). Der einzige Sohn erkrankt schon frühzeitig an einer Dementia praecox. Hier können wir sehr schön erkennen, wie zum Entstehen einer Dementia praecox die Ergänzung zweier schizophrener Anlagen erforderlich zu sein scheint. Eine Beobachtung, die auch Rüdin auf Grund seines Materials machen konnte.

Familie XXV und XXVI zeigen uns die Kombination von schizoider Veranlagung mit zirkulären Zügen, wobei wir in der Familie XXVI für letztere Erscheinung das hypomanische Temperament des anderen Elters zur Erklärung heranziehen konnten. In Familie XXIX, in der der Ehepartner der Probandin offenbar auch eine autistisch-schizoide Veranlagung zeigt, sind alle Kinder von mehr oder weniger schizoidem Gepräge. In der schon früher ausführlich besprochenen Familie XXXII mit konjugaler schizophrener und zirkulärer Elternpsychose finden sich zwei Töchter, eine mit depressivem Temperament und endogenen depressiven Schwankungen, die andere eine Dementia praecox mit ausgesprochen zirkulärem Anfangsstadium.

4. Gruppe (jüngstes Kind über 30 Jahre alt).

Familie XXXVI.

Prob.: Maria H., geboren 1858, gestorben 1918. Immer sehr religiös, von jeher komisch, man nannte sie immer die „Narrische“. Seit 1905 (47) eigentlich anstaltsbedürftig, litt an Verfolgungswahn, hörte Stimmen. Arbeitet nicht, ging dauernd in die Kirche. Lachte selbst bei den ernstesten Gesprächen.

Psychiatrische Klinik München 1915. Bald apathisch, läppische Verblödung mit katatonischen Symptomen. Später wieder daheim der gleiche Zustand. Dementia praecox.

Illegitimes Kind Josef H., geboren 1882, gestorben 1918 im Feld. Intelligent, psychisch grober und robuster Typ, sehr gefühlsstabil. Hatte große Freude am Soldatenhandwerk. Im ganzen ruhig und still, wenig gesprächig. Wanderblut. War 7 Jahre auf der Wanderschaft. Nicht deutlich schizoid. Vater unbekannt.

Ehemann: Jakob B., geboren 1855. Ursprünglich solide und arbeitsam; infolge unglücklicher Heirat trunksüchtig; im Rausch roh und brutal. Verschleuderte sein ganzes Hab und Gut. Seit Erkrankung der Frau fleißig, ordentlich und arbeitsam, hat sich eine größere Summe Geldes erspart.

Kinder: a) Georg, geboren 1884, Arbeiter. Wenig begabt. Ruhiges Temperament, immer gleichmäßig zufrieden, heiter und fröhlich. Ordentlich und sparsam, sehr pflichtgetreu. Gesellig, gutmütig, verträglich. Ausgesprochen weichherzig. Nicht schizoid.

b) Anton, geboren 1886 (Ref.). Kaufmann, jetzt Arbeiter. Ruhiges Temperament, peinlich pflichtgetreu, gediegen, rechtlich denkend, nicht autistisch. Von früh an lebhaftes Bildungsbedürfnis. Sehr großes Verständnis und Interesse für geistige Dinge. Gesellige Natur, immer heiter und vergnügt, weiches Herz. Fand als Kaufmann keine Stelle nach dem Krieg, hat daher körperliche Arbeit ergriffen.

c) Pankraz, geboren 1887. Bureauverwalter. Ähnliche Natur wie Anton.

d) Maria, geboren 1880. (Typ *d* s. S. 14.) Autistisch frömmelnde alte Jungfer. Schizoid.

e) Rosa, geboren 1890. (Typ *k*, s. S. 17.) „Moralisch haltlose“ Person. Schizoid.

Statistisch: Schizophrene Mutter; 2 schizoide Töchter, 4 nichtschizoide Söhne.

Familie XXXVII.

Prob.: Anna St., geboren 1867. Fleißig, ordentlich, immer gern geschimpft, zur Eifersucht geneigt. 1907 (40) verändert, Beeinträchtigungsideen, oft sehr erregt, behandelte Kinder schlecht.

Psychiatrische Klinik München 1913. Paranoid, dabei stumpf und apathisch. 1919 katatonisch verblödet. Dementia praecox. Illegitimes Kind (Vater unbekannter Ungar). Alois B., geboren 1887, gestorben 1915. Suicid? Gesunder, frischer, stets ruhiger, gleichmäßiger Mensch. Nicht besonders gesellig, große Liebe für Bergsport. 1915 von der Eisenbahn überfahren. Man nahm Selbstmord an: doch sei dies dem Temperament nach sehr wenig wahrscheinlich. Auskunft mangelhaft, da der Stiefvater den Alois B. nur oberflächlich kannte. Der Schilderung nach nicht erkennbar schizoid. Selbstmord sehr fraglich.

Statistisch: Schizophrene Mutter; nicht(?)schizoider Sohn.

Familie XXXVIII.

Prob.: Wilhelmine D., geboren 1810. Beginn 1858 (48), wurde reizbar, heftig und gewalttätig, dann war sie wieder traurig, brütete still für sich hin und suchte die Einsamkeit auf. Anstalt 1862 paranoid katatonisch, periodische Erregungen, lebhafte Sinnestäuschungen, konfuse Reden. 1868 ungeheilt entlassen. Dementia praecox.

Ehemann: Michael D. Im Alter geistesschwach, Altersdekrepid.

Kinder: a), b), c) klein gestorben.

d) Emma, geboren 1842, gestorben 1877, Tuberkulose. Von Geburt an blödsinnig. 1874 in die Anstalt Eglfing. Gut genährt, sehr fettreich. Normal großer Schädel, wohlgebildetes Gesicht, hohe aber flache Stirn, träge Pupillenreaktion. Blöder Gesichtsausdruck. Normale körperliche Entwicklung. Normale innere Organe; Menses in Ordnung. Beständige motorische Unruhe, der Kopf wird hin und her oder seitlich bewegt, die Hände fahren übers Gesicht, Grimassen werden gemacht. Völlig idiotisch. Hält sich aber reinlich. Ißt selbständig, besorgt selbst ihre Toilette, ist auch sonst geordnet. Sie produziert einzelne Laute wie „Mama, Papa, Kaka, Ama", versteht einfachere Aufforderungen. Beschäftigt sich mit Stricken, das sie aber nur schlecht beherrscht. Sie macht sich durch unartikulierte Schreie und Deuten verständlich. Apathisch, gelegentlich erregt.

Die Ätiologie der Idiotie läßt sich naturgemäß nicht mehr feststellen. Emma D. war von Jugend auf blödsinnig. Die Schilderung gibt nicht das Bild einer Dementia praecocissima. Immerhin ist eine sichere Entscheidung nicht möglich.

Statistisch: Schizophrene Mutter, „schwachsinnige" Tochter.

Familie XXXIX.

Prob.: Margarete W., geboren 1858. Vater „merkwürdiger Mensch". — Als junges Mädchen heiter und lebhaft. Mit 28 Jahren anders geworden, ernst, scheu, mied den Umgang mit anderen Menschen, sonderte sich ab und hatte ihre fröhliche Art ganz verloren. War nervös, eigensinnig und rechthaberisch. Beginn 1901 (43), Wahnideen, Stimmen beschimpfenden Inhalts, nach vorübergehender Erregung wieder ruhiger, jedoch gingen die Stimmen nie ganz fort. Psychiatrische Klinik 1919: erregt, spricht vor sich hin, Beeinträchtigungsideen. Zerfahren, dement, affektlos. Dementia praecox.

Ehemann: Heinrich D., geboren 1850 (Ref.). Heitere, sonnige Natur, sehr unternehmungslustig, sehr viel Sinn für Geselligkeit und Frohsinn. Gewandter Redner. Besonnen und überlegt. Normale Gefühlsreaktionen, beherrscht. Sehr natürlich, liebenswürdig und nett. Gewissenhaft und peinlich genau in allem.

Kinder: a) Eugenie, geboren 1885. Braves, gut gesittetes Musterkind; schon als Kind außerordentlich verständig und vernünftig, hat sich in alles gefügt. Im Alter von 21 Jahren etwa $^1/_2$ Jahr lang traurig, glaubte, die Leute hassen sie, dann besser. Seit Ende 1918 verändert, fühlte elektrischen Strom im Leib.

Psychiatrische Klinik 1919: Orientiert. Stumpf, zerfahren, sinnloses Lächeln. Gleichgültig-euphorische Stimmung. Dementia praecox.

b) Hans, geboren 1887. Pfarrer. Musterknabe, nie dumme Streiche gemacht. Als Student sehr solide, extrem asketische Anschauungen. Lebte für sich, wollte besonders vom weiblichen Geschlecht nichts wissen. Onanierte bis in die jüngste Zeit. Immer gleichmäßig gestimmt. In der letzten Zeit auffallend unbesonnen und unüberlegt; verlangte z. B. von seinem Vater das Vermögen der geisteskranken Schwester, um damit soziale Einrichtungen zu unterstützen. Schizoid.

Diese Familie zeigt uns wieder eine direkte Übertragung der Dementia praecox von Mutter auf die Tochter. Der Sohn Hans ist zweifellos ein autistisch-schizoider Typ, bei dem mir die Wahrscheinlichkeit einer späteren schizophrenen Erkrankung ziemlich groß zu sein scheint. Auch dem Vater war die unüberlegte Idee der Stiftung des schwesterlichen Vermögens in diesem Sinne sehr auffallend. Der Vater, dem wir theoretisch eine schizophrene Ergänzungsanlage zuschreiben müssen, damit bei den Kindern eine Schizophrenie entsteht, bot außer einer peinlichen Gewissenhaftigkeit keinerlei auffallende Züge.

Statistisch: Schizophrene Mutter; schizophrene Tochter, schizoider Sohn.

Familie XL.

Prob.: Marianne R., geboren 1838, gestorben 1892 in der Anstalt. Vater litt an Säuferwahnsinn. Beginn 1873 (35) mit paranoiden Ideen, hörte beängstigende Stimmen. Anstalt 1876: schwermütig, beklagt sich über das Komplott. Halluziniert beständig, äußerst verrückte Ideen. Zunehmend unzugänglich, isoliert sich, gelegentlich Erregungsparoxysmen. 1886 unzugänglich, blödsinnig, manchmal unrein. Exitus 1892 an Infektion. Dementia praecox.

Ehemann: Anton D., geboren 1825, gestorben 1897. Lebhaft, aufgeregt, hitziges Temperament.

Kinder: a) Georg, geboren 1858. Wie der Vater reizbar, aufgeregt und hitzig, dabei aber außerordentlich gutmütig. Nicht schizoid.

b) Marianne, geboren 1860, gestorben 1914. „Übermäßig religiös." Meist still für sich. Wohl schizoider Typ.

c) Crescenz, geboren 1861. Keine auffallenden Charakterzüge.

d) Simon, geboren 1869, gestorben 1891. Ertrunken.

e) Johann, geboren 1870. Gutmütig, sehr leicht erregbar, doch sonst nicht auffallend. Nicht schizoid.

f) Jakob, geboren und gestorben 1871.

g) Josef, geboren 1874. Auffallend ruhiger, stiller, verschlossener Mensch. Schizoid.

h) August, verstorben klein.

i) Max, geboren 1880, ca. 30 Jahre alt im Meer ertrunken. Nicht auffällig.

Statistisch: Schizophrene Mutter; 1 Sohn und 1 Tochter schizoid, 3 Söhne und 1 Tochter nicht schizoid.

Familie XLI.

Prob.: Margarete F., geboren 1860. Immer für sich, verschlossen, mißtrauisch, oft jähzornig. Beginn 1912 (52) paranoid. Schon vor Jahren Tochter mit einem Messer bedroht. Fühlte sich körperlich beeinflußt.

Psychiatrische Klinik München 1916: Gänzlich affektlos, stuporös. 1920: unzugänglich, versteckt sich immer auf dem Abort, halluziniert. Dementia praecox.

Illegitimes Kind (Vater unbekannt): Regina, geboren 1886 (Ref.). Musterkind, meistens für sich. Ging später mehr aus sich heraus. Sehr energisch, tatkräftig. Ruhiges Temperament, gefühlsstabil. Schließt sich auch heute noch ungern an andere an. Sehr nett und liebenswürdig, gar nicht schüchtern, vielleicht etwas zurückhaltend und reserviert. Nicht deutlich schizoid.

Statistisch: Schizophrene Mutter; nichtschizoide Tochter.

Familie XLII.

Prob.: Anna H., geboren 1846. Mutter der Mutter sehr bösartig, man mußte sich vor ihr fürchten. Vater leidenschaftlich, jähzornig, außerordentlich eifersüchtig. Prob. immer unstet, zerfahren, abergläubisch. Beginn 1881 (35) mit Verfolgungsideen, später wieder gearbeitet. 1896 Suizidversuch, Stupor, ängstliche Erregung. Sinnestäuschungen. Endzustand, negativistischer Stupor, gelegentlich schwere Erregungen. Dementia praecox.

Illegitime Kinder: a) Oswald H., geboren 1875 (Ref.). Vater unbekannt. Ruhige Natur, sehr gutmütig, weichherzig, gar nicht autistisch; affektiv durchaus normal.

b) Auguste, geboren 1887. (Vater stiller, ruhiger Mensch.) Auch ruhiges Temperament, regt sich leicht auf, nicht so gutherzig wie der Bruder. Hat sonst keine auffallenden Eigenheiten.

Statistisch: Schizophrene Mutter; Sohn und Tochter nicht schizoid.

Familie XLIII.

(Schriftlich, Gemeinde Ref.)

Prob.: Therese B., geboren 1835, gestorben 1885 in der Anstalt. Eltern sonderbar. Beginn 1879 (44) paranoid, erregt. Schwachsinnig, läppisch. Später tierähnliches Verhalten, interesselos, grinst und lacht unmotiviert. Nimmt keinen Anteil an der Umgebung. Exitus 1885 an Tuberkulose. Dementia praecox.

Ehemann: Martin H. Behandelte seine Frau notorisch roh und schlug sie.

Kinder: a) Johann, geboren 1857, gestorben 1890. Suicid. Erhängte sich in einem momentanen Anfall melancholischer Geisteszerrüttung. Wahrscheinlich Dementia praecox.

b) Therese, geboren 1863, gestorben 1906. Sie zeigte keine auffallenden Charakterzüge, sicher nicht geisteskrank.

Statistisch: Schizophrene Mutter; schizophrener (?) Sohn, nichtschizoide Tochter.

Familie XLIV.

Prob.: Magdalene M., geboren 1862. Mutter zeitweise geisteskrank, Schwester derselben Dementia praecox. Mutter der Mutter der Prob. auch leicht gestört. Prob. immer eigensinnig, querköpfig, selbstbewußt, intelligent. Beginn 1910 (48); anfangs manisch erregt, später zurückgezogen empfindsam. Heiratswahn. Verschrobenheiten, befürchtet männliche Annäherung. Allmählich zerfahren und stumpf. Noch in Anstalt 1920. Dementia praecox.

Ehemann: Ludwig K., gestorben 1910. Schwester Dementia praecox. Immer ruhig und bescheiden, ging wenig aus sich heraus, wenig mitteilsam, ungesellig, immer gleichmäßiger Stimmung. Maßvoll in allen Gefühlsäußerungen. Geschäftlich ohne große Initiativ, keine Unternehmungslust. Vielleicht schizoider Typ.

Kinder: Ludwig, geboren 1889, Kaufmann (Ref.). Als Kind zart und schwächlich, brav, immer gleichmäßig und ruhig. Fleißig, strebsam. Mehr Verstandesmensch, kommt über Unglück und Kummer leicht hinweg. Ausgesprochen nervös, unruhig und hastig. Natürlich, affektiv ansprechbar. Oft Stimmungsschwankungen, jedoch immer nur nach äußeren Anlässen, lebt in wirtschaftlich schlechter Lage. Wohl schizoider Typ.

Statistisch: Schizophrene Mutter; schizoider Sohn.

Familie XLV.

Prob.: Emilie M., geboren 1866. Beginn 1900 (34), erregt, verstimmt, Eifersucht, Suicidabsichten. 1903 verschwenderisch, Vermögen durchgebracht, Größenideen, Konfabulationen. Anstalt 1904 Größenideen, unsinnige Handlungen, im wesentlichen affektlos. Abenteuerliche Konfabulationen. Eigentümliche Wortneubildungen. Später totale Sprachverwirrtheit. Läßt sich immer nur kurze Zeit fixieren. Zufrieden, arbeitet. 1920 noch in der Anstalt. Dementia praecox.

Ehemann: Georg K., gestorben 1902. Tüchtiger Kaufmann, lebhaftes Temperament, umtriebige Geschäftsart. Nicht schizoid.

Kinder: a) Georg K., geboren 1888, Reallehrer. (Typ *c*, s. S. 13.) Autistischer Gelehrtentyp.

b) Emil, geboren 1890, Kaufmann. Heiterer und lebhafter als der Bruder, mehr Gefühlsmensch. Gesellig und mitteilsam; affektiv ansprechbar.

Statistisch: Schizophrene Mutter, 1 Sohn schizoid, 1 Sohn nichtschizoid.

Familie XLVI.

Prob.: Karoline R., geboren 1864. Erregbar, schwierig, eigensinnig, unausgeglichen, dyscholisch. Beginn 1900 mit paranoiden Ideen. Anstalt 1911 geziert manieriert, plötzlich impulsive Erregungen, ohne Affekt. 1920: einsichtslos, katatonischer Schwachsinn. Dementia praecox.

Ehemann: Alfred M., geboren 1860 (Ref.), Amtmann. Gesellig, lebhaft. Als Student Maitre de plaisir. Natürlich, gewandt, liebenswürdig, geistig regsam. Von jeher leicht erregbar. Sehr gutmütig.

Kinder: a) Ernst, geboren 1881, gestorben 1886, Fieber.

b) Martha, geboren 1882. Immer heiter und fröhlich, als Kind besonders ausgelassen und wild. Sehr lebhaft und gesprächig; liebt Geselligkeit, lacht und scherzt gern. Ausgesprochener Gefühlsmensch. Gelegentlich leichte depressive Schwankungen geringen Grades. Hypomanisches Temperament mit depressiven Schwankungen.

c) Wilhelm, geboren 1889. Hauptmann. Als Kind fröhlich und vergnügt, geistig regsam und aufgeweckt. Mit 15 Jahren anders geworden, faul und lügenhaft, fing Liebeleien an. Fähnrichexamen mit Ach und Krach. Später als Offizier sich besser gemacht, eitel, sehr äußerlich, leichtsinnig, sonderte sich von anderen Kameraden ab, schwärmerische Liebe zu einer verheirateten Frau. Durch den Krieg anders geworden, alle unangenehmen Eigenschaften abgelegt. Jetzt im ganzen ruhig, strebsam, pflichtgetreu, sehr energisch, beliebter Gesellschafter. Sehr natürlich, was früher nicht der Fall war. Schizoid.

Die Tochter Martha hat zweifellos das hypomanische Temperament ihres Vaters geerbt, das auch leichte endogene depressive Schwankungen bei ihr verstehen läßt. Der Sohn machte in den Entwicklungsjahren eine eigentümliche, an Moral insanity erinnernde Wesensumwandlung durch, die sich später anscheinend wieder zurückgebildet hat. Wir finden in dieser Phase bei ihm Eigenschaften, die wir als schizoid kennengelernt haben. Wir gehen wohl nicht fehl, wenn wir sie als durch schizophrene Keimanlagen bedingt auffassen.

Statistisch: Schizophrene Mutter, schizoider Sohn, nichtschizoide Tochter (hypomanisch mit Schwankungen).

Familie XLVII.

Prob.: Johann S., geboren 1862. Immer scheu, mißtrauisch, verschlossen, eigentümlich, stets mißgestimmt und verärgert. Ohne Energie. Beginn 1898 (36) paranoid, gewalttätig, Größenideen. Anstalt 1900. Immer für sich, mürrisch. Stereotypien, Grimassieren, Manieren. Katatonische Verblödung. Dementia praecox.

Ehefrau: Eva B. (Ref.). Hypomanischer Typ mit lebhaftem Gefühlsleben, keine Schwankungen.

Kinder: a) Wally, geboren 1884. Im Temperament ganz der Mutter ähnlich. Keine Schwankungen.

b) Johann, geboren 1890. Ruhiges Temperament, häuslich, immer vergnügt, sehr beliebt. Nichts Schizoides.

Statistisch: Schizophrener Vater; Tochter und Sohn nicht schizoid.

Familie XLVIII.

Prob.: Wilhelmine W., geboren 1858. Beginn 1903 (45), verändert, wurde aufgeregt. 1905 Stimmen, paranoid. Psychiatrische Klinik München: Gleichgültig, heiter. Physikalischer Verfolgungswahn. 1906 halluzinatorische Erregungen. 1915 typisch katatonischer Endzustand. Dementia praecox.

Ehemann, geboren 1860, Lokomotivführer. Lebhaft, heiter, zugänglich, redselig, temperamentvoll und leicht erregbar.

Kinder: a) Marie, geboren 1886. Ruhiges Temperament, durchaus normal und natürlich. Nichts Schizoides. Zwölfjähriger Sohn derselben eigentümlich, unstet, leicht beeinflußbar, kleine Diebstähle.

b) Ferdinand, geboren 1888, Forstmann. Verschlossener, wortkarger Sonderling, erst in den Entwicklungsjahren sich schizoid entwickelt.

c) Heinrich, geboren 1890, Magistratsbeamter. Stets verschlossen und zum Sinnieren geneigt. Immer aufgeregt und zappelig. Beim Militär unter dem „groben Kommandierton" sehr gelitten. Sehr empfindlich gegen Tadel und Vorwürfe. Wird als energielos und willensschwach geschildert, in einem militärischen Krankenblatt (1911 beim Militär Gelenkrheumatismus). Fiel damals durch seine gedrückte Stimmung und eine gemessene, salbungsvolle Art zu sprechen auf. Soll auch während der aktiven Dienstzeit verschiedentlich Suicidgedanken geäußert haben; vor allem wegen einer traurigen Liebschaft verstimmt (Psychose ?). Nach Aussage des Vaters ist er jetzt ganz gesund. Schizoid.

Die verschlossene, grüblerische empfindliche Art bei dem Sohne Heinrich läßt eine Charakteranomalie im Sinne des Schizoiden vermuten. Von der Verstimmung können wir nach der summarischen Schilderung kein ganz klares Bild gewinnen. Um eine schizophrene Erkrankung scheint es sich nicht gehandelt zu haben, vielmehr liegt wohl eine psychopathische Reaktion eines eigentümlichen Charakter vor. Vielleicht dürfen wir auch die eigentümlich unstete unmoralische Veranlagung bei dem 12jährigen Sohn der Maria mit dem schizophrenen Erbkreis in Beziehung setzen.

Statistisch: Schizophrene Mutter, 2 schizoide Söhne, nichtschizoide Tochter.

Familie XLIX.

Prob.: Benedikt, geboren 1856. Schwärmerische Veranlagung. Schon im Alter von 24 Jahren merkwürdig. Seit 1882 starker Potus, periodische Erregungen, verschwendete Geld mit Frauenzimmern. 1889 ängstliche Erregung. Suicidversuch. Halluciniert, Vergiftungsideen. Agressiv, unzugänglich. Wortneubildungen. Stereotypien. Affektive Verblödung. Dementia praecox.

Ehefrau: Karoline St., geboren 1855. Sehr energische, hartherzige, nüchtern, realistisch denkende, grobe, robuste Frau. Vielleicht schizoid.

Kinder: a) Karoline, geboren 1880. Gefühlskalt, zynisch, bissig, herrisch, egoistisch, launisch und eigensinnig. Schizoid.

b) Johann, geboren 1882. (Typ *o*, s. S. 25). Autistischer, hyperästhetischer Schwärmer. Schizoid.

Statistisch: Schizophrener Vater; schizoide Tochter und schizoider Sohn.

Familie L (s. Abschnitt 2, S. 51).

Prob.: Walburga P., geboren 1858, gestorben 1915. Immer ruhig veranlagt, tüchtig und brav. Beginn 1913 (55), verändert, sagte immer das Gleiche, lachte und weinte ganz sinnlos, grob, streitsüchtig, zerriß alles.

Psychiatrische Klinik München 1915: Affektive Verblödung. Katatonischer Endzustand. Dementia praecox.

Ehemann: Josef S. (Ref.). Sehr natürlich, lebhaft und gesprächig; außerordentlich vernünftig, ohne charakterologische Besonderheiten.

Sohn: Leonhard S., geboren 1888 (Ref.) (s. S. 51). Autistischer, verschlossener Sonderling. Mit 20 Jahren epileptische Anfälle; Fehlen typischer epileptischer Charakterveränderung.

Statistisch: Schizophrene Mutter, Sohn schizoider Epileptiker.

Familie LI.

Prob.: Josef U., geboren 1858, gestorben. Ruhige, ein wenig verschlossene Natur. Beginn 1898 (40), anfangs depressiv, später erregt aggressiv unter dem Eindruck von Halluzinationen. Zerfahrene Verfolgungsideen. Übergang in apathischen Blödsinn. Dementia praecox.

Ehefrau: Friedrike K., geboren 1855 (Ref.). Ruhiges, gleichmäßig heiteres Temperament. Nicht sehr gesellig, großes Interesse für Lektüre und Theater. Affektiv ganz normal. Sehr große Energie, fast eigensinnig in ihrer Beharrlichkeit. Verdient sich selbst ihr Brot. Von Jugend auf Drang in die Ferne, sie ginge lieber heute wie morgen noch zu ihrem Sohne nach Amerika. Keine deutlichen schizoiden Züge.

Kinder: Ludwig, geboren 1883. Farmer, Amerika. Immer gern für sich, nichts übrig für Geselligkeit und Vergnügungen. Ausgesprochen weichherzig und gutmütig. Hat die Energie und Willenskraft der Mutter. Glücklich verheiratet. Ernste Wesensart, nicht deutlich schizoid. Die Idee der Auswanderung habe er von der Mutter übernommen.

Statistisch: Schizophrener Vater; nicht schizoider Sohn.

Ergebnisse: Da wir bei Gruppe 4 unter die auch von Rüdin als entscheidend anerkannte Altersgrenze von 40 Jahren heruntergehen, so sind die statistischen Resultate weit weniger exakt zu verwerten, als die der ersten drei Gruppen. Wir finden unter einer Zahl von 36 erwachsenen Kindern nur zweimal eine Dementia praecox, einmal eine Idiotie, deren Bild aber wenig für eine Dementia praecocissima spricht. Von den nicht geisteskranken 33 Individuen zeigen 13 schizoide Persönlichkeitstypen (darunter eine Epilepsie), 18 sind als nicht schizoid zu bezeichnen (1 hypomanisches Temperament mit depressiven Schwankungen), zwei sind schon vor dem 30. Lebensjahr gestorben, kommen daher für die Berechnung nicht in Betracht. Sicherlich ist das Zahlenverhältnis 2 : 34 zu niedrig; wir dürfen wohl annehmen, daß der eine oder andere der schizoiden Typen noch an einer Dementia praecox erkrankt. Als sehr wahrscheinlich habe ich dies bei dem schizoiden Sohn der Familie XXXIX angenommen, der in der letzten Zeit durch unüberlegte Handlungen auffiel.

Immerhin ist auch das Material dieser Gruppe gerade zu Vergleichszwecken nicht unwichtig. Ferner stellt es einen Grundstock für spätere Deszendenzuntersuchungen (in 10 oder 20 Jahren) dar, die dann bezüglich des Prozentverhältnisses mehr Gewißheit ergeben werden.

An besonderen Einzeltatsachen haben wir den Feststellungen der ersten 3 Gruppen nichts Wesentliches hinzuzufügen. Auch hier finden wir wiederum schizoide Typen unter den Kindern Schizophrener, wenn der andere Ehegatte keine schizoiden Züge an sich trägt (Familie XLV, XLVI, XLVIII). Wir sehen in Familie XXXIX auch die direkte Übertragung der Dementia praecox von der Mutter auf die Tochter, trotzdem der Vater nicht als schizoide Persönlichkeit zu bezeichnen ist.

Erwachsene Enkelgenerationen fehlen naturgemäß in dieser Gruppe. Die Kombination eines schizophrenen und eines vielleicht schizoiden Ehepartners ergibt in Familie XLIV einen schizoiden Sohn und in Familie XLIX zwei deutlich schizoide Kinder.

Erörterung des speziellen Erbganges.

Unter den Kindern unserer Dementia praecox-Kranken konnten wir drei große Gruppen von verschiedenen Typen feststellen; neben der recht geringen Zahl schizophrener Erkrankungen eine Reihe von eigenartigen schizoiden Persönlichkeiten, dann aber auch eine Anzahl von Individuen, welche keinerlei erkennbare schizoide Züge an sich trugen. Diese drei Gruppen bleiben als Kristallisationspunkte bestehen, auch wenn wir uns darüber klar sind, daß wir zwischen ihnen nicht in jedem einzelnen Fall einen scharfen Grenzstrich ziehen können. Ich habe schon darauf hingewiesen (S. 30), daß die Unterscheidung zwischen schizophren und schizoid in den meisten Fällen möglich ist, genau so wie wir auch zwischen präpsychotischer Persönlichkeit und schizophrener Psychose beim Einzelindividuum nach charakteristischen Merkmalen trennen können. Immerhin ist es gerade bei dem Mangel persönlicher psychiatrischer Beobachtung einzelner schizoider Persönlichkeiten, wie sie leider dies in kurzer Zeit gewonnene und relativ umfangreiche Material mit sich bringen mußte, sehr gut möglich, daß einzelne Schizophrenien zugunsten des Schizoiden verkannt worden sind. Diesem Umstand werde ich bei der statistischen Verarbeitung Rechnung tragen.

Noch schwieriger scheint mir die Abgrenzung der schizoiden von den nichtschizoiden Persönlichkeiten. In groben Zügen habe ich sie durchgeführt. Infolge der mannigfachen Abstufungen der charakteristischen Eigentümlichkeiten wird die Scheidung oft sehr subjektiv. Einwandfrei läßt sie sich wohl nur bei solchen nichtschizoiden Persönlichkeiten durchführen, die in ihrer Temperamentsveranlagung dem zirkulären Erbkreis zuzugehören scheinen. Wir brauchen uns über diesen Punkt um so weniger zu beunruhigen, als eine annähernd exakte Zahlenproportion nur für die Eigenschaft schizophren und nicht schizophren uns schon genügend Anhaltspunkte für mendelistische Vermutungen geben wird.

Die Untersuchungen gingen aus von Familien, in denen der eine Ehegatte schizophren, der andere nicht schizophren war. Wie wir schon gesehen haben, schließt diese Bedingung eine Erkrankung anderer Art bei dem Ehegatten der Probanden nicht aus.

Zunächst einmal ließen sich an interessanten Einzeltatsachen folgende Thesen herausarbeiten:

1. Schizoide Charakteranomalien treten unter den Kindern Schizophrener auch dann auf, wenn der andere Elter nichts Schizoides erkennen läßt, eher ein leicht hypomanisches Temperament zeigt (Familie XVI, XVII und XIX, ferner XLV, XLVI und XLVIII).

2. Bei der Kreuzung des schizophrenen mit einem sehr wahrscheinlich schizoiden Ehepartner scheinen die schizoiden Typen bei den Kindern, wenn auch nicht ausschließlich vorzukommen, so doch zu überwiegen (Familie XXIX alle Kinder schizoid, ebenso in Familie XLIX; dagegen zeigt Familie XLIV einen wohl auch schizoiden Sohn, bei dem man jedoch im Zweifel sein kann).

3. Die Kombination von schizoider Veranlagung mit zirkulären Erscheinungen oder rein zirkulären Typen treten unter den Kindern Schizophrener nur dann auf, wenn der nichtschizophrene Ehegatte hierfür eine Erklärung gibt, so in Familie XXV, XXXII und XLVI. Nur in Familie XXIV fehlt uns

diese Erklärung, da der Vater seiner psychischen Struktur nach unbekannt ist. Ich möchte hierin eine Bestätigung der bestehenden antipolaren klinischen Gruppen Schizophrenie-zirkuläres Irresein erblicken.

4. Tritt eine Dementia praecox unter den Kindern der Schizophrenen auf, so ist es nicht erforderlich, daß der andere Elter den Charakter des schizoiden Persönlichkeitstypus trägt (Familie XXXIX, Ehegatte hyperthymes Temperament der manisch-depressiven Anlage), trotzdem er nach theoretischer Überlegung schizophrene Ergänzungserbmassen besitzen muß. Leider fallen die Familien XI, XV und XXIII für eine derartige Feststellung aus, da wir über den anderen Elter nicht genügend orientiert sind.

5. Schizoide Charakteranomalien bei den Enkeln der Probanden scheinen bei allen Kreuzungsmöglichkeiten aufzutreten; einmal wenn das heterozygote Kind des Probanden, welches frei ist von schizoiden Zügen, einen schizoiden, (Familie II, IV und VII) und auch, wenn es einen nichtschizoiden Typus (Familie XVI) heiratet; ferner aber auch, wenn das heterozygote, aber schizoide Kind eines schizophrenen Probanden einen nicht erkennbar schizoiden Ehepartner hat (Familie X, XII, XV, XX). Ich betone, sie können auftreten, sie treten aber nicht immer auf, wie besonders schön z. B. Familie VIII zeigt.

6. Der einzige Fall einer Kreuzung zwischen heterozygotem Kind einer Schizophrenie mit einem schizoiden Typus aus schizophrener Familie (Familie XXIV) zeigt einen einzigen Sohn, der schon in jungen Jahren (15) an Dementia praecox erkrankte. Hier können wir die schizophrenen Erbkomponenten auf beiden Elternseiten nachweisen, was uns natürlich nicht immer möglich ist, aber bei rezessivem Erbgang, wie gesagt, theoretisch gefordert werden muß.

7. Fassen wir die übrigen Heterozygoten-Kreuzungen zusammen (d. h. Kind einer Schizophrenie ohne Rücksicht auf schizoiden oder nichtschizoiden Charakter × schizoiden Ehepartner) in Familie II, IV, VII und VIII), so ergeben sich unter den erwachsenen Enkeln 6 schizoide und 15 nichtschizoide Enkel. Hier wäre noch Familie XXIV (s. 6) hinzuzurechnen, bei der ein schizophrener Enkel zu konstatieren ist. Natürlich können wir aus diesem kleinen Material, das noch dazu hinsichtlich der Altersgrenze der Enkel als statistisch absolut nicht einwandfrei zu bezeichnen ist, keine Schlüsse ziehen. Auf die Wichtigkeit der Heterozygoten-Kreuzungen habe ich schon bei den Ergebnissen der 1. Gruppe hingewiesen (s. auch S. 60).

8. Aus dem Material der 1. und 2. Gruppe ist, hinsichtlich der Enkelgeneration überhaupt, die überraschende Tatsache festzustellen, daß unter 33 bzw. 21 Enkeln, soweit sie ein erwachsenes Alter (ca. 20) erreicht haben, bisher keine Dementia praecox aufgetreten ist, wohl aber bei Familie XXIV (3. Gruppe), bei der der Enkel schon im 15. Lebensjahr Suicid beging.

Es fragt sich nun, welchem Erbgang sich diese Tatsachen zwanglos einordnen lassen. Wie ich schon eingangs erwähnte, sprechen alle bisherigen Untersuchungen, vor allem die Monographie Rüdins über die Dementia praecox für einen rezessiven Erbgang. Eine einfache Dominanz kann nicht in Frage kommen, da wir die für diese Annahme charakteristische direkte Vererbung durch mehrere Generationen bei der Dementia praecox eigentlich ganz vermissen. Unter den Kindern Schizophrener tritt die Dementia praecox in ganz verschwindend geringem Prozentsatz auf und unter 54 erwachsenen Enkeln konnten wir ebenfalls keine schizophrene Erkrankung feststellen. Gerade diese Befunde sprechen gegen Dominanz und für Rezessivität, bei der eine discontinuierliche Übertragung an der Tagesordnung ist, wie sie Familie XXIV in der Erkrankung des Probanden und seines Enkels zeigt oder wie sie durch die recht häufige kollaterale Belastung eines Probanden in der Seitenlinie demonstriert wird.

Außer der Rezessivität könnte aber noch ein anderer Erbgang in Frage kommen, nämlich die Dominanz in Form der Homomerie, die Basierung einer Eigenschaft auf einer Reihe von Faktoren, welche alle in gleichem Sinne wirken, (d. h. jeder Faktor für sich bringt die bestimmte Eigenschaft hervor und jeder weiter hinzutretende Faktor bedingt eine Verstärkung derselben). Wir müssen an diese Art des Erbganges denken, da sich die drei Kategorien schizophren, schizoid, nichtschizophren an ihren Grenzen zu überdecken scheinen, man also sich eine Schattierungs- und Übergangsreihe von Gesunden bis zur Schizophrenie über das Schizoide denken könnte, wie es ähnlich bei dem manisch-depressiven Irresein schon von mir angenommen wurde[1]). Die Vorbedingung für diese Annahme wäre, daß die Schizophrenie sich von der schizoiden Persönlichkeit nur durch Intensitätsgrade, nicht qualitativ unterscheidet, daß andererseits die schizoiden Anomalien nur Steigerungen gewisser sonst normaler Eigenschaften wären. So könnte man sich dann auch erklären, daß das Kind einer Schizophrenie infolge Wegfalls oder Überdeckung einzelner Faktoren nur schizoide Züge trägt, ein anderes gar ganz gesund erscheint und dann bei geeigneter Kombination wieder eine Steigerung der Grundeigenschaft in Form einer Schizophrenie zutage tritt.

Einmal spricht gegen die Annahme der Homomerie die Tatsache, daß sich z. B. ein schizoider phlegmatischer Typus nicht nur quantitativ, sondern auch qualitativ von einer Schizophrenie unterscheidet in ganz anderer Weise wie z. B. ein Kaninchen mit einem 5 cm langen Ohr von einem anderen mit einem solchen von 8 cm. Es wäre meiner Ansicht nach gezwungen, hier nur Intensitätsunterschiede der Erscheinungsform anzunehmen, wie sie wohl bei der leichten Form der Zyklothymie und den zirkulären Psychosen zu Recht bestehen. Die charakteristischen Unterscheidungsmerkmale, wie sie durch die schizophrene Symptomatologie zwischen Schizophrenie und Nicht-Schizophrenie gegeben sind, lassen sich durch eine einfache Schattierung und Steigerung einer Grundeigenschaft kaum erklären.

Außerdem aber können wir die Homomerie auch vom mendelistischen Standpunkt aus widerlegen. Nehmen wir an, F wäre die normal vorhandene Grundeigenschaft. Der Faktor A würde eine Steigerung um 2 Einheiten (leicht schizoid), AA um weitere 2 Einheiten (stark schizoid) bedeuten. Ebenso bei den Faktoren B und BB gleich 2 bzw. 4 weitere Steigerungseinheiten (leicht schizophren und schwer schizophren)

$FF\,Aa\;\;bb = 2$ Einheiten = leicht schizoid,
$FF\,AA\;\;bb = 4$ Einheiten = stärker schizoid,
$FF\,AA\;\;Bb = 6$ Einheiten = leicht schizophren,
$FF\,AA\,BB = 8$ Einheiten = schwer schizophren.

[1]) Inzuchtergebnisse und manisch-depressives Irresein. Zeitschr. f. d. ges. Neurol. u. Psychiatr., Orig., 57, 92 (1920).

Hätten wir dann die Kreuzung zwischen einer Dementia praecox und einem nichtschizoiden Ehegatten, wie es z. B. in der Familie XXXIX (These 4) der Fall ist, so wäre die Kreuzung

FF AA BB × *FF aa bb*

Dem. praecox (8 Einheiten) × nichtschizoid (0 Einheiten)

ergibt den Bastard: *FF Aa Bb* (4 Einheiten) = schizoid in stärkerer Ausprägung. Unmöglich wäre es aber, hieraus eine Dementia praecox herauszurechnen, die erst bei 6 Einheiten Berechtigung hätte, aber tatsächlich bei dieser Konstellation in der Familie XXXIX vorkommt. Ebenso wäre die Kreuzung zweier nichtschizoider Individuen, die schizoide Kinder zeugen (s. These 5), unmöglich. Es wäre überhaupt undenkbar, daß nicht schizoide Persönlichkeiten schizophrene Erbmassen vererben, was wir zur Erklärung mancher Familie unbedingt annehmen müssen.

Als einzige Erklärung unserer 8 Thesen bleibt uns der rezessive Erbgang.

Die Latenz oder Rezessivität schizophrener Keimanlagen erklärt deren Übertragung durch psychisch ganz anders geartete Persönlichkeiten (These 4 und 5). Sie läßt uns verstehen, daß unter den Kindern und den Enkeln Schizophrener so verschwindend wenig Fälle von Dementia praecox zu beobachten sind. Sie wird auch allen Feststellungen früherer Autoren gerecht. Ferner läßt sich die Tatsache eines deutlichen Überwiegens der Verwandtenehen bei den Eltern Dementia praecox-Kranker[1]) gegenüber der Gesamtbevölkerung nur mit einem rezessiven Erbgang in Einklang bringen.

Wir wollen nunmehr an Hand des statistischen Materials die spezielle Form der Rezessivität besprechen.

Bekannt sind die Rüdinschen Untersuchungen, die auf Grund komplizierter Berechnungen von Dementia praecox Geschwisterserien einen dihybriden rezessiven Kreuzungsmodus sehr wahrscheinlich machen. Rüdin selbst drückt sich sehr vorsichtig aus und betont, daß zur Feststellung gesetzmäßiger Proportionen die Zeit noch nicht gekommen sei. Ich fürchte, ich werde mich diesen Worten anschließen müssen. Trösten kann uns nur die unendliche Kompliziertheit der Dinge, die nur schrittweise von uns durchschaut werden kann.

Bei dem dihybriden Kreuzungsmodus der Rezessivität würde die Dementia praecox durch den homozygot rezessiven Zustand der beiden antagonistischen mendelnden Faktorenpaare bedingt sein. Bezeichnen wir die beiden Paare mit den Buchstaben *Aa* und *Bb*, so wären *A* und *B* die dominanten, *ab* die rezessiven Faktoren.

Der homozygot rezessive Zustand wäre ausgedrückt durch *aabb* = Dementia praecox.

Der homozygot dominante Zustand durch *AABB*, d. h. äußerlich und auch im Keim völlig gesund.

Die verschiedenen Formen der Heterozygoten, d. h. der äußerlich Dementia praecox-freien, aber schizophrene Keimanlagen beherbergenden Individuen wären:

---

[1]) Die Genealogie von 700 Dementia praecox-Fällen der genealogischen Abteilung der Psychiatrischen Forschungsanstalt in München hat in 14 Familien bei den Eltern eine Verwandtschaft 1. Grades (Geschwisterkinder) ergeben, also in 2%. Nach Lenz sind blutsverwandte Ehen 1. Grades nur zu 1% in der übrigen Bevölkerung vertreten.

1. *AABb*, *AaBB* und *AaBb* im Genotypus = *AB*, d. h. völlig dominant aussehend im Phänotypus.

2. *AAbb* oder *Aabb* im Genotypus = *Ab* nur dominant bezüglich des Faktors *A* im Phänotypus.

3. *aaBB* oder *aaBb* im Genotypus = *aB* nur dominant bezüglich des Faktors *B* im Phänotypus.

Nehmen wir einmal diesen Erblichkeitsmodus theoretisch für die Dementia praecox an, so müssen wir folgende Schwierigkeiten bedenken. Der Dementia praecox-Proband wäre durch die homozygot-recessive Keimstruktur *aabb* wohl charakterisiert. Die Keimanlage des Dementia praecox-freien Probandenehegatten kennen wir jedoch nicht. Unter diesen Ehegatten könnten solche sein, die frei sind von schizophrenen Erbeinschlägen (dominante Homozygote), und solche, die genotypisch schizophrene Teilanlagen besitzen, also Heterozygote sind. Zu welchem Anteil diese beiden Gruppen auf unsere Probandenehegatten — d. h., wenn wir unsere Auslese als repräsentativ annehmen, auf die Gesamtbevölkerung — verteilt sind, wissen wir nicht. Ferner müssen wir damit rechnen, daß auch die einzelnen Formen der Heterozygie in verschiedener Häufigkeit vorkommen. Diese Überlegungen führen uns zu der wichtigen Frage, welche Formeln wir in unserer theoretischen Fundierung den Ehegatten zugrunde legen wollen. Wir werden an verschiedene Möglichkeiten denken müssen.

Versuchen wir zunächst einmal sämtliche nichtschizophrenen Keimkombinationen der erörterten dihybriden Vererbungsmodus — jede zu gleichen Teilen — für die Ehegatten der Probanden in Rechnung zu setzen (I. Grenzfall). Diese Kombinationen erfassen wir am besten aus der Kreuzung zweier Heterozygoten (*Aa Bb*), wie sie das Schema (Abb. 10) zeigt.

♂ *AaBb* : *AaBb* ♀

Keimzellen: ♂ *AB*, *Ab*, *aB*, *ab* und ♀ *AB*, *Ab*, *aB*, *ab*.

Die Kombination derselben ergibt 16 verschiedene Möglichkeiten, von denen nur eine (Nr. 16) eine Dementia praecox ist.

Männliche Keime.

Weibliche Keime.	*AB*	*Ab*	*aB*	*ab*
AB	1 *AB* *AB* Äußerlich = *AB* = Nicht *Dem. praec.*	2 *Ab* *AB* Äußerlich = *AB* = Nicht *Dem. praec.*	3 *aB* *AB* Äußerlich = *AB* = Nicht *Dem. praec.*	4 *ab* *AB* Äußerlich *AB* = Nicht *Dem. praec.*
Ab	5 *AB* *Ab* Äußerlich = *AB* = Nicht *Dem. praec.*	6 *Ab* *Ab* Äußerlich = *Ab* = Nicht *Dem. praec.*	7 *aB* *Ab* Äußerlich = *AB* = Nicht *Dem. praec.*	8 *ab* *Ab* Äußerlich = *Ab* = Nicht *Dem. praec.*
aB	9 *AB* *aB* Äußerlich = *AB* = Nicht *Dem. praec.*	10 *Ab* *aB* Äußerlich = *AB* = Nicht *Dem. praec.*	11 *aB* *aB* Äußerlich = *aB* = Nicht *Dem. praec.*	12 *ab* *aB* Äußerlich *aB* = Nicht *Dem. praec.*
ab	13 *AB* *ab* Äußerlich = *AB* = Nicht *Dem. praec.*	14 *Ab* *ab* Äußerlich = *Ab* = Nicht *Dem. praec.*	15 *aB* *ab* Äußerlich = *aB* = Nicht *Dem. praec.*	16 *ab* *ab* Äußerlich *ab* = *Dem. praecox*

Abb. 10.

Wir kreuzen Nr. 16 mit allen übrigen 15 Kombinationen:

1. $AABB \times aabb = 4\ AaBb$.
2. $AAbB \times aabb = 2\ AaBb + 2\ Aabb$.
3. $AaBB \times aabb = 2\ AaBb + 2\ aaBb$.
4. $AaBb \times aabb = AaBb + aaBb + Aabb + aabb$.
5. $AABb \times aabb = 2\ AaBb + 2\ Aabb$.
6. $AAbb \times aabb = 4\ Aabb$.
7. $AaBb \times aabb = AaBb + aaBb + Aabb + aabb$.
8. $Aabb \times aabb = 2\ Aabb + 2\ aabb$.
9. $AaBB \times aabb = 2\ AaBb + 2\ aaBb$.
10. $AaBb \times aabb = AaBb + aaBb + Aabb + aabb$.
11. $aaBB \times aabb = 4\ aaBb$.
12. $aaBb \times aabb = 2\ aaBb + 2\ aabb$.
13. $AaBb \times aabb = AaBb + aaBb + Aabb + aabb$.
14. $Aabb \times aabb = 2\ Aabb + 2\ aabb$.
15. $aaBb \times aabb = 2\ aaBb + 2\ aabb$.

Die 15 Kreuzungen bei gleich angenommener Zahl (4) der Nachkommen würden einen Dementia praecox-Prozentsatz von 12 : 60 = 20% ergeben. Wir hätten demnach bei diesem I. Grenzfall unter den Nachkommen eines schizophrenen und eines nicht schizophrenen Elters in 20% wiederum eine Dementia praecox zu erwarten. Eine andere Möglichkeit ist gegeben, wenn wir die Durchseuchung der Bevölkerung (d. h. unserer Probandenehegatten) mit schizophrenen Teilanlagen erheblich niedriger annehmen. Während wir soeben bei der Errechnung von 20% Dementia praecox-Kindern nur dem 15. Teil der Gesamtbevölkerung eine homozygot-dominante (nicht mit schizophrenen Teilanlagen durchseuchte) Keimanlage zuerkennen, würde bei der Annahme einer prozentual höheren „Keimgesundheit“ das Resultat von 20% mehr und mehr sinken. Setzen wir den schematischen (II.) Grenzfall, daß dominante Homozygote, d. h. völlig keimgesunde Individuen, neben den Heterozygoten, d. h. keimkranken Individuen, die Hälfte der Gesamtbevölkerung ausmachen, so würde der Prozentsatz schizophrener Erkrankungen unter den Kindern auf 12 : 112 = 10,7% zusammenschrumpfen.

Andere Modifikationen dieses in weiten Grenzen schwankenden Prozentsatzes wären durch eine verschiedene Häufigkeit der einzelnen Heterozygoten in der Gesamtbevölkerung gegeben. Sind z. B. unter den Ehegatten die Genotypen *AaBb*, *Aabb*, *aaBb* in größerer Häufigkeit als die übrigen Heterozygoten vertreten, so würde dieser Umstand ein Wachsen des Dementia praecox-Prozentsatzes bedingen; nehmen wir dagegen die gleiche Tatsache für die übrigen Heterozygoten an, so würde dies die gegenteilige Wirkung haben.

Die Unsicherheit ist sehr groß und läßt sich, meiner Ansicht nach, wohl kaum durch eine exakte Berechnung schon heute aus der Welt schaffen[1]).

Nun die statistische Auswertung des Materials.

Schon Rüdin hat in seiner Erblichkeitsstudie zur Dementia praecox an einem kleinen repräsentativen Material eine Deszendenzuntersuchung vorgenommen. Die Nachrichten, welche er über die Nachkommen der Kranken bekommen konnte, sind zum Teil unzulänglich; es heißt da z. B. „nicht ganz

[1]) Nach persönlicher Mitteilung unternimmt es Herr Sanitätsrat Weinberg demnächst, für den vorliegenden Fall eine statistische Formel aufzustellen.

richtig", „spinnt", „nervenleidend". Ferner hatten die Kinder einzelner Familien die entscheidende Altersgrenze von 40 Jahren, deren Überschreiten die Wahrscheinlichkeit einer noch vorhandenen Erkrankungserwartung auf ein Minimum herabdrückt, noch nicht erreicht. Um nun möglichst einfache Bedingungen zu schaffen, greife ich aus seiner Auslese nur die Familien heraus, über die einwandfreie Nachrichten vorhanden sind, deren Kinder ferner der Bedingung der überschrittenen Altersgrenze von 40 Jahren genügen (s. Abb. 11). Diese Auslese ist erlaubt, da sie nicht nach einseitigen Belastungsgesichtspunkten gewonnen ist, infolgedessen immer noch als repräsentativ bezeichnet werden muß.

Wir finden 10 Familien mit insgesamt 47 Geburten, also einer durchschnittlichen Kinderzahl von 4,7 pro Familie. 24 Kinder sind jung gestorben, die übrigen 23 hatten das Alter von 40 Jahren überschritten, unter ihnen waren 2 sicher Dementia praecox-krank, d. h. 8,7%.

Familie	Geburtenzahl	Vor dem 17. Jahr †	Zwischen 17. und 40. Jahr †	Beschaffenheit der Kinder			
				Dem. praecox	fraglich	nicht geisteskrank	Leben
1	3	2				1	1
2	6	5				1	1
5	4	2				2	1
7	1					1	1
8	1					1	1
10	8	7				1	1
11	6	3				3	1
12	8	3		1		4	5
17	2	1				1	1
18	8	1		1		6	7
	47	24		2		21	20

Abb. 11. Nach Rüdin, Tabelle 46, S. 105.

In meinem Material finden wir folgende Proportionen:

Gruppe I (jüngstes lebendes Kind über 60 Jahre alt). Ich habe dabei eine Rubrik „gestorben vor dem 17. Lebensjahr" und „gestorben zwischen 17. und 40. Lebensjahr" aufrecht erhalten. Die Repräsentanten der 1. Rubrik können wir für die statistische Verwertung außer acht lassen.[1]) Die der 2. Rubrik möchte ich jedoch zunächst einmal voll und ganz mitzählen, da bei ihnen, wie wir sehen werden, die Entscheidung, ob in Zukunft krank oder nicht krank in der Mehrzahl der Fälle schon gefällt werden kann. Die Gruppe I besteht aus 7 Familien mit einer Gesamtzahl von 17 Geburten, d. h. 2,4 für die einzelne Familie; 5 Kinder sind jung gestorben. Von den übrigen 12 hatte eines (♂) eine Dementia praecox und starb durch Suicid im 35. Lebensjahr; 5 (4 ♂ 1 ♀) sind als schizoide, 6 (3 ♂ und 3 ♀) als nicht schizoide Persönlichkeiten anzusprechen.

Der Dementia praecox-Prozentsatz beträgt hier 1 : 12 = 8,3%.

[1]) Wir nehmen dabei an, daß unter den jung Gestorbenen das Verhältnis von Anlage zu Dementia praecox- u. Nicht-Dementia praecox das gleiche ist, wie wir es bei den Erwachsenen finden. Ob die Dementia praecox-Anlage gelegentlich mit Laetal-(Mortalitäts) Faktoren verkoppelt ist, muß der Entscheidung einer besonderen Untersuchung überlassen bleiben.

Gruppe I.

Familie	Prob.	Ehegatte	Geburtenzahl	Vor dem 17. Lebensjahr †	Zwischen 17. u. 40. Lebensjahr †	Beschaffenheit der Kinder			
						Dem. praecox	schizoid	nicht schizoid	Leben
I	●♂	♀	3	2			1 ♂		
II	●♂	♀	4	2				1 ♂ 1 ♀	1
III	●♂	♀	1					1 ♂	1
IV	●♂	♀	1					1 ♀	1
V	●♀	♂	4	1			2 ♂ 1 ♀		1
VI	●♀	♂	1					1 ♂	1
VII	●♀	♂	3		1 ●♂ († 35) Dem. praecox		1 ♂	1 ♀	1
			17	5	1 ●♂ Dem. praecox		4 ♂ 1 ♀	3 ♂ 3 ♀	6

Abb. 12.

Gruppe II (jüngstes lebendes Kind über 50 Jahre alt). Sie besteht aus 16 Familien; von 45 Gesamtgeburten (2,8 pro Familie im Durchschnitt) haben 37 ein erwachsenes Alter erreicht. Unter ihnen findet sich dreimal (♂) eine Dementia praecox; 20 Kinder (10 ♂ 10 ♀) sind als schizoid, 12 (6 ♂ 6 ♀) als nicht schizoid zu bezeichnen. Hinzukommen noch aus Familie XI eine im Alter von 30 Jahren gestorbene Tochter und aus Familie XXI ein „nervenleidender", wohl körperlich kranker Sohn, der im Alter von 34 Jahren starb. Reihen wir auch diese beiden unter die nicht geisteskranken Individuen ein — wir begehen hier bewußt denselben Fehler wie bei Gruppe I, der aber bei der geringen Zahl ziemlich belanglos bleibt —, so stehen sich 3 schizophrene und 34 nicht schizophrene Kinder gegenüber.

Der Dementia praecox-Prozentsatz beträgt 3 : 37 = 8%.

Gruppe III (jüngstes lebendes Kind über 40 Jahre alt). 12 Familien, Gesamtgeburtenzahl 22 (1,8 im Durchschnitt); 5 Kinder jung gestorben. Unter 17 erwachsenen Kindern 1 Dementia praecox (♀), 11 schizoide (4 ♂, 7 ♀), davon 2 mit zirkulären Erscheinungen, und 5 nicht schizoide Typen (2 ♂, 3 ♀), von letzteren eine (♀) zirkulär.

Der Dementia praecox-Prozentsatz beträgt 1 : 17 = 5,9%.

Zur Gruppe III wäre noch zu bemerken, daß aus Familie XXXV die Tochter Gisela (degenerative Hysterie) wohl der Schizophrenie verdächtig erscheinen könnte, da die Anomalie bei ihr offenbar einen fortschreitenden Charakter trägt und ich mangels einer persönlichen Untersuchung die schizophrene Erkrankung nicht völlig ausschließen konnte. Unter Berücksichtigung dieser Erwägung würde sich der Prozentsatz auf 2 : 17 = 11,8% erhöhen.

Der Dementia praecox-Prozentsatz der III. Gruppe wäre dann **5,9 (11,8)%**.

Gruppe II.

Familie	Prob.	Ehegatte	Geburtenzahl	Vor dem 17. Lebensjahr †	Zwischen 17. u. 40. Lebensjahr †	Beschaffenheit der Kinder: Dem. praecox	schizoid	nicht schizoid	Leben
VIII	●♀	♂	1					1♂	1
IX	●♀	♂	1				1♂		
X	●♂	♀	1				1♂		1
XI	●♂	♀	2		1 ♀ schizoid († 30)	1 ●♂			1
XII	●♀	♂	1				1♂		
XIII	●♀	♂	1					1♀	
XIV	●♂	♀	3				1♀	1♂ 1♀	3
XV	●♂	♀	8	3		1 ●♂	1♀	1♂ 2♀	5
XVI	●♀	♂	5				1♂ + Paralyse 1♂ 1♀	1♂ 1♀	4
XVII	●♀	♂	8	4			1♂ 2♀	1♂	4
XVIII	●♂	♀	2	1			1♂		
XIX	●♂	♀	5				1♂ 2♀	1♂ 1♀	5
XX	●♀	♂	2				1♂ 1♀		2
XXI	●♂	♀	2		1 ♂ „nervenleidend" († 34)		1♂		1
XXII	●♀	♂	2				2♀		2
XXIII	●♀	♂	1			1 ●♂			1
			45	8	1 ♀ schizoid 1 ♂ „nervenleidend"	3 ●♂	10♂ 10♀	6♂ 6♀	30

Abb. 13.

Gruppe III.

Familie	Prob.	Ehegatte	Geburtenzahl	Vor dem 17. Lebensjahr †	Zwischen 17. u. 40. Lebensj. †	Beschaffenheit der Kinder			
						Dem. praecox	schizoid	nicht schizoid	Leben
XXIV	●♀	♂	1				1 ♀ mit period. Depress.		1
XXV	●♀	♂	1				1 ♀ mit Involutionsmelancholie		1
XXVI	●♂	♀	1				1 ♂		
XXVII	●♂	♀	2	1				1 ♂	
XXVIII	●♀	♂	2	1			1 ♂		1
XXIX	●♀	♂	7	3			1 ♂ 3 ♀		3
XXX	●♀	♂	1					1 ♂	1
XXXI	●♂	♀	1					1 ♀	1
XXXII	●♀	●♂ 1)	2			1 ●♀		1 ♀ zirkulär	2
XXXIII	●♀	♂	1					1 ♀	1
XXXIV	●♂	♀	2				1 ♂ 1 ♀		2
XXXV	●♂	♀	1				1 ♀		7
			22	5		1 ●♀ Dem. praecox	4 ♂ 5 ♀ 2 ♀ mit zirkul. Erschein.	2 ♂ 2 ♀ 1 ♀ zirkulär	20

1) Manisch-depressives Irresein.

Abb. 14.

Fassen wir das bisherige Material zusammen, da wir bei der nächsten Gruppe (IV) schon unter die Altersgrenze von 40 Jahren heruntergehen.

I. Gruppe	1	: 12	= 8,3%
II. Gruppe	3	: 37	= 8%
III. Gruppe	1 (2)	: 17	= 5,9 (11,8)%
Summa	5 (6)	: 66	= 7,6 (9)%.

Vergleichen wir mit diesem Resultat (7,6% bzw. 9%) das Resultat der Rüdinschen Untersuchung.

Gruppe Rüdin 2 : 23 = 8,7%.

Die Übereinstimmung könnte nicht besser sein. Bis hierher bewegen wir uns auf relativ sicherem Boden.

Gruppe IV (jüngstes lebendes Kind über 30 Jahre alt). 16 Familien mit insgesamt 42 Kindern, von denen 6 jung gestorben sind. Aus Familie XXXVII

Gruppe IV.

Familie	Prob.	Ehegatte	Geburtenzahl	Vor dem 17. Lebensjahr †	Zwischen 17. und 30. Lebensjahr †	Beschaffenheit der Kinder: Dem. praecox	schizoid	nicht schizoid	Leben
XXXVI	●♀	♂	6				2♀	4♂	5
XXXVII	●♀	♂	1		1♂ († 28)				
XXXVIII	●♀	♂	4	3		1●♀ (idiotisch)			
XXXIX	●♀	♂	2			1●♀	1♂		2
XL	●♀	♂	9	2	1♂ († 22)		1♂ 1♀	3♂ 1♀	4
XLI	●♀	♂	1					1♀	1
XLII	●♀	♂	2					1♂ 1♀	2
XLIII	●♀	♂	2			1●♂		1♀	
XLIV	●♀	♂	1				1♂		1
XLV	●♀	♂	2				1♂	1♂	2
XLVI	●♀	♂	3	1			1♂	1♀ zirkulär	2
XLVII	●♂	♀	2					1♂ 1♀	2
XLVIII	●♀	♂	3				2♂	1♀	3
XLIX	●♂	♀	2				1♂ 1♀		2
L	●♀	♂	1				1♂ + Epilepsie		1
LI	●♂	♀	1					1♂	1
			42	6	2♂ † unter 30	1●♂ Dem. praecox; 1●♀ „; 1●♀ idiotisch	8♂: 1♂ + Epilepsie; 4♀	11♂ 6♀; 1♀ zirkulär	28

Abb. 15.

starb 1 Sohn im Alter von 28 Jahren und aus Familie XL ein Sohn mit 22 Jahren, beide sollen nicht Dementia praecox-verdächtig oder schizoid gewesen sein. Unter den übrigen 34 Kindern waren 2 Schizophrenien (♀), 1 Idiotie (♀), 12 Schizoide (9 ♂, darunter einer mit Epilepsie, und 4 ♀) und 18 nicht Schizoide (11 ♂ 7 ♀). Der Dementia praecox-Prozentsatz beträgt 2 : 34 = *6%*; sollte es sich bei der nicht näher zu charakterisierenden Idiotie um eine Dementia praecoxissima gehandelt haben, so hätten wir das Verhältnis 3 : 34 = *8,8%*. Bei dieser Gruppe müssen wir besonders berücksichtigen, daß das eine oder andere Kind später noch schizophren erkranken könnte. Besonders verdächtig scheint mir aus Familie XXXIX Sohn Hans zu sein, der in der letzten Zeit durch seine unüberlegten Handlungen auffiel. Wir würden dann den Prozentsatz auf 4 : 34 = 11,8% erhöhen müssen. Da die schizophrene Ätiologie der Idiotie fraglich ist, wollen wir als Mittel 8,8% festhalten.

Gruppe V (jüngstes lebendes Kind über 40 Jahre alt). (Nachrichten gewonnen durch oberflächliche briefliche Recherchen.) 7 Familien mit insgesamt 36 Kindern, von denen 9 gestorben sind. Von den übrigen 27 Kindern litten 2 sehr wahrscheinlich an Dementia praecox (1 ♂, 1 ♀), davon starb eins im Alter von 27 Jahren an Suicid, ein anderes (♀) war „nicht ganz richtig" und muß eventuell auch als Schizophrenie aufgefaßt werden. (2 Kinder 1 ♂ 1 ♀) waren geistig zurück, aber nicht geisteskrank. 23 Kinder waren nicht schizophren (12 ♂, davon einer senil dement und 11 ♀).

Gruppe V.

Familie	Prob.	Ehegatte	Geburtenzahl	Vor dem 17. Lebensjahre †	Zwischen 17. und 40. Lebensjahre †	Beschaffenheit der Kinder			
						Dem. praecox	fraglich	nicht geisteskrank	Leben
LII	●♂	♀	6	1			1 ●♀[2] 1 ◐♀[3]	2 ♂[4] 1 ♀	
LIII	●♀	♂	7	2				3 ♂ 2 ♀	3
LIV	●♀	♂	7	1	1 ●♀ († 38)[1]			2 ♂ 3 ♀	4
LV	●♀	♂	4	2				1 ●♂[5] 1 ♀	1
LVI	●♀	♂	6	2				1 ♂ 3 ♀	4
LVII	●♂	♀	4	1	1 ●♂ (27 †) suicid Dem. praec. (?)			1 ♂ 1 ♀	2
LVIII	●♀	♂	2					2 ♂	1
			36	9	1 ●♀ (?) 1 ●♂ (?)		1 ●♀ 1 ◐♀	11 ♂ 11 ♀ 1 ●♂ idiotisch	

Abb. 16.

Die Zusammenfassung ist recht schwierig. Im günstigsten Falle haben wir 3 Schizophrenien auf 27 Kinder; unter letzteren sind 2 Imbezille und 1 senile

[1]) Geistig zurück, scheu, ängstlich, gelegentlich erregt, angeblich nicht geisteskrank.
[2]) Von Jugend auf unzurechnungsfähig, nicht ganz richtig.
[3]) Nicht ganz richtig.
[4]) Davon einer + an seniler Gehirnerweichung.
[5]) Schwachsinnig, nicht geisteskrank.

Demenz, die wir wohl nicht als Schizophrenien in Anschlag bringen können mit Ausnahme der Imbezillen, die als scheu und ängstlich geschildert wird und gelegentlich Erregungszustände gehabt haben soll.

Als Dementia praecox-Prozentsatz bekämen wir dann 3 (4) : 27 = 11,1 (14,8)%.

Wir könnten demnach folgende Übersicht aufstellen:

Gruppe	Rüdin	2	: 23 = 8,7%
Gruppe	I	1	: 12 = 8,3%
Gruppe	II	3	: 37 = 8%
Gruppe	III	1 (2)	: 17 = 7,6 (9)%
Gruppe	IV	3	: 34 = 8,8%
Gruppe	V	3 (4)	: 27 = 11,1 (14,8)%
Summe		**13 (15)**	: **150 = 8,6 (10)**%.

Das Resultat unserer Berechnungen wäre 8,6 bzw. 10%, ähnlich wie wir es in den einzelnen Gruppen immer wieder gefunden haben. Vielleicht ist dies doch mehr als ein bloßer Zufall bei kleinem Material, zumal ich bei einer vorläufigen Zusammenfassung des noch nicht abgeschlossenen Materials zu einem kurzen Bericht in der Münchener Forschungsanstalt im Juni 1920 unter 78 Kindern sechsmal eine Dementia praecox fand, was einem Prozentsatz von 7,7% gleich rund 8% entspricht. Gerade weil wir in der verschiedensten Gruppierung des Materials immer wieder ein ähnliches Proportionsverhältnis bekommen, können wir das Ergebnis nicht nur dem Zufall in die Schuhe schieben.

Halten wir 9% als Durchschnittsproportion fest. Dieser Prozentsatz könnte sich eventuell noch wesentlich höher stellen, da die Möglichkeit nicht ausgeschlossen ist, daß wir einmal einzelne Schizophrenien als Schizoide verkannt haben, daß zum andern manche Individuen der Gruppe IV noch an Dementia praecox erkranken.

Bei unseren theoretischen Erörterungen des dihybriden Modus (S. 84ff.) kamen wir zu dem Ergebnis, daß je nach der Durchseuchung der Probandenehegatten mit schizophrenen Teilanlagen ein Prozentsatz von rund 10—20% Dementia praecox-Kindern erwartet werden, daß ferner durch ein Schwanken der Häufigkeit einzelner heterozygoter Typen diese Proportion nach der einen oder anderen Seite hin noch modifiziert werden könnte.

Demnach ließe sich sagen, daß die gewonnenen 9% unseres Materials nicht gegen einen dihybriden Modus sprechen, daß wir vielmehr durchaus mit dieser Möglichkeit rechnen müssen. Die Annahme des II. Grenzfalles gibt sogar einen guten Annäherungswert. Mehr können wir vorläufig nicht sagen. Ich erinnere daran, daß Rüdin auf Grund seiner Untersuchung der Dementia praecox mit der Geschwistermethode zu dem gleichen Ergebnis gelangt ist[1]).

[1]) Als Anmerkung möchte ich noch kurz auf eine andere Variante des dihybriden Erblichkeitsmodus hinweisen, deren theoretische Möglichkeit für die Dementia praecox ebenfalls zugegeben werden muß. Ich gehe dabei aus von der Annahme, daß jeder Mensch einen Anlagefaktor besitzt, der zur Erkrankung an Dementia praecox disponiert. Damit jedoch eine Dementia praecox in Erscheinung tritt, bedarf es sog. Auslösungsfaktoren, die in homo- und heterozygoter Form die Schizophrenie bewirken, wenn nicht Hemmungs-

Immerhin müssen wir bei der Unsicherheit unserer theoretischen Fundierung auch noch den trihybriden Modus in Betracht ziehen, den wir meines Erachtens ebenfalls nicht widerlegen können.

Bei der trihybriden Recessivität würde die Keimanlage zur Dementia praecox durch den homozygot recessiven Zustand der 3 Merkmalspaare *Aa*, *Bb* und *Cc* repräsentiert, also *aabbcc*. Als ganz gesunde Keimanlage wäre die homozygot dominante Anlage *AABBCC* zu fordern. Zwischen beiden liegen die Heterozygoten:

1. Gruppe: *AaBBCC*, *AABbCC*, *AABBCc*,
AaBbCC, *AaBbCc*, *AABbCc*,
AaBBCc
im Genotypus = *ABC*, d. h. völlig dominant im Phänotypus.

---

faktoren vorhanden sind, die in homo- bzw. heterozygoter Form die Auslösungsfaktoren unwirksam machen.

S = Faktor, der zur Schizophrenie disponiert.
L = Auslösungsfaktor, *l* = Fehlen desselben.
H = Hemmungsfaktor, *h* = Fehlen desselben.
Hh und *HH* prävalieren über *Ll* und *LL*.

Dementia praecox = {1. *ShhLL*, 2. *ShhLl*} da Hemmungsfaktoren fehlen und Auslösungsfaktoren in homo- bzw. heterozygoter Form vorhanden sind.

Dementia praecox-frei = a) *SHHll*, b) *SHHLl*, c) *SHHLL*, d) *SHhll*, e) *SHhLl*, f) *SHhLL* } da Hemmungsfaktoren vorhanden sind die evtl. vorhandene Auslösungsfaktoren nicht zur Wirkung kommen lassen.
g) *Shhll* da Auslösungsfaktoren fehlen.

Diese Theorie unterscheidet sich durch einige wesentliche Punkte von der oben entwickelten (Dementia praecox = *aabb*). Zunächst haben wir hier zwei verschiedene Genotypen für die Dementia praecox, denen wir vielleicht in der Erscheinungsform der Psychose die leichtere bzw. schwerere Form des Verlaufs an die Seite stellen können, je nachdem, ob der Auslösungsfaktor in hetero- bzw. homozygoter Form vorhanden ist. Ferner wäre es nach dieser Theorie möglich, daß zwei schizophrene Eltern nichtschizophrene Kinder zeugen: $ShhLl \times ShhLl = ShhLL + ShhLl + ShhLl + Shhll$. *Shhll* = Dementia praecoxfrei.

Als schizoide Charaktere dürften wir dann vielleicht diejenigen Genotypen ansprechen, welche neben den Hemmungsfaktoren Auslösungsfaktoren besitzen. Wir könnten uns eine Stufenreihe denken von ausgesprochen schizoid (*HhLL*) über schwächer schizoid (*HhLl*, *HHLL*) zu angedeutet schizoid (*HHLl*). Die stärkere oder schwächere Ausprägung richtet sich nach der homo- bzw. heterozygoten Form der Auslösungs- und Hemmungsfaktoren derart, daß *LL* und *Ll* schwächer bei Anwesenheit von *HH* als bei *Hh*, daß *Ll* schwächer als *LL* im Sinne der schizoiden Anomalie zur Wirkung kommt. Unter den nichtschizoiden, also äußerlich nicht erkennbaren, Dementia praecox-Ergänzern wäre der Genotypus *Shhll* besonders gefährlich, da er in Kombination mit *ShhLL* unbedingt wieder eine Dementia praecox hervorbringt, in Kombination mit *ShhLl* zur Hälfte schizophrene Nachkommenschaft bedingen muß. Wir hätten so eine Erklärung für die gelegentlich beobachtete Tatsache, daß sich in einer Familie schizophrene Psychosen, fast wie es bei dominanten Anomalien üblich ist, auffallend gehäuft und in direkter Übertragung fortpflanzen, ohne daß immer bei den hineinheiratenden Ehegatten schizoide Charaktere nachweisbar wären.

Diese Theorie scheint mir wohl brauchbar, vor allem weil sie nicht nur einen Genotypus der Dementia praecox zugrunde legt. Die Zahlenverhältnisse würden ähnlich ausfallen wie bei dem oben gegebenen Beispiel des dihybriden Modus. Wären wir imstande, dereinst bei einem schizophrenen Ehepaar ein nichtschizophrenes in höherem Alter stehendes Kind nachzuweisen, so würde diese Theorie sehr viel an Wahrscheinlichkeit gewinnen.

2. Gruppe: *AABBcc*, *AaBBcc*, *AABbcc*, *AaBbcc*
   im Genotypus = *ABc*, d. h. dominant durch *A* und *B* im Phänotypus.
3. Gruppe: *AAbbCC*, *AabbCC*, *AAbbCc*, *AabbCc*
   im Genotypus = *AbC*, d. h. dominant durch *A* und *C* im Phänotypus.
4. Gruppe: *AAbbcc*, *Aabbcc*
   im Genotypus = *Abc*, d. h. dominant durch *A* im Phänotypus.
5. Gruppe: *aaBBCC*, *aaBbCC*, *aaBbCc*, *aaBBCc*
   im Genotypus = *aBC*, d. h. dominant durch *A* und *B* im Phänotypus.
6. Gruppe: *aaBBcc*, *aaBbcc*
   im Genotypus = *aBc*, d. h. dominant durch *B* im Phänotypus.
7. Gruppe: *aabbCC*, *aabbCc*
   im Genotypus = *abC*, d. h. dominant durch *C* im Phänotypus.

Daraus resultieren 7 verschiedene heterozygote Phänotypen *ABC*, *ABc*, *AbC*, *Abc*, *aBC*, *aBc*, *abC*, denen 25 verschiedene Genotypen entsprechen. Sämtliche realisierbaren Kombinationen, welche aus der Kreuzung zweier Heterozygoter *AaBbCc* hervorgehen, zeigt wiederum das Schema (Abb. 17):

♂ *AaBbCc* × ♀ *AaBbCc*

Keimzellen: ♂ *ABC*, *ABc*, *AbC*, *Abc*, *aBC*, *aBc*, *abC*;
♀ *ABC*, *ABc*, *AbC*, *Abc*, *aBC*, *aBc*, *abC*.

Die Kombination derselben ergibt 64 verschiedene Möglichkeiten, von denen nur eine (Nr. 64) eine Dementia praecox ist.

Genau wie beim dihybriden Kreuzungsmodus kreuzen wir für unsere Untersuchungen die Dementia praecox (Nr. 64) mit allen übrigen 63 Kombinationen, um uns die theoretische Proportion zu errechnen. Diese Kreuzungen bei gleich angenommener Zahl (8) der Nachkommen ergeben einen Dementia praecox-Prozentsatz von 56 : 504 = *11,1%*[1]) (I. Grenzfall).

Auch diese Proportion wäre nach den früher angestellten Erwägungen erheblichen Schwankungen unterworfen und würde z. B. bei Annahme einer prozentual höheren Keimgesundheit der Probandenehegatten (Hälfte) auf die Hälfte 56 : 992 = 5,6% sinken (II. Grenzfall). Bedenken wir, daß wir einen relativ hohen Prozentsatz keimgesunder, von schizophrenen Teilanlagen freier Individuen für die Probandenehegatten als wahrscheinlich annehmen dürfen (eher den II. als den I. Grenzfall), so würde unser Untersuchungsergebnis von 9% über die theoretische Erwartung des trihybriden Modus hinausragen, und größere Wahrscheinlichkeit für den dihybriden Modus bestehen.

In Anbetracht dieser Überlegung wollen wir auch den Schizoiden im Rahmen dieser dihybriden Theorie einen Platz einräumen. Wir haben unter den Heterozygoten 3 verschiedene Phänotypen kennengelernt: *AB*, *aB* und *Ab*. Andererseits konnten wir in unserem Material 3 Gruppen klinisch unterscheiden; neben den Schizophrenen die Nichtschizoiden und die Schizoiden.

---

[1]) Aus Raumersparnis habe ich auf die tabellarische Darstellung dieser Berechnung verzichtet; sie läßt sich nach dem Beispiel des dihybriden Modus leicht durchführen.

	ABC	*ABc*	*AbC*	*Abc*	*aBC*	*aBc*	*abC*	*abc*
ABC	*ABC* 1 *ABC*	*ABc* 2 *ABC*	*AbC* 3 *ABC*	*Abc* 4 *ABC*	*aBC* 5 *ABC*	*aBc* 6 *ABC*	*abC* 7 *ABC*	*abc* 8 *ABC*
	Äußerlich = *ABC* = Nicht *Dem. praecox.*							
ABc	*ABC* 9 *ABc* Äußerlich *ABC*	*ABc* 10 *ABc* Äußerlich *ABc*	*AbC* 11 *ABc* Äußerlich *ABC*	*Abc* 12 *ABc* Äußerlich *ABc*	*aBC* 13 *ABc* Äußerlich *ABC*	*aBc* 14 *ABc* Äußerlich *ABc*	*abC* 15 *ABc* Äußerlich *ABC*	*abc* 16 *ABc* Äußerlich *ABc*
	= Nicht *Dem. praecox.*							
AbC	*ABC* 17 *AbC*	*ABc* 18 *AbC*	*AbC* 19 *AbC*	*Abc* 20 *AbC*	*aBC* 21 *AbC*	*aBc* 22 *AbC*	*abC* 23 *AbC*	*abc* 24 *AbC*
	Äußerlich *ABC*		Äußerlich *AbC*		Äußerlich *ABC*		Äußerlich *AbC*	
	= Nicht *Dem. praecox.*							
Abc	*ABC* 25 *Abc* Äußerlich *ABC*	*ABc* 26 *Abc* Äußerlich *ABc*	*AbC* 27 *Abc* Äußerlich *AbC*	*Abc* 28 *Abc* Äußerlich *Abc*	*aBC* 29 *Abc* Äußerlich *ABC*	*aBc* 30 *Abc* Äußerlich *ABc*	*abC* 31 *Abc* Äußerlich *AbC*	*abc* 32 *Abc* Äußerlich *Abc*
	= Nicht *Dem. praecox.*							
aBC	*ABC* 33 *aBC*	*ABc* 34 *aBC*	*AbC* 35 *aBC*	*Abc* 36 *aBC*	*aBC* 37 *aBC*	*aBc* 38 *aBC*	*abC* 39 *aBC*	*abc* 40 *aBC*
	Äußerlich *ABC*				Äußerlich *aBC*			
	= Nicht *Dem. praecox.*							
aBc	*ABC* 41 *aBc* Äußerlich *ABC*	*ABc* 42 *aBc* Äußerlich *ABc*	*AbC* 43 *aBc* Äußerlich *ABC*	*Abc* 44 *aBc* Äußerlich *ABc*	*aBC* 45 *aBc* Äußerlich *aBC*	*aBc* 46 *aBc* Äußerlich *aBc*	*abC* 47 *aBc* Äußerlich *aBC*	*abc* 48 *aBc* Äußerlich *aBc*
	= Nicht *Dem. praecox.*							
abC	*ABC* 49 *abC*	*ABc* 50 *abC*	*AbC* 51 *abC*	*Abc* 52 *abC*	*aBC* 53 *abC*	*aBc* 54 *abC*	*abC* 55 *abC*	*abc* 56 *abC*
	Äußerlich *ABC*		Äußerlich *AbC*		Äußerlich *aBC*		Äußerlich *abC*	
	= Nicht *Dem. praecox.*							
abc	*ABC* 57 *abc* Äußerlich *ABC*	*ABc* 58 *abc* Äußerlich *ABc*	*AbC* 59 *abc* Äußerlich *AbC*	*Abc* 60 *abc* Äußerlich *Abc*	*aBC* 61 *abc* Äußerlich *ABC*	*aBc* 62 *abc* Äußerlich *ABc*	*abC* 63 *abc* Äußerlich *abC*	*abc* 64 *abc* Äußerlich *abc* = *Dem. praecox.*
	= Nicht *Dem. praecox.*							

Abb. 17.

Aus der theoretischen Kreuzungsübersicht (I. Grenzfall) der Dementia praecox (*ab*) mit nichtschizophrenen Ehegatten (S. 84) läßt sich ersehen, daß keines der Nachkommen völlig keimgesund, d. h. genotypisch gesund ist. Gesunde, nichtschizoide Phänotypen (*AB*) finden wir aber in einem Prozentsatz von 16 : 60 = 26,6%. Bei Annahme des II. Grenzfalles (Probandenehegatten zur Hälfte keimgesund, zur anderen Hälfte Heterozygote in der Verteilung nach der Kreuzungsübersicht S. 84) erhöht sich diese Proportion auf 68 : 112 = 60,7%.

Die beiden anderen Phänotypen (*aB* und *Ab*) wollen wir mit den gefundenen schizoiden Charaktertypen gleichsetzen[1]).

Nach der Übersicht (S. 84) wären diese beiden Phänotypen unter den Nachkommen im Verhältnis von 32 : 60 = 53,3% (I. Grenzfall) vorhanden. Den II. Grenzfall für die genotypische Struktur der Probandenehegatten angenommen wie eben bei den nichtschizoiden Phänotypen, erhalten wir 32 : 112 = 28,5%.

Stellen wir vergleichsweise die Zahlen der beiden Grenzfälle nebeneinander:

	Nachkommen		
	schizophren	schizoid	nichtschizoid
I Nach Kreuzungsübersicht S. 84. I. Grenzfall.	20%	53,3%	26,6%
II Probandenehegatten zur Hälfte keimgesund, zur Hälfte heterozygote wie auf S. 84. II. Grenzfall.	10,7%	28,5%	60,7%

Unsere Untersuchungen ergaben 9% schizophrener Nachkommen. Der II. Grenzfall mit 10,7% kommt diesem Ergebnis sehr nahe. Wir würden dementsprechend 28,5% schizoide Nachkommen zu erwarten haben.

Im Material finden wir:

Gruppe I:	5	Schizoide zur Gesamtzahl	12
„ II:	20	„ „ „	37
„ III:	11	„ „ „	17
„ IV:	13	„ „ „	34
Summe	49	Schizoide zur Gesamtzahl	100 = 49,0%

Wir hätten tatsächlich mehr Schizoide gefunden als wir theoretisch mit 28,5% vorausgesagt hatten. Trotz dieses Fehlresultats könnte unsere Theorie immer noch richtig sein. Wir haben schon früher darauf hingewiesen, daß die Proportion von 9% schizophrener Nachkommen eventuell zu niedrig ausgefallen wäre, da einmal unter den Schizoiden sich einzelne Schizophrenien befinden könnten, zum anderen noch das eine oder andere schizoide Kind der Gruppe IV. später an einer Schizophrenie erkranken könnte. Beide Faktoren würden ein Sinken des Prozentsatzes der Schizoiden bedingen. Es würde dann mit einem Steigen des theoretischen Dementia praecox-Prozentsatzes auf etwa 15%, die Schizoiden auf etwa 40% anwachsen. Somit wären auch für die Schizoiden Theorie und Empirie einigermaßen zur Deckung gebracht.

Auch bei den Charakteranomalien müssen wir selbstverständlich uns bemühen, die Erscheinungsform mendelistisch zu analysieren, d. h. Phänotypus

[1]) Es liegt nahe, den Phänotypus *a* für die hyperästhetische Empfindsamkeit, den Phänotypus *b* für die Gefühlsanästhesie verantwortlich zu machen.

und Genotypus zur Deckung zu bringen. Konnten wir jedoch bei dem klinisch schon lange festgelegten, gut charakterisierten Phänotypus der Psychose (Dementia praecox) keine endgültigen Gesetzmäßigkeiten herausarbeiten, viel weniger dürfen wir dies bei den schizoiden Psychopathen verlangen, deren psychologische Struktur noch weiterer analytischer Klärung bedarf, die in ihrem Phänotypus noch zu wenig einheitlich faßbar vor uns stehen. Genau so wie jedes andere Merkmal, jede andere Eigenschaft muß auch das schizoide Temperament einem bestimmten Erbgang folgen[1]). Wir werden ihm durch geeignete Untersuchungsanordnungen auf die Spur kommen, wenn wir wohlcharakterisierte und umgrenzte Phänotypen besitzen. Gehen wir z. B. bei einer Deszendenzuntersuchung von schizoiden Probanden aus, so werden wir bei den Kindern bestimmte Proportionen des Schizoiden finden, die den Erbgang dieses Temperamentes beleuchten. Noch weiter werden wir vordringen, wenn wir in einzelne Kreuzungsmöglichkeiten (schizoid × nichtschizoid; schizoid × schizoid; schizoid × schizophren) sondern, die gewonnenen Proportionen dieser Gruppen miteinander vergleichen und mendelistische Kombinationen zugrunde legen. Ergänzen wir diese Forschungen durch Aszendenzuntersuchungen in großem Stil, analysieren wir die Kreuzungskombinationen, aus denen die schizoide Persönlichkeit zu entstehen pflegt, so werden wir auch diese Fragen der Lösung einen Schritt näher gebracht haben.

Um nun ein grob schematisches Bild meiner theoretischen Erörterungen zu geben, möchte ich einige Kreuzungsmöglichkeiten entwickeln, wie sie uns in der Praxis öfter begegnen.

1. Zunächst einen Fall: schizophrenes Kind bei nichtschizoiden Eltern:
   AaBb : *AaBb*
   Keimzellen unter andern *ab* *ab*
   Kombination *aabb* im Genotypus; Phänotypus *ab* = Dementia praecox.
2. Schizophrenes Kind bei einem nichtschizoiden und einem schizoiden Elter:
   AaBb : *aaBb*
   Keimzellen unter andern *ab* *ab*
   Kombination *aabb* im Genotypus; Phänotypus *ab* = Dementia praecox.
3. Schizophrenes Kind bei einem schizophrenen und einem nichtschizoiden Elter:
   aabb : *AaBb*
   Keimzellen unter andern *ab* *ab*
   Kombination *aabb* im Genotypus, Phänotypus *ab* = Dementia praecox.
4. Schizoides und nichtschizoides Kind bei einem schizophrenen und einem nichtschizoiden Elter:
   aabb : *AaBb*
   Keimzellen unter andern *ab* *AB* und *Ab*
   Kombination I *AaBb* im Genotypus; Phänotypus *AB* = nichtschizoid.
   Kombination II *Aabb* im Genotypus; Phänotypus *Ab* = schizoid.
5. Schizoides Kind bei nichtschizoiden Eltern:
   AaBb : *AaBb*
   Keimzellen unter anderen *aB* *aB*
   Kombination *aaBB* im Genotypus; Phänotypus *aB* = schizoid.

---

[1]) Es ist möglich, daß die schizoiden Typen primitive Genotypen repräsentieren, s. Kahn, Erbbiolog.-klin. Betrachtungen und Versuche. Zeitschr. f. d. ges. Neurol. u. Psychiatr., Orig. 59, 264 (1920).

Andere Möglichkeiten lassen sich leicht ableiten und errechnen. Sicherlich können mit dieser Theorie alle empirischen Schwierigkeiten erfaßt werden, ob wir aber damit den Kern der Sache getroffen haben, läßt sich nicht sagen. Ich betone ausdrücklich, daß ich theoretische Vermutungen entwickelt habe, daß ich aber auf Grund meines immerhin recht kleinen statistischen Materials nicht behaupten möchte, mit dem dihybriden Modus eine endgültige erbbiologische Klärung der Dementia praecox gegeben zu haben. Ich halte es für durchaus möglich, daß ein größeres Material ein ganz anderes Bild gibt und dementsprechend andere Theorien fordert. Wir müssen uns, wie schon Rüdin sagte, „durchtasten".

Die große Unsicherheit in der theoretischen Genotypisierung der Probandenehegatten muß bei zukünftigen Deszendenzuntersuchungen unbedingt dazu führen, bestimmte Gruppierungen des Materials anzustreben. Wir müssen unser besonderes Augenmerk darauf richten, die Charakterologie dieser Ehegatten zu erforschen, sie in der Zugehörigkeit ihrer Veranlagung zu einem psychologischen Erbkreis festzulegen und dabei die in ihrer Familie vorliegende erbliche Belastung eingehend zu berücksichtigen.

Bei der statistischen Auswertung werden wir dann Kreuzungen der Probanden mit solchen Ehegatten, die sich untereinander in ihrer pathologischen und hereditären Struktur gleich oder ähnlich sind, zu einzelnen Gruppen zusammenordnen und aus dem Vergleich der Proportionen dieser Gruppen unsere Schlüsse ziehen können, die uns bei einem großen Material sicherlich über unsere heutige Erkenntnis wesentlich hinausführen werden. Wir gewinnen auf diese Weise eine größere (wenn auch nicht völlige) Sicherheit in der Genotypisierung der Probandenehegatten als sie unser Material zeigte.

Ich möchte diesen Weg kurz an einzelnen Beispielen erläutern. Als erste Gruppierung wählen wir: Dementia praecox-Proband × schizoider Ehegatte.

Versuchen wir in unserem Material diese Kreuzungen zusammenzustellen (s. Tabelle Gruppe A). Leider kann ich nur 5 Familien dieser Art aufweisen.

Gruppe A.

Familie	Proband	Ehegatte (schizoid)	Kinder: Dem. praecox	Kinder: schizoid	Kinder: nicht-schizoid
XII	♀	Grob, roh, brutal, zornmütig, immer mißgestimmt.		1 ♂	
XXVIII	♀	Ruhig zurückhaltend.		1 ♂	
XXIX	♀	Lebte für sich, auffallend ruhig, sparsam, ordentlich.		1 ♂ 3 ♀	
XLIV	♀	Ruhig, ungesellig, verschlossen, ohne Initiative (Schwester Dementia praecox).		1 ♂	
XLIX	♂	Hartherzig, nüchtern, realistisch, grob, robust.		1 ♂ 1 ♀	
				5 ♂ 4 ♀	

Sämtliche 9 Kinder zeigen den schizoiden Charakter. Daß keine Dementia praecox auftritt, dürfte ein zufälliger Befund sein. Auch diese Gruppe spricht für Rezessivität. Würde der Dementia praecox ein dominanter Erbgang zugrunde liegen, etwa in Form der Homomerie (schizoid = Schizophrenie niederer Wertigkeit), so würden wir schon in diesem kleinen Material mehrere Schizophrenien erwarten müssen (s. die gleiche Betrachtung beim manisch-depressiven Irresein, II. Kapitel).

Ferner könnte man noch andere Gruppierungen vornehmen, wie sie in den folgenden Tabellen zusammengestellt sind. Tabelle Gruppe B zeigt die Kreuzung von Dementia praecox und nichtschizoid[1]). Von 10 Kindern sind 4 schizoid und 6 nicht schizoid veranlagt. Im Gegensatz zur vorhergehenden Gruppe sehen wir hier 60% nicht Schizoide auftreten. Tabelle Gruppe C berücksichtigt die Kreuzung: Dementia praecox und hypomanische Veranlagung[2]). Unter 31 Kindern finden wir eine Schizophrenie, 18 schizoide und 12 nicht schizoide Persönlichkeiten. In Familie XXIX, in der die Schizophrenie auftritt, fällt uns auf, daß der fast hypomanisch veranlagte Vater über sich selbst von peinlicher Genauigkeit und Gewissenhaftigkeit sowie von besonnener Überlegung berichtet.

Vielleicht dürfen wir diese bei Schizoiden häufig beobachteten Wesenszüge als Erscheinungsform gewisser schizophrener Teilanlagen auslegen und so die

Gruppe B.

Familie	Proband	Ehegatte (nichtschizoid)	Kinder		
			Dem. praecox	schizoid	nichtschizoid
I	♂	Lebhaft, energisch, keine Spaßverderberin.		1 ♂	
II	♂	Heiter, herzensgut, ruhig, regsam, energisch.			1 ♂ 1 ♀
III	♂	Heiter, herzensgut.			1 ♂
V	♀	Ruhig, fleißig, gemütlich, häuslich, aus gesunder Familie.		2 ♂ 1 ♀	
XIII	♀	Ruhig, gemütvoll, humoristisch veranlagt.			1 ♀
XXXI	♂	Affektiv herzlich, liebenswürdig, lebhaft, interessiert, aus gesunder Familie.			1 ♀
LI	♂	Ruhig, gleichmäßig, nicht sehr gesellig, sehr viel Interessen.			1 ♂
				3 ♂ 1 ♀	3 ♂ 3 ♀

[1]) Zum Teil „ruhig, humoristisch“ veranlagte Typen, wie sie uns als eine Form der manisch-depressiven Gesamtkonstitution später begegnen.

[2]) Zum Teil hyperthyme Veranlagung (s. zykloide Persönlichkeit im manisch-depressiven Teil dieser Arbeit).

schizophrene Tochter als Kombination konvergierender schizophrener Genotypen auffassen. Der Prozentsatz schizophrener Erkrankungen (1 : 31) bleibt mit 3,2% weit hinter dem der Gesamtberechnung zurück. Dasselbe gilt für Gruppe B (0%) und die Zusammenfassung beider (B und C) mit 2,4%. Aus diesen

Gruppe C.

Familie	Proband	Ehegatte (hypomanische oder ähnliche Veranlagung	Kinder		
			Dem. praecox	schizoid	nichtschizoid
IV	♂	Lebhaft, erregbar; Neigung zu depressiven Schwankungen.			1 ♀
VIII	♀	Heiter, humorvoll; gesellig; tätig; guter Ehemann.			1 ♂
XVI	♀	Hypomanisch.		1 ♂ (Paralyse) 1 ♂ 1 ♀	1 ♂ 1 ♀
XVII	♀	Heiter, fröhlich, immer guter Laune, lebhaft, beliebter Gesellschafter.		1 ♂ 2 ♀	1 ♂
XIX	♂	Lebhaft, heiter, couragiert, gefühlsstabil, praktisch, geschickt.		1 ♂ (?) 2 ♀	1 ♂ 1 ♀
XX	♀	Lebhaft, gesprächig, immergute Laune, hitzig, erregbar.		1 ♂ 1 ♀	
XXV	♀	Lebhaft, lustig, humorvoll, beliebt, hypoman.		1 ♀ (Involutionsmelancholie)	
XXVI	♂	Nervös, ausgelassen fröhlich.		1 ♂	
XXIX	♀	Heiter, unternehmungslustig, sehr gesellig. Natürliche, liebenswürdige Art. Gewissenhaft, peinlich, genau, besonnen, überlegt.	1 ♀	1 ♂	
XLV	♀	Lebhaft, umtriebig, tüchtiger Kaufmann.		1 ♂	1 ♂
XLVI	♀	Gesellig, lebhaft, natürlich, gewandt, liebenswürdig, Maitre de plaisir. Erregbar.		1 ♂	1 ♀ (hypomanische Schwankungen)
XLVII	♂	Hypoman.			1 ♂ 1 ♀
XLVIII	♀	Lebhaft, heiter, redselig, temperamentvoll, erregbar.		2 ♂	1 ♀
			1 ♀	10 ♂ 6 ♀ 1 ♂ (Paralyse) 1 ♀ (Involutionsmelancholie)	6 ♂ 5 ♀ 1 ♀ (hypomanische Schwankungen)

Tatsachen läßt sich vorläufig der Schluß ziehen, daß die Dementia-praecox-Proportion unter den Kindern schizophrener Probanden erheblich niedriger ausfällt bei der Kreuzung mit hypomanischen (hyperthymen) bzw. nicht schizoiden Ehegatten als bei der Kreuzung, die auf diese Auslese keinen Wert legt (Gesamtberechnung). Leider sind wir bei der Mehrzahl der Familien meines Materials über die angeheirateten Ehegatten kaum oder nur sehr wenig orientiert. Unsere Gruppen A, B und C sind daher klein und lassen keine endgültigen Schlußfolgerungen zu.

Auch auf die schon bei den Ergebnissen der einzelnen Materialsgruppen (I—IV) berührten Heterozygotenkreuzungen möchte ich in diesem Zusammenhange noch einmal kurz hinweisen. Wir verstanden darunter die Kreuzung zweier Kinder von je einem schizophrenen Elter. Da wir für diese Fragestellung wohl schwerlich schon in absehbarer Zeit genügend Material werden beschaffen können, wies ich auf eine andere Heterozygotenkreuzung hin, die sich in mehreren Familien unseres Materials findet; Kind eines schizophrenen Elters und schizoider Ehegatte[1]). In der Tabelle Gruppe D sind diese Familien noch einmal zu-

Heterozygotenkreuzung (Gruppe D).

Familie	Heterozygotes Kind der Dem.-praecox-Probanden	dessen Ehegatte schizoid	Kinder		
			Dem. praecox	schizoid	Nicht schizoid
II	Therese D., nicht schizoid.	Energisch, heftig., jähzornig, strenges, verschlossenes Wesen, mißtrauisch, despotisch, eigensinnig.		1 ♀	7 ○
IV	Marie F., nicht schizoid.	Still, ruhig, durch Unglück verbittert. Unliebenswürdig ablehnend, geizig, streng, grantig.		1 ♂ 1 ♀	2 ♂ 2 ♀
VII	Emma Sp., nicht schizoid.	Ruhig, streng, wenig Gemüt, leicht heftig, wenig Sinn für die Familie. Kaltherzig, verschwenderisch.		1 ♀ († 18 alt) 2 ♀	1 ♂ 2 ♀
VIII	Josef A., nicht schizoid.	Gefühllose, kaltherzige Frau ohne Verständnis für seelische Alteration.			1 ♀
XXIV	Juli L., schizoid period. Depr.	Stumpfsinniger, grobsinnlicher, willensschwacher, energieloser Mensch, ohne Initiative. Oft mißtrauisch. Vaters Bruder wahrscheinlich Dem. praecox.	1 ●♂		
			1 ●♂	1 ♂ 5 ♀	3 ♂ 5 ♀ 7 ○

sammengestellt. Die Dementia-praecox-Proportion unter den Kindern von 4,7% läßt sich, da es sich wiederum nur um die geringe Zahl von 21 Kindern handelt, da ferner die Kinder noch zum Teil in jugendlichem Alter stehen, infolgedessen noch in größerer Zahl schizophren erkranken könnten, nicht als end-

[1]) Falls unsere Annahme der Rezessivität für die Dementia praecox richtig ist, sind beide heterozygot, d. h. äußerlich nicht schizophren, aber Träger schizophrener Keimmassen.

gültig zu verwerten. Immerhin spricht der relativ geringe Prozentsatz schizophrener Erkrankungen für Rezessivität und nicht für Dominanz. In diesem Sinne konnten wir ja alle unsere tabellarischen Gruppierungen mit mehr oder minder großer Wahrscheinlichkeit auswerten.

Die Beweiskraft dieser verschiedenen Gruppierungen scheitert an dem unzureichenden kleinen Material. Hier wird ohne Frage die zukünftige Forschung Wandel schaffen können. Ein weit größeres Hindernis aber als diese Materialfrage bedeutet für den Erblichkeitsforscher die Unsicherheit auf klinischem Gebiet. Bleuler[1]) hat auf eine Reihe erbbiologisch wichtiger Fragen hingewiesen, von denen ich zwei besonders hervorheben möchte.

Einmal müssen wir daran denken, daß wir eventuell in dem klinischen Begriff der Dementia praecox eine Reihe von biologisch nicht zusammengehörigen, ätiologisch ungleichartigen Anomalien zusammenfassen. Zweitens sind die Grenzen der Schizophrenie gegenüber dem Gesunden schwankend und oft verschwommen, so daß wir in manchen Fällen eine Schizophrenie weder nachweisen noch ausschließen können. Bleuler spricht sogar von einer „kontinuierlichen Stufenleiter qualitativ gleicher Erscheinungen". Der Erblichkeitsforscher sollte aber unbedingt seinen Untersuchungen gut charakterisierte und scharf umschriebene Merkmale zugrunde legen können.

Ich habe es gewagt, unter den Kindern meiner schizophrenen Ausgangsprobanden 3 Gruppen zu unterscheiden, die schizophrenen, die schizoiden und die nicht schizoiden Persönlichkeiten. Es gibt klare, einwandfreie Repräsentanten dieser Gruppen, über deren Einreihung kein Zweifel sein kann. Es gibt andererseits aber einzelne Fälle, die Bindeglieder darstellen könnten, deren Einreihung zweifelhaft und willkürlich erscheint.

Allerhand merkwürdige Tatsachen konnten wir in unserem Material feststellen. Einmal bestand die schizoide Charaktereigentümlichkeit schon von Jugend auf. In einem anderen Falle pflegte sie erst in den Entwicklungsjahren in Erscheinung zu treten (Familie VII schizoide Enkelin). Besonders interessant ist die Prob. Margarete W. in Familie XXXIX, bei der wir 3 Phasen der Entwicklung nachweisen können. Ein lebhaftes heiteres Mädchen wird in den 20er Jahren scheu autistisch und eigensinnig, zeigt alle Symptome einer schizoiden Persönlichkeit, ohne doch als psychotisch zu imponieren. Erst im Alter von 43 Jahren beginnt die eigentliche schizophrene Psychose.

Wir sehen also in einem Individuum eine stufenförmige Entwicklung vom nicht Schizoiden über die schizoide Persönlichkeitsumwandlung zur Schizophrenie.

Bei manchen schizoiden Persönlichkeiten, die auch eine nicht schizoide Phase in den ersten Lebensjahren durchmachten, fehlt die letzte Etappe der Schizophrenie. Die meisten Schizophrenien entwickeln sich aus schizoiden Persönlichkeiten; in seltenen Fällen aber weist die präpsychotische Persönlichkeit keine schizoiden Züge auf. Hier scheint die zweite Entwicklungsphase übersprungen oder gewissermaßen bis auf ein kaum erkennbares Stück abgekürzt. Bei den meisten Schizophrenien fehlt die erste Phase der Entwicklung, das nicht schizoide Stadium.

---

[1]) Mendelismus bei Psychosen. Schweiz. Arch. f. Neurol. u. Psychiatr. 1917, S. 19.

All diese Tatsachen haben mich dazu bestimmt, die 3 Gruppen aufrechtzuerhalten. Der Naturwissenschaftler wird zweifellos an das sogenannte biogenetische Grundgesetz erinnert, nach dem die Ontogenese eine Rekapitulation der phylogenetischen Entwicklung darstellt. Die Ontogenese der Dementia praecox könnte nacheinander einzelne Stadien realisieren, die als Vorstufe der phylogenetischen Entwicklung, d. h. der erbbiologischen Entstehung aufgefaßt werden könnten. Doch wir wollen die sehr naheliegende Parallele nicht zu weit treiben. Sicher ist aber, daß in manchen Fällen schizophrener Erkrankungen präpsychotische Phasen vorkommen, die als selbständige Veranlagungen zu finden sind, und zwar auch wieder in schizophrenen Erbzusammenhängen.

Trotzdem bleibt die von Bleuler ausgesprochene Übergangsreihe vom nicht Schizoiden zur Schizophrenie bestehen.

Es sind nun zwei Arten von Übergangsreihen theoretisch denkbar. Einmal eine Reihe, die man sich als eine langsame, aber stetig steigende, aufwärtsstrebende Ebene vorstellen kann. Bei einer solchen könnten wir nur künstliche Trennungslinien schaffen, die mit einem bestimmten Intensitätsmaß abzuteilen wären. Dann aber gibt es kontinuierliche Reihen, die man mit einem treppenartigen Anstieg vergleichen könnte, bei dem von Stufe zu Stufe ein Absatz, ein Sprung in der Stetigkeit des Ansteigens zu konstatieren sein muß. Hier sind die Grenzen natürlich gegeben.

Jedem Sprung einer solchen Reihe würde, mendelistisch gesprochen, ein neuer Keimfaktor entsprechen, der durch seine qualitativ andere Beschaffenheit die Qualität der Erscheinungsform ändert, zugleich aber einen weiteren Schritt zum Endziel bedeutet. Bedenken wir nun, daß ein und derselbe Keimfaktor Erscheinungsformen hervorbringen kann, die infolge einer gewissen Variationsbreite quantitativ verschiedene Ausprägung zeigen, daß außerdem unsere groben klinischen Untersuchungsmethoden uns noch feinere qualitative Unterschiede der Erscheinungsform übersehen lassen, so werden wir uns nicht wundern, daß wir scheinbar eine stetige Übergangsreihe vor uns haben, wo wir im Grunde genommen eine scharf abgesetzte Stufenreihe erwarten sollten.

Ich glaube vorläufig noch an die Möglichkeit einer Scheidung in die genannten Gruppen in der Mehrzahl der Fälle, und zwar deswegen, weil wir sie auch zu unterscheiden vermögen, wenn sie phasenmäßig in fortschreitender Entwicklung in einem Individuum sich ablösen. Die entwickelte Theorie der Heterozygoten, ihre genotypische Bedingtheit, läßt sich mit dieser Auffassung gut in Einklang bringen. Es bedarf keiner näheren Erläuterung.

Das andere, ebenfalls recht schwierige Problem ist durch die Mannigfaltigkeit der Erscheinungsformen schizophrener Anomalien[1]) für den Erblichkeitsforscher gegeben. Dürfen wir all die verschiedenen schizophrenen Prozesse ohne weiteres einheitlich zusammenfassen und mit ihnen als einer biologischen Einheit operieren, wie es der Naturwissenschaftler mit einer roten Erbsenblüte und einem krausen Haarkleid zu tun pflegt. Die Mannigfaltigkeit der Erscheinungen, der Verlaufsformen muß uns davor warnen. Immerhin gibt es zwei Möglichkeiten der Erklärung. Die eine besagt, daß tatsächlich alle verschiedenen schizophrenen Prozesse auf ein und denselben

[1]) Das gleiche gilt für die schizoiden Temperamente.

ätiologischen Faktor zurückzuführen sind, etwa auf den von uns angenommenen rezessiven Genotypus *aabb*. Die allen Fällen gemeinsame schizophrene Keimstruktur zeigt aber in ihrem Phänotypus ganz verschiedene Bilder, je nach der Zusammensetzung, nach dem Bau, nach der Art des übrigen Keimplasmas, das modifizierende oder hemmende Faktoren in sich bergen kann und so die Repräsentanten der verschiedenen Gruppen (Hebephrenie, Katatonie, Dementia paranoides) sowie auch die recht verschiedenen Verlaufsformen, Remissionen usw. schafft.

Die andere Erklärung verknüpft die Verschiedenheiten des schizophrenen Phänotypus, der Sichtschizose (Bleuler), mit verschiedenen Genotypen, d. h. mit verschiedenen Erbschizosen. Die Mannigfaltigkeit der Erscheinungen liegt in der Mannigfaltigkeit mehrerer wesensverschiedener schizophrener Prozesse begründet und wird nicht, wie in der ersten Version, auf ein korrelatives Eingreifen des übrigen Plasmas verschoben. Mit anderen Worten hätten wir danach in der Gruppe der Schizophrenien eine Reihe von biologischen Einheiten vor uns, wie es ja Bleuler immer vertreten hat.

Beweisen läßt sich keine dieser beiden Erklärungen. Wir müssen sie als Möglichkeiten festhalten.

Vielleicht darf ich in diesem Zusammenhang noch auf weitere Probleme hinweisen. In jüngster Zeit sind vielfach für die konstitutionellen Geisteskrankheiten Störungen der inneren Sekretion als Ursache angenommen worden. Rittershaus legte z. B. theoretisch bei der Dementia praecox eine allgemeine Parafunktion der inneren Sekretion zu Grunde, für das manisch-depressive Irresein dagegen eine Hyper- bzw. Hypofunktion. Es sind dies grobschematische Begriffe, für die nähere empirische Tatsachen bei beiden Erkrankungen fehlen. Die Theorie wird nur gestützt dadurch, daß erstens bei nachgewiesenen Störungen der inneren Sekretion psychische Erkrankungen vorkommen, welche der Dementia praecox und dem manisch-depressiven Irresein gelegentlich in mancher Beziehung ähneln können, und daß zweitens gewisse Erscheinungen des Körperbaus bei den endogenen Psychosen darauf hinweisen, daß innersekretorische Besonderheiten vorliegen müssen (s. Kretschmer).

Nehmen wir einmal eine Parafunktion des innersekretorischen Systems als Ätiologie für die Dementia praecox an, so müssen wir folgende theoretische Möglichkeiten zulassen. Wir haben z. B. die Drüsen *A*, *B* und *C*, welche in inniger funktioneller Korrelation stehen, derart, daß eine Dysfunktion von *A* eine bestimmt geartete Dysfunktion bei *B* und *C* zur Folge haben würde. Umgekehrt müssen wir dann auf Grund der bestehenden Korrelation annehmen, daß auch eine bestimmte primäre Dysfunktion der Drüsen *B* oder *C* eine entsprechende dysfunktionelle Wirkung auf die anderen Drüsen ausübt. Es mögen mehrere Arten von Dysfunktion bei jeder einzelnen Drüse möglich sein, denen immer eine bestimmte korrelative Ausgleichsfunktion bei anderen Drüsen entspricht. Die Dysfunktion einer Drüse ist natürlich abhängig von deren Struktur, d. h. von ihrer konstitutionellen Anlage, welche eine Abweichung von der Norm in den verschiedensten Intensitätsgraden bedingen kann.

Postulieren wir nun z. B. für die Drüse *A* eine bestimmte konstitutionelle, erbbiologisch gegebene Dysfunktion, die bei einer bestimmten endogenen oder exogenen Auslösungskonstellation[1]) zutage tritt, so wird sie zunächst eine entsprechende Dysfunktion der Drüsen *B* und *C* bewirken, dann wird die Gleichgewichtsstörung in dem Drüsenkomplex *ABC* als Wirkung auf das Cerebrum eine bestimmte Anomalie, hier also die Dementia praecox bedingen. Die gleiche Anomalie könnten wir uns aber aus der gleichen Störung der inneren Sekretion entstehen denken, wenn nicht die Drüse *A*, sondern die Drüse *B* eine primäre, durch Heredität bedingte bestimmte abwegige Funktion in einem bestimmten Lebensalter erfährt und die Funktion der Drüsen *A* und *C* in gleicher Weise verändert wie der vorige Fall. Die Kausalitätsreihe der gleichen phänotypischen Erscheinung, der schizophrenen Psychose, würde einmal in ihrem Ursprung auf die Drüse *A*, im anderen Fall auf die Drüse *B* zurückgehen. Die konstitutionelle Grundlage der schizophrenen Psychose wäre demnach in beiden Fällen eine verschiedene, ohne daß phänotypisch diese verschiedene Ätiologie klinisch festgestellt werden könnte. Dementsprechend müßten wir auch eine verschieden hereditäre Determination der verschiedenen Defektenlagen annehmen. Im Grunde genommen würden diese Überlegungen übereinstimmen mit dem Ausspruch Bleulers, daß wir in der Schizophrenie verschiedene biologische Einheiten vor uns haben. Es wäre denkbar, daß die Konstitutionsuntersuchungen Kretschmers uns Richtlinien geben für die Entwirrung des Anlagegemisches, welches wir eventuell in der Schizophrenie vor uns hätten.

Da wir uns zunächst aber klinisch mit dem „Sammelbegriff" Schizophrenie begnügen müssen, muß der Erbbiologe vorläufig denselben Weg gehen und eine einheitliche schizophrene Konstitution seinen Arbeiten zugrunde legen. Seine Forschungen behalten trotzdem ihre Bedeutung, da wir zum mindesten den Erbkreis dieser Gruppenpsychose in seiner konstitutionellen Ätiologie für die psychopathische Anlage erforschen und festlegen können.

Auch die statistische Berechnung würde trotz verschiedener biologischer Entitäten der schizophrenen Konstitution nicht wertlos sein. Denn wenn wir ein zusammengesetztes Material haben, das wir immer in der gleichen Form unseren Untersuchungen zugrunde legen, so können wir sehr wohl für dieses den Prozentsatz der Erblichkeit berechnen, nur dürfen wir nicht behaupten, daß für jede der darin zusammengefaßten Einheiten für sich genommen die Zahlenberechnungen und der ihnen entsprechende Erbgang zutreffen würden. Sehr stark erschüttert würde allerdings unsere hereditäre Auffassung der Dementia praecox, wenn wir annehmen müßten, daß auch nicht erbliche, konstellative Faktoren[2]) zu ihrer Entstehung wesentlich beitragen können. Im großen Stil unternommene Vergleichsuntersuchungen mit Berücksichtigung aller nur erdenklichen exogenen Auslösungsmomente würden wohl eine Klärung auch dieses Problems bringen.

Es läßt sich nur immer wieder sagen, wir müssen uns an Hand der verschiedensten Forschungen und Untersuchungen durchtasten. Die gewonnenen Tatsachen werden bestehen bleiben, die theoretische Auswertung im Laufe der Zeit manche Wandlung erfahren.

---

[1]) Abnützung, schwere körperliche Krankheit, andere Stoffwechselanomalie.

[2]) Siehe Kahn, Konstitution, Erbbiologie und Psychiatrie. Zeitschr. f. d. ges. Neurol. u. Psychiatr., Orig. 57, 280 (1920).

Halten wir zunächst fest, daß die Ergebnisse der Dementia-praecox-Untersuchung die Vermutung eines rezessiven Erbgangs bestätigen und daß nach meinem Material ein dihybrider Erblichkeitsmodus wahrscheinlich gemacht wird.

Zum Schluß wären noch kurz einige Fragen untergeordneter Bedeutung zu erörtern.

Für die Stellung der Dementia praecox in der Geburtenfolge bietet unser Material mit der relativ geringen Kinderzahl keine günstige Verwendung.

Die Frage der Koppelung schizophrener Keimanlagen mit den Faktoren für das Geschlecht (geschlechtsbegrenzte Vererbung) wurde schon von Rüdin auf Grund seines Materials in negativem Sinne entschieden. Auch hier läßt das relativ kleine Material keine endgültigen Schlußfolgerungen zu. Immerhin läßt sich so viel sagen, daß auch nach unserem Material keine Korrelation zu bestehen scheint. Bei einem rezessiv geschlechtsbegrenzten Erbgang[1]) sollten bei einer kranken Mutter keine kranken Töchter zu erwarten sein, wie es in Familie XXXII und XXXIX der Fall ist. Für den Fall eines dominant geschlechtsbegrenzten Erbganges sollte die Kombination: kranker Vater, kranker Sohn unmöglich sein, wie es in Familie XI und XV realisiert ist.

Unter 8 sicheren Schizophrenien bei den Kindern fallen 6 auf die Söhne und 2 auf die Töchter. Aus diesen kleinen Zahlen lassen sich keine Schlüsse ziehen.

Das Problem der Anteposition erfährt ebensowenig durch unser Material eine wesentliche Klärung.

Familie	VII:	Beginn bei	Mutter	im	52.	Jahr,	bei	Sohn	im	35.	Jahr
„	XI:	„	„ Vater	„	26.	„	„	„	„	30.	„
„	XV:	„	„ „	„	40.	„	„	„	„	37.	„
„	XXIII:	„	„ Mutter	„	19.	„	„	„	„	44.	„
„	XXXII:	„	„ „	„	16.	„	„	Tochter	„	17.	„
„	XXXIX:	„	„ „	„	28.	„	„	„	„	21.	„
„	XLIII:	„	„ „	„	44.	„	„	„	„	33.	„

Durchschnittlicher Beginn bei Eltern im 32,1. Jahr, bei Kind im 31. Jahr.

Das Phänomen der Anteposition läßt sich demnach an unserem kleinen Material nicht nachweisen; die Differenz ist verschwindend gering.

Für die Frage der Bedingtheit der Dementia praecox durch Trunksucht der Eltern ergeben sich ebenfalls aus unseren Untersuchungen keine Anhaltspunkte.

Richtlinien für die zukünftige Erblichkeitsforschung bei der Dementia praecox.

Der vorliegende Versuch einer Deszendenzuntersuchung sollte in großem Umfang als laufende, alltägliche Aufgabe fortgesetzt werden, um an einem großen Material, sagen wir von etwa 1000 Nachkommen, die von mir gefundenen Proportionen nachzuprüfen. Besonderes Augenmerk wäre auf spezielle Kreuzungen zu legen:

1. Auf konjugale schizophrene Psychosen bei den Eltern. Nach unseren Voraussetzungen müßten dann sämtliche Kinder erkrankt sein. Sind sie es nicht,

[1]) Hoffmann, Geschlechtsbegrenzte Vererbung und manisch-depressives Irresein. Zeitschr. f. d. ges. Neurol. u. Psychiatr., Orig. 49, 336 (1919).

so spricht dies gegen eine Rezessivität, wie wir sie entwickelt haben (s. Anm. S. 91).

2. Auf Heterozygotenkreuzungen, d. h. auf Kreuzungen von Individuen, die Dementia praecox zu Eltern haben oder mindestens beide aus schizophrenen Familien stammen und in letzterem Falle als schizoide Persönlichkeiten auch sicher schizophrene Erbmassen in sich tragen. Die Sicherheit der resultierenden Proportionen wäre eine größere als bei unserem Material, weil beide Eltern hinsichtlich ihrer heterozygoten rezessiven Erbmassen hinlänglich bekannt wären.

3. Auf besondere Kreuzungsgruppierungen der Probanden mit Ehegatten, die psychologisch feiner differenziert sind (Schizophrenie und schizoid, Schizophrenie und nicht schizoid, Schizophrenie und hypomanisch usw.) Der Vergleich der so gewonnenen Proportionen bei den Kindern wird unsere Erkenntnis sehr wesentlich fördern, da bei der Unmöglichkeit dieser Gruppierung in unserem Material die Ehegatten eine äußerst heterogene Keimstruktur besitzen. Dieser Fehler wird bei der Kreuzungsgruppierung nach Ähnlichkeit in der Veranlagung der Probandenehegatten bis zu einem gewissen Grade aufgehoben und so eine festere Grundlage für die Berechnung geschaffen.

4. Auf konjugale Psychosen (z. B. Dementia praecox : zirkuläres Irresein), um auf diese Weise das Sichausschließen oder die Kombination verschiedener psychotischer Anlagen feststellen und zur Aufhellung klinisch eigentümlicher Verlaufsformen beitragen zu können.

5. Auf klinisch eigenartige Verlaufsformen der Dementia praecox, um ihre Nachkommen mit denen sogenannter klarer einwandfreier typischer Fälle zu vergleichen und die Differenzen an ihnen aufzudecken.

6. Auf den Unterschied in der Nachkommenschaft hebephrener, katatonischer und paranoider Formen der Dementia praecox, um auch hier eventuelle Verschiedenheiten der Anlagespaltungen bei den Kindern nachzuweisen.

Ferner ist es Aufgabe der klinischen Forschung, die schizoiden Typen noch feiner zu differenzieren und sie sowohl nach der Schizophrenie wie nach dem Normalen hin abzugrenzen. Dabei kann die Genealogie unterstützend mitwirken, indem wir auf Grund der Verschiedenheit bzw. Gleichartigkeit der Spaltungsverhältnisse unter den Nachkommen Schizophrener und Schizoider die biologische Gleichartigkeit von schizophren und schizoid zu beweisen oder zu widerlegen vermögen.

II. Die Deszendenz beim manisch-depressiven Irresein.

Im Gegensatz zur Dementia praecox, deren hereditäre Entstehung noch bis in die jüngste Zeit hinein immer wieder angezweifelt wurde, ist das manisch-depressive Irresein schon seit langem als vornehmlich erbliche Erkrankung anerkannt. Dieser Unterschied in der Auffassung mag in der Verschiedenheit des Erbganges seine Ursache haben. Sehen wir, daß eine Anomalie nur in ganz verschwindend geringer Zahl unter den Nachkommen wiederum auftritt, ja daß sie in manchen Familien als einziger Fall dasteht, so wird man bei Unkenntnis der Mendelschen Regeln dies eigenartige Phänomen gern auf nicht erbliche Momente zurückführen. Wie wir gesehen haben, läßt die Rezessivität alle diese Verhältnisse hinreichend erklären.

Das manisch-depressive Irresein, welches wir in vielen Familien durch mehrere Generationen hindurch verfolgen können, mußte daher mit weit zwingender Notwendigkeit als „erblich" imponieren. Man stellte fest, daß bei diesem direkten Erbgang die einzelnen Formen des manisch-depressiven Irreseins sich weitestgehend ersetzen können, daß oft hypomanische und melancholische Psychopathen anzutreffen sind, welche sich gegenüber den schizophrenen Psychopathen mit ihren Intelligenzdefekten oder ihrer paranoiden und verschrobenen Art mehr durch Auffälligkeiten des Affektlebens charakterisieren. Man beobachtete die relative Seltenheit anderer Psychosen bei der Deszendenz manisch-depressiver Kranker, von denen nur die Dementia praecox eine gewisse Rolle zu spielen schien. Das Überwiegen der gleichartigen und direkten Heredität bestimmte daher die meisten Autoren dazu, für das manisch-depressive Irresein einen dominanten Erbgang anzunehmen. So haben bisher vor allem Rüdin[1]) und Wittermann[2]) diesen Standpunkt vertreten. Eine eingehende statistische Untersuchung, wie sie Rüdin bei der Dementia praecox unternommen hat, fehlt aber vorläufig noch. — Die Bearbeitung eines umfangreichen Materials manisch-depressiver Probanden nach der gleichen Methode der Geschwisterproportionen wird zur Zeit von Rüdin vorbereitet. — Die Vermutung der Dominanz gründet sich bislang nur auf Erblichkeitsverhältnisse einzelner interessanter Familien, die meistens nach den Gesichtspunkten gehäufter Belastung ausgelesen sind. Eine durchgehende Gesetzmäßigkeit läßt sich daraus nicht ableiten.

Jolly[3]) wies als erster auf das auffallende Überwiegen des weiblichen Geschlechtes bei seinem Untersuchungsmaterial hin und sprach sich daher für einen geschlechtsabhängigen (weiblich) dominanten Vererbungsmodus aus.

Die geschlechtsbegrenzte Vererbung beim Menschen ist in zwei Versionen denkbar. Es ist eine rezessive und eine dominante geschlechtsbegrenzte Vererbung bekannt, welch erstere als sogenannter Hornerscher Typus bei der progressiven Muskelatrophie, der Rotgrünblindheit, der Sehnervenatrophie und der Nachtblindheit in vielen Familien gefunden wurde. Nach der Lenzschen Theorie habe ich vor kurzem[4]) eine schematische Darstellung der geschlechtsbegrenzten Vererbung auch psychiatrischen Kreisen zugänglich gemacht. Ich möchte mich hier daher kurz fassen.

Das männliche Geschlecht muß auf Grund der bisher bekannten geschlechtsbegrenzten Anomalien aller Wahrscheinlichkeit nach beim Menschen als heterozygot, das weibliche als homozygot angenommen werden. Lenz drückt diese Beobachtung durch das Merkmalspaar Ww aus:

Weibliches Geschlecht $= WW$
Männliches Geschlecht $= Ww$.

Der rezessiv-geschlechtsbegrenzte Erbgang einer Anomalie beruht seiner Auffassung nach auf einem Defekt der W-Einheiten, d. h. die Anomalie ist

1) Zeitschr. f. d. ges. Neurol. u. Psychiatr., Orig. 7 (1911).
2) Zeitschr. f. d. ges. Neurol. u. Psychiatr., Orig. 20 (1913).
3) Die Heredität der Psychosen. Arch. f. Psych. u. Nervenkrankh. 52 (1913).
4) Geschlechtsbegrenzte Vererbung von manisch-depressivem Irresein. Zeitschr. f. d. ges. Neurol. u. Psychiatr. 49 (1919). Siehe auch Lenz: Überdominat-geschlechtsbegrenzte Vererbung und die Erblichkeit der Basedowdiathese. Arch. f. Rassen u. Ges. Biologie 13, 1 (1918).

genotypisch mit der W-Einheit eng verkoppelt. Dabei wird aber die Anomalie äußerlich nur dann sichtbar, wenn sie nicht von einer zweiten gesunden, defektfreien W-Einheit überdeckt wird.

Es wären

$W'W$ = ♀; äußerlich gesund, aber latent keimkrank.
(W' = defekte W-Einheit.)

$W'W'$ = ♀ (schwarz);
$W'w$ = ♂ (schwarz); } äußerlich und im Keim krank.

Die möglichen Kombinationen der einzelnen Typen sind folgende:

1 $Ww \times W'W = WW' + WW + W'w + Ww$
2 $Ww \times W'W' = WW' + WW' + W'w + W'w$
3 $W'w \times WW = W'W + W'W + Ww + Ww$
4 $W'w \times W'W = W'W' + W'W + W'w + Ww$
5 $W'w \times W'W' = W'W' + W'W' + W'w + W'w$

Eine schematische Übersicht ergibt Abb. 18.

Als besonders charakteristisch für diesen Erbgang dürfen zwei Tatsachen gelten, daß

1. bei zwei gesunden Eltern niemals eine kranke Tochter auftreten kann;
2. in der Ehe zwischen einem gesunden Mann und einer kranken Frau nur kranke Söhne, jedoch keine kranken Töchter vorkommen können.

Die korrespondierende Ergänzung des rezessiven stellt der *dominant geschlechtsbegrenzte* Erbgang dar. Nach der Ansicht von *Lenz* sollen derartige Anomalien nicht auf *Defekten*, sondern auf *exzessiven* Bildungen der W-Einheiten beruhen.

Da es sich hier um einen dominanten Erbgang handelt, so genügt schon *eine* kranke W-Einheit, um die Anomalie auch äußerlich sichtbar zu machen.

Die individuellen Formeln der Keimstruktur lauten folgendermaßen:

$W^{\times}W$ = ♀ (schwarz);
$W^{\times}w$ = ♂ (schwarz); } äußerlich krank, im Keim Anlage zu „gesund".

$W^{\times}W^{\times}$ = ♀ (schwarz); völlig krank.

Es ergeben sich wiederum 5 verschiedene Kombinationsmöglichkeiten:

1. $Ww \times W^{\times}W = W^{\times}W + WW + W^{\times}w + Ww$
2. $Ww \times W^{\times}W^{\times} = W^{\times}W + W^{\times}W + W^{\times}w + W^{\times}w$
3. $W^{\times}w \times WW = W^{\times}W + W^{\times}W + Ww + Ww$
4. $W^{\times}w \times W^{\times}W = W^{\times}W^{\times} + W^{\times}W + W^{\times}w + Ww$
5. $W^{\times}w \times W^{\times}W^{\times} = W^{\times}W^{\times} + W^{\times}W^{\times} + W^{\times}w + W^{\times}w$

Den Erbgang einer solchen Anomalie in schematischer Übersicht zeigt Abb. 19.

Zwei besonders typische Gesetzmäßigkeiten lassen sich auch hier wiederum ableiten:

1. Sind beide Eltern von der Anomalie befallen, so können niemals gesunde Töchter vorkommen.
2. Ist bei einem Elternpaar der Vater krank, die Mutter aber gesund, so können nur kranke Töchter, jedoch keine kranken Söhne vorkommen.

Läßt sich eine dieser Gesetzmäßigkeiten widerlegen, so liegt entweder keine dominant geschlechtsbegrenzte Vererbung bei einer gegebenen Anomalie vor oder aber — es sind irgendwelche Komplikationen vorhanden.

In einem allerdings kleinen Material der Tübinger Klinik konnte ich damals verschiedene Beispiele auffinden, bei denen sich das manisch-depressive Irresein

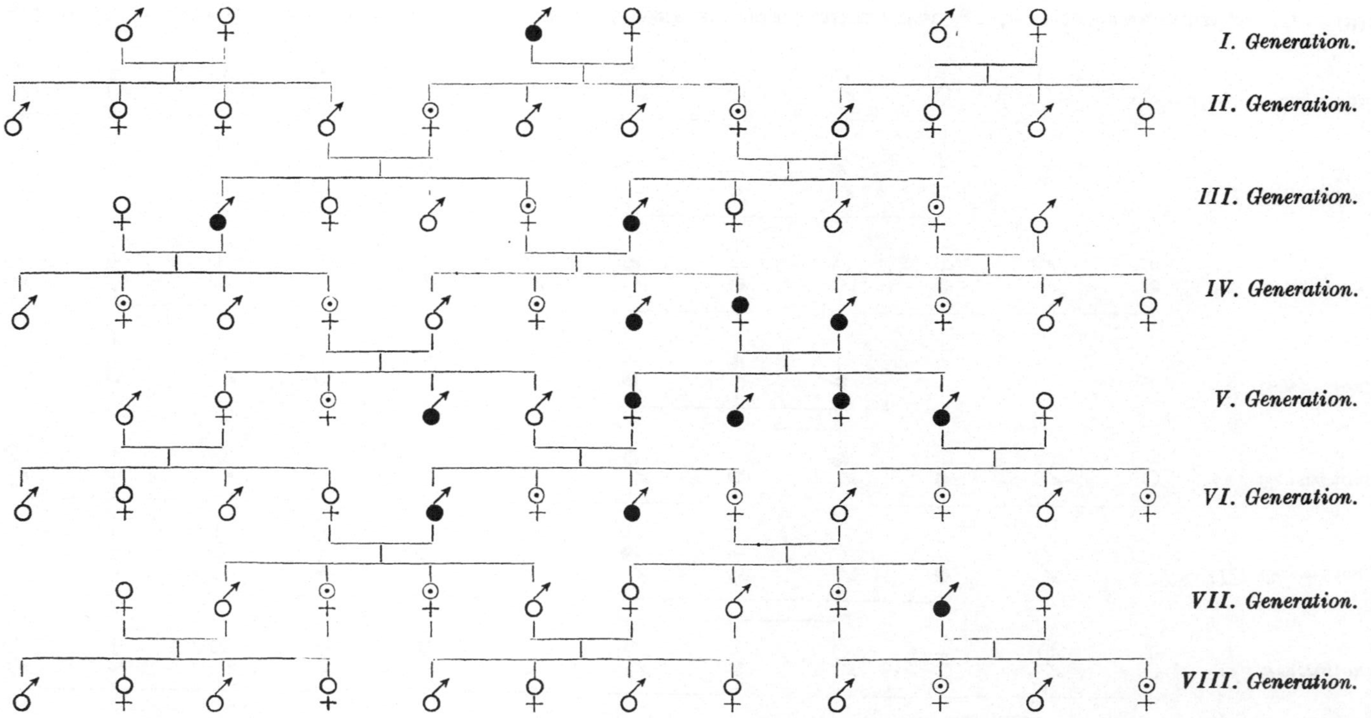

Abb. 18. Schema des Erbganges einer recessiv-geschlechtsbegrenzten krankhaften Erbanlage. Beispiel: Rotgrünblindheit. Zugleich die Bedeutung der Verwandtenehe für diese Anomalie zeigend (Lenz 1918).

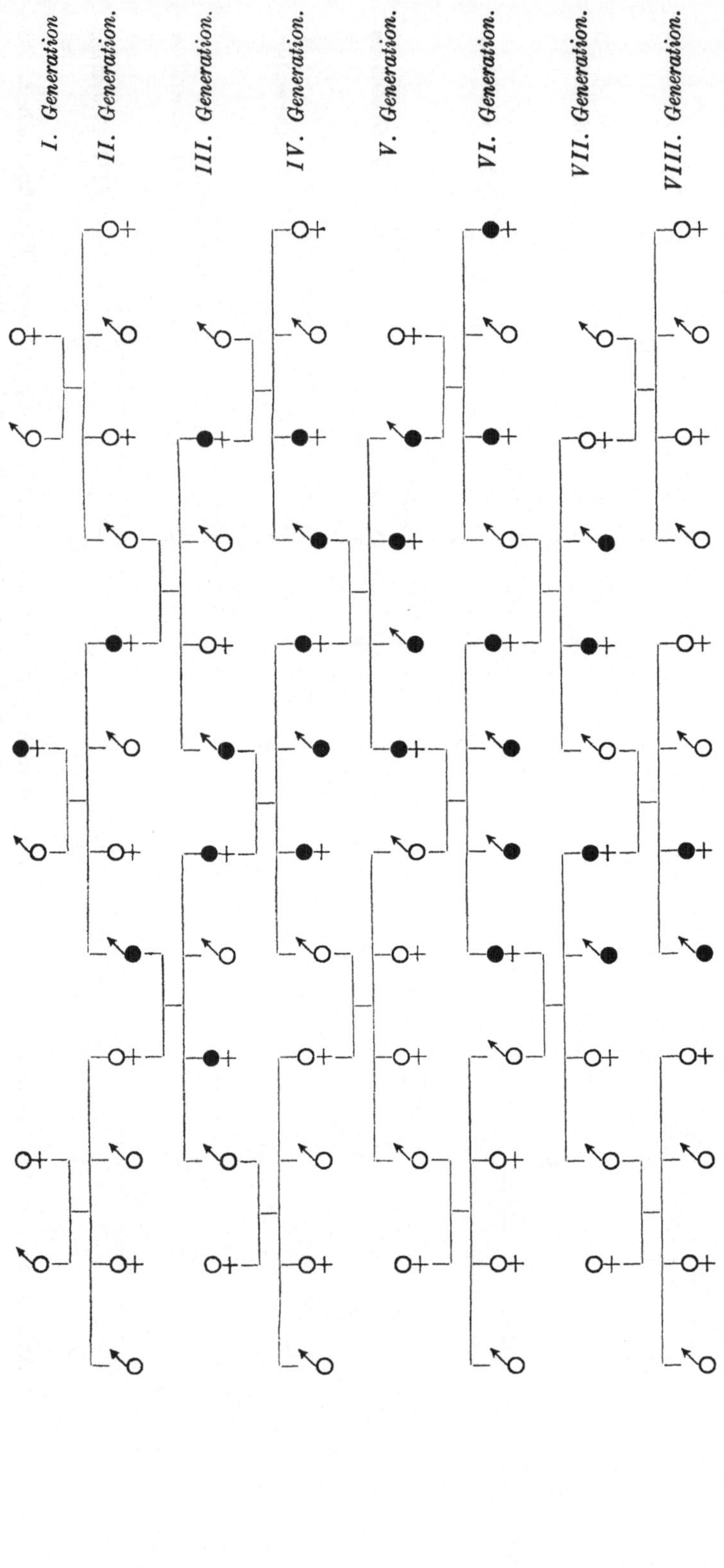

Abb. 19. Schema des Erbganges einer dominant-geschlechtsbegrenzten krankhaften Erbanlage. Beispiel: Basedowdiathese (Lenz 1918).

vom Vater auf den Sohn vererbte, also die Gesetzmäßigkeit Nr. 2 durchbrochen war. Ich ließ die Möglichkeit offen, daß es sich vielleicht um eine Ausnahme handeln und doch der dominant-geschlechtsbegrenzte Erbgang zu Recht bestehen könnte. Eine Entscheidung dieser Frage ist nur auf dem Wege der Statistik möglich. Wir werden bei der Besprechung unseres Materials noch darauf zurückkommen müssen.

In einem zweiten tastenden Versuch[1]) behandelte ich das Problem der Homomerie für das manisch-depressive Irresein, das ich auch bei dem Dementia praecox-Material (Abschnitt 3) berührt habe, aber dort wohlbegründet ablehnen konnte. Die Homomerie, d. h. die genotypische Bedingtheit einer Anomalie durch mehrere Faktoren, die jeder für sich die gleiche Wirkung besitzen, in ihrer Summierung aber eine stetige Steigerung des zugehörigen Merkmals hervorrufen, kommt dann in Betracht, wenn eine Anomalie eine Reihe von Abstufungen, von verschiedenen Intensitätsgraden zeigt.

Folgendes kleine Beispiel möge das Wesen dieses Vererbungsmodus erläutern. Für ein bestimmtes, z. B. körperliches, meßbares Merkmal kämen zwei antagonistische Faktorenpaare Aa und Bb in Betracht. A und B würden eine Länge dieses Merkmals von 6 bzw. 10 cm bedingen; a und b wären Hemmungsfaktoren, welche ihre korrespondierenden Faktoren je um die Hälfte herabsetzen würden.

$$AA = 6 \text{ cm} \quad BB = 10 \text{ cm},$$
$$Aa = 3 \text{ cm} \quad Bb = 5 \text{ cm}.$$

Stets vorhanden wäre der Grundfaktor F, der eine Länge von 10 cm erzeugt. Wir kreuzen zwei Individuen, deren Keimzellen folgende Formel haben:

$$\underset{16 \text{ cm}}{FAb} \times \underset{20 \text{ cm}}{FaB}$$

Deren Kombination ergibt als nächste Generation den Bastard

$$FFAaBb = 18 \text{ cm}.$$

Kreuzen wir die Individuen dieser Generation miteinander:

$$♀\; FFAaBb \times FFAaBb\; ♂.$$

Die von ihnen produzierten Keimzellen nach der Mendelschen Unabhängigkeitsregel haben folgende Struktur:

$$♀\; FAB;\quad FAb;\quad FaB;\quad Fab.$$
$$♂\; FAB;\quad FAb;\quad FaB;\quad Fab.$$

Diese Gameten ergeben an Kombinationsmöglichkeiten:

FAB *FAB* 26 cm	*FAB* *FAb* 21 cm	*FAB* *FaB* 23 cm	*FAB* *Fab* 18 cm
FAb *FAB* 21 cm	*FAb* *FAb* 16 cm	*FAb* *FaB* 18 cm	*FAb* *Fab* 13 cm
FaB *FAB* 23 cm	*FaB* *FAb* 18 cm	*FaB* *FaB* 20 cm	*FaB* *Fab* 15 cm
Fab *FAB* 18 cm	*Fab* *FAb* 13 cm	*Fab* *FaB* 15 cm	*Fab* *Fab* 10 cm

[1]) Zeitschr. f. d. ges. Neurol. u. Psych., Orig. (1920). 92. 57.

Wir hätten also von 16 Individuen erhalten:

1	Individuum	mit	einem	Organ	von	26 cm	mit	der	Formel:	*FFAABB*
2	„	„	„	„	„	23 „	„	„	„	*FFAaBB*
3	„	„	„	„	„	21 „	„	„	„	*FFAABb*
1	„	„	„	„	„	20 „	„	„	„	*FFaaBB*
4	„	„	„	„	„	18 „	„	„	„	*FFAaBb*
1	„	„	„	„	„	16 „	„	„	„	*FFAAbb*
2	„	„	„	„	„	15 „	„	„	„	*FFaaBb*
2	„	„	„	„	„	13 „	„	„	„	*FFAabb*
1	„	„	„	„	„	10 „	„	„	„	*FFaabb*

Wir sehen eine stetige Reihe von Abstufungen, wie sie nur durch solche gleichsinnige, homomere Faktoren bedingt wird. An zwei besonders für diese Frage der Homomerie ausgesuchten Familien versuchte ich eine Abschwächung bzw. Verstärkung der manisch-depressiven Erscheinungen in der Generationsfolge zu zeigen, welche durch diese Theorie einer wahrscheinlichen Erklärung nahe gebracht werden kann.

Da ferner aber das weibliche Geschlecht anerkanntermaßen einen wesentlich höheren Anteil an manisch-depressiven Erkrankungen hat, wie das männliche, so ließe sich an eine Kombination von Homomerie und dominant-geschlechtsbegrenztem Erbgang denken.

Dies ist kurz gesagt das Ergebnis früherer Untersuchungen. Wir sehen hier sehr deutlich, wie derartige Versuche einer mendelistischen Deutung einzelner Familien nicht dazu angetan sind, festen Boden in der Forschungsarbeit zu gewinnen.

Ich möchte hoffen, daß meine nun folgenden Deszendenzuntersuchungen die Lösung des Erblichkeitsproblems, wenn auch nur um ein Weniges, zu fördern imstande sind. Dabei werde ich, wie bei der Dementia praecox, interessante klinische Tatsachen vorwegnehmen.

Die manisch-depressiven Psychopathen.
Die zykloide Persönlichkeit.[1])

Schon immer fielen in Familien manisch-depressiver Psychosen Psychopathen auf, welche in ihrer dauernden Temperamentsanomalie charakteristische Ähnlichkeit mit den beiden antipolaren Phasen des manisch-depressiven Irreseins aufwiesen.

Lippschütz[2]) fand unter der Aszendenz von Melancholien häufig schwerblütige, schwermütige Naturen, die er als melancholische psychopathische Konstitution bezeichnet. Ebenso bemüht sich Berze[3]), diese Anomalien herauszuarbeiten. Vorwiegend beobachtete er Leute, welche auf die sie berührenden Ereignisse in stärkerem Maße reagierten als Gesunde oder gesteigertes Selbstbewußtsein und Reizbarkeit zeigten. Daneben kamen auch milde Formen des

---

[1]) Zykloid wollen wir wiederum nur solche Persönlichkeiten nennen, die auffallende Eigentümlichkeiten besitzen. — Die manisch-depressive Gesamtkonstitution möchte ich mit Kretschmer als zyklothym bezeichnen, ohne daß damit etwas über Fehlen oder Vorhandensein psychotischer Schwankungen ausgesagt wäre. Die zyklothyme Konstitution umfaßt das manisch-depressive Irresein und die zykloiden Temperamente.

[2]) Die Ätiologie der Melancholie. Monatsschr. f. Psych. u. Neurol. **18**, 193 (1906.)

[3]) Die hereditären Beziehungen der Dementia praecox. Leipzig u. Wien 1910.

zirkulären Irreseins, „Zyklothymien“, in seinem Material vor oder depressive und hypomanische Konstitutionen, die niemals in ihrem Leben das Bild einer vollausgeprägten Psychose darbieten. Er hob die Bedeutung dieser im allgemeinen als „normal“ geltenden Individuen für die Erblichkeitsforschung besonders hervor. Sehr eingehend beschäftigt sich Reiß[1]) mit der krankhaften Gemütsveranlagung in manisch-depressiven Familien, welche sich meistens in ihrer speziellen Form auf die Nachkommen vererbt. In neuerer Zeit stellte auch Hübner[2]) eine Reihe von Unterformen der manisch-depressiven Anlage auf. Die beiden letzten Arbeiten werde ich später noch berühren.

All diese Beobachtungen, ferner auch die Tatsache, daß sich gelegentlich die einzelnen Konstitutionsformen, sei es mit oder ohne psychotische Schwankungen, im Erbgang weitestgehend ersetzen können, führten zu einer recht weiten Begriffsfassung des manisch-depressiven Irreseins, zu dem wir heute außer den ausgesprochenen Psychosen manischer und melancholischer Art auch alle die „Über- und Unterstimmungen, die einerseits andauern, andererseits nicht die Höhe einer krankhaften Verstimmung erreichen“ (Bleuler), hinzurechnen. Wir unterscheiden die bekannten Gruppen[3]): einmal die depressive Veranlagung mit ihrer dauernd trüben Gefühlsbetonung aller Lebenserfahrungen; die manische Veranlagung, die zu übereilten Handlungen und leichtsinniger Lebensweise disponiert, auf der einen Seite „sonnige Naturen“ und große, genial angelegte, nicht selten künstlerisch begabte Leute, zum andern protzige, rücksichtslose, zum Zanken und Querulieren geneigte Menschen, unter die auch manche Formen reizbarer Verstimmung zu rechnen wären und endlich die Zyklothymien, bei denen Zeiten unternehmungslustiger Euphorie wechseln mit verzagter Leistungsunfähigkeit.

Die Zusammenfassung dieser klinischen Mannigfaltigkeiten zu der Einheit des manisch-depressiven Irreseins ist zweifellos für den Vererbungsforscher unendlich wertvoll, darf für ihn aber nicht die letzte Erkenntnis bedeuten. Vorläufig werden wir uns allerdings der klinischen Systematik anschließen müssen. Wenn wir aber beobachten, daß ein Familienglied mit depressivem Temperament in seinem Leben mehrfach endogene Depressionen durchmacht, ein anderes mit der gleichen Veranlagung bis ins hohe Alter von psychotischen Schwankungen freibleibt, so fordert diese Tatsache eine erbbiologische Erklärung. Ob wir sie heute schon geben können, wird uns die Auswertung unseres Materials zeigen.

Sehr schwierig ist die Abgrenzung des manisch-depressiven Irreseins von der sogenannten gesunden Temperamentsveranlagung. Im Gegensatz zur psychischen Anästhesie der schizoiden Veranlagung bezeichnen wir als „normal“ die harmonische Abstimmung der Gefühlsregungen auf die entsprechenden seelischen Erlebnisse. Ein „Zuviel“ der affektiven Resonanz nach der positiven und negativen Seite hin lenkt unsere Schritte in die Bahnen, welche allmählich zu den Störungen des manisch-depressiven Irreseins, den manischen und depressiven Temperamenten führen. Ein scharfer Trennungsschnitt läßt sich hier

---

[1]) Konstitutionelle Verstimmung und manisch-depressives Irresein. Zeitschr. f. d. ges. Neurol. u. Psychiatr. 1910.

[2]) Über die manisch-depressive Anlage und einige ihrer Ausläufer. Arch. f. Psych. **60** (1919).

[3]) Bleuler, Lehrbuch der Psychiatrie.

schwerlich anlegen. Ebenso begegnen wir einer ganzen Reihe von Intensitätsschattierungen bei den periodischen bzw. zirkulären Stimmungsschwankungen, die oft als rein endogen erkennbar sind, häufig aber auch auf reaktive Wurzeln zurückgehen und sich mehr oder weniger mit endogenen Komponenten verflechten.

Diese Tatsache war vor allem auch Medow[1]) aufgefallen, wenn er sagt, daß sich in manisch-depressiven Familien im wesentlichen graduell verschiedene, einheitliche Symptome mit fließenden Übergängen finden. In kinderreichen Familien sehen wir gelegentlich nebeneinander eine Reihe von Abstufungen depressiver und hypomanischer Temperamente bis in das Gebiet des „Normalen" hinein. Dies konnte ich in beschränktem Maße auch in meiner früheren Arbeit[2]) zeigen.

Außerordentlich wichtig ist es für den Erblichkeitsforscher, die mehr oder weniger abnormen Charaktere in manisch-depressiven Familien von den schizoiden Persönlichkeiten differenzieren zu können. Ich habe schon bei Besprechung der schizoiden Anomalien betont, daß für die zyklothyme Persönlichkeit die natürliche affektive Ansprechbarkeit im Verein mit der hypomanischen bzw. depressiven Stimmungslage in ihren verschiedenen Intensitätsgraden das wesentliche Charakteristikum darstellt. Einzelne Typen werden dies näher erläutern. Nur aus diesem Grunde möchte ich auf die allseitig bekannte manisch-depressive Anlage hier näher eingehen. Ich verweise wiederum auf die Ausführungen Kretschmers[3]), der eine feine Differenzierung der schizoiden und zykloiden Persönlichkeiten durchführt.

Typ α (Familie 16). Ehefrau, geb. 1878. (Ref.) Als Kind normal, gut begabt. Stets lebhaftes, heiteres Temperament. Lebenslustig, sehr gesellig. Gutmütig, weichherzig, eindrucksfähig, normale Gefühlsreaktionen. Nie verstimmt. Tüchtige, energische Hausfrau. Sehr gesprächig, lebhaft interessiert, geistig regsam. Sympathisch, liebenswürdig, geht auf alles ein. Natürliches, flüssiges, gewandtes Benehmen, große affektive Ansprechbarkeit.

Ich möchte diesen Typus als hyperthyme Vorstufe des eigentlichen hypomanischen Temperaments bezeichnen. Er ist charakterisiert durch eine absolut natürliche Modulationsfähigkeit des Gefühlslebens, durch ein ausgesprochen lebhaftes, stets heiteres Temperament und eine große geistige Regsamkeit; Eigenschaften, die wir noch nicht als hypomanisch zu bezeichnen pflegen, welche aber zweifellos als Ausgangspunkt der hypomanischen Temperamentsreihe aufgefaßt werden dürfen.

Die Mutter dieses Typus α, welche durchaus die gleiche Veranlagung aufweist, machte im 64. Lebensjahr eine typisch zirkuläre Psychose durch, ist jetzt gesund, leidet aber immer noch an leichten depressiven und hypomanischen Stimmungsschwankungen.

Diese Veranlagung steht zu den schizoiden Typen mit ihrer Lahmheit des Affektlebens, mit ihrer Gefühlskälte in ausgesprochenem Gegensatz. Wir lernten unter diesen einige alte Jungfern kennen, welche durch ihre autistischen Verschrobenheiten, durch ihre zynische Bosheit mit Recht sprichwörtlich festgelegt

---

[1]) Zur Erblichkeitsfrage in der Psychiatrie. Zeitschr. f. d. ges. Neurol. u. Psychiatr. **26**, 493 (1914).

[2]) Zeitschr. f. d. ges. Neurol. u. Psychiatr. **57**, 92 (1920).

[3]) Kretschmer, Körperbau und Charakter. Verlag von Jul. Springer, Berlin. 1921.

wurden. Die „Alten Jungfern" des Typus α, welche ich mehrfach in zirkulären Familien gefunden habe, stechen mit ihrer sympathischen Art und ihrer natürlichen eindrucksfähigen Affektivität sehr vorteilhaft gegen die schizoiden ab und verdienen keineswegs besagtes Epitheton ornans, mit welchem wir meistens den Begriff des Bizarr-Exaltierten oder des Kaltherzig-Schroffen verbinden.

Eine weitere Stufe der angeschnittenen hypomanischen Temperamentsreihe stellt die folgende Persönlichkeit dar.

Typ β (Familie 54). Ehefrau, geboren 1889. (Ref.) Lebhaftes, immer vergnügtes Kind mit guter Begabung. Im Grunde heiteres Temperament, sehr lebenslustig und gern in Gesellschaft. Von Jugend auf leicht erregbar, außerordentlich gefühlsstabil. Regt sich über Kleinigkeiten sehr auf, schimpft dann gern. Sehr rührselig, bei traurigen Anlässen starke Reaktion, kommt gleich zu Tränen; oft auch niedergedrückt, wenn ihr etwas in die Quere kommt. Gutmütig und ausgesprochen weichherzig.

Sehr redselig, spricht bei der Exploration ununterbrochen, packt ihre ganzen Sorgen aus, sprunghaft in ihren Gedanken nach Art der Ideenflucht, redet sich in eine große Erregung hinein, bleibt dabei aber immer lenksam und ansprechbar. Durchaus adäquate Gefühlsäußerungen, welche dem Vorstellungsinhalt vollkommen angepaßt, aber stark übertrieben sind.

Nach Mitteilung des Mannes scheinen bei ihr auch Verstimmungen vorzukommen, die ohne äußere Motivierung auftraten; sie hatte Zeiten, in denen sie ohne Grund sehr viel weinte und öfter von Selbstmord sprach.

Sehen wir einmal von den offenbar vorhandenen Verstimmungen ab, so unterscheidet sich diese Persönlichkeit von Typ α durch die größere Labilität des Gefühlslebens und durch einen stärkeren Grad der motorischen Erregbarkeit. Wir sehen sehr rasche und über das gewöhnliche Maß hinausschießende Gefühlsreaktionen, welche, ihrer Qualität nach durchaus natürlich, momentan entstehen, zu einer unnatürlichen Höhe anschwellen und ebenso rasch wieder verschwinden. Die Art der Affektbahn ist eine andere wie bei dem erregbaren Typus q der Schizoiden, der zur Affektstauung in Form der Komplexbildung neigt, bei Überschreiten eines gewissen Schwellenwertes auf belanglose Vorkommnisse mit geradezu sinnlosen Wutexplosionen reagiert und so die Psyche von dem verhaltenen Komplex reinigt. Der adäquaten, aber quantitativ abnormen Gefühlsäußerung dieses hypomanischen Temperamentes steht gegenüber die durch Komplexbildung abnorm gespannte und gereizte Affektivität des Schizoiden, die sich bei harmlos erscheinenden Anlässen in unnatürlicher Weise entladet.

Neben dieser starken Affektlabilität finden wir bei unserem Typus β schon die Zeichen einer echten hypomanischen Konstitution, für die ja die Redseligkeit und die sprunghafte, ideenflüchtige Art des Gedankenganges charakteristisch ist.

Die jetzt 53jährige Mutter dieses emotiv-hypomanischen Affekttypus besaß das gleiche Temperament wie die Tochter und leidet seit ihrem 44. Lebensjahr an einer chronischen Verstimmung, die sie bis in die jüngste Zeit anstaltsbedürftig machte. Im Vordergrund steht bei ihr eine schwere psychomotorische Erregung verbunden mit manischer Gereiztheit, die jedoch gelegentlich in einen leicht gehemmt depressiven Zustand umschlägt. Die Tochter scheint in ihrer Wesensart voll und ganz der Mutter zu entsprechen.

Tritt zu der hypomanischen Veranlagung der Wesenszug nörgelnder Reizbarkeit hinzu, so resultiert daraus ein expansives, querulatorisches Temperament, welches wir in Typ γ der Familie 7 sehen. Ein lebhafter, temperamentvoller, humorvoller Mensch mit warmem Empfinden, der aber bei Benachteiligung irgendwelcher Art eine große Emotivität zeigt, seine Gegner mit Beharrlichkeit und Geschick in die Enge treibt, sie mit allen Mitteln bekämpft und nicht eher ruht, als bis er sich durch eine entsprechende Genugtuung (Gerichtsverhandlung) das seelische Gleichgewicht zurückerobert hat[1]).

Eine menschlich weit angenehmere hypomanische Persönlichkeit tritt uns als Typ δ in Familie 49 entgegen. Wir können ihn am besten als den stets optimistischen, liebenswürdigen, anregenden, gewandten Gesellschafter charakterisieren, der mit seiner humoristischen Begabung, seiner übersprudelnden Lebhaftigkeit den Mittelpunkt aller Vergnügungen und geselligen Unterhaltungen bildet. In stärkerer Ausprägung kann diese hypomanische Vergnügungsfreudigkeit, der Sinn für Genuß und Fröhlichkeit zu einer exquisit leichtsinnigen Lebensauffassung führen. Der Grundsatz „Leben und Lebenlassen" beherrscht das Tun und Treiben dieser Menschen. Sie vernachlässigen Arbeit und Beruf und verschreiben sich ganz den weltlichen Genüssen, sie spielen den großen Herrn, sind und bleiben dabei stets flotte, liebenswürdige Gesellschafter, denen man nicht gram sein kann. Wir haben den Typus (ε) des leichtsinnigen hypomanischen Verschwenders, wie ihn die Familie 2 und 10 aufweist. Er unterscheidet sich ganz auffallend von den schizoiden, haltlosen Verschwendern, welche wir kennengelernt haben. Ihre Gemütsstumpfheit, ihre „Wursthaftigkeit" läßt sie in dem moralischen Sumpf allmählich verkommen, ihnen fehlt die Lebensfreude, die Lebenslust, das ureigenste Element des Hypomanischen, welches ihn zum qualifizierten Genußmenschen stempelt. Der Schizoide verschwendet aus egoistisch-autistischen Motiven, der Hypomanische bleibt stets ein sympathischer Mensch mit einer eindrucksfähigen Affektivität mit warmem Empfinden für seine Mitmenschen. Er erscheint oberflächlich aus Mangel an Beständigkeit seiner Gefühlsregungen, während der Schizoide an einem Mangel an Eindrucksfähigkeit, an Resonanz leidet.

Eine andere Variante der hypomanischen Konstitution zeigt uns der folgende Typus.

Typ ζ (Familie 37). Fabrikant, Ingenieur, geboren 1875. Ref. durch Bruder. Immer sehr mutig und waghalsig, als Kind und auch später rechter Draufgänger. Im Geschäft außerordentlich geeignet für Dinge, welche eine rasche Initiative und momentane energische Stoßkraft erfordern. Jedoch fehlt ihm Beharrlichkeit und Zielstrebigkeit. Vielgeschäftig, sprunghaft, fängt bald dies, bald jenes an, schnell begeistert für Dinge, die ihm imponieren; geht an alle Aufgaben äußerst impulsiv heran, um jedoch nach kurzer Zeit zu erlahmen, wenn der Erfolg nicht seinen Wünschen entspricht. Außerordentlich erregbar und heftig, wenn ihm etwas in die Quere kommt. Im Grunde gutmütig und weichherzig, warmes Mitgefühl für andere Menschen. Hat unter ausgesprochenen hypomanischen und depressiven Schwankungen zu leiden; oft übersprudelnd heiter, witzig und boshaft, dann wieder deprimiert und kleinmütig.

Wir sehen den Typus eines impulsiven hypomanischen Draufgängers vor uns, der in raschem Wagemut stets sein Ziel stürmisch erkämpft und dabei eine außerordentliche momentane psychische Kraft entwickelt. Wir können diese Form der Hyperbulie sehr schön von der des schizoiden expansiv-para-

[1]) Über die Zugehörigkeit dieses Typus zur reinen zyklothymen Konstitution bzw. seine Legierung mit nichtzirkulären Erbfaktoren s. Schluß dieses Kapitels.

noischen Erfinders Typ p differenzieren. Dort wird mit fast fanatischer Borniertheit, mit bewundernswerter Ausdauer das vorgesteckte Ziel verfolgt und in mühsamer Arbeit errungen. Hier bringen Sprunghaftigkeit und Impulsivität einen momentanen gewaltigen Erfolg, ebenso schnell zersplittert jedoch die entfaltete psychische Energie bei solchen Aufgaben, die nur in zäher Arbeit mit bedächtiger Überlegung zu lösen sind, wie es der schizoide Erfinder zeigt. Charakteristisch ist auch der Unterschied in der Art der Betätigung. Der impulsive Fabrikant wendet sich praktischen, wirtschaftlich nützlichen und wichtigen Aufgaben zu, während der schizoide Erfinder sich mit unnützen Spielereien beschäftigt, die durch den Mangel an realem Wert besonders charakterisiert sind. Außerdem finden wir bei Typ ζ ausgesprochene zyklothyme Schwankungen.

Bemerkenswert ist die Familiengeschichte: Der Vater ein herzensguter, ruhiger, wenig energischer, vorsichtiger, überlegender Mensch. Die Mutter, die im Alter von 27 Jahren die erste Depression durchmachte und auch in späteren Jahren noch einmal an einer Melancholie erkrankte, besaß ein ausgesprochen depressives Temperament. Ein Bruder der Mutter war ein impulsiver Enthusiast, ein „alter Haudegen", der in seiner nationalen Begeisterung noch im Alter von 60 Jahren im Weltkrieg an die Front zog.

Die Ähnlichkeit des Temperamentes bei Onkel und Neffe ist sehr auffallend.

Während nun für gewöhnlich der manisch-depressive Elter und das zyklothym abnorme Kind sich in ihrer Veranlagung gleichen, finden wir hier die Umwandlung des depressiven Temperamentes der Mutter in das hypomanische beim Sohn. — Der Vater kommt ja mit seiner ruhigen und etwas zaghaften Natur für die Veranlagung des Sohnes wohl kaum in Betracht. — Es bietet diese Familie eine Bestätigung der Beobachtung, daß sich die einzelnen Formen des Zirkulären im Erbgang ohne weiteres ersetzen können. Eine Erklärung für diese Umwandlung vermögen wir vorläufig nicht zu geben.

Als Übergang von der hypomanischen zur depressiven Temperamentsreihe fand ich auch den von Kretschmer geschilderten Typus der ruhigen Humoristen[1]). Ihnen fehlt die motorische Erregbarkeit, die mobile Lebhaftigkeit der Hypomanischen, mit denen sie jedoch die humorvolle Art gemein haben. Dabei ist ihr Gemütsleben durch eine tiefe Resonanzfähigkeit, durch mitfühlende Weichherzigkeit besonders charakterisiert, ja häufig können wir schon bei ihnen einen leichten depressiven Unterton der Gefühlsschwingungen beobachten. Sie sind wie alle zykloiden Menschen anregbar, liebenswürdig, im persönlichen Verkehr außerordentlich sympathisch.

Ein ausgesprochen depressives Temperament zeigt uns der nächste Typus.

Typ η (Familie 48). Ehefrau, geboren 1886. (Ref.) Als Kind ängstlich und schüchtern, immer brav aus Furcht vor Strafe, gern mit andern Kindern zusammen. Ernste Natur, ausgesprochen weichherzig und sehr reagibel; im ganzen mehr schwerblütige Auffassung des Lebens, wohl manchmal heiter, doch nie recht ausgelassen und fröhlich. Tadel und Spott nahm sie sich von jeher sehr zu Herzen; sie neigt zum Grübeln und sieht immer den Fehler bei sich. Sehr anschluß- und liebebedürftig, fühlt sich durch eine Aussprache stets erleichtert und ist beruhigendem Zuspruch sehr zugänglich. Etwas schüchterne Art, sehr nettes, zugängliches und liebenswürdiges Wesen mit durchaus natürlicher Affektivität.

Sie hat schon mehrfach leichte endogene Verstimmungen durchgemacht, die vor allem von hypochondrischen Befürchtungen beherrscht waren.

---

[1]) Familie 4, 12, 21.

Der Typus eines depressiv-sensitiven Temperaments ist in dieser Form als schizoide Anomalie nicht denkbar. Es fehlt hier die autistische Abkehrung von der Realität, zu welcher der schizoide Sensitive seine Zuflucht nimmt; in seinen Phantasien und Träumen findet er einen Ersatz für die rauhe Wirklichkeit. Das sensitive Temperament des Typus η, für den ferner, im Gegensatz zum Schizoiden, die depressive Grundstimmung charakteristisch ist, wendet sich dagegen an die Mitwelt, sucht Schutz und Hilfe bei den Mitmenschen, deren Zuspruch ihr Trost und Ruhe verschaffen. Der Unterschied ist ganz charakteristisch. Jung[1]) hat diese beiden konträren Typen unter dem Begriff der intro- und extravertierten Persönlichkeiten einander gegenübergestellt. Die Extraversion, d. h. die restlose Einstellung der gesamten psychischen Tendenzen auf die Außenwelt, scheint mir überhaupt charakteristisch für die zyklothyme Persönlichkeit. Die Introversion oder der Autismus ist ja als ein vorwiegender Wesenszug der Schizoiden uns bekannt geworden. Jung gibt eine eingehende Analyse der hysterischen Reaktionen beider Typen, welche in ihren Mechanismen je nach der extra- oder introvertierten Veranlagung deutliche Unterschiede zeigen. Meiner Auffassung nach liegt hier der Schlüssel zu der Konstitutionsbasis der Hysterie. Es muß schizoide und zyklothyme Konstitutionstypen geben, die hysterisch reagieren, deren hysterische Reaktionen dementsprechend eine verschiedene Färbung zeigen; die Art ihrer Konstitution muß die Charakterologie und die Genealogie gemeinsam zu analysieren versuchen.

Der Vater des geschilderten depressiv-sensitiven Typus η besaß dieselbe Veranlagung. Seit dem 53. Lebensjahr traten bei ihm depressive Phasen auf, die immer wieder abklangen, bis er in einer dritten Depression im 75. Lebensjahr Suicid beging.

Den sensitiven Charakter finden wir bei der depressiven Konstitution nicht so sehr selten, er läßt sich ja aus der dauernden Unterschwingung der Grundstimmung sehr leicht erklären.

Reiß[2]) hat in seiner klassischen Schilderung des depressiven Temperamentes sehr nachdrücklich darauf hingewiesen. Die innere Unsicherheit und Verzagtheit, die Zweifel an der eigenen Leistungsfähigkeit sind die Wurzeln einer dauernden ängstlichen Skrupelhaftigkeit und Selbstquälerei. Aus dem Insuffizienzgefühl entwickelt sich nicht so selten die Furcht, es könnte etwas nicht richtig erledigt sein, und daraus können dann Zwangsgedanken und Zwangsantriebe der verschiedensten Form resultieren.

In meinem Material fand ich eine einzige Familie, bei der die manisch-depressive Anlage in Form von Zwangsphänomen[3]) manifestiert war.

Typ ϑ (Familie 14). Gasmesser, geboren 1873. Von Jugend auf nervös, ängstlich, zaghaft, schüchtern. Gab in der Schule eigene Dummheiten an, weil ihn Gewissensbisse quälten. Immer außerordentlich gewissenhaft und zu genau. Im übrigen heiterer, geselliger und gesprächiger Mensch, Sinn für Humor. Sehr weichherzig und empfindsam. 1912 etwa 6 Wochen lang grundlos deprimiert, Kontrollzwang, Angstgefühl. Zirkuläre Tagesschwankung. Seit 1919 jetzt schon $^3/_4$ Jahre lang ähnlicher Zustand.

Die Mutter dieses Typus zeigte dieselbe sensitive Veranlagung und litt ebenfalls an periodischen Depressionen verbunden mit Zwangsphänomen und

---

[1]) Psychologie der unbewußten Prozesse. 1916.

[2]) Konstitutionelle Verstimmung und manisch-depressives Irresein. Berlin 1912.

[3]) Über eine eventuelle erbbiologische Legierung dieses Typus s. Schluß des Kapitels.

Eigenbeziehung, desgleichen eine Schwester derselben. Drei andere Schwestern der Mutter hatten dagegen ein typisch hypomanisches Temperament.

Neben dieser, man möchte sagen „zwangsneurotisch"-depressiven Anlage fand ich in meinem Material noch andere depressive Temperamente, welche in erster Linie eine ausgesprochene Hemmung, eine Verlangsamung und Erschwerung des Denkens und Wollens aufweisen. Es ist wohl nicht unberechtigt, diese Erscheinung zum Teil auf eine Verstärkung des depressiven Untertons gegenüber der vorigen Gruppe zurückzuführen.

Ein solches Bild zeigt Typ ι der Familie 29. Ein älteres Fräulein mit müdem, apathischem Wesen und deutlicher allgemeiner psychomotorischer Hemmung imponierte durchaus als stille, schweigsame, einfache Depression leichten Grades. Sensitive Züge fehlten ihr gänzlich. Sie litt von Jugend auf unter einer ausgesprochen trüben Gefühlsbetonung aller Lebenserfahrungen, nur für die Sorgen und Enttäuschungen des Lebens war sie zugänglich, das befreiende Gefühl der Freude hatte sie nie gekannt. Besonders auffallend war bei der Exploration die Energielosigkeit, der Mangel an Initiative und die schwerfällige, langsame Art, sich zu den Fragen zu äußern; Symptome, wie sie der psychomotorischen Hemmung entsprechen. Derartige Menschen können zweifellos äußerlich als verschlossen autistisch erscheinen, wenn eben die Hemmung diese Eigenschaften gewissermaßen vortäuscht; ist diese jedoch einmal überwunden, so finden wir auch bei ihnen das Bedürfnis, sich anderen Menschen zu erschließen, ihnen ihre Sorgen anzuvertrauen.

Diese Beispiele zyklothymer Konstitutionen mögen genügen. Ich wählte die besonders charakteristischen Typen meines Materials aus.

Die Abgrenzung der zykloiden von den schizoiden Persönlichkeiten ist uns in den Verschiedenheiten der affektiven Veranlagung gegeben. Hier schizophrene Konstitution mit den beiden Polen der Anästhesie und Hyperästhesie, dort die zyklothyme Konstitution, welche durch die Linie hypomanisch-depressiv gekennzeichnet ist (s. Kretschmer). Der Gefühlskälte und Gefühlsabstumpfung bzw. dem unnatürlichen überschwänglichen Feingefühl steht auf der zirkulären Seite die Natürlichkeit der gesamten Gefühlsäußerungen, die weiche, mitfühlende Gemütsart, das warme, herzliche Empfinden für die sympathischen Beziehungen von Mensch zu Mensch gegenüber. Der schizophrene Autismus mit seiner oft bizarr anmutenden, oft abstoßenden und unangenehmen ignorierenden Negation der Außenwelt kontrastiert gegen die extravertierte Tendenz der Zykloiden, die Fähigkeit und das Bedürfnis, der Realität zu leben, der Mitwelt zu geben und von ihr zu empfangen, einen Gefühlsaustausch mit den Mitmenschen zu erstreben.

Diese Grundzüge finden wir in der Mehrzahl aller hypomanischen und depressiven Temperamente, und ich möchte sie mit Kretschmer als besonders typisch für die zyklothyme Konstitution ansprechen. Wir haben die Unterschiede in groben Zügen auch bei unseren Typen herausarbeiten können. Daneben ist natürlich die vorwiegend hypomanische oder depressive Stimmungslage von Bedeutung, die wir aber meiner Ansicht nach in den verschiedensten Intensitätsgraden antreffen können, die erst in ihren schweren Formen eine Alteration des Denkens und Handelns bedingt.

Speziell unter den Kindern manisch-depressiver Eltern wird es stets Charaktere geben, bei denen wir uns vor allem wohl infolge der relativ oberflächlichen Methode, die eine statistische Untersuchung mit sich bringt, nur schwer für die restlose Einreihung in die schizothyme oder zyklothyme Konstitutionsgruppe werden entscheiden können. Wir lernten bei der Besprechung der Dementia praecox ausgesprochen schizoide Persönlichkeiten kennen, welche deutliche manisch-depressive Erscheinungen an sich trugen. So sind z. B. auch depressive Temperamente denkbar, welche nicht rein den Typus einer zyklothymen Persönlichkeit darstellen, bei denen wir vielmehr den Verdacht auf schizoide Beimischung haben können. Wir werden gelegentlich bei den Kindern zirkulärer Eltern Charakterzüge entdecken, welche wir als schizoid anzusprechen uns gewöhnt haben. Ich bin aber keineswegs der Meinung, daß die von uns erstrebte Differenzierung falsch oder unmöglich sei, vielmehr glaube ich, daß wir eine Kombination beider Anomalien in manchen Fällen auch hier erwarten müssen.

Dies mag dem Kliniker merkwürdig erscheinen, der Erbbiologe wird sich darüber nicht wundern. Wir werden später sehen, daß eine große Wahrscheinlichkeit für einen dominanten Erbgang des zirkulären Irreseins auch nach unserem Material besteht. Ein Individuum kann aber neben dominanten pathologischen Keimanlagen auch andere rezessive pathologische Gene enthalten, die sich nicht immer in der äußeren Erscheinungsform geltend machen müssen, die aber häufig doch im Phänotypus zutage treten und so neben und mit den dominanten pathologischen Eigenschaften bei der charakterologischen Analyse von uns aufgefunden werden. Da wir in der Differenzierung der beiden Konstitutionsgruppen noch am Anfang stehen und nicht über die großen Richtlinien hinausschauen können, werden wir vorläufig nicht in allen Fällen das Typische von dem Atypischen scheiden können.

An dieser Stelle möchte ich kurz der Untersuchungen Hübners gedenken. An Hand einzelner Familien stellt er eine Reihe von Typen der manisch-depressiven Anlage auf, mit denen sich unsere Typen zum Teil decken.

Unter konstitutioneller Erregung faßt er fünf verschiedene Gruppen zusammen:

1. Die Selbstbewußt-reizbaren, die sich durch die Zeichen der hypomanischen Stimmung auszeichnen, vorwiegend aber gereizter Stimmung sind.

2. Die rein Euphorischen, welche gegenüber der ersten Gruppe den sozial wertvollen Typus darstellen und vor allem durch eine große Menschenliebe, Hilfsbereitschaft und Aufopferungsfähigkeit gekennzeichnet sind.

3. Die Verschrobenen; hier schildert Hübner einen Menschen, der von Jugend auf ein unbeständig-fahriges, reizbares und exaltiertes Wesen zeigte, der in seinen manischen Perioden durch eckig-groteske Bewegungen und geschraubte, fast katatonisch anmutende Redensarten auffiel. Über die Heredität war Näheres nicht bekannt.

4. Die Querulanten; ein Typus, bei dem mehrfach Phasen empfindlicher Reizbarkeit und querulierender Betriebsamkeit mit ruhigen Zeiten wechselten.

5. Die ethisch Depravierten, die sich mit dem Begriff des Moral insanity decken, bei denen zum Teil sichere melancholische Symptome vorhanden waren. Beide Eltern von jeher hypochondrisch und total verschroben.

Zur depressiven Verstimmung zählt er die einfach Depressiven, die Skrupulosität, die Hemmungszustände und die Kleinmütigen.

Eine Gruppe der Mischzustände setzt sich zunächst aus den alternierenden Formen und Fällen mit überwiegend manischen oder depressiven Symptomen zusammen und wird abgeschlossen durch die Paranoiden. Bei einem Repräsentanten dieser letzten Unterform sehen wir Depressionen mit Hemmung, Entschlußlosigkeit und Insuffizienzgefühl, ferner Zeiten vermehrter innerer Unruhe, Neigung zum Mißtrauen, Querulieren und aggressivem Vorgehen gegen vermeintliche Widersacher in alternierendem Wechsel sich ablösen.

Von den hypomanischen Temperamenten stellen die Verschrobenen sicher keine reinen zirkulären Fälle dar, die nur manisch-depressive pathologische Keimanlagen besitzen. Man könnte vielmehr daran denken, die an Schizophrenie erinnernden Eigentümlichkeiten, die unbeständige und fahrige, reizbare, exaltierte Grundveranlagung auf schizophrene Erbanlagen zurückzuführen, welche die manischen Psychosen in diesem Sinne färben. Beweisen läßt es sich allerdings in diesem Falle nicht, da über die Heredität nichts Näheres bekannt ist.

Ähnlich liegen die Verhältnisse bei den sogenannten ethisch Depravierten. Ich fand solche Anomalien unter den Kindern Dementia praecox-Kranker, und die Untersuchungen Meggendorfers haben auf umgekehrtem Untersuchungswege eine große Dementia praecox-Belastung bei seinem Moral insanity-Material ergeben. Bei Hübners Fällen finden sich allerdings melancholische Symptome, aber in Anbetracht der „verschrobenen“ Eltern liegt es auch hier wohl nahe, an eine Kombination von schizoider Veranlagung mit zirkulären Erscheinungen zu denken.

Ich möchte die beiden Fälle in diesem Sinne auffassen, da ich unter meinen Deszendenten absolut sicherer, diagnostisch einwandfreier zirkulärer Eltern derartige manisch-depressive Anomalien eigenartiger Prägung nicht gefunden habe, wohl aber unter den Deszendenten Schizophrener die Kombination von schizoider Veranlagung mit zirkulären Symptomen nachweisen konnte. Ich bin der Meinung, daß weder die exaltierte Verschrobenheit noch die ethische Depravation für manisch-depressive Anlagen typisch ist, gebe aber zu, daß sie sich gelegentlich mit dieser kombinieren kann.

Wie es sich mit den paranoiden und querulatorischen Zirkulären verhält, vermag ich nicht zu sagen.

Aus meinen Untersuchungen geht klar hervor, daß die Dementia praecox überaus häufig mit paranoiden Symptomen einhergeht. Mir scheint zwischen der Dementia praecox und dem Paranoiden eine innige Korrelation zu bestehen. Seltener finden wir eine paranoide Färbung zirkulärer Psychosen. So könnte man auch hier an eine Kombination der manisch-depressiven Anlage mit einer paranoiden Anlage denken, welche nicht gerade häufig ist und daher nicht der reinen zyklothymen Konstitution entspricht. Ob diese paranoide Anlage beim Zirkulären durch Abspaltung von der schizophrenen Anlage zustande kommt, wie man sich denken könnte, ob sie überhaupt mit der schizophrenen Keimanlage in Beziehung zu setzen ist, bleibt vorläufig unentschieden.

Der einzige hypomanische Querulant, den ich in meinem Material aufzuweisen habe, hat, wie wir später sehen werden, eine Schwester, die der schizoiden Anlage sehr verdächtig ist, und stammt von einer zirkulären Mutter, deren Psychose manches Atypische bietet. Trotzdem ist er eine hypomanische

Persönlichkeit. Jedoch läßt sich wohl soviel sagen, daß die querulatorische Note bei der manisch-depressiven Anlage ebenfalls nicht sehr häufig ist, daß sich in solchen Familien wohl immer eigenartige Wesenszüge finden, welche nach unserer Auffassung sich nicht leicht in die typisch-reine zyklothyme Konstitution zwanglos einreihen lassen.

Auch der Zwangsphänomene beim manisch-depressiven Irresein möchte ich in diesem Zusammenhang noch kurz gedenken; wir sahen in der Familie 14 mehrere derartige Beispiele, u. a. den Typus ϑ. Auffallend ist, daß ich nur eine einzige Familie dieser Art gefunden habe. Ich darf daran erinnern, daß auch bei Schizophrenen gelegentlich Zwangsphänomene beobachtet werden können. Ferner möchte ich auf eine Arbeit von Pilcz[1]) hinweisen, die sich speziell mit der Heredität von Zwangsvorstellungen beschäftigt. Wir sehen in seinem Material, wie bei den verschiedensten Veranlagungen Zwangsvorstellungen auftreten können, oft kombiniert mit Psychose, oft als selbständige pathologische Erscheinungen, bald in gleicher, bald in verschiedener Form bei den Gliedern einer Familie. Sehr schwierig wird es sein, in diesem Gewirre der Anlagefaktoren Ordnung zu schaffen hinsichtlich der Zugehörigkeit zu biologischen Konstitutionsgruppen. Vielleicht dürfen wir aber auch hier einen genotypisch selbständigen psychischen Komplex annehmen, der sich gelegentlich mit der manisch-depressiven Anlage verbinden kann, der in vielen Fällen selbständige ohne psychotische Beimischung die Psyche tyrannisiert und ferner auch der schizophrenen Konstitution beigegeben sein kann.

Vorläufig wissen wir, wie gesagt, noch nicht, wie wir uns diese Besonderheiten mancher manisch-depressiven Anlage zu erklären haben. Meine theoretischen Andeutungen möchte ich nur als solche aufgefaßt wissen.

2. Psychiatrisch interessante Genealogien einzelner Familien.

Ähnlich wie bei der Behandlung der Dementia praecox möchte ich in diesem Abschnitt wiederum einzelne Familien besprechen, deren Genealogie uns vor allem manch wertvollen Einblick in die Beziehungen der zyklothymen und schizothymen Konstitutionen geben wird.

Wir hatten unter den zykloiden Psychopathen einen Typus γ kennengelernt, den wir als hypomanischen Querulanten bezeichnen wollen. Am Schluß des vorigen Abschnittes wies ich schon auf die Besonderheiten in dieser Familie 7 hin. Eine Schwester dieses Typus ist sehr verdächtig auf schizophrene Erbkomponenten. Sie war ein fröhliches, heiteres, ganz normales Kind, machte jedoch mit 18 Jahren eine Umwandlung durch. Sie wurde auffallend ruhig und gesetzt, zog sich von den Menschen zurück, lebte still für sich und zeigte mehr und mehr ein eigentümlich frömmelndes Wesen. Dabei war sie stets frei von irgendwelchen depressiven Zügen. Wir haben Anomalien mit derartig autistisch-frömmelndem Charakter unter den schizoiden Persönlichkeiten beobachtet. Eine andere Schwester lebt ebenfalls sehr zurückgezogen, in sich gekehrt und zeigt ein schroff ablehnendes hochfahrendes Wesen, ohne daß auch bei ihr Anomalien in Form von Stimmungsschwankungen aufzuweisen wären.

[1]) Über homologe Heredität bei Zwangsvorstellungen. Zeitschr. f. d. ges. Neurol. u. Psychiatr., Orig. **43**, 134. 1918.

Wie haben wir uns diese immerhin eigenartige Geschwisterserie zu erklären?

Der Vater war der Schilderung nach ein umgänglicher, natürlicher, stets gleichmäßig gestimmter, ruhiger Mensch, ein sehr beliebter Gesellschafter.

Die Mutter machte eine jahrzehntelange, etwas atypische Psychose durch.

Sie wird als ursprünglich zanksüchtig und ausgesprochen cholerisch geschildert mit einem merkwürdigen Hang zu krassem Aberglauben. Sie war von den Nachbarn wegen ihrer „scharfen" Art gefürchtet. Im Alter von 46 Jahren (1863) setzte die Psychose ein. Anfangs ein gereizt manisches-querulatorisches Bild mit Ideenflucht, gesteigertem Selbstgefühl und abstoßend roher Grobheit. In Zeiten schwerer Erregung ist sie unrein, wäscht sich mit Kot und Urin, kleidet sich aus, räumt das Zimmer um und zerreißt ihre Kleider. Sie schimpft und zankt den ganzen Tag; unbesonnene wilde Flucht und Verwirrung der Gedanken. Beim „Einschnallen" verteidigt sie sich sehr geschickt, beißt und stößt um sich. Auch in ruhigen Zeiten aggressiv, beschimpft das Personal, zerreißt, wirft Kleider und Geschirre zum Fenster hinaus, tut den Ärzten gegenüber geheimnisvoll, flüstert ihnen unverständliche Worte zu oder drückt ihnen Papierfetzen in die Hand. Manieriertes Wesen. Offenbar auch Halluzinationen. Sie hat die Neigung, sich abzusondern, bei Anreden leidenschaftlich zornig und gereizt. Zuweilen plötzlicher Umschlag in melancholische Stimmung. Nach einigen Monaten wird sie als gebessert nach Haus entlassen.

1868 erneute, schwer ideenflüchtige Erregung, gewalttätig, versucht die Wärterin zu erdrosseln, erst nach mehreren Monaten ruhiger. Immer reizbar und jähzornig, fängt bei dem geringsten Wortwechsel zu raufen an; beschäftigt sich, arbeitet fleißig und geschickt.

In den nächsten Jahren bald mürrisch, verschlossen, sehr grob und gereizt, äußerst empfindlich, bald liebenswürdig und freundlich. Arbeitet immer sehr fleißig und ordentlich. Gegen andere Kranke oft brutal roh und rücksichtslos, „es sei höchste Zeit, daß sie das Zeitliche segnen", mißhandelte sie. Bei Belegung des Saales muß auf ihren Geschmack Rücksicht genommen werden, sonst ist sie in ihrer störrischen Gereiztheit nicht zu haben. Immer wieder zeitweise heiter, liebenswürdig, dauernd stark gehobenes Selbstgefühl.

1893. Würdig, behäbig, selbstgefällig, muntere joviale Stimmung, kritisiert gern, fleißig und ordnungsliebend, öfters Gehörshalluzinationen.

1896. Eigensinnig, heitere, spaßhafte Stimmung, ablehnend, sonderbare Einfälle, verkennt die Personen ihrer Umgebung.

1902. In den letzten Jahren ruhig und geordnet, immer guter Dinge. Exitus nach Lungenerkrankung.

Die geschilderte Psychose trägt in den ersten Jahren den Charakter einer gereizten, querulatorischen Manie, die vereinzelt von leicht depressiven Phasen abgelöst wird. Auffallend ist dabei das ungemein störrische, rücksichtslose, rohe und brutale Verhalten, welches sie nicht nur in den Zeiten der höchsten Erregung, sondern auch bei relativer motorischer Ruhe an den Tag legt. Nach jahrzehntelanger Dauer läßt die Aktivität nach und macht einer mehr behäbigen, selbstgefälligen, munter-jovialen Heiterkeit Platz, der durch den Eigensinn und allerhand merkwürdige, sonderbare Einfälle der Stempel des Verschrobenen aufgedrückt wird. Dabei herrscht bis zum Schluß eine leicht manische Grundstimmung vor.

An der Diagnose „manisch-depressives Irresein" kann wohl kein Zweifel sein. Immerhin sind der langgedehnte Verlauf sowie die erwähnten Eigentümlichkeiten sehr bemerkenswert, vor allem, da wir schizoide Charakteranomalien bei den Kindern feststellen können. Auffallend ist auch der charakterologische Hang zu „krassem Aberglauben" bei der Prob., der uns an die Neigung zum Mystizismus bei den Schizoiden erinnert. Ob die eigenartige Färbung der Psychose sowie die Veranlagung der beiden Töchter auf schizophrenen Erbmassen beruht, möchte ich dahingestellt sein lassen; man wird nach ähnlichen Erbkonstellationen suchen müssen. Sicher ist aber, daß die querulatorische

Gereiztheit nicht die häufigste Form der Manie darstellt, und daß ebenso das hypomanisch-querulatorische Temperament des Sohnes das einzige dieser Art in meinem Material ist. Vielleicht dürfen wir diese Familie in Parallele setzen zu den zirkulären Psychosen mit paranoidem Einschlag, die ebenfalls nicht so sehr häufig sind und gelegentlich familiär auftreten. Wie ich schon erwähnte, wäre es denkbar, daß hier zum manisch-depressiven Irresein irgendwelche Erbeinheiten hinzugetreten sind, die für gewöhnlich ihren selbständigen Weg gehen und sich nur in Einzelfällen mit der manisch-depressiven Anlage verkoppeln. Vielleicht sind diese für das Querulatorische und das Paranoide angenommenen Erbeinheiten identisch oder verwandt mit der schizophrenen Keimanlage. Wir werden hierauf unser besonderes Augenmerk richten müssen.

An diese Familie möchte ich eine andere anschließen, die in ihrer Art verwandte erbbiologische Züge bietet.

Familie Maler (nicht statistisch verwendet).

Prob.: Karoline M., geboren 1849. Immer sehr fromm, sonst unauffällig. 1874 (25 Jahre alt) Depressionszustand von 6 Wochen mit Todesgedanken; geheilt.

August 1918 erneute Depression; Insuffizienzgefühle; schrie laut, weil sie meinte, der Atem stocke; Essen schmeckte wie Kot. Ängstliche Unruhe.

Oktober 1918. Psychiatrische Klinik München. Nahrungsverweigerung, das Essen bleibe ihr im Magen liegen. Verweigert die Auskunft; störrisch gereizt, schneidet dem Arzt Fratzen. Lautes Jammern, weint, schlägt mit der Hand auf den Tisch. Absurde hypochondrische Ideen, es bleibt alles im Bauch liegen; sie habe keinen Stuhlgang mehr. Hin und wieder zu Scherzen geneigt. Vorwiegend ängstlich unruhig, voll deprimierender Ideen. Weiterhin ausgesprochen störrisch bei der Nahrungsaufnahme; beißt die Zähne aufeinander, kratzt und schlägt um sich. Später mehr apathisch und „laues Schimpfen".

Dezember 1918 Exitus unter Herzerscheinungen.

Diagnose: Melancholie.

Kinder: 1. Josefa, geboren 1885. Im Alter von 18 Jahren nervenschwach, blutarm, Kopfschmerzen. Immer gedrückt und sehr matt.

1911 unruhig, schlaflos, lief fort von der Arbeit. Selbstbeschuldigungen. Sei verdammt, weil sie nicht mehr so viel gebetet habe. Suicidgedanken, versuchte sich zu verletzen, riß sich die Haare aus. Morgens depressiv erregt, nachmittags ruhig.

April 1911 Psychiatrische Klinik München: Blindes Fortdrängen, Starre, maskenartige Gesichtszüge. Stereotype, affektlose Bitte um Entlassung. Teilnahmslos, apathisch. In der Anstalt mutistisch, starr. Hypochondrische Wahnideen, der Hals sei zugewachsen. Zunehmende Unreinlichkeit mit Kot und Urin, zernagt die Fingerspitzen, zerkratzt sich das Gesicht. Macht sich Vorwürfe wegen der Defäkation. Unzugänglich mürrisch, oft gewalttätig.

1913 Exitus nach raschem Kräftezerfall. Diagnose: Dementia praecox.

2. Marie, geb. 1890. Von Natur ruhiges Temperament, störrisch, leicht gereizt. Februar 1920 Erregungszustand mit Angst, Beeinträchtigungs- und Verfolgungsideen, Einflüsterungen, innere Stimme.

Psychiatrische Klinik München: Gereizte Erregung, stereotypes Schreien, aggressiv, betet vor sich hin. Gedankenlautwerden. Verfolgungsideen. Große motorische Unruhe, laute inkohärente Reden. Abstiniert infolge von Vergiftungsideen (?); grimassiert.

Diagnose: Dementia praecox.

Wir sehen bei der Probandin periodische Depressionen auftreten, von denen uns nur die letzte näher beschrieben ist. Es ist wiederum keine alltägliche zirkuläre Psychose, die wir vor uns haben. Wenn wir auch die klinische Diagnose nur in diesem Sinne (Melancholie) stellen können, so bekommt der Fall doch eine recht eigenartige Färbung durch das störrisch-negativistische Verhalten, durch die hartnäckige Nahrungsverweigerung und durch den Umschlag in Apathie, welch letzteres Symptom allerdings dem körperlichen Rückgang parallel geht. Auffallend sind auch die absurden hypochondrischen Wahnideen, die wir nicht so sehr häufig bei typisch zirkulären Melancholien finden.

Ist es ein Spiel des Zufalls, daß wir in dieser Familie zwei schizophrene Kinder finden, oder dürfen wir die störrisch-negativistische Gereiztheit bei der Mutter mit den ausgesprochenen schizophren-negativistischen Erscheinungen bei den Töchtern in Beziehung setzen? Ich glaube, diese Vermutung darf man mit derselben Berechtigung aussprechen wie bei der vorhergehenden Familie. Auch hier legt die eigenartige Prägung der Melancholie, die Mitwirkung schizophrener Erbmassen nahe. Sicher spielt die Psychose der Mutter in ätiologisch hereditärer Hinsicht bei der Psychose der Töchter eine sehr große Rolle. In diesem Sinne möchte ich auch die weitgehende Ähnlichkeit in der psychotischen Erscheinungsform bei Mutter und Tochter Marie auffassen, wie sie uns in den fast gleichen absurden hypochondrischen Ideen, in dem Grimassieren bei beiden entgegentritt.

Man darf sich nicht mit der Feststellung des Polymorphismus im Erbgang begnügen. Vielmehr müssen wir uns bemühen, die polymorphe Vererbung zu erklären. Und da liegt es hier sehr nahe, aus der mütterlichen Melancholie auf Grund der hervorgehobenen Besonderheiten schizophrene Komponenten herauszuschälen, die wir dann bei den Töchtern wiederfinden können.

Wir wollen an Hand dieser zwei Familien folgenden Satz formulieren: Zeigt eine in höherem Lebensalter auftretende zirkuläre Psychose eigentümliche Erscheinungen, die an katatonische Symptome erinnern, so muß der Erbbiologe eine zirkulär-schizophrene Konstitutionslegierung vermuten und nach genealogischen Anhaltspunkten hierfür suchen[1]).

Ich möchte noch weitere atypische Fälle zirkulärer Psychosen besprechen, die zu einer ähnlichen Erklärung ermuntern.

Zunächst die Familie Müller, welche ich ebenfalls nicht statistisch verwendet habe.

Prob.: Johanna M., geboren 1853. Angeblich heiteres Temperament.

1895 heftiger Schrecken, infolge anschließender Erkältung eine Halsentzündung, die ein Fieberdelir nach sich zog. Nach Abfall der Temperatur rasche Genesung.

Oktober 1910: Einsetzen einer Melancholie mit Suicidideen (57 Jahre alt).

Psychiatrische Klinik München: Orientiert, schnelles, stoßweißes Sprechen, verlegenes Lachen, unruhig, streitsüchtig, dabei schwere Angst und Selbstvorwürfe. Bittet um Gift, sie habe sich schwer vergangen, macht Selbstmordversuch.

Januar 1911: Anstalt, ängstlich, verzweifelte Unruhe, Selbstvorwürfe, starker Selbstmordtrieb. Sinnloses Fortdrängen.

1912: Lautes stereotypes, monotones Jammern nihilistischen Inhaltes ohne tiefgreifenden Affekt mit immer dem gleichen Inhalt; tagaus tagein das gleiche Bild.

3. VI. 1912: Exitus nach Erysipel.

Sektionsbefund: Frischer Herd im linken Stirnhirn.

[1]) Vgl. Kahn, Erbbiolog.-klin. Betrachtungen und Versuche. Zeitschr. f. d. ges. Neurol. u. Psychiatr. **61**, 264 (1920): In Familie Breit Melancholie auf dem Boden einer konstitutionellen Legierung.

Die kurze Schilderung ergibt das Bild einer agitierten ängstlichen Melancholie, welche durch ein affektloses monotones lautes Jammern und die nihilistischen Wahnideen einen besonderen Charakter bekommt. (Der organische Sektionsbefund kann wohl kaum die Psychose ätiologisch erklären.)

Die Mutter der Probandin litt an einer im 52. Lebensjahr einsetzenden Psychose, die als „akute Verwirrtheit mit Stumpfsinn" bezeichnet wird. Sie soll von Jugend auf eine einsame, zurückgezogene, dabei jähzornige Natur gewesen sein, die zeitweise auffallenden „Trübsinn" zeigte. Aus der recht summarischen Schilderung der Krankengeschichte ist nur zu entnehmen, daß es sich um eine depressiv erregte Psychose mit Verwirrtheit gehandelt hat, bei der ein vorwiegend ablehnendes Verhalten, unverständliche Reden und Unreinlichkeit besonders hervorzuheben sind. Eine Diagnose ist nicht zu stellen; es ist möglich, daß die Psychose derjenigen der Probandin in manchen Zügen ähnlich gewesen ist.

Der Sohn der Prob. Johanna M. leidet an einer typisch katatonischen Psychose, desgleichen ist die Nichte der Probandin (Bruderstochter) schizophren erkrankt.

Versuchen wir auch diese Familie nach erbbiologisch-klinischen Gesichtspunkten zu analysieren, so ließe sich nur sagen, daß die Melancholie der Probandin an außergewöhnlichen Symptomen das monotone, affektlose Jammern (mit immer dem gleichen Inhalt) aufweist, welches wir vielleicht als eine Form der Stereotypie auffassen dürfen, die auf schizophrene Erbkomponenten zurückgehen könnte. Als bemerkenswerte, nicht gerade häufige Erscheinung der Melancholie wollen wir ferner den torpiden Verlauf und die nihilistischen Wahnideen festhalten. Vielleicht finden wir noch ähnliche Beispiele, welche ebenfalls der Erbkonstellation nach Beziehungen zur Schizophrenie haben müssen. Auch die Psychose der Mutter der Probandin scheint der präpsychotischen Persönlichkeit nach auf schizoidem Boden gewachsen zu sein; vielleicht wären auch bei ihr schizophrene Züge nachweisbar gewesen.

Die nächste Familie, welche ebenfalls nicht zu meinem statistischen Material gehört, wird diese Auffassung bekräftigen.

Prob.: Katharine Meinhard, geboren 1841. Vater vorübergehend geisteskrank. Prob. war von Jugend auf immer eine zurückgezogene Natur. Im Alter von 57 Jahren (1898), im Anschluß an den Tod ihres Mannes, erkrankte sie an einer Depression mit Selbstvorwürfen und Versündigungsideen. Sie kam in die Heidelberger Klinik und fiel hier von Anfang an durch ein lautes monotones Jammern auf. Dabei war sie teilnahmslos für ihre Umgebung und kümmerte sich um nichts. Bei Anreden gab sie prompte und richtige Antworten, um nach kurzer Zeit in das stereotype Jammergeschrei zurückzufallen. Der Inhalt ihrer Klagen bestand anfangs in den üblichen depressiven Wahnvorstellungen, später jedoch aus immer wiederkehrenden nihilistischen Ideen, „es gibt kein Wasser mehr, nichts mehr zu essen, alles Geld ist verloren, alles muß verhungern, ich bin der Teufel, habe die ganze Welt umgebracht, mein Körper ist nicht mehr da". Der Verlauf war wechselnd, schwere Erregungen folgten auf ruhigere Zeiten, in denen sie ein ausgesprochen depressives Bild ängstlicher Verzweiflung bot. Im Vordergrund stand immer das laute monotone Hinausschreien der gleichen Selbstanklagen, deren Inhalt nie wechselt. Oft schrie sie stundenlang ein gellendes: „Oh! Oh! Oh! Liebe Zeit!" vor sich hin, blieb dabei stets ablenkbar und erwies sich bei Fragen als völlig orientiert. Gelegentlich weinte sie mit viel Affekt. Im weiteren Verlauf äußerte sie vorübergehend phantastische Wahnideen, „wenn sie nachts aufwache, sei sie ganz zusammengeschrumpft, auf einen Klumpen zusammengezogen, man könne denken, sie bekomme Gift. Sie sei 1000 Jahre alt und könne nocht nicht sterben, man solle sie doch umbringen".

Bis zum Exitus 1902 das gleiche Bild lauten monotonen Schreiens und hochgradiger Unruhe, abwechselnd mit ruhigen, ausgesprochen depressiven Zeiten. Dabei keinerlei Störungen der Intelligenz nachweisbar.

Die Diagnose der Heidelberger Klinik, in der sie von 1898 bis 1901 aufgenommen war, lautete: Melancholie.

Diese Psychose hat insofern Ähnlichkeit mit der vorhergehenden Melancholie, als auch hier ein stereotypes, automatisches, monotones Jammern im Vordergrunde steht. Immerhin müssen wir bei Fehlen einer Abschwächung des Affektes und sonstiger katatonischer Symptome trotz des torpiden Verlaufs eine Melancholie diagnostizieren.

Der Sohn der Probandin ist im Alter von 32 Jahren schizophren erkrankt und später typisch katatonisch verblödet.

Ich möchte aus diesen beiden Familien folgende Schlußfolgerung ziehen: Die torpiden unheilbaren Melancholien des Involutionsalters oder des Präseniums, die vor allem durch nihilistische Wahnideen und ein stereotypes, monotones, affektloses Jammern charakterisiert sind, haben gewisse Erblichkeitsbeziehungen zur Dementia praecox. Vielleicht beruht das ihnen eigene Gepräge auf der Anwesenheit schizophrener Keimanlagen.

Diese Vermutung wäre auch wieder an einem größeren, eigens nach diesen Gesichtspunkten ausgesuchten Material zu beweisen, in dem man bei der Deszendenz derartiger Kranker die schizophrene Komponente finden müßte.

Ich möchte diese Kategorie eigenartiger melancholischer Erkrankungen noch durch die kurze Schilderung einer weiteren Familie — Klingelmann (Abb. 20) — vervollständigen (nicht statistisch).

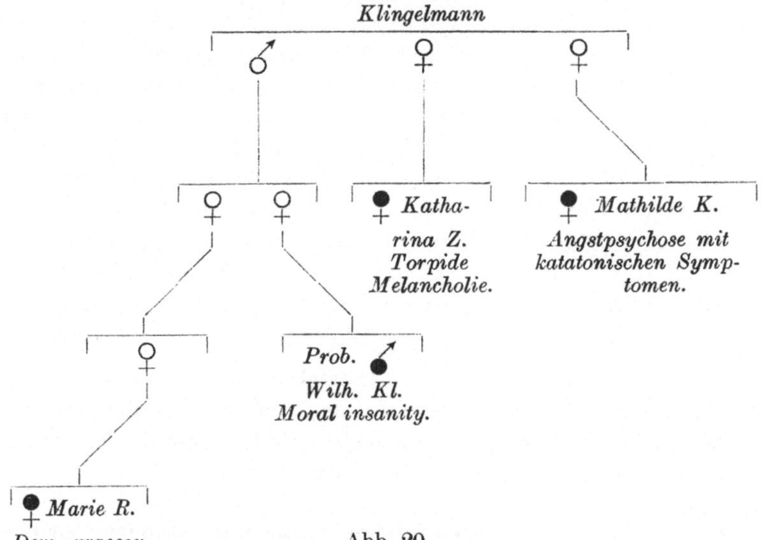

Abb. 20.

Werfen wir einen kurzen Blick auf das beigegebene Schema, so werden wir sagen müssen, daß in dieser Familie schizophrene Keimanlagen im Fluß waren.

Gehen wir aus von dem Probanden Wilh. Klingelmann, dem Repräsentanten einer typischen klassischen Moral insanity, der als schizoider Typus aufzufassen ist. Die klare Manifestation der schizophrenen Erbmassen finden wir bei der Tochter seiner Cousine Marie R., die eine sichere Dementia praecox war. Zwei Cousinen der Mutter des Probanden waren ebenfalls psychotisch. Katharine Z. erkrankte in ihrem 47. Lebensjahr an einer ängstlichen agitierten Depression, die 30 Jahre lang ohne Unterbrechung mit vorübergehenden leidlichen Remissionen anhielt. Es wechselten im Verlauf schwere ängstliche Erregungen (mit lautem monotonen Jammern über ihre Sünden) und Zeiten starrer, reaktionsloser Apathie, in denen sie sich oft widerstrebend benahm. Nach einer Reihe von Jahren war das Zustandsbild nach Art der Frau Meinhard zu einer einförmigen monotonen ängstlichen Verzweiflung erstarrt, die immer von einem tiefen Affekt hoffnungsloser Traurigkeit genährt war. Die heftigen Schmerzensausbrüche zeigten denselben Inhalt jahrzehntelang, zum Schluß waren auch Stereotypien der Haltung vorhanden.

Ich bin nun der Meinung, daß man auch hier nicht das Recht hat, eine Dementia praecox zu diagnostizieren. Mögen auch einzelne katatonische Züge in Form der Stereotypien, der periodischen Apathie und des Negativismus vorhanden sein, so zwingt uns die noch im Alter vorhandene echte depressive Grundfärbung der Psychose (die nichts von einer affektiven Schwäche erkennen läßt) dazu, die Diagnose Melancholie zu stellen. An ihr sind neben den spärlichen katatonischen Symptomen wiederum auffallend der langgedehnte torpide Verlauf, die allmähliche Erstarrung des Zustandsbildes zu einem vorherrschenden monotonen, stereotypen Jammern, das bis ins Alter hinein mit großer Aktivität beibehalten wird.

Die schizophrene Anlage, welche wir nach unserer Vermutung auch hier annehmen wollen, stimmt mit den übrigen Anomalien in der Familie sehr gut überein.

Ein viertes Dokument derselben Familienanlage liefert die Psychose der Mathilde K. Bei ihr trat im Klimakterium eine schwere halluzinatorische, ängstlich depressive Erregung mit deutlich negativistischem Gepräge auf, die binnen kurzer Zeit zum Tode führte. Nach Schilderung des Mannes soll sie eine pessimistisch veranlagte Natur gewesen sein, die nie Verkehr mit anderen Menschen suchte und sich von Unterhaltung und Vergnügung stets fernhielt.

Wir haben eine ängstliche agitierte Melancholie vor uns, die in ihrem Negativismus an eine Katatonie erinnert. Ich glaube, daß auch hier eine Kombination von zirkulären und schizophrenen Erbkomponenten vorliegt.

Noch eingehender können wir die Beziehungen der schizothymen und zyklothymen psychischen Konstitution beobachten bei Familien, welche konvergierende elterliche Belastung zeigen nach Art der Familie XXXII unseres Dementia-praecox-Materials (s. dort Abschnitt 2).

Familie 32.

Prob.: Emma Schlenker, geboren 1842, gestorben 1915. 1880 (39) und 1890 mehrwöchentliche Depressionen mit Tentamen suicidii. 1901 bei bevorstehender Heirat der Töchter deprimiert, Verarmungs- und Versündigungsideen.

Psychiatrische Klinik München: I. 5.—26. I. 1902 ängstliche Depression.

II. 18. VII.—20. VIII. 1903 erneute Depression; in der Zwischenzeit ganz gesund.

III. 12. XII. 1906 bis 5. III. 1907: In der Zwischenzeit sehr eifrig, hat sich um alles gekümmert. Nach Lungenentzündung erneute ängstliche Depression mit Verarmungswahn,

Selbstbeschuldigung. Gebessert entlassen. Wurde wieder ganz gesund und blieb leicht hypomanisch bis zu ihrem Tode. Diagnose: Manisch-depressives Irresein.

Ehemann: Jakob Sch., geboren 1835, gestorben 1883. Normaler, sehr gutmütiger Mensch mit ausgesprochen jähzornigem cholerischen Temperament.

Dessen Bruder, Fritz Sch., typische Katatonie mit raschem Ausgang in stumpfe Verblödung.

Kinder: 1. Hans Sch., geboren 1869. Reines, leicht hypomanisches Temperament. Erste Depression in den 20er Jahren (1880), seither immer leichte zyklothyme Schwankungen. 1911 schwere Depression, ganz typisches Bild.

Dezember 1918 in die Psychiatrische Klinik München wegen erneuter gehemmter Depression. In der Zwischenzeit gesund und arbeitsfähig. Quälende melancholische Wahnideen.

April 1919: Absurde Ideen: „Ich habe mich in ein lebendiges Skelett verwandelt und die ganze Menschheit vernichtet. In der Gedankenlosigkeit wollte ich mich abtöten und das ist mir gelungen. Ich sitze hier als Skelettrest und habe dadurch die ganze Menschheit vernichtet. Das ist ja Wahnsinn, so etwas — Tatsache —, das habe ich gemacht." Nicht ablenkbar, nur auf seine Wahnideen konzentriert. Ängstliche Spannung. Manchmal Lächeln wie Galgenhumor.

Juni 1919: Läßt wiederholt Urin unter sich, bezeichnet sich als Vernichter der Menschheit; er existiere nicht mehr, der Arzt habe nur ein Scheindasein, es sei gar nichts mehr von ihm da, er sei an allem schuld. Steht in der Wanne mit ausgestreckten Armen und weit offenem Mund, lacht laut und krampfhaft; versucht die Pfleger an allem zu hindern. Schmiert mit Kot.

Juli 1919: Immer mehr an Katatonie anklingende Symptome. Monotones Herleiern Variiert stundenlang das Wort: „entriß". Starre, gebundene Haltung. Vielfach beziehungslose Antworten, ablehnend, widerstrebend, negativistisch. Andeutung von Grimassieren. Schmiert mit Kot und Urin. Gieriges hastiges Essen. Tagelang mutacistisch. Immer wieder monotones Variieren des Wortes „entriß".

Sept. 1919. Ängstlich-depressives Zustandsbild wie im Beginn der Psychose. Typische zirkuläre Tagesschwankung.

Februar 1920. Ausgesprochen hypomanisch. Belebendes Moment der Tafelrunde. Angeblich keine genaue Erinnerung an Kotschmieren und Verbigerieren.

April 1920: Arbeitsfähig entlassen.

2. Emma, geboren 1871. (Ref.) Depressiv, grüblerisch veranlagt. 1900 endogene leichte Depression von mehreren Wochen.

Wir haben in dieser Familie eine typisch zirkuläre Mutter. Der schon früh gestorbene Vater war psychisch gesund, sein Bruder litt an einer typischen Dementia praecox, daher können wir, wenn wir uns auf den Boden der Mendelschen Regeln stellen, vermuten, daß auch der Vater Jakob Sch. latente schizophrene Erbanteile besaß.

Diese beiden heterogenen Wurzeln heißt es bei den Kindern wieder aufzufinden. Die Psychose des Sohnes Hans Sch. gibt ein klassisches Beispiel der Kombination. Eine ausgesprochen zyklothyme Persönlichkeit erkrankt an einer ängstlichen Depression, in deren Verlauf einige Monate lang ein typisch katatonischer Symptomenkomplex (April bis Juli 1919) vorherrscht, wie er schöner nicht bei einer Dementia praecox gefunden werden kann. Der Umschlag war so auffallend, daß man in der Münchener Klinik ernstlich erwog, die anfänglich gesichert erscheinende Diagnose einer zirkulären Depression umzustoßen, bis dann nach Abklingen der katatoniformen Phase die Psychose wieder in rein zirkuläre Bahnen einlenkte.

Mag man an all meinen Beispielen zirkulärer und schizophrener Kombinationen kopfschüttelnd vorübergehen, hier wird selbst der eingefleischte klinische Systematiker stutzen müssen.

Selbstverständlich bin auch ich der Ansicht, daß der Kliniker an der endgültigen Diagnose „manisch-depressives Irresein" festhalten muß. Die Diagnostik muß sich für die eine oder andere Psychose entscheiden, die nur durch den weiteren Verlauf in ihrer Art bestätigt wird. Der Kliniker darf sich aber, falls er das Bedürfnis einer wissenschaftlichen Erklärung eigenartiger Phänomene hat, fragen, warum in unserem Falle die Depression mehrere Monate lang ein katatonisches Gepräge zeigt. Wenn dann der Genealoge imstande ist, in der Aszendenz hierfür Anhaltspunkte zu geben, so werden wir uns unbedenklich zu der Auffassung bekennen dürfen, daß hier schizophrene Keimanlagen in der Konstitution verankert sind, die bei einem energischen Aufrütteln des ganzen Organismus (schwere Depression) für kurze Zeit zur Wirkung gelangen, um wieder zur Ruhe zu kommen, wenn die essentielle Störung ihren Höhepunkt überschritten hat. Diese Auffassung ist auch mit der Theorie endokriner Kausalität der endogenen Psychosen in Einklang zu bringen. Nehmen wir mit Rittershaus[1]) an, daß das manisch-depressive Irresein auf Hyper- bzw. Hypofunktion bestimmter Teilfunktionen endokriner Drüsen beruht, so können wir uns sehr wohl vorstellen, daß bei entsprechender konstitutioneller Basis die Hyperfunktion den Bogen überspannt und schließlich in eine Dysfunktion umschlägt, welche ein katatonisches Zustandsbild hervorruft. Bei Nachlassen der Hyperfunktion regeneriert sich die Dysfunktion und es bleibt allein die erstere Störung, d. h. die Psychose zeigt wieder ein zirkuläres Bild, das parallel mit der quantitativen Funktionsstörung in Genesung ausklingt.

Will man die Psychose des Hans Sch. überhaupt einer Deutung zugänglich machen, so kann diese nur durch die Kombination schizophren-zirkulärer Keimanlagen gegeben werden.

Auch die nächste Familie gibt uns einen Einblick in die Ergebnisse einer Kreuzung dieser beiden Erbkreise.

Familie Rück 53.

Prob.: Joh. Bapt. Rück, geboren 1844, gestorben 1917. Kaufmann. Stets heiteres, glückliches Temperament; eifriger, umtriebiger Geschäftsmann, sehr gesprächig, plauderte oft unvorsichtig über Geschäftsangelegenheiten; beliebter Gesellschafter.

1866: Typhus mit Gehirnsymptomen, völlig geheilt.

1874: Mehrere Wochen lang typisch manische Erregung.

1916: wiederum manische Erregung, teils heiter, teils gereizt, manchmal Umschlag in depressive Stimmung.

1917: Bronchopneumonie, Exitus. Diagnose: Manisch-depressives Irresein.

Ehefrau: Elisabeth Str., geboren 1847, gestorben 1913. Ruhige, ernste, gemessene, mehr in sich gekehrte und zurückgezogene Natur. Dabei sehr gemütvoll, nicht ungesellig, gesprächig und mitteilsam. Keine Stimmungsschwankungen. Keine Verschrobenheiten.

Deren Bruder: Jakob Str., geboren 1858, gestorben 1882. 1882 nach einer Reise ängstlich verwirrt. April 1882 in die Anstalt. Ängstlich gespannt, spricht von Verkehr mit hochgestellten Personen, hat in der Eisenbahn neben sich reden hören. Sieht Personen, mit denen er verwirrt redet. Liegt meistens auf dem Boden und starrt vor sich hin, nimmt die wunderlichsten Haltungen und Stellungen ein. Gibt keine Antwort, kümmert sich nicht um die Umgebung, geht umher und redet halblaut vor sich hin, spuckt manchmal anderen Kranken ins Gesicht.

Bis zum Exitus am 18. XI. 1882 finden sich keine Einträge mehr.

Diagnose: Sehr wahrscheinlich eine Dementia praecox.

---

[1]) Zeitschr. f. d. ges. Neurol. u. Psychiatr., Orig. **56**, 10 (1920): „Die klinische Stellung des manisch-depressiven Irreseins."

Deren Schwester: Berta Str., geboren 1862, verheiratet. Immer ernst, still und zurückgezogen. April 1893 Tod des Mannes. Bald darauf Ausbruch der Psychose. Religiöse Zweifel, Verfolgungs- und Beeinträchtigungsideen; wollte dann nach Durchkämpfen ihres religiösen Sieges ihr Kind opfern, wollte es erdrosseln, ging auf die Schwägerin mit dem Messer los, diese solle sich bekehren und eine Generalbeichte ablegen. Lief vom Bett aus im Hemd auf die Straße und tanzte dort herum.

Auf der Reise in die Anstalt Angstanfall, der Teufel käme; anfangs ängstliche Erregung, sieht den Teufel, betet Bußpsalmen. Triebartige Handlungen. Reißt andere Kranke aus dem Bett heraus. Horcht den Luftschacht hinauf, hört beschimpfende Stimmen. Fühlt sich verspottet und mißachtet. Allmählich ruhiger, ohne Krankheitseinsicht am 6. XI. 1893 entlassen.

Sie lebt seither zu Hause, ist aber von Zeit zu Zeit aufgeregt und wirr, auch sonst benimmt sie sich merkwürdig und hat einen eigentümlichen Blick.

Trotz der kurzen Krankengeschichte wird man auch hier eine Dementia praecox annehmen müssen. Der innere religiöse Kampf auf Grund von religiösen Verfolgungs- und Beeinträchtigungsideen, der beinahe zu der Ermordung des Kindes und der eigenen Schwester geführt hätte, ferner das Abrupte, Triebartige ihres Handelns, das Fehlen einer vollkommenen Heilung und die auch heute noch auftretenden periodischen Verwirrtheitszustände im Verein mit der Eigenart der präpsychotischen Persönlichkeit lassen sich nur in schizophrenem Sinne erklären.

Diagnose: Dementia praecox.

Kinder des Prob.: 1. Thomas, geboren 1870, gestorben 1876.

2. Joh. Bapt., geboren 1872. Ruhiger, beherrschter, überlegender, energischer, betriebsamer Mensch, gefühlskalt, geringe gemütliche Resonanz. Schizoide Züge.

3. Josef, geboren 1873, gestorben 1908 Suicid. Fröhliches, heiteres Temperament, sehr beliebt, gern in Gesellschaft, außerordentlich gutmütig und weichherzig. Seine Braut betrog ihn, sie gab ihr uneheliches Kind als ihre Schwester aus, dies machte ihn krank, er wurde schwermütig. Er äußerte Verarmungsideen und religiöse Wahnvorstellungen, habe Sünden begangen, sei verloren. Ging im Winter barfuß in die Kirche, um Buße zu tun; sagte immer, er sei verdammt. Nachts bekam er Angstanfälle. Nachdem er schon längere Zeit Selbstmordideen geäußert hatte, ertränkte er sich nach mehrmonatiger Dauer der Psychose.

Diagnose: Vielleicht endogene Depression mit reaktiver Komponente. Für Dementia praecox keine Anhaltspunkte.

4. Elisabeth, geboren 1876. Lebhaftes, fröhliches Temperament ähnlich wie Josef. Ganz gesund.

5. Maximilian, geboren 1878 (Ref.). Ruhiges Temperament, immer gleichmäßig gestimmt. Sehr weichherzig, übertrieben rührselig. Nicht ungesellig, gern in heiterer Gesellschaft. Sehr energisch und tüchtig im Beruf. Liebenswürdiges Wesen, affektiv sehr ansprechbar. Macht aber ruhigen Eindruck.

6. Jakob, geboren 1880, gestorben 1914. Hatte anderen Gesichtsausdruck wie die übrigen Geschwister; sehr gut gelernt. Ruhiger, verschlossener Mensch. Beim Militär wegen geistigen Defektes entlassen, damals 4 Wochen Angstzustand, fürchtete sich vor den Leuten sprang aus dem Fenster, dann Besserung.

I. Nov. 1906: Wegen ängstlicher Erregung in die Anstalt. Anfangs ängstlich deprimiert, spricht flüsternd. Lispelt unverständlich vor sich hin. Singt plötzlich lustige Lieder, fuchtelt mit den Händen herum. Starrt dann wieder lange auf einen Fleck. Spricht nachts laut vor sich hin. Schaut bei der Visite finster drein, gibt keine oder nur spärliche Antwort. Sagt, ihm sei alles gleich, was mit ihm geschehe. Sitzt meistens phlegmatisch herum, schließt sich an niemanden an. Oft unmotiviertes Lachen, häufig widerstrebend. Uriniert öfter in die Hose, flucht ohne Veranlassung. Wechsel zwischen ängstlichem Versunkensein und heiter gefärbter Erregung, zeitweise stumpfes Daliegen. Auch bei ziemlich geordnetem Verhalten zerfahrener Gedankengang.

Mai 1907. Natürlich, geordnet, Krankheitseinsicht. Geheilt entlassen.

II. April 1913 wiederum wegen ängstlicher Erregung in die Anstalt. Hört Gottes Stimme, hat das Gefühl, als wenn Leute aus ihm herausreden, nachts wird ihm der Samen abgezogen. Fürchtet, er werde umgebracht. Macht verlegenen Eindruck, hat Tränen in den Augen. Zitiert fromme Sprüche. Klagt über schlechten Geschmack im Mund. Eigenartig manirierte, weitkreisende Bewegungen mit den Armen. Grimassieren. Unzusammenhängendes, konfuses Geschwätz, inkohärente Antworten, Sinnestäuschungen. Zeitweise weinerlich. Dann wieder heiter. In seinen Reden teilweise typisch ideenflüchtig, zeitweise völlig zerfahren, sinnlose Verbigerationen. Allmähliche Besserung.

Januar 1914. Natürlich und geordnet, guter Stimmung. Vom Vater abgeholt. Offenbar nicht ganz geheilt. Bald darauf an Tuberkulose gestorben.

Diagnose: Dementia praecox mit mehrjähriger guter Remission. Es scheinen gelegentlich manische Züge durchzuschimmern, während der ersten Psychose Wechsel zwischen Angst und heiterer Erregung und bei der zweiten Erkrankung ideenflüchtige Reden und hypomanische Stimmung. Nach Ansicht der Familie war Patient im Januar 1914 nicht ganz geheilt.

7. Friedrich, geboren 1881. Ruhiger, natürlicher Mensch, ohne Eigenheiten, frei von Stimmungsschwankungen.

8. Ludwig, geboren 1883 (Ref.). Lebenslustig, heiter, gesellig, überall beliebt. Nach einjährigem Frontaufenthalt in einer relativ ruhigen Feldstellung plötzlich erkrankt, sah plötzlich eine große weiße Katze, die auf ihn zukam. Schlug darüber erschrocken mit dem Gewehrkolben um sich. Versteckte sich, zog sich scheu zurück, wollte nichts essen, mußte aufgestöbert werden. Wollte niemanden mehr sehen, hatte an nichts mehr Freude, wollte sich das Leben nehmen.

Juli bis Oktober 1916 in der Anstalt. Hier das Bild einer typischen schwer gehemmten Depression, die sich allmählich löste. Sinnestäuschungen und Wahnideen waren nicht vorhanden.

Bei der Exploration (Ref.) völlige Krankheitseinsicht. War nicht imstande, für die Psychose eine Erklärung zu geben. Macht natürlichen, ruhigen, humorvollen Eindruck; sicherlich kein ängstlicher Typ.

Diagnose: Inhaltsleere, gehemmte Depression, vielleicht psychogen ausgelöst.

In dieser Familie finden wir einen manisch-depressiven Probanden als Vater. Die Mutter stammt aus einer Familie, in der schizophrene Erkrankungen vorkamen. Außer den genannten zwei Geschwistern litt noch eine Cousine an Dementia praecox und zwei Kinder eines anderen Bruders waren ausgesprochen bigott-frömmelnde, autistisch-schizoide Persönlichkeiten. Es ist daher nicht unwahrscheinlich, daß die Mutter mit ihrer stillen, ruhigen, etwas zurückgezogenen Art ebenfalls Trägerin rezessiv schizophrener Erbanlagen war.

Unter den bislang gesund gebliebenen Kindern dieses Ehepaares mit konjugal zirkulär-schizophrener Belastung sehen wir einen Sohn, der schizoide Züge trägt (Nr. 2), dann eine Tochter (Nr. 4), deren Temperament eher mit einer hypomanischen Veranlagung verwandt ist, und einen Sohn (Nr. 5), der sich durch eine übertriebene Gefühlsresonanz auszeichnet und sicher einer schizoiden Charakteranomalie fernsteht. Unter den drei psychotischen Kindern beging Sohn Josef (Nr. 3) in einer wohl endogenen Depression Suicid und Sohn Ludwig (Nr. 8) hat ebenfalls eine schwer gehemmte Depression durchgemacht, bei der psychogene Momente mitgespielt haben können. Beide waren an Temperament eher heitere, lebenslustige, gesellige Menschen.

Der dritte pathologische Sohn Jakob (Nr. 6) fiel schon von Jugend auf durch seine ruhige, verschlossene Art auf. Zwischen den beiden sicher schizophrenen Psychosen, welche er durchmachte, lag ein mehrjähriger Zwischenraum einer offenbar guten Remission. Ferner scheinen bei ihm gelegentlich manische Symptome in Andeutung vorhanden gewesen zu sein, wie ich bei Erörterung der Diagnose bemerkt habe. Vielleicht hängen beide Erscheinungen mit zirkulären Erbmassen bei ihm zusammen. Wie auch schon andere Autoren[1]) betont haben, könnte man annehmen, daß die für das manisch-depressive Irresein doch mehr oder weniger charakteristische Restitutionabilität bei Zusammenstoßen mit stark überwiegenden schizophrenen Erbmassen einen periodischen katatonischen Verlauf bedingt.

Will man jedoch diese Überlegung nicht gelten lassen, so haben wir immerhin in dieser Familie einen Fall konjugaler Belastung vor uns, bei der die beiden verschiedenen psychotischen Stammwurzeln in der Kindergeneration wiederum in relativ reinlicher Spaltung zutage treten.

Auch die nun folgenden Familien zeigen den gleichen Fall konjugaler Belastung in Form eines zirkulären Elters und dessen Ehegatten, der aus einer Familie mit schizoiden Anomalien stammt bzw. selber eine schizoide Persönlichkeit ist.

Familie 36.

Prob.: Katharine Zanker, geboren 1841, gestorben 1916. Heiteres Temperament, sehr gutmütig, liebenswürdig. Sehr gesprächig.

Seit 1897 (55) aufgeregt und nervös, Selbstvorwürfe. 1902 wegen fixer Idee, sie werde von Verwandten verfolgt, und Suicidversuch einige Wochen im Krankenhaus. Glaubt, man beschuldige sie, sie nehme sich ihrer Familie nicht genügend an. Bald wieder lustig, fidel und heiter wie zuvor.

1903 wiederum kurze depressive Erregung, desgleichen 1904; glaubte sich von Detektivs verfolgt, hochgradig ängstlich, nicht aggressiv.

April 1905 wegen erneuter ängstlicher Verstimmung mit Selbstbeschuldigungen in die Psychiatrische Klinik München: Schwere ängstliche Depression mit paranoider Färbung. Befürchtet, ein großes Unglück käme über die Familie, sie seien völlig verarmt. Sie würde wegen Unterschlagungen angezeigt und andere grundlose Befürchtungen. Kurze Zeit nach Entlassung aus der Klinik (Juli 1905) Depression verschwunden, wieder die alte heitere, liebenswürdige Frau bis zu ihrem Tode 1916.

Diagnose: Periodische ängstliche Depression mit paranoider Färbung.

Ehemann: Max Zanker, geboren 1827, gestorben 1890. Stammt aus einer Familie, in der übergroße Sparsamkeit und Geiz zu Hause waren. Ursprünglich Theologe, „musterhaft in strenger Sittenreinheit". Später Jurist, wegen Dreier-Examens nur Bahnoffizial. Außerordentlich strenger, sparsamer, nüchterner, zurückhaltender und verschlossener Mensch, kühle Verstandesnatur. Großer Ordnungsfanatiker, darin fast borniert. Für die Kinder stets Respektsperson. Sehr verbittert durch das mißglückte Examen.

Diagnose: Schizoide Persönlichkeit.

Kinder: 1. Karl, geboren 1869, Lehrer (Ref.). Ausgesprochen weicher, rührseliger Gefühlsmensch mit im ganzen heiter anspruchslosem Wesen. Nicht sehr intelligent. Bei der Exploration eigentümlich verschrobene, salbungsvolle, süßliche Art. Äußert phantastische Ansichten über Zeugung und Vererbung. „Der Vater habe bei der Zeugung an die Sittenreinheit der zukünftigen Kinder gedacht, daher seien sie so geworden." Verschwommene unklare Denkweise. Von Zeit zu Zeit kehren bestimmte Redensarten stereotyp wieder. Hat sein Leben auf strengen Prinzipien aufgebaut, neigt zu ausgesprochen asketischer Lebensauffassung.

Diagnose: Verschrobene, phantastische, schizoide Persönlichkeit.

2. Anna, geboren 1876, gestorben 1917. Als Kind schon eigentümlich erregt, unverträglich, lieblos, mangelhaft gelernt. Seit 1893 verstimmt, menschenscheu, Selbstvorwürfe und Verarmungsideen. Halluzinatorischer Verfolgungswahn. Wegen Suicidversuch 1898 in die Anstalt. Hier nach kurzer Zeit typische katatonische Verblödung. 1917 an interkurrenter Krankheit gestorben.

Diagnose: Dementia praecox.

---

[1]) Kahn (Erbbiolog.-klin. Betrachtungen und Versuche) hat an seiner Familie Mann vor allem diesen Gedanken entwickelt; s. ferner auch Abschnitt 2 im Kapitel II Dementia praecox.

3. Mathilde, geboren 1878. Gute Begabung. Sehr brav, ernste Lebensauffassung; einfaches, schlichtes Wesen. Ausgesprochen nüchterne Verstandesnatur fast männlichen Charakters. Im Wesen große Ähnlichkeit mit dem Vater, doch nicht verschlossen und zurückhaltend.

Diagnose: Schizoide Persönlichkeit.

Diese Familie Zanker zeigt uns eine zirkuläre Mutter mit sehr spät auftretenden paranoid gefärbten ängstlichen Depressionen. Ihrer Persönlichkeit nach wäre sie unter die typisch zyklothymen Temperamente einzureihen. Der Vater hat eine ausgesprochen schizoide Veranlagung, wie wir sie bei der Dementia praecox kennengelernt haben.

Der Sohn Karl steht ebenfalls als schizoide Persönlichkeit vor uns. Auffallend ist bei ihm nur die Kombination von verschrobenen Phantasmen und asketisch-schematisierender Lebensauffassung, mit einem heiteren, gemütsweichen Temperament. Ich bin geneigt, das letztere auf Kosten zirkulärer, von der Mutter überkommener Erbmassen zu setzen. Die beiden Töchter sind offenbar Repräsentanten rein schizophrener Erbmassen, die eine als typisch schizophrene Erkrankung, die andere als schizoide Persönlichkeit. Die Wurzel für die schizophrene Komponente steckt vor allem in dem schizoiden Vater.

Da die Mutter erst im Alter von 55 Jahren psychotisch wurde, wäre es denkbar, daß z. B. der Sohn in entsprechendem Lebensalter ebenfalls zirkulär erkrankt. Die Eigenart seiner Persönlichkeit könnte unter Umständen eine ganz besondere Prägung einer zirkulären Erkrankung bedingen.

Wir stehen also auch bei dieser Familie der Generationsfolge — zirkuläre Mutter, Dementia-praecox-Kind — nicht ganz verständnislos gegenüber und ich betone, daß wir in den meisten Fällen eines derartigen Polymorphismus Anhaltspunkte für eine ähnliche Erklärung finden werden.

Dies zeigt uns auch die nächste Familie.

Familie Schleich 33.

Prob.: Anton Schl., geboren 1836. Hypomanischer Verschwender; leichte Schwankungen. Seit 1890 periodisch erregt, glaubte sich verfolgt. 1901 Lues; 1902 starke Kataraktbildung; 1903 verwirrt, stotternde, stammelnde Sprache.

I. April 1903: Psychiatrische Klinik München. Bei Aufnahme verwirrt, antwortet unsinnig, allmählich klarer, nimmt kritiklos alles hin, deutliche geistige Schwäche, unbeholfene weitschweifige Art. Gedächtnis für weiter zurückliegende Dinge gut. Dabei immer hypomanische Stimmungslage.

II. Aufnahme April 1906 wegen erneuter Erregung. Anfangs desorientiert, verworren, glaubt sich verfolgt; plötzlicher Ohnmachtsanfall, tiefer Schlaf. Nach Erwachen klar, zutreffende Antworten, gleichmäßig ruhig und natürlich. Keine Sprachstörung. Fehlende Pupillenreaktion. Stimmung dauernd vergnügt, manchmal gereizt. Keine Erinnerung an die Erregung. Nach 8 Tagen entlassen.

III. Aufnahme Mai 1907.
IV. „ Juni 1908.
V. „ August 1909
VI. „ Mai 1910.
VII. „ Mai 1911.

Stets eingewiesen wegen Erregungszuständen mit Bewußtseinstrübungen. In der Klinik nach kurzer Zeit klar. Öfters Anfälle von Bewußtlosigkeit. Stets heiter, zugängliches Wesen, gehobene Stimmung. Immer nach kurzer Zeit in ruhigerem Zustand als geheilt entlassen. Keine ausgesprochen geistige Schwäche in Zeiten der Klarheit. Erhebliche Arteriosklerose; reflektorische Pupillenstarre.

Diagnose: Hypomanische Schwankungen. Anfälle mit Bewußtseinsverlust und Verwirrtheitszuständen auf luetischer Grundlage; Arteriosklerose.

Ehefrau: Walburga N., geboren 1845. Stets schwerlebig veranlagt, sehr weichherzig und gutmütig. Von 1898 bis 1903 richtig gemütskrank, immer geweint. Seit 1907 schwere typisch epileptische Anfälle, nach jedem Anfall direkt schwermütig. Von 1910 bis 1920 Anfälle ausgesetzt. Zur Zeit ganz gesund.

Diagnose: Depressives Temperament mit depressiven Schwankungen; Spätepilepsie, vielleicht auf luetischer Basis.

Deren Schwester: Mathilde N., geboren 1840, gestorben 1917. Eigen, sonderbar, leutscheu und verschlossen; sehr aufgeregt und nervös; immer grantig und bös; ärgerte die Leute gern; hatte immer Differenzen mit den Dienstboten. Übertrieben ordnungsliebend, pedantisch. Wirkte mit ihrem Ordnungsfanatismus kleinlich und lächerlich.

Diagnose: Schizoide Persönlichkeit.

Kinder der Prob.: 1. Mathilde, geboren 1867 (Ref.). Rührseliger, weichherziger, affektlabiler Mensch, nervös, sehr leicht erregbar, nicht gesellig. Nichts Schizoides. Nichts Hypomanisches. Gefühlsmensch.

2. Josef, geboren 1868. Fiel immer durch seinen Geiz auf. 1903 melancholisch, hypochondrisch, nächtliche halluzinatorische Erregungen.

April 1903 Anstalt. Apathisch, gleichgültig; gelegentlich erregt, spricht zusammenhangslos, schreibt in Verbigerationen. Juli 1903 gebessert entlassen.

Zweite Aufnahme April 1909: Deprimiert-weinerlich, halluziniert. Läppisches, schrullenhaftes Benehmen. Grimassiert. Oft völlig verworrene Reden. Negativistisch. Zwangslachen. Gelegentlich zugänglich, dann gedrückt, weinerlich; lebhaftes Krankheitsgefühl. 1920 noch in der Anstalt.

Diagnose: Dementia praecox. Leidliche Remission von 6 Jahren. Mehrfache, auch später noch depressive Färbung des Zustandsbildes.

3. Sofie, geboren 1872, gestorben 1901. Gleichmäßige Stimmung, sehr ausgeglichenes Temperament. Außerordentlich gutmütig und weichherzig, darin der Mutter ähnlich. Wenig gesellig. Gefühlsmensch. Nichts Depressives.

Deren Ehemann: Heinrich Schreck. Sehr solider, ordentlicher, strebsamer, rechtschaffener Mann. Außerordentlich streng, heftig und jähzornig.

Kind: Heinrich, geboren 1901. Ausgesprochener Typus der Moral insanity.

4. Friedrich, geboren 1875. Schwerblütiges Temperament, leicht erregbar. Liebenswürdige, herzliche Art. Ebenfalls ausgesprochener Gefühlsmensch.

Bei der Erbkonstellation (zirkulärer Vater, Dementia-praecox-Sohn) suchen wir wieder nach Anhaltspunkten für schizophrene Erbmassen in der Aszendenz, die den polymorphen Erbgang erklären könnten. Dabei fällt uns die Schwester der Mutter, Mathilde N., auf, die in ihrer verschlossenen leutscheuen Art und ihrer kleinlichen Pedanterie wohl als schizoide Persönlichkeit zu deuten ist. Bei den Eltern selbst finden wir keine sicheren schizoiden Züge. Beide scheinen in ihrer Erscheinungsform mehr dem zirkulären Formkreis zuzugehören; die depressiv veranlagte Mutter und der Vater mit seinem hypomanischen Temperament haben beide im Sinne ihrer Veranlagung Stimmungsschwankungen aufzuweisen. Kompliziert werden die Verhältnisse durch eine im Alter erworbene Lues des Mannes, die vielleicht auch auf die Ehefrau übertragen wurde (Anfälle). Die übrigen Kinder (Nr. 1, 3 und 4) sind frei von schizoiden Anomalien, zeigen vielmehr ein Temperament, welches der zyklothymen Konstitution nahe steht. In der Enkelgeneration kommt jedoch die schizophrene Erbmasse in Form der Moral insanity bei Heinrich Schwenk wieder zur Geltung.

Gewiß können wir keine klare Formel für die Keimzusammensetzung der einzelnen Familienglieder geben. Immerhin sagt doch die Betrachtung dieser Familie soviel, daß wir uns über das Auftreten einer Dementia praecox in der Kindergeneration trotz zyklothymer Konstitution der beiden Eltern nicht mehr so sehr wundern, da wir eine schizoide Schwester der Mutter feststellen konnten, die mit Sicherheit die Anwesenheit schizophrener Erbmassen in der mütterlichen Familie garantiert. Um nun aber die Dementia praecox restlos erklären zu können — wir wissen, daß sie vermutlich nur durch Kombination schizophrener Gene von beiden Elternseiten her entstehen kann —, müßten wir auch auf der Vaterseite Anomalien des schizophrenen Formenkreises nachweisen. Dies gelingt uns nicht. Es gelang uns auch an den bisher aufgeführten Beispielen nicht, wo wir Schizoides immer nur bei einer Elternseite gefunden haben. Hierfür möchte ich am Schlusse dieses Abschnittes eine schematische Erklärung geben. Was ich aber an allen diesen Familien zeigen wollte, ist nur die Tatsache, daß wir bei eigenartigen genealogischen Phänomenen Anhaltspunkte für eine Erklärung finden können, wenn wir uns intensiv darum bemühen. Und dies scheint mir immerhin schon ein Gewinn zu sein. Über die Gesetzmäßigkeiten dieser Phänomene werden weitere Forschungen Aufklärung geben müssen.

Nur ganz kurz möchte ich anschließend noch auf zwei Familien hinweisen, die auch zur Deutung in unserem Sinne geeignet sind.

Familie Hermann 22.

Prob.: Marie K., geboren 1847, gestorben 1917. Hypomanisches Temperament, bedeutende Schauspielerin. Seit dem 50. Lebensjahr stärkere zirkuläre Schwankungen. Später bis zu ihrem Tode 14 Jahre lang chronisch-manische Erregung.

Ehemann: Joh. Hermann, Professor. Auffallend ruhiger, gleichgültig-phlegmatischer Mensch. Wohl schizoide Persönlichkeit.

Kind: Ella, geboren 1878. Als Kind nicht sonderlich auffallend. Im 15. Lebensjahr verändert, machte leichtsinnige, dumme Streiche auch in sexueller Beziehung, gab sich mit gesellschaftlich unter ihr stehenden Männern ab. Wurde unsympathisch, unoffen und störrisch im Wesen. Benahm sich fremden Menschen gegenüber immer liebenswürdig, verstand sich rasch bei ihnen einzuschmeicheln. In den zwanziger Jahren wieder vernünftig. Lebt jetzt in glücklicher Ehe. Gleicht im Temperament dem Vater, äußerlich mehr der Mutter.

Wir haben bei der Dementia praecox gehört, daß auch derartige Phasen ethischer Depravation in den Entwicklungsjahren (Tochter Ella), bei welcher hypomanische Züge fehlen, vielmehr ein unangenehm störrisches und unoffenes, schmeichlerisches Wesen vorherrscht, in erbbiologischer Beziehung zu schizophrenen Keimanlagen stehen. Zu dieser Auffassung will uns die gleichgültig-phlegmatische Art des Vaters wohl passen. Ich glaube nicht, daß die psychische Veranlagung der Tochter mit der ausgesprochen zyklothymen Konstitution der Mutter etwas zu tun hat.

Familie Kurz 8.

Prob.: Ernestine v. O., geboren 1828, gestorben 1898. Mutter und deren Mutter geisteskrank, Bruder der Mutter Suicid und Geisteskrankheit. Prob. immer schüchtern ängstlich, hatte keinen Schneid, zaghaft und scheu, dabei an sich lebhaftes Naturell. 1869, 1870, 1876 kurze periodische Manien.

Diagnose: Manisch-depressives Irresein.

Ehemann: Wilhelm K., geboren 1819, gestorben 1890. Ruhig, wortkarg, verschlossen, streng, kaltherzig, abweisend, große Respektsperson, sehr eigensinnig, alles mußte nach seinem Kopf gehen. Energisch in der Arbeit. Schizoid. 1882 (69) Schlaganfall, senile Geistesstörung.

Dessen Schwester Babette K., geboren 1822, gestorben 1902. Im Alter von 18 Jahren infolge unglücklicher Liebe geisteskrank. Lag die meiste Zeit ihres Lebens im Bett.

Diagnose: Dementia praecox nicht unwahrscheinlich.

Kinder der Prob.: 1. Wilhelm, geboren 1853. Hypomanisches Temperament.

2. Josefine, geboren 1854. Ganz das Naturell des Vaters. Autistische, kaltherzige, schroffe, geizige alte Jungfer.

3. Ernestine, geboren 1856 (Ref.). Ehefrau. Hyperthyme Veranlagung, dabei im Grunde genommen verschlossen, teilt ihr Inneres niemand mit, hatte nie Freundinnen. Wirkt durch ihre rasche, schroffe Art oft abstoßend auf die Menschen. Hat nicht die Liebenswürdigkeit der typisch Hypomanischen.

4. Bernhard, geboren 1867. Temperament der Mutter. 1919 leichte manische Erregung.

Auch diese Familie ist in ihrer Art sehr lehrreich. Es treffen zusammen eine zirkuläre Mutter (Prob.) und ein offenbar schizoider Vater, dessen Schwester eine Dementia praecox gehabt haben kann.

Unter den Söhnen finden wir ein einfaches hypomanisches Temperament (Nr. 1) und eine zirkuläre Psychose (Nr. 4). Eine Tochter besitzt die schizoide Veranlagung des Vaters, die andere Tochter ist zweifellos hyperthym veranlagt (s. Typus *a* Abschnitt 1, S. 114), zeigt aber dabei eine etwas verschlossene, gelegentlich wenig zugängliche und schroffe Wesensart. Sie würde nach unseren Begriffen als Kombination einer zyklothymen und schizothymen psychischen Konstitution aufzufassen sein.

Als letzte Gruppe möchte ich noch einige Familien besprechen, in denen man von einem Alternieren der verschiedenen psychotischen Konstitutionen in der Erbfolge reden könnte.

Zunächst schizoid — zirkulär — schizoid.

Familie Straßmeier 57 (Abb. 21).

Karl Strassmeier, geboren 1795, gestorben 1871. Rauher, strenger, eigensinniger, tyrannischer Egoist mit ausgesprochener Neigung zu Vorurteilen und Mißtrauen. Schroffer, kaltherziger, schizoider Typus.

Ehefrau: Charlotte Rab, geboren 1797, gestorben 1856. Soll jahrelang melancholisch gewesen sein.

Kinder: 1. Emilie.

Ehemann der Emilie: Heinrich Lenz, dessen Schwester Eugenie als junges Mädchen geisteskrank, seit dem 60. Lebensjahre halluzinatorische Erregung, unterhielt sich mit Personen, die nicht vorhanden waren, war sonst sehr schweigsam.

Diagnose: Vielleicht Dementia praecox (?).

a) Sohn: Karl Lenz. Ausgesprochen hypomanisches Temperament.

Ehefrau des Karl Lenz: Enkelin einer sicheren Dementia praecox; Beginn im 31. Lebensjahre.

a) Sohn: Walter Lenz. Eitler, gemütsstumpfer, pietätloser, trotziger Hochstapler mit homosexuellem Einschlag. Schizoide Persönlichkeit; Moral insanity.

2. Eugenie.

Kinder: a) Karl, geboren 1845. Typisch katatonische Verblödung; Beginn im 34. Lebensjahre.

b) Lotte. Bei ihr traten in den Entwicklungsjahren epileptische Anfälle auf. Im Alter von 19 Jahren in einem Anfall erstickt.

3. Josefine.

Tochter: Eugenie, geboren 1860, gestorben 1917. Mürrische, reizbare, launische, lügenhafte Degenerierte. Chronischer Alkoholismus. Paranoide Psychose mit Sinnestäuschungen im Alter von 50 Jahren, die nach Abstinenz abklang. 7 Jahre in der Anstalt, dort zänkisch, moros, separiert sich, hetzt und schimpft gegen andere, dem Arzt gegenüber unterwürfig, freundlich. Oberflächliche, gespielte Affektivität. Mehrfach epileptische Anfälle. Exitus mit 57 Jahren an Tuberkulose, Dickdarmkatarrh.

Diagnose: Schizoide Degenerierte. Paranoide Alkoholpsychose, vielleicht verkappte Dementia praecox.

4. Wilhelm. Herzloser, egoistischer Gewaltmensch. Hatte das Wesen des Vaters.

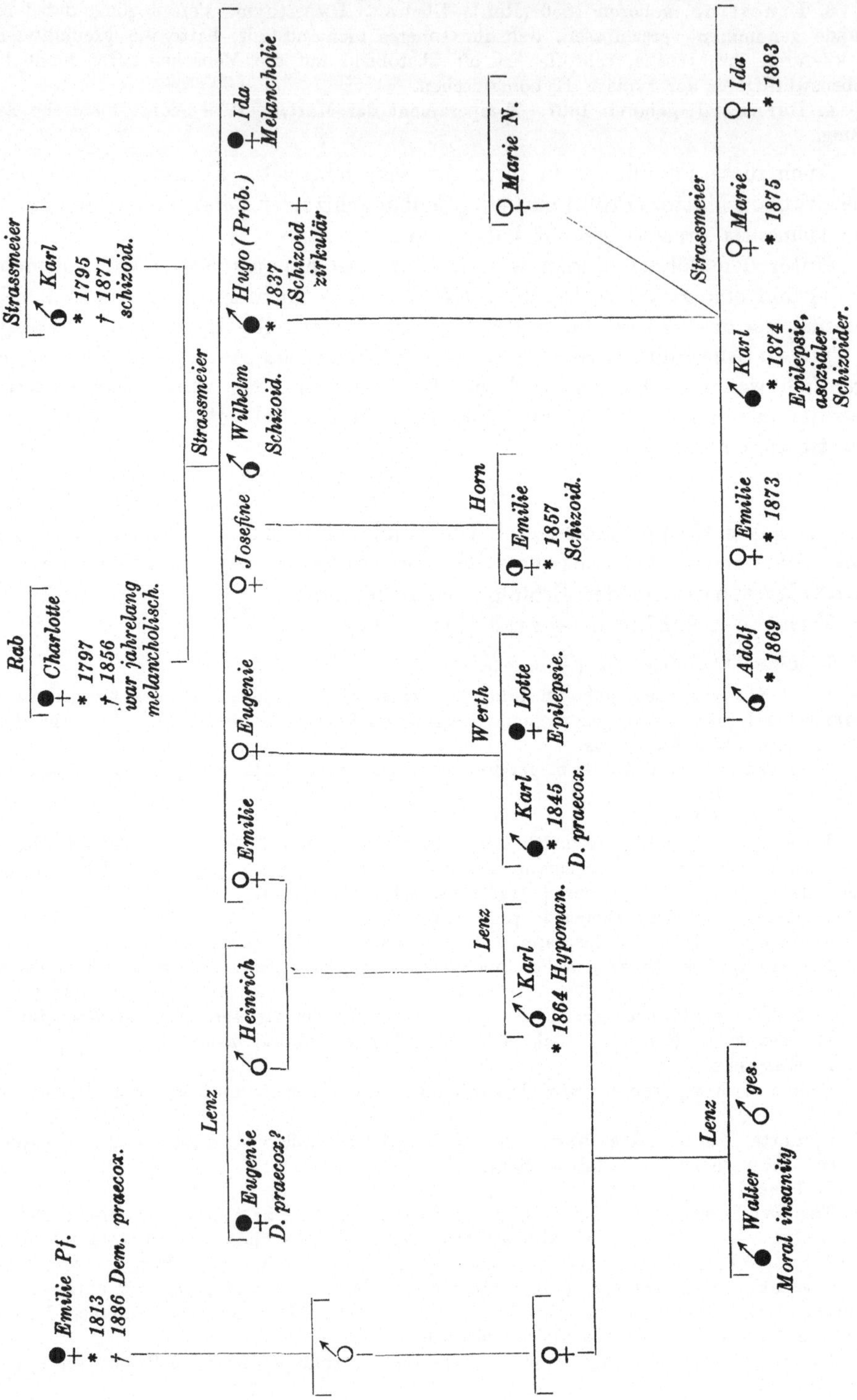
Strassmeier
♂ Karl
* 1795
† 1871
schizoid.
Rab
♀ Charlotte
* 1797
† 1856
war jahrelang
melancholisch.
Strassmeier
♀ Emilie Pf.
* 1813
† 1886 Dem. praecox.
Lenz
♀ Eugenie
D. praecox?
♂ Heinrich
♀ Emilie
♀ Eugenie
♀ Josefine
♂ Wilhelm
Schizoid.
♂ Hugo (Prob.)
* 1837
Schizoid + zirkulär
♀ Ida
Melancholie
Lenz
♂ Karl
* 1864 Hypoman.
Werth
♂ Karl
* 1845
D. praecox.
♀ Lotte
Epilepsie.
Horn
♀ Emilie
* 1857
Schizoid.
♀ Marie N.
Lenz
♂ Walter
Moral insanity
♂ ges.
Strassmeier
♂ Adolf
* 1869
♀ Emilie
* 1873
♂ Karl
* 1874
Epilepsie,
asozialer
Schizoider.
♀ Marie
* 1875
♀ Ida
* 1883

Abb. 21.

5. Hugo, geboren 1837, gestorben 1914. Major. Herzloser, egoistischer, rücksichtslos-brutaler Tyrann, mißtrauisch und geizig. Unstetes, aufgeregtes Wesen, oft leidenschaftliche Wutausbrüche wegen geringer Kleinigkeiten; schrie und tobte dann, zerbrach alles, was ihm in die Finger kam. Kein Herz für die Kinder, betrachtete sie als „unnütze Esser". Gegen Fremde liebenswürdig. Tüchtig und strebsam im Beruf, verdarb sich durch sein gereiztes Wesen die Karriere. Die unangenehmen Charaktereigenschaften verschärften sich von Jahr zu Jahr. Wirkte nach außen hin als hypomanisches Temperament. 1913 bedenklicher Anfall von Schwermut. Nach mehreren Monaten gebessert nach Haus entlassen, dort stumpf, in sich gekehrt, gereizt-deprimiert und bösartig. Vorsätzlicher Versuch, die Tochter zu erwürgen. 1914 Suicid durch Erstechen.

Ehefrau des Hugo Str.: Marie N. Lebhafte, fröhliche Natur, immer voller Humor. Auch schwere Schicksalsschläge tapfer ertragen.

Kinder: a) Adolf, geboren 1869. Unruhig zerfahrener, aufgeregter Mensch. Ausgesprochen gefühlslabiler Affektmensch, neigt zu schwerblütiger Lebensauffassung. Keine endogenen Schwankungen. Hat auch etwas von der tyrannischen Art des Vaters. Oft eigentümlich borniert und unverständig. Einer ruhigen Überlegung nicht fähig. Depressives Temperament mit schizoidem Einschlag.

b) Emilie, geboren 1873. Herrisch, egoistisch, leidenschaftlich erregbar, halsstarrig und unduldsam. Unfähig, eigenes Unrecht einzusehen. Unangenehmer, unsympathischer Mensch. Hetzte die anderen Geschwister gegen die Schwester Marie auf aus Rache für eine jahrelang zurückliegende Kleinigkeit. Schizoide Persönlichkeit.

c) Karl, geboren 1874, gestorben 1910. Ähnliche Veranlagung wie Onkel Wilhelm Strassmeier. Als Kind störrisch, unerziehbar und äußerst widerspenstig. Lügenhaft, feig, mochte nicht arbeiten. Egoistischer, gemeiner Charakter. Gönnte anderen nichts, wollte immer Liebkind sein. Hat als Kind gestohlen; verdarb das Essen, welches ihm nicht paßte, mit Zigarrenasche. In späteren Jahren sich wesentlich gebessert. Sorgte in der Ehe gut für Frau und Kinder, hat sein rücksichtslos-brutales Wesen etwas abgelegt. Im Alter von 34 Jahren Epilepsie; erstickte 2 Jahre später im Anfall. Schizoide Persönlichkeit, Epilepsie.

d) Marie, geboren 1875 (Ref.). Gleicht im Wesen der Mutter. Lebhaftes, immer fröhliches Kind. Verständiger, ansprechbarer, sehr liebenswürdiger Mensch mit ausgesprochen weicher Gemütsveranlagung. Neigt zu traurigen Verstimmungen, die jedoch nie ohne Grund auftreten. Hyperthymes Temperament.

e) Ida, geboren 1883. Als Kind störrisch, widerspenstig, verlogen, ähnlich wie Karl. Später lebhafter, geselliger, nicht gerade herzlose Natur, mit gesundem Egoismus begabt. Auch schizoide Züge.

6. Ida, geboren 1840, gestorben 1887. Guter Charakter, liebenswürdiges Wesen. Melancholisches Temperament; stürzte sich in einem Schwermutsanfall zum Fenster hinaus.

Diese Familie ist ebenfalls nur durch die Annahme einer Kombination zirkulär-schizophrener Erbmassen in einer Person zu verstehen. Als ein solcher Typus steht Major Hugo Straßmeier vor uns, der von seinem Vater das schizoide Temperament (herzloser, rücksichtslos brutaler Egoismus, Mißtrauen und Geiz) ererbte, dessen Melancholie wohl auf die Schwermut seiner Mutter zurückgeht. Er zeugt mit seiner sicher nicht schizoiden Ehefrau 5 Kinder, von denen zwei (b, c) wiederum ausgesprochen schizoide Persönlichkeiten sind, wie wir sie in der Art mehrfach kennengelernt haben. Die Tochter Ida (e) hat in der Jugend ebenfalls schizoide Züge geboten. Hingegen ist der Sohn Adolf (a) ein depressives Temperament, allerdings mit eigentümlich unruhig-zerfahrenem, oft borniert unverständigem Wesen, welches vielleicht auch auf kombinierte schizophrene Erbmassen gestützt ist. Die Tochter Marie (d) dagegen ist ein rein hyperthymes Temperament und hat damit offenbar die Veranlagung der Mutter geerbt.

So war meine Deutung der Familie. Ich bemühte mich darauf, für die Anwesenheit schizophrener Erbmassen noch eindeutigere Belege zu erbringen und suchte in der Seitenverwandtschaft nach ausgesprochen schizophrenen Erkrankungen. Ich fand eine solche bei einem Neffen des Majors Hugo, Karl Werth, über dessen Eltern ich leider keine nähere Auskunft bekommen konnte.

Auf die schizoide Veranlagung des Wilhelm Strassmeier (Bruder des Majors) möchte ich nur kurz hinweisen.

Bemerkenswert ist noch der Typus der Nichte des Probanden, Emilie Horn. Sie läßt sich als mürrische, reizbare, launische, lügenhafte Degenerierte unschwer als schizoide Persönlichkeit erkennen. Die wahrscheinlich alkohologene paranoide Psychose mit Sinnestäuschungen steht mit einer schizothymen Konstitution durchaus nicht im Widerspruch. Vielleicht hat es sich in Anbetracht des Restsymptomes einer oberflächlichgespielten Affektivität auch um den Schub einer echten Dementia praecox gehandelt. Die schizoide Grundlage der Psychose ist wohl als sicher anzunehmen.

Im Gegensatz zum Probanden und dessen Bruder steht deren Schwester Ida, die offenbar mit ihrem depressiven Temperament und der melancholischen Psychose nach ihrer Mutter geartet ist.

Die Verbindung der Epilepsie mit einer schizoiden Grundpersönlichkeit (Karl Str.) ist uns etwas Bekanntes; wir sahen einen solchen Fall bei Familie L. (s. S. 51) unseres Dementia-praecox-Materials. Dort hatten wir in der Verwandtschaft keine Anhaltspunkte für epileptische Erkrankungen. Hier sehen wir Epilepsie bei einer Cousine (Lotte Werth). Beide sind in einem Anfall erstickt, eine eigentümliche Identität des Ausgangs. Wenn es sich wirklich um eine genuine Epilepsie gehandelt hat — wir können das Gegenteil nicht beweisen —, so würde diese genealogische Anordnung für die Rezessivität der epileptischen Anlage sprechen.

Einen weiteren Beweis dafür, daß die Moral insanity dem erbbiologischen Formkreis der Schizophrenie zugehört, sehen wir in der Persönlichkeit des Walter Lenz, der von beiden Elterseiten her mit schizophrenen Erbmassen belastet ist.

Damit hätten wir die Familie in großen Zügen mit unserem Begriffssystem in Einklang gebracht.

Ähnlich wie hier schizoid — zirkulär — schizoid in alternierender Generationsfolge einander ablösen, sehen wir es bei der nächsten Familie in der Folge schizoid — zirkulär — Dementia praecox — zirkulär.

Familie Heiss 3 (Abb. 22).

Aszendenz Geiger.

Hermann Geiger: Außerordentlich fromm, bigott. Ging jeden Tag in die Kirche.

Ehefrau: Mathilde N. Bigotte Betschwester, dabei boshaft, „wahrer Teufel". Kürzte mit dem Beil die hohen Hacken der Tanzschuhe von den ihrer Meinung nach hoffärtigen Töchtern. Im Alter blödsinnig. Offenbar bösartig, fanatischer, schizoider Typus. Senile Demenz.

Kinder: a) gestorben, vorübergehend melancholisch.

b) Hedwig, geboren 1821. Sehr fromm, bigott, prüde. Immer schwermütig veranlagt. Bei Totgeburt eines Kindes Selbstanklagen. Dabei gesellig, konnte sehr heiter und munter sein. 1858 und 1861 vorübergehend schwermütig. Juni 1863 wegen Depression mit religiösen Skrupeln und Selbstquälereien in die Anstalt. Ängstlich erregt, verzweifelte Selbstanklagen, nihilistische Wahnideen. Juli 1865 wesentlich gebessert entlassen.

Februar 1880 wegen erneuter ängstlicher Melancholie mit Selbstvorwürfen und Suicidideen in die Anstalt. Lautes monotones Jammern depressiven Inhalts (Gewissensbisse), oft durchdringendes lautes Schreien. Vorübergehend übermütig heiter. 1884 ungeheilt entlassen.

1890 wieder in der Anstalt aufgenommen. Hört Stimmen ihrer Angehörigen im Fegefeuer, die ihr Vorwürfe machen, sie sei an ihrem Unglück schuld. Muß stundenlang für deren Erlösung beten. Darf deswegen nicht essen. Muß Prüfungen (in liegender Stellung unverständliche Worte hersagen) überstehen. Schwere Angstparoxysmen. Muß Bittwallfahrten machen (ständiges Umherlaufen). Dauernde verzweifelte, depressive Erregung. Versucht sich durch alle möglichen asketischen Übungen Beruhigung zu verschaffen. 1900 Exitus. Schwere Arteriosklerose.

Diagnose: Offenbar zyklothymes Temperament, seit dem 37. Lebensjahr zirkuläre Depressionen, 1880 vorübergehend hypomanisch. Besondere Färbung durch nihilistische Wahnideen und lautes monotones Jammern. Seit 1890 schwere depressive Angstpsychose.

B. Aszendenz Heiss I.

Anton Heiss (Ehemann von Hedwig Geiger). Ernste, religiöse, vornehme Natur, fürsorglicher Familienvater; liebenswürdiges, nettes Wesen. Sehr energisch und arbeitsam.

Tochter: Mathilde Heiss, geboren 1850. Starr eigensinnig, mußte immer ihren Willen durchsetzen. Sehr intelligent, riesig fleißig, energisch und sparsam. Ließ aus innerer Gewissensüberzeugung die Kinder vom katholischen zum protestantischen Glauben übertreten. Anhängerin der Frauenbewegung, hat geschriftstellert. Tyrannisierte ihren Ehemann.

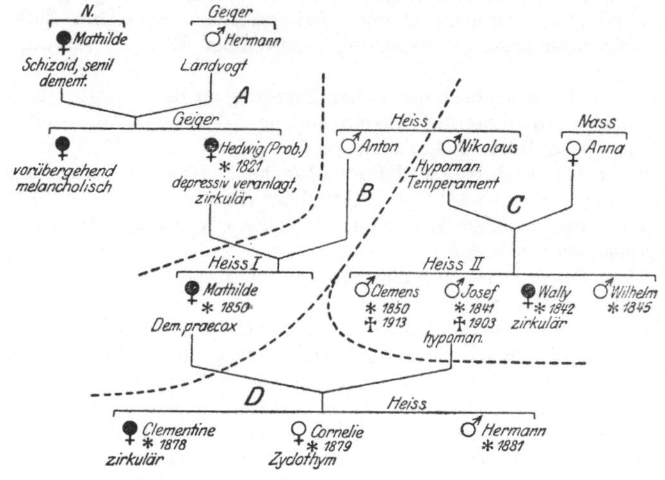

1882 Beginn psychischer Veränderung, exaltiert überspannt in ihrer Selbstüberschätzung. Unüberlegte, impulsive Handlungen. Stellte religiöse Umstellungsprojekte für die Menschheit auf, entwickelte phantastische Ideen.

1890 Anstalt. Hochgradig erregt, will die Welt beglücken, theatralische Deklamationen, faselige Reden, kommt vom Hundertsten ins Tausendste. Fühlt sich von Hexen beeinflußt. Bald erotisch, bald derb und grob. Weiterhin typisch katatonische Entwicklung; 1920 noch in der Anstalt.

Diagnose: Dementia praecox.

C. Aszendenz Heiss II.

Nicolaus Heiss (Bruder von Anton Heiss B.). Gegenteil seines Bruders. Haltloser, hypomanischer Verschwender.

Ehefrau: Anna Nass. Näheres nicht bekannt. Wenig gesellig, fleißig und arbeitsam.

Kinder: a) Josef, geboren 1841, gestorben 1903. Willensschwacher, gutmütiger Mensch. Immer heiter, beliebter, charmanter Gesellschafter. Lebte auf großem Fuße. Ging ganz seinen Liebhabereien nach. Unüberlegt. Dabei sehr anständige Gesinnung. Konnte sehr heftig werden.

Diagnose: Hypomanisches Temperament wie der Vater.

b) Wally, geboren 1842. Fröhliches, heiteres Temperament. Gutmütig, aber energisch. In den Wechseljahren (54) Depression mit Angstgefühl und hypochondrischen Befürchtungen leichten Grades. Auch jetzt noch tageweise depressiv, dann wieder übersprudelnd heiter, fröhlich und sehr gesellig.

Diagnose: Manisch-depressives Irresein.

c) Wilhelm, geboren 1845. Geizig, hatte nichts Gutmütiges. Unzugänglich, ungesellig. Haustyrann, machte den Leuten das Leben schwer. Tüchtiger Beamter.

Diagnose: Wahrscheinlich schizoider Typus.

d) Clemens, geboren 1850, gestorben 1913. Lehrer. Übertrieben sparsam. Guter, edler Mensch, der gern andern geholfen hat. Bei den Schülern als Respektsperson gefürchtet, doch nicht unbeliebt. Sehr gerecht. Zeigte immer eine finstere, strenge Miene. Litt an grundlosen depressiven Stimmungsschwankungen.

Diagnose: Periodische Depressionen leichterer Art.

D. Jüngste Generation.

Kinder von Mathilde Heiss (B) und Josef Heiss (C, a). 1. Clementine, geboren 1878 (Ref.). Lehrerin. Sehr lebhaft; eigensinnig und etwas rücksichtslos; möchte gern die anderen Geschwister beherrschen. 1901 gelegentlich ihres Examens nervös.

I. April 1909 wegen schwerer psychischer Erregung in die Anstalt. Heftige Schreiparoxysmen mit endlosen Wiederholungen. Expansiv, ideenflüchtig; gewalttätig. Triebartige Selbstbeschädigung. Sinnlose Reime. Grimassieren. Späterhin flott manisch, gelegentlich Umschlag in depressive Stimmung. September 1909 in vergnügter Stimmung entlassen.

II. September 1911 in leichter manischer Erregung in die Anstalt. Redet verworren. Selbstverletzungstrieb. Inkohärenter Gedankengang. Verschrobene Stellungen. Später typisch manisch und ideenflüchtig, kurze depressive Phase. März 1912 gebessert entlassen.

III. August 1914 Psychiatrische Klinik München. Hier im wesentlichen manisches Bild, gelegentliche depressive Umschläge. Auffallend Sinnestäuschungen; oft heftig widerstrebend, unrein bei nur mäßiger Erregung. Plötzliche triebartige Handlungen. Februar 1915 leicht hypomanisch entlassen.

IV. April 1917 Psychiatrische Klinik München. Manische Erregung. Oktober 1917 gebessert entlassen.

Persönliche Katamnese Juni 1920: Fühlt sich vollkommen gesund. Hat an die Psychose stellenweise nur traumhafte Erinnerung und vermag für die Eigentümlichkeiten keine rechte Erklärung zu geben. Seither gesund, oft tageweise deprimiert, dann wieder sehr vergnügt und heiter. Geht sehr aus sich heraus. Natürliches, liebenswürdiges Wesen. Macht sehr resoluten, energischen Eindruck. Nichts Schizoides. Völlige Krankheitseinsicht.

Diagnose: Manisch-depressives Irresein, in den Erregungen vereinzelt katatonische Züge.

2. Cornelie, geboren 1879 (Ref.). Als Kind sehr wild, später ruhiger und vernünftiger. Hat etwas Hartes im Wesen. Sehr umtriebig und vielgeschäftig. Unruhiges, hastiges Benehmen. Periodisch-depressive Stimmungsschwankungen.

Diagnose: Zyklothymie.

3. Hermann, geboren 1881. Tierarzt. Weiche Gemütsart, etwas willensschwach und anlehnungsbedürftig. Gleicht sonst dem Großvater Anton Heiss (B).

Die genealogische Deutung dieser Familie ergibt folgendes Bild: Die zirkuläre Probandin Hedwig Geiger zeigt in ihren Depressionen nihilistische Wahnideen, das Symptom eines lauten monotonen Jammergeschreis und verzweifelte Angst, Erscheinungen, welche wir mit schizophrenen Erbmassen in Beziehung gesetzt haben. Die Quelle derselben ist in der schizoiden Mutter (bösartige, bigotte Betschwester) zu suchen, ihre Ausläufer sehen wir in der Dementia praecox der Tochter Mathilde Heiss (B).

In der Aszendenz Heiss II (C) sehen wir verschiedene Vertreter zyklothymer Konstitutionen; der Ehemann der Mathilde Heiss, Josef Heiss, war ein hypomanisches Temperament, seine Schwester machte eine zirkuläre Depression durch.

Infolgedessen dürfen wir uns nicht wundern, wenn die Tochter Clementine der schizophrenen Mathilde Heiss an sicherem manisch-depressiven Irresein litt. Die schizophrene Anlage der Mutter scheint bei ihr jedoch in den manischen Erregungen in Form einzelner katatonischer Symptome (Grimassieren, verschrobene Haltungen, triebartige Selbstbeschädigungen) durchbrechen zu wollen, obwohl die Grundfärbung der Psychose typisch manisch bleibt und restlose Heilung erfolgte, obwohl zudem an der Persönlichkeit später nichts Schizoides mehr nachzuweisen war.

Im übrigen bedarf die Genealogie keiner näheren Erklärung.

Zusammenfassung.

Wir haben in diesem Abschnitt eine ganze Reihe atypisch zirkulärer Psychosen an unserem Auge vorüberziehen lassen. Wir finden in der Deszendenz derselben in Form schizophrener Kinder Anhaltspunkte dafür, daß sowohl zirkuläre Psychosen mit einem eigentümlich störrisch-negativistischen Einschlag als auch solche depressive. Angstmelancholien, die neben gelegentlichen katatoniformen Zügen sich durch nihilistische Wahnideen, durch einförmiges Jammern und Schreien sowie durch einen relativ torpiden Verlauf auszeichnen, den Verdacht auf das Mitwirken schizophrener Erbmassen erwecken.

Wir konnten ferner an Familien mit konjugaler zirkulärer und schizophrener Belastung die mannigfachen Kombinationen dieser beiden Anlagen studieren. Wir sahen zirkuläre Erkrankungen mit katatonischen Zügen (Familie Schlenker und Heiss), ebenso Katatonien mit periodisch remittierendem Verlauf und gelegentlichen manischen Zustandsbildern (Familie Rück und Schleich), die sehr wahrscheinlich als Kombinationen aufzufassen sind, jedenfalls durch diese Annahme die vorläufig beste Analyse erfahren. Wir fanden ferner in einigen Familien (Zanker, Kurz, Straßmeier) eigentümliche Charaktere, welche sowohl schizoide Eigentümlichkeiten als auch Züge der zyklothymen Veranlagung aufwiesen.

Besonders wichtig erscheint es mir, daß wir mit Hilfe der Persönlichkeitstypen die Familien mit polymorphen Psychosen in der Generationsfolge — ich habe alle Familien mit polymorphem Erbgang aus meinem statistischen Material hier vorweggenommen — wenigstens in groben Zügen einer Deutung und Aufklärung zugänglich machen konnten.

Ich wies darauf hin, daß wir damit keine restlose Lösung der Probleme gefunden haben. Zunächst einmal bedarf es noch des Beweises unserer Theorie durch ein größeres einwandfrei zusammengeordnetes statistisches Material, in dem wir immer wieder dieselben Tatsachen feststellen können. Auch Kahn hat dies ganz besonders betont. Zum andern müssen wir uns darüber klar sein, daß wir nur Anhaltspunkte für eine Erklärung geben konnten. Es fehlt uns noch gänzlich die Möglichkeit, über die Erbformel der einzelnen Familien und ihrer Glieder etwas Genaueres aussagen zu können.

Vielleicht darf ich auch über diesen Punkt einige theoretische Vermutungen aussprechen.

Die Erörterung der Dementia praecox hatte einen dihybriden rezessiven Erbgang sehr wahrscheinlich gemacht. Die phänotypische Erbformel für Dementia praecox lautete ab, für die schizoiden Anomalien aB und Ab, während die nicht schizoide Persönlichkeit [1]) durch die Formeln AB charakterisiert sein sollte.

Stellen wir uns nun vor, wie etwa das Erbbild sich bei der Kombination schizophrener und zirkulärer Anlagen gestalten würde. Für letztere wollen wir einfach den Faktor Xx einsetzen, da wir ja nichts Näheres über den Erbgang des manisch-depressiven Irreseins wissen. X = dominant-zirkulär, x = rezessiv-nicht zirkulär. Wir nehmen an, daß der schizoide Phänotypus in Verbindung mit dem zirkulären Faktor X einen eigenartig schizophrenen Anstrich der Psychose bedingt, und daß der schizophrene Phänotypus zusammen mit X eine zirkulär gefärbte Dementia praecox bedeutet. Die nicht schizoiden Phänotypen mit latent schizophrenen Genen üben in keiner Weise eine Wirkung im Sinne einer schizophrenen Erscheinungsform aus, welcher Art diese auch sei.

Erster Fall.

Ein zirkulärer Vater, ohne schizoide Züge, aber mit schizophrenen Erbmassen, kombiniert sich mit einer gesunden Mutter, die ebenfalls äußerlich nicht erkennbare schizophrene Gene besitzt.

$$Xx\,Aa\,Bb \times xx\,Aa\,Bb$$ [2])

u. a. sind Keimzellen möglich:

$$xab \times xab = \text{genotypisch } xxaabb = \text{phänotypisch } xab$$

Dementia praecox ohne zirkuläre Beimischung.

Ein anderer Fall.

Eine eigenartige Melancholie schizophrener Prägung mit schizophrenen Erbmassen kombiniert sich mit einem gesunden nicht schizoiden Ehegatten, bei dem aber schizophrene Gene vorhanden sind.

$$Xx\,aa\,Bb \times xx\,Aa\,Bb,$$

mögliche Keimzellen:

$$XaB \times xaB = \text{genotypisch } Xx\,aa\,BB = \text{phänotypisch } XaB$$

Schizoide Anomalie und manisch-depressives Irresein, welches durch die schizoide Persönlichkeit eventuell schizophren gefärbt sein kann.

Dritter Fall.

Kombination eines rein erscheinenden zirkulären Irreseins, das wiederum nicht erkennbare schizophrene Gene beherbergt, mit einem schizoiden Typus

$$Xx\,Aa\,Bb \times xx\,aa\,Bb,$$

mögliche Keimzellen:

$$Xab \times xab = \text{genotypisch } Xx\,aa\,bb = \text{phänotypisch } Xab$$

Dementia praecox mit zirkulärem Einschlag, vielleicht in Form eines periodisch remittierenden Verlaufes und manischen bzw. depressiven Zustandsbildern.

[1]) die aber doch schizophrene Erbmassen in sich tragen kann.
[2]) Genotypische Schreibweise.

Vierter Fall.

Kombination eines zirkulären Irreseins (mit latenten schizophrenen Keimen) mit einer schizoiden Persönlichkeit

$$XxAaBb \times xxaaBb,$$

mögliche Keimzellen:

$$XAB \times xab,$$
$$xab \times xaB,$$
$$xab \times xab.$$

Kombinationen:

genotypisch $XxAaBb$ = phänotypisch XAB = zirkuläres Irresein;
,, $xxaaBb$ = ,, xaB = schizoider Typus;
,, $xxaabb$ = ,, xab = Dementia praecox.

Es sind noch eine Reihe von anderen Kombinationen möglich, die ich hier nicht näher ausführen möchte.

Nach diesem Schema könnte eine Dementia praecox entstehen bei Kindern eines rein erscheinenden Zirkulären mit einem nicht schizoiden Gesunden oder mit einer schizoiden Persönlichkeit, als auch bei einem schizophren gefärbten Zirkulären mit einem äußerlich nicht schizoiden gesunden Ehegatten. Für alle Fälle unseres Materials (in diesem Abschnitt überhaupt) könnten wir die Erbformel konstruieren. Jedoch mit dieser relativ leichten Kunst des mathematischen Kombinierens wäre kein Fortschritt gewonnen. Ich führte nur einige Beispiele an, um zu zeigen, wie man die eigenartigen Phänomene theoretisch fundieren könnte. Eins scheint theoretisch gewiß, eine Dementia praecox unter den Kindern eines zirkulären Elters kann nur dann auftreten, wenn von ihm sowohl als auch von seinem Ehegatten schizophrene Erbmassen eingeführt werden, die sich zu dem rein homozygot rezessiven Zustand gegenseitig ergänzen. Es brauchen aber diese Anlagen bei beiden nicht in die Erscheinung zu treten, d. h. phänotypisch sichtbar zu werden in der Form der schizoiden Charakteranomalie oder der schizophrenen Färbung der manisch-depressiven Psychose. Und solche Familien trifft man nicht so selten an. Meistens ist allerdings bei der Erbfolge Zirkulär-Dementia praecox auf der einen Elterseite ein schizoider Phänotypus nachzuweisen, wie es zufällig in allen Fällen (bis auf einen) meines Materials der Fall war.

Wenn wir aber kurzerhand bei einem äußerlich ganz gesunden Menschen schizophrene Erbmassen theoretisch annehmen, so müßten wir in seiner Familie aus Gründen des Beweises dieser Annahme auch phänotypische Anhaltspunkte für die Anwesenheit derselben gewinnen können. Darnach müssen wir suchen, wir werden sie vorläufig nur in wenigen Familien mühelos finden.

Wie ich schon im Dementia praecox-Kapitel sagte, wird die ganze Frage der kombinierten Anlage mit einem Schlage wesentlich gefördert werden, wenn wir einmal ein gut untersuchtes, genealogisch durchforschtes, umfangreiches Familienmaterial mit konjugalen zirkulären und schizophrenen Elternpsychosen zur Verfügung haben werden, an dem wir mit Muße die verschiedenen Konstitutionen von Kindern und Enkeln studieren können. Meine Ausführungen geben sehr wahrscheinliche Theorien, die aber noch des Beweises harren.

3. Das statistische Material und das Problem des Erbganges beim man.-depr. Irresein.

Wesentlich schwieriger als bei der Dementia praecox wird die statistische Verarbeitung des zirkulären Materials. Während wir dort eine annähernde Altersgrenze angeben konnten, über die hinaus sehr wahrscheinlich eine Dementia praecox nicht mehr auftreten wird, ist ein solcher Schnitt beim manisch-depressiven Irresein nicht möglich, da wir noch im hohen Alter Erkrankungen auftreten sehen, welche wir zum zirkulären Formkreis rechnen müssen. Infolgedessen werden wir bei unseren Kindern sicherlich noch eine Steigerung des Prozentsatzes zirkulärer Psychosen erwarten dürfen. Ferner ist bei den mannigfachen Abstufungen der Erscheinungsformen manisch-depressiver Störungen die begriffliche Fassung des Materials außerordentlich erschwert. Diese Tatsachen machen es fast unmöglich, eine ähnlich exakte Berechnung anzustellen wie bei dem schizophrenen Material. Um wiederum verschiedene Gruppen zu Vergleichszwecken nebeneinanderstellen zu können, werde ich auch hier das Material nach den gleichen Gesichtspunkten abteilen wie bei der Dementia praecox.

I.	Gruppe:	Jüngstes	lebendes	Kind	über	60	Jahre	alt.
II.	„	„	„	„	„	50	„	„
III.	„	„	„	„	„	40	„	„
IV.	„	„	„	„	„	30	„	„

Ich brauche wohl nicht zu betonen, daß bei der Art der Forschung in manchen Fällen (mangelnde persönliche Untersuchung) die Typisierung der Nachkommen sehr schwierig war. Die groben Störungen der *zirkulären Psychosen*, sowie die typisch *hypomanischen* bzw. *depressiven Temperamente* glaube ich wohl immer richtig erfaßt zu haben. Jedoch war es mir bei den oft farblosen Schilderungen der Referenten häufig nicht möglich, eine *manisch-depressive Anlage leichtester Form* festzustellen bzw. auszuschließen. Es mögen daher unter den als „*nicht deutlich zyklothym veranlagten*“ Nachkommen manche sein, die man bei persönlicher Untersuchung noch unter die zykloiden Temperamente einreihen würde, bei denen man zum mindesten einzelne zyklothyme Charakterzüge hätte nachweisen können. Immerhin wird durch diesen Umstand unsere statistische Berechnung, für die vor allem die *augenfälligen* Erscheinungen wichtig sind, nicht sehr wesentlich berührt.

I. *Gruppe* (jüngstes Kind über 60 Jahre alt).

Familie 1.

Prob.: *Anna* M., geboren 1825, gestorben 1894. Einmalige Depression im Alter von 37 Jahren. Diagnose: Zirkuläres Irresein.

Ehemann: *Adolf* B., geboren ?, gestorben 1861. Hat in einem Anfall von Geistesverwirrung seinem Leben durch einen Revolverschuß ein Ende gemacht. Es handelte sich wahrscheinlich um eine Depression.

Diagnose: Zirkuläres Irresein (?).

Kinder: a) *Clemens*, geboren 1849, gestorben 1881. Heiteres Temperament. Lebemann. Leicht verletzt, mißtrauisch. 1881 paranoide Psychose mit heftigen Angstparoxysmen und Selbstmordtrieb. Wurde in die Anstalt eingeliefert, sprang am ersten Tage unbeachtet fünfmal mit dem Kopf heftig gegen die Wand, fiel beim fünftenmal tot zu Boden. Bruch der Halswirbel, extradurales Hämatom.

Diagnose: Dementia praecox nicht unbedingt auszuschließen. Diagnose jedoch nicht zu stellen. Vielleicht Depression.

b) Antonie, geboren 1852. Konstitutionell hypomanisch. Sehr lebhafter, beliebter und geistreicher Gesellschaftsmensch.

c) Friedrich, geboren 1853. Konstitutionell hypomanisch.

d) Adolfine, geboren 1857. Konstitutionell depressiv; ängstlich, hypochondrisch, schwarzseherisch.

e) Karl (Ref.), geboren 1858. Im Alter von 55 Jahren Depression von einigen Monaten; 7 Jahre später (1920) Depression, dabei aber anregbar und affektiv ansprechbar.

Statistisch: Mutter zirkuläres Irresein. Vater zirkuläres Irresein (?). Ein Sohn zirkulär, eine Tochter und ein Sohn hypomanisch, eine Tochter depressives Temperament. Ein Sohn psychotisch nicht klar, vielleicht zirkulär.

Familie 2.

Prob.: Franz H., geboren 1815, gestorben 1883. (Bruder Depression.) Hypomanisches Temperament. Seit 1860 (45) fast alljährlich periodische Manien, gelegentlich vorübergehend deprimiert. Exitus nach apoplektischem Anfall.

Diagnose: Zirkuläres Irresein.

Ehefrau: Ruhige, ernste, gemütvolle Frau, nicht depressiv; sehr energisch und arbeitsam.

Kinder: a) Franz, geboren 1846, gestorben 1889. Heiteres, leichtlebiges Temperament, immer guter Dinge trotz schwieriger Verhältnisse. Sehr gutherzig. Hyperthyme Persönlichkeit.

b) Georg, geboren 1848, gestorben 1851.

c) Johann, geboren 1850, gestorben 1913. Uhrmacher. Ausgesprochenes hypomanisches Temperament. Leichtsinniger Verschwender; wahrscheinlich endogene Schwankungen. (Typ ε, s. S. 116.)

Diagnose: Zirkuläres Irresein.

d) Magdalene, geboren 1851, gestorben 1852. Durchfall.

e) Therese, geboren 1853, gestorben 1912. Temperament der Mutter; nicht deutlich zyklothym.

f) Georg, geboren 1854, gestorben 1854. Rotlauf.

g) Anton (Ref.), geboren 1855. Umtriebiger Mensch mit heiterem Temperament. Natürliche, liebenswürdige Art sich zu geben. Hyperthyme Persönlichkeit, hat Ähnlichkeit mit dem Vater, fast hypomanisch.

h) Max, geboren 1857, verstorben klein.

i) Marie, geboren 1858, gestorben 1919. Ruhige Natur, dabei ausgesprochenen heiteren Sinnes und humorvoll, sehr gutherzig, immer gleichmäßig gestimmt.

k) Heinrich, geboren 1860, gestorben 1861.

Außer der Tochter Therese waren alle im Temperament mehr dem Vater ähnlich. Wir sehen die verschiedensten Abstufungen der hypomanischen Veranlagung, am stärksten ausgesprochen bei Johann, in milderer Form bei Franz und Anton, kaum erkennbar bei Marie in der humoristischen Note.

Statistisch: Vater zirkulär; Mutter nicht zirkulär; ein Sohn zirkulär, ein Sohn hypomanisch, ein Sohn hyperthym; eine Tochter ruhig humorvoll; eine Tochter nicht deutlich zyklothym veranlagt[1]).

Familie 3 (s. Familie Heiss, Abschnitt 2, S. 140).

Prob.: Hedwig G., geboren 1821. Torpide unheilbare Melancholie, Beginn 37. Lebensjahr.

Ehemann: Anton H. Liebenswürdiger, netter Mensch; sorglicher Familienvater. Sehr religiös; energisch und arbeitsam.

Kind: Mathilde, geboren 1850. Dementia praecox.

Statistisch: Mutter zirkulär; Vater nicht zirkulär; Tochter Dementia praecox.

---

[1]) d. h. kein ausgesprochen zykloides Temperament.

Familie 4 (Abb. 23).

Prob.: Julie Pf., geboren 1839, gestorben 1920. Präpsychotisch nicht auffallend, heiter, gesprächig und liebenswürdig, weichherzige Natur. Im Alter von 66 Jahren ängstliche Depression mit Entschlußunfähigkeit und Verarmungsideen. 1905 Psychiatrische Klinik München. Dort anfangs depressive Erregung, plötzlicher Umschlag in zugänglich heiteres Wesen. Wechsel zwischen melancholischen und leicht hypomanischen Phasen. Nach 7 Monaten geheilt entlassen. 1908 zum zweitenmal erkrankt, 5 Monate in der Klinik. Wechsel zwischen depressiv ängstlicher Erregung und heiteren Perioden, geheilt entlassen. 1912 erneute depressive Psychose ängstlichen Charakters, in der Folgezeit allmähliche Erstarrung und Verflachung des Affekts. 1920 Exitus unter Herzerscheinungen.

Diagnose: Zirkuläres Irresein.

Ehemann: Wilhelm P. Ruhiger, ernster, ordnungsliebender Beamter, fürsorglicher Familienvater.

Sohn Oskar P. (Ref.), geboren 1858. Gleichmäßig ruhig, optimistisch, humorvoll, weichherzig und gemütvoll. Keine Schwankungen. Ruhiger Humorist.

Die weitere Aszendenz dieser Familie ist nicht uninteressant.

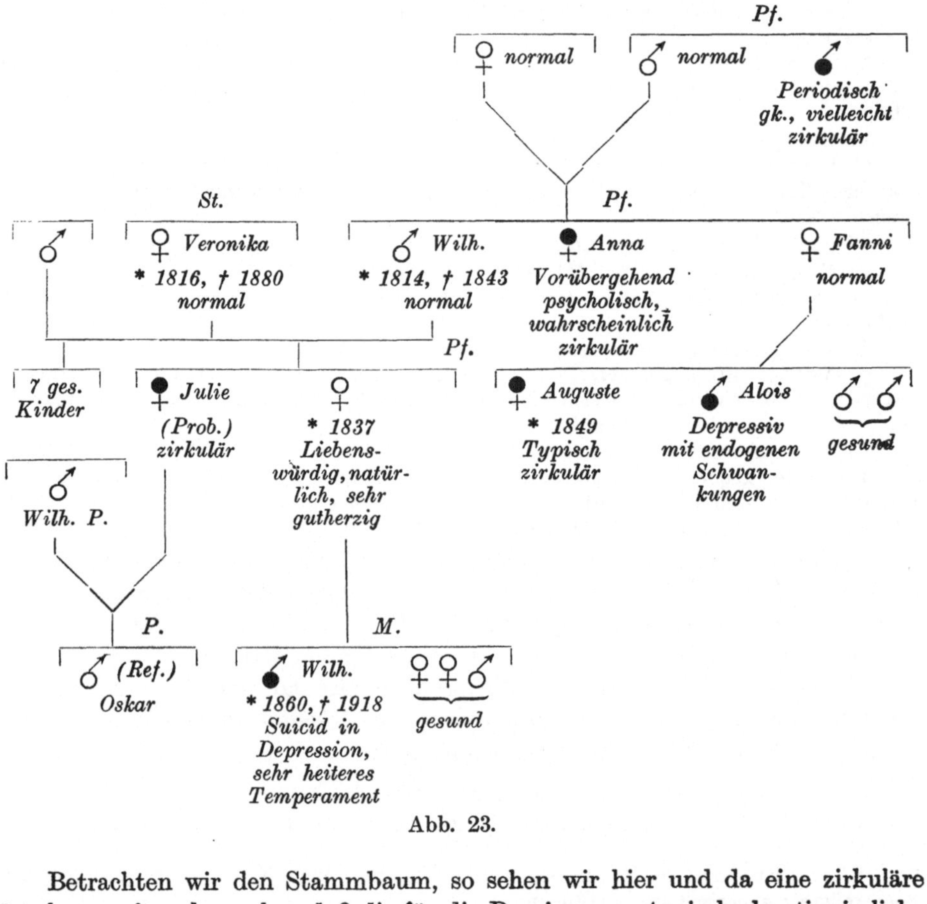

Abb. 23.

Betrachten wir den Stammbaum, so sehen wir hier und da eine zirkuläre Psychose auftauchen, ohne daß die für die Dominanz so typische kontinuierliche Vererbung nur auch einmal zu beobachten wäre. Vielmehr erinnert diese Familie an die Verhältnisse beim rezessiven Erbgang, für die ja die Belastung in den Seitenlinien charakteristisch ist. Wir wollen uns zunächst mit dieser empirischen Tatsache begnügen. Einen Erklärungsversuch werde ich später geben. Es gibt nur zwei Möglichkeiten. Entweder haben wir hier tatsächlich einen nach den bisherigen Erfahrungen ungewöhnlichen Erbgang beim manisch-depressiven Irresein vor uns oder liegen dem zirkulären Irresein komplizierte Verhältnisse der Dominanz zugrunde, welche in einzelnen Stammbäumen ein solch eigentümliches Bild darbieten können[1]).

Statistisch: Zirkuläre Mutter; Sohn ruhiger Humorist.

Familie 5 (Abb. 24).

Prob.: Clara P., geboren 1824. Sehr sensibel und eindrucksfähig, leicht erregbar, sehr religiös, liebte wahre und edle Freundschaften. Im Alter von 40 Jahren mehrmonatliche Depression.

Ehemann: Peter Sch., geboren 1825, gestorben 1897 an Apoplexie. Einige Jahre vor seinem Tode senil dement.

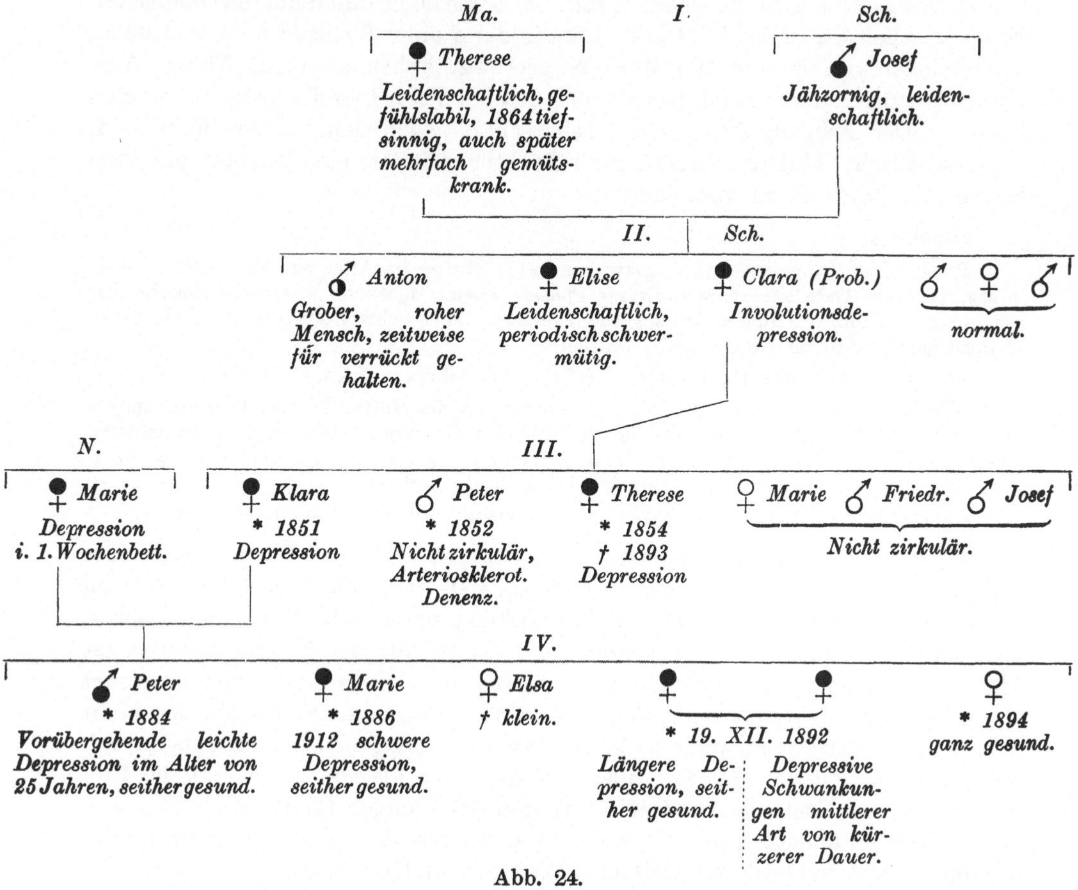

Abb. 24.

Kinder: a) Clara, geboren 1851. Nach dem Tode ihres fünfjährigen Kindes längere Zeit schwermütig, später wieder ganz gesund.

b) Peter, geboren 1852. Nicht zirkulär. Seit Schlaganfall 1916 zunehmende Demenz.

c) Therese, geboren 1854, gestorben 1893. 1886 (32) nach Geburt eines Kindes Depressionszustand, seither gesund.

[1]) s. Behandlung des Erbganges: Homomerie.

d) Marie, geboren 1855 (Ref. brieflich, Ehemann Arzt). Normal, kein zykloides Temperament.

e) Alois, geboren 1856.
f) Friedrich, geboren 1859. } Normal, kein zykloides Temperament.

g—i) Drei Söhne klein gestorben, zwei an Darmkatarrh, einer an Diphtherie.

Der Stammbaum dieser Familie zeigt ein ganz anderes Bild wie die vorhergehende Familie. Hier sehen wir ein klassisches Beispiel für die direkte, kontinuierliche Vererbung in der Generation I—III. Eigentümlich ist dabei, daß die psychotischen Schwankungen in der III. Generation nur auf das weibliche Geschlecht beschränkt sind. Allerdings bin ich über diese Familie nur durch briefliches Referat orientiert; es könnten immerhin leichte Schwankungen auch bei den männlichen Gliedern vorhanden gewesen sein. Meine diesbezügliche Anfrage wurde in negativem Sinne beantwortet. Den gleichen dominant erscheinenden Erbgang sehen wir in der IV. Generation, in der 4 unter 6 Gliedern die Anlage zu Depressionen von ihrer Mutter Marie N. geerbt zu haben scheinen. Nähere Auskunft über die Seitenverwandtschaft habe ich bei dieser Familie nicht bekommen können. Der Erbgang kontrastiert sehr scharf gegen den bei der Familie 4.

Statistisch: Mutter zirkulär, zwei Töchter zirkulär, eine Tochter und drei Söhne nicht zyklothym veranlagt.

Familie 6.

Prob.: Joh. R., geboren 1845, gestorben 1911. Mutter im Alter von 51 Jahren schwermütig, bis zum Tode leichte zyklothyme Phasen, später deutliche arteriosklerotische Erscheinungen. Prob. von Jugend auf ängstlich, verzagt und zu Schwermut geneigt. Periodische Depressionen; erste im Alter von 31 Jahren.

Ehefrau: Therese B. Fröhliche, heitere, lebenslustige Frau.

Kind: Therese, geboren 1869 (Ref.). Veranlagung der Mutter, lebhaftes Temperament, natürlich und zugänglich im Wesen, gern in fröhlicher Gesellschaft; heiter und lebenslustig. Vielleicht früher deutlich hyperthym. Seit einigen Jahren typische Paralysis agitans; dementsprechend jetzt etwas Starres und Unbewegliches im Wesen.

Statistisch: Vater periodische Depressionen. Tochter hyperthym (?).

Ergebnisse: Zunächst die statistische Auswertung. Sie ist ungeheuer schwierig beim manisch-depressiven Irresein, weil schon die Ausgangsprobanden hinsichtlich der Kategorien zirkuläre Erkrankung, periodische Manie oder Depression (ein- oder mehrmalige psychotische Schwankungen) ein sehr heterogenes Material darstellen. Bei den Kindern werden diese Kategorien noch vermehrt durch die hypomanischen bzw. depressiven Temperamente, von denen wir nicht wissen, ob wir sie, auch wenn sie keine stärkeren endogenen Schwankungen aufweisen, ohne weiteres mit den anderen Kategorien als gleiche biologische Einheiten auf eine Stufe setzen dürfen. Wegen der vielfach fließenden Übergänge dieser Temperamente zum „Normalen" erscheint die Grenze gegenüber der Gruppe „nicht zyklothym" vielfach gekünstelt und unnatürlich.

Vor allem bei der Familie 2 sehen wir alle Schattierungen des hypomanischen Temperamentes bis zur Hyperthymie und der heiter humorvollen aber motorisch nicht erregten Veranlagung, die wir nicht mehr als hypomanisch bezeichnen können. Die allseitig fließenden Übergänge bei allen manisch-depressiven Erscheinungen, welche auch andere Autoren, besonders Medow, aufgefallen sind, werden uns in allen Gruppen wieder begegnen.

Die beigegebene Tabelle gibt eine Übersicht über das Material der 1. Gruppe.

Gruppe I.

Nr.	Proband: Temperament	Proband: Psychose: Beginn	Proband: Psychose: Zirkulär	Proband: Psychose: Einmalige oder periodische: Manie	Proband: Psychose: Einmalige oder periodische: Depression	Ehegatte	Geburtenzahl	Vor dem 17. Lebensjahr †	Zwischen 17. u. 30. Lebensjahr †	Über 30 Jahre alt †	Noch lebend	Beschaffenheit der Kinder: Zirkuläre Psychosen	zyklothyme Schwankungen	Einmalige oder periodische: Manie	Einmalige oder periodische: Depression	Temperament: Hypoman.	Temperament: Depressiv	Hyperthyme u. ruhige Humoristen	Nicht zyklothym veranlagt
1		37			●♀ (1×)	●♂ Suicid? Depression?	5			1 ●♂ Depression? (32 †)	4				1 ●♂ 1 ●♂ (32 †)	1 ◐♂ 1 ◐♀	1 ◐♀		
2	Hypoman.	45		●♂		♀	10	5		2 ♀ (59 u. 61 †) 2 ♂ (43 u. 63 †)	1			1 ●♂[1] (63 †)		1 ◐♂		1 ♂ (43 †) 1 ♀ (61 †)	1 ♀ (59 †)
3		37			●♀ (torpide Melancholie)	♂	1				1								1 ●♀ Dem. praec.
4	heiter, gesprächig, weichherzig	66	●♀			♂	1				1							1 ♂	
5	sensibel, eindrucksfähig, leicht erregbar	40			●♀ (1×)	♂	9	3			6				2 ●♀ (1×)				1 ♂ senil dem. 2 ♂ 1 ♀
6	depressiv	31			●♂	♀	1				1							1 ♀	
Summa		Mittel 42,6					27	8			14			1 ●♂	2 ●♂ 2 ●♀	2 ◐♂ 1 ◐♀	1 ◐♀	2 ♂ 2 ♀	3 ♂ 2 ♀ 1 ●♀ Dem. praec.

[1]) Hypomanisches Temperament.

In Familie 1 sind vielleicht beide Eltern zirkulär. Sämtliche Kinder zeigen die zyklothyme Konstitution, zwei Söhne mit depressiven Schwankungen, ein Sohn mit hypomanischem Temperament, desgleichen eine Tochter, eine andere Tochter mit depressiver Konstitution. Als Familie mit konvergierender Belastung werden wir sie bei der Berechnung gesondert betrachten.

Schalten wir ferner noch Familie 3 aus, in der die Ausgangsprobandin an einer torpiden, nach unserer Auffassung nicht ganz reinen Melancholie litt; die einzige Tochter erkrankte an einer echten Schizophrenie. Es bleiben für die statistische Berechnung Familie 2, 4, 5 und 6 mit 21 Kindern, von denen 8 früh gestorben sind. Unter 13 im erwachsenen Alter (über 40) gestorbenen oder noch lebenden Kindern sind drei zirkuläre Erkrankungen, ein hypomanisches Temperament, ferner zwei hyperthyme Temperamente und zwei ruhige Humoristen. Fassen wir nun ohne Rücksicht auf die Verschiedenheit der Erscheinungsform die manisch-depressive Anlage sehr weit, so hätten wir unter 13 Kindern 8 zyklothyme Anlagen nachgewiesen. Die übrigen 5 zeigen keine deutlichen Zeichen zyklothymer Konstitution.

Bei weitester Fassung (unter Berücksichtigung auch der Hyperthymen und „ruhigen Humoristen") hätten wir die zyklothyme Konstitution unter den Kindern im Verhältnis von 8 : 13 (61,5%).

Beschränken wir uns rein auf die zirkulären Psychosen, so wäre das Verhältnis = 3 : 13 (23%).

Erfassen wir außer den Psychosen die typisch hypomanischen bzw. depressiven Temperamente mit, so wird dies Verhältnis auf 5 : 13 (38%) erhöht.

Wir sehen deutlich die Schwierigkeiten der Berechnung, wie sie durch die allseitig fließenden Übergänge gegeben sind.

Über die Erscheinungsform der zirkulären Psychosen bei Eltern und Kind ließe sich auf Grund dieser Gruppe nur sagen, daß sich die Art der psychotischen Schwankung (Manie, Depression) in gleicher Form auf die Kinder übertragen hat in Familie 2 und 5. Familie 1 scheidet wegen mangelhafter Auskunft über den ebenfalls psychotischen Ehegatten der Probandin für diese Frage aus.

In Familie 4 und 5 stellten wir durchaus verschiedene Erbgänge fest; der Stammbaum der Familie 4 zeigt rezessiven Charakter, während wir in Familie 5 direkte Vererbung über mehrere Generationen zeigen konnten.

An nicht zirkulären Psychosen sahen wir in Familie 3 eine Dementia praecox auftauchen, die wir (Abschnitt 2, s. S. 140) mit der torpiden Melancholie der Mutter in Zusammenhang brachten.

2. Gruppe (jüngstes Kind über 50 Jahre alt).

Familie 7 (s. Abschnitt 2, S. 123).

Prob. Magdalene M., geboren 1817, gestorben 1904. Gereizte querulatorische Manie, Beginn im Alter von 46 Jahren. Ungeheilt. Vereinzelt depressive Phasen. Diagnose: Zirkuläres Irresein.

Das rücksichtslose, brutal rohe Verhalten im Verein mit dem torpiden Verlauf erweckt den Verdacht auf schizophrene Beimischung in der Keimanlage.

Ehemann Martin D., gestorben. Umgängliches, natürliches Wesen, gesellig und sehr beliebt; frei von Stimmungsschwankungen.

Kinder: a) Anna, geboren 1851, gestorben 1872, Knochentuberkulose. Angeblich ohne Charakteranomalie. Nicht nervös. Näheres nicht bekannt.

b) Josefa, geboren 1853, verheiratet. Zurückgezogen, schroff ablehnend; gemütsruhig. Schizoider Typus.

c) Martin, geboren 1856 (Ref.), Handwerker. Hypomanisches Temperament mit querulatorisch gereizter Note. Führte mit Ärzten Prozesse wegen falscher Behandlung. (Typ γ, s. S. 116.)

d) Auguste, geboren 1864, ledig, Köchin. Autistisch-frömmelnde Wesensänderung im 18. Lebensjahr. Schizoid.

Statistisch: Zirkuläre Mutter (vielleicht schizoider Einschlag). Vater nicht zirkulär. Ein Sohn mit hypomanischem Temperament. Drei Töchter nicht zyklothym veranlagt (davon zwei offenbar schizoide Charaktere).

Familie 8 (s. Familie Kurz, Abschnitt 2, S. 136).

Prob. Ernestine v. O., geboren 1828, gestorben 1898. Lebhaftes Temperament, ängstlich und schüchtern. Beginn 1869 (41 Jahre); kurze periodische Manien. (Mutter und deren Mutter geisteskrank, Bruder der Mutter Suicid.) Diagnose: Zirkuläres Irresein.

Ehemann Wilhelm K., geboren 1819, gestorben 1890. Gemütsruhiger, kaltherziger, verschlossener, schizoider Typus. Schwester wahrscheinlich Dementia praecox.

Kinder: a) Wilhelm, geboren 1853. Hypomanisches Temperament.

b) Josefine, geboren 1854. Schizoides Temperament des Vaters.

c) Ernestine, geboren 1856. (Ref.) Hypomanisches Temperament mit autistischer Verschlossenheit der schizoiden Typen.

d) Bernhard, geboren 1867. Temperament der Mutter. 1919 (52 Jahre) leichte manische Erregung.

Statistisch: Zirkuläre Mutter. Vater nicht zirkulär (Schizoid). Ein Sohn manische Erregung. Sohn und Tochter hypomanisches Temperament. Eine Tochter nicht zyklothym veranlagt (schizoid).

Familie 9.

Prob. Marie Sch., geboren 1840, gestorben 1918. Melancholisches Temperament Beginn 1860. Mehrfach Depressionen mit paranoider Färbung (Vergiftungs- und Verfolgungsideen) mit guten Remissionen, auch leichte hypomanische Phasen.

Ehemann: Ferd. P., gestorben 60 Jahre alt. Hypomanisches Temperament.

Kinder: a) August, geboren 1861. Lebhaft, vielseitig gebildet, nahm alles sehr leicht. Eigensinniger Querkopf, aufbrausend. Machte wertvolle Erfindungen. Keine Schwankungen. Nicht hypomanisch.

b) Ferdinand, geboren 1862. Hypomanisches Temperament, leicht erregbar, hitzig. 1895 einmalige Depression.

c) Leonie, geboren 1863. Ruhiges, gleichmäßiges Temperament, nicht ohne Sinn für Humor. Tüchtige, energische Hausfrau. Keine gemütlichen Schwankungen. Nicht deutlich zyklothym.

d) Cäcilie, geboren 1864. Hypomanisch, weichherzige Veranlagung.

e) Julie, geboren 1866. (Ref.) Hypomanisches Temperament.

Über die präpsychotische Persönlichkeit der Probandin sind wir nicht orientiert. Ob wir die paranoide Färbung ihrer Psychose und die eigensinnige Querköpfigkeit des Sohnes August auf gemeinschaftliche schizophrene Keimmassen zurückführen dürfen, möchte ich nicht entscheiden. Ich halte diese Auffassung für nicht unberechtigt.

Statistisch: Zirkuläre Mutter. Hypomanischer Vater. Ein Sohn hypomanisches Temperament mit depressiver Schwankung. Zwei hypomanische Töchter. Ein Sohn und eine Tochter nicht deutlich zyklothym veranlagt.

Familie 10.

Prob.: Regine M., geboren 1834, gestorben 1892. Beginn 1870 (36 Jahre), ausgesprochen zirkuläre Schwankungen, im späteren Alter nur leichteren Grades.

Ehemann: Karl Sch., geboren 1825. Im Temperament nichts Zyklothymes. Keine deutlichen schizoiden Züge.

Kinder: a) Anna, geboren 1859. Gemütvoll, offenherzig, mitteilsame Art. Ruhig und ausgeglichen, dem Vater ähnlich.

b) Karl, geboren 1866. Leichtsinniger, hypomanischer Verschwender und Genußmensch. Dabei ausgesprochen weichherzig und resonanzfähig. Typ ε, s. S. 116.

c) Berta, geboren 1863. Hypomanisches Temperament. Keine Schwankungen. Tochter leichte endogene Depression.

d) Marie, geboren 1866. Hypomanisches Temperament. Einmalige Depression. Tochter leichte endogene Depression.

e) Julie, geboren 1868. Ruhige, ängstlich-depressive Natur mit periodischen leichten depressiven Schwankungen endogener Art. Sehr weichherzig und eindrucksfähig.

f) Rudolf, geboren 1869. (Ref.) Ausgesprochener Gefühlsmensch. Depressives Temperament mit periodischen leichten Depressionen. Liebenswürdig, ansprechbar und anregbar.

Statistisch: Zirkuläre Mutter. Vater nicht zirkulär. Ein Sohn und zwei Töchter zirkulär. Ein Sohn und eine Tochter hypomanisches Temperament. Eine Tochter nicht deutlich zyklothym veranlagt.

Familie 11.

Prob.: Anna W., geboren 1848, gestorben 1920. Beginn 1882 (34 Jahre). Ausgesprochen zirkuläre Schwankungen. Mehrfache Depressionen und leichte hypomanische Phasen.

Ehemann: Anton S., Schauspieler, gestorben 1882. In der Jugend Lebemann, im Alter ruhig, behäbig, phlegmatisch und wenig energisch, ließ alles an sich herankommen. Vielleicht affektlahmer schizoider Typus.

Kind: Johann, geboren 1866. Normales Kind. Mit 14 Jahren Zeichen ethischer Depravation (kleine Unterschlagungen), mußte nach Amerika. Dort ähnliche affektive Abstumpfung wie beim Vater. Wohl auch schizoid.

Statistisch: Zirkuläre Mutter. Vater schizoid (?). Sohn nicht zyklothym veranlagt (schizoid).

Familie 12.

Prob.: Sophie Pfl., geboren 1835, gestorben 1907. Lustiges, heiteres Temperament, sehr gesellig. Leicht erregbar. Seit ca. 1865 (Heirat) öfters periodische leichte Verstimmungen. 1906 ängstliche Depression mit Selbstvorwürfen, Vergiftungs- und Beeinträchtigungsideen. Oft Umschlag in Gereiztheit mit trockenem Humor. Leichte zirkuläre Schwankungen. Klagt vereinzelt über körperliche Beeinflussung (Hypnose). Schwere Arteriosklerose. Exitus 1907 an periproktischem Abszeß. Diagnose: Zirkuläres Irresein.

Ehemann: Theodor S., geboren 1882, Hauptmann. Ruhige, humorvolle, gesellige Natur, ausgesprochen gutmütig und weichherzig.

Kinder: a) Gustav, geboren 1865, Ingenieur. Sehr ruhiger, gutmütiger Mensch; wenig Humor, keine Freude an Geselligkeit; besonders in jungen Jahren gern für sich; kleinlich sparsam. Will nichts von weltlichen Vergnügungen wissen. Nie Stimmungsschwankungen. Offenbar schizoide Züge.

b) Wilhelmine, geboren 1870. Gleichmäßig ruhiger, gemütstiefer Mensch mit natürlicher Affektivität. Heiteres Temperament. Sehr viel Sinn für Humor, ansprechbar und liebenswürdig im Verkehr.

Die eigenartige Färbung der depressiven Psychose der Probandin (Beeinträchtigungsideen, Wahn der körperlichen Beeinflussung) scheinen als mögliche schizophrene Beimischung der zirkulären Psychose wohl mit der offenbar schizoid gefärbten Anlage des Sohnes Gustav zusammenzustimmen. Die Tochter weist keine deutlichen zirkulären Züge auf, hat aber ein Temperament, welches in die Kretschmersche Gruppe der ruhigen Humoristen zyklothymer Veranlagung einzureihen wäre.

Statistisch: Zirkuläre Mutter (schizoide Beimischung). Vater ruhiger Humorist. Sohn schizoid; Tochter Veranlagung des Vaters.

Gruppe II.

Nr.	Proband: Temperament	Proband: Psychose: Beginn	Proband: Psychose: Zirkulär	Proband: Psychose: Einmalige od. periodische: Manie	Proband: Psychose: Einmalige od. periodische: Depression	Ehegatte	Geburtenzahl	Vor dem 17. Lebensjahr †	Zwischen 17. und 30. Lebensjahr †	Über 30 Jahr alt †	Noch lebend	Beschaffenheit der Kinder: Zirkuläre Psychosen	Zyklothyme Schwankungen	Einmalige oder periodische: Manie	Einmalige oder periodische: Depression	Temperament: Hypoman.	Temperament: Depression	Hyperthyme und ruhige Humoristen	Nicht zyklothym Veranlagte
7	Reizbar, hypoman. affektlabil	46	●♀ vorwiegend depr.			♂	4		1 ♀ (21 †)		3					1 ◑♂			2 ♀ schizoid
8	Lebhaft, ängstlich, schüchtern	41		●♀		♂ schizoid	4				4			1 ●♂		1 ◑♂ 1 ◑♀			1 ♀ schizoid
9	melancholisch	20	●♀			♂ hypoman.	5				5		1 ●♂[1]			2 ◑♀			1 ♂ 1 ♀
10		36	●♀			♂	6				6		1 ●♂[1] 2 ●♀[2]			1 ◑♂ 1 ◑♀			1 ♀
11		34	●♀ vorwiegend depr.			♂ schizoid	1				1								1 ♂ schizoid
12	hypoman.	30	●♀			♂	2				2							1 ♀	1 ♂ schizoid
13		36	●♀ vorwiegend depr.			♂	8			1 ●♀ (65 †)	7				1 ●♂ (1×) 1 ●♀[3]	2 ◑♀		2 ♂ 1 ♀	1 ♀ schizoid
Summa		Mittel: 34,7					30				28		2 ●♂ 2 ●♀	1 ●♂	1 ●♂ 1 ●♀	3 ◑♂ 6 ◑♀		2 ♂ 2 ♀	3 ♂ 6 ♀

[1]) Hypomanisches Temperament. [2]) Depressives Temperament. [3]) Ruhiger Humorist.

Familie 13.

Prob.: Crescenz L., geboren 1828, gestorben 1905. Beginn 36. periodische Manien mit leichten depressiven Stadien und guten Remissionen. In den letzten Jahren geistesschwach.

Ehemann: Georg Z., geboren 1823, gestorben 1912. Gesetzter, ruhiger, ernster Charakter; stets gleichmäßiger Stimmung. Energisch, tüchtig und arbeitsam. Konnte gelegentlich sehr heftig werden.

Kinder: a) Georg, geboren 1849. Lebhafter, stets humorvoller Optimist; fröhliche, gesellige Natur. Hyperthym.

b) Andreas, geboren 1850. Ruhiger, weichherziger Mensch, meist heiter und vergnügt; immer zu übermäßigen Gefühlsreaktionen geneigt. 1910 melancholische Verstimmung.

c) Marie, geboren 1852, gestorben 1917. Heitere Lebensauffassung, ruhig, humoristisch. Periodische Depressionen.

d) Therese, geboren 1853. Hypomanisches Temperament; leichtsinnig.

e) Max, geboren 1856 (Ref.). Heiter, gesellig, humoristisch. In letzter Zeit ernster und ruhiger, auf äußeren Anlaß hin nicht eigentlich verstimmt. Natürlich, herzlich, liebenswürdig. Ruhiger Humorist ohne Schwankungen.

f) Berta, geboren 1858 (Ref.). Gefühlsmensch, lebhaft, gesprächig, gesellig. Hyperthym.

g) Anna, geboren 1863. Ruhig, verschlossen, ungesellig, immer für sich. Schizoid.

h) Auguste, geboren 1870. Hypomanisches Temperament.

Statistisch: Zirkuläre Mutter; nicht zirkulärer Vater. Sohn und Tochter zirkulär; zwei Töchter hypomanisch. Sohn und Tochter hyperthym, ein Sohn ruhiger Humorist. Eine Tochter nicht zyklothym veranlagt (schizoid).

Ergebnisse: Die zweite Gruppe zeigt uns nur weibliche Probanden. In Familie 9 ist der andere Ehegatte hypomanisch veranlagt, die übrigen Ehepartner zeigen keine deutlichen zyklothymen Erscheinungen. Von insgesamt 30 Kindern ist eine Tochter (Familie 1) im Alter von 21 Jahren gestorben. Alle übrigen lebenden oder schon gestorbenen Nachkommen (Familie 13) haben mindestens ein Alter von 50 Jahren erreicht. Unter ihnen sind 4 männliche und 3 weibliche ausgesprochen zirkuläre Erkrankungen. Das typisch hypomanische Temperament ist viermal unter den männlichen und fünfmal unter den weiblichen Nachkommen vertreten; ferner sehen wir je einen männlichen und weiblichen Vertreter mit ruhiger humoristischer Veranlagung und mit hyperthymem Temperament.

Statistisch würden wir zu verzeichnen haben:

1. Bei weitester Fassung der zyklothymen Anlage (siehe Gruppe I)	20 : 30 = 66,6%
2. Bei engerer Fassung (zirkulär psychotische und hypomanisch bzw. depressiv veranlagte Nachkommen)	16 : 30 = 53,3%
3. Bei engster Fassung unter Berücksichtigung nur der Deszendenten mit ausgesprochen endogenen Schwankungen	7 : 30 = 23,3%

Scheiden wir noch die Familie 9 aus, da von der andern Elterseite eine zyklothyme Anlage eingeführt wurde, so verschiebt sich das Zahlenverhältnis

für die erste Fassung der zyklothymen Anlage . .	17 : 25 = 68 %
„ „ zweite „ „ „ „ . .	13 : 25 = 52,4%
„ „ dritte „ „ „ „ . .	6 : 25 = 20,4%

Hinsichtlich der Erscheinungsform innerhalb der direkt vererbten manisch-depressiven Anlage entnehmen wir dieser Gruppe die verschiedensten Beobachtungen. Wir sehen konstitutionell hypomanische Kinder bei zirkulären Eltern mit vorwiegend manischen, aber auch bei vorwiegend depressiven Verstimmungen (Familie 7 und 13). Andererseits sehen wir bei ausgesprochen zirkulären Psychosen mit manisch-depressiven Schwankungen Kinder, die allein periodische Depressionen durchmachen (Familie 10). Drittens haben wir bei Familie 8 eine periodisch manische Mutter, deren zyklothym veranlagte Kinder hinsichtlich Temperament und Psychose den manischen Charakter tragen. Die Mannigfaltigkeit der Wandlung zirkulärer Erscheinungsformen im Erbgang wird uns in dieser Gruppe besonders deutlich.

Der Familie 8 dieser Gruppe wäre noch besonders zu gedenken, da wir hier vermutlich eine direkte Übertragung zirkulärer Erkrankungen durch vier Generationen hindurch vor uns haben (s. Stammbaum).

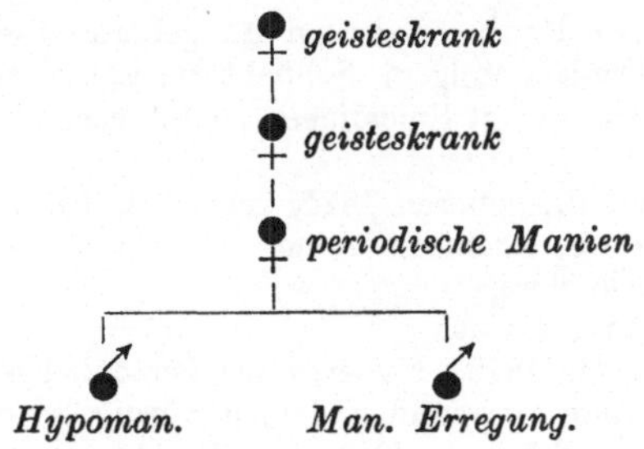

3. Gruppe (jüngstes Kind über 40 Jahre alt).

Familie 14.

Prob.: Marie B., geboren 1851, gestorben 1913. Immer zu Schwermut geneigt. Sensitiv, weichherzig, übergewissenhaft, sehr rechtlich denkend; ängstlich besorgt, stets das Rechte zu tun. 1869 (18) vorübergehende Depression. Mehrfach periodische depressive Schwankungen mit Selbstvorwürfen, Zwangsphänomenen und Eigenbeziehung, zuletzt 1910. Seit 1912 völlig gesund. Diagnose: Zirkuläres Irresein.

(Eine Schwester periodische Depressionen mit Kontrollzwang, eine Schwester depressiv, zwei Schwestern hypomanisch veranlagt.)

Ehemann: Anton B., gestorben. Stiller, ruhiger, mehr gefühlskalter Mensch. Keine besonderen Eigenheiten.

Kind: Josef, geboren 1873 (Ref.). Typ δ, s. S. 116. Sensitiv zyklothyme Konsti tution, periodische Depressionen mit Zwangsphänomenen (Kontrollzwang) erstmals 1912 (39). Diagnose: Zirkuläres Irresein.

Familie mit zyklothymer Konstitution sensitiv-zwangsneurotischer Färbung.

Statistisch: Zirkuläre Mutter. Vater nicht zirkulär (schizoid?). Zirkulärer Sohn.

Familie 15.

Prob.: Wilhelm B., geboren 1842, gestorben 1912. Bruder hypomanisch, periodische Manien. Prob. ruhig, wortkarg. 1883 (41) Hypomanie. 1912 Manie mit Umschlag in Depression. Exitus unter Herzinsuffizienz.

Ehefrau: Anna K., gestorben an Wassersucht. Ruhige, gleichmäßige Natur, sehr weichherzig, strebsam und tüchtig. (Deren Kinder mit einem anderen zweiten Ehemann nicht zirkulär.)

Kind: Johann, geboren 1876 (Ref.). Als Kind ängstlich und schüchtern, brav aus Furcht vor Strafe. Ausgesprochen weichherzig und mitleidig, sehr ernste Lebensauffassung; Temperament des Vaters. Seit dem 20. Lebensjahre periodische unmotivierte traurige Verstimmungen leichterer Art, die meistens nur Tage dauern. Kann dann auch wieder sehr heiter und fröhlich sein. Die Stimmungsschwankungen fallen der Frau auf. Diagnose: Zyklothymie; zirkuläres Irresein.

Diese Familie weist uns auf die Wichtigkeit des Problems der Stiefgeschwistermethode (Rüdin) hin. Die beiden Kinder der nicht zirkulären Ehefrau Anna K. zweiter Ehe zeigen naturgemäß keine zirkulären Erscheinungen.

Statistisch: Zirkulärer Vater. Mutter nicht zirkulär. Zirkulärer Sohn.

Familie 16.

Prob.: Amalie A., geboren 1845. Heiteres Temperament, lebhaft und gesprächig. 1910 (64) Irrenklinik München: hypomanisch erregt. Größenideen, halluziniert, phantastische Verwandlungsideen, sei schon 10 Jahre tot, abweisend, Selbstgespräche, aggressiv, zerstörbar. Ablenkbar, ideenflüchtig. Rhythmische Bewegungen, Klangassoziationen. Später reaktionsloser Stupor, schwere Depression. Jetzt noch in der Anstalt. Wesentlich gebessert. Immer noch Wechsel zwischen hypomanischen und leichten depressiven Phasen. Gutes Gedächtnis, nichts Seniles. Schwere Arteriosklerose. Diagnose: Manisch-depressives Irresein.

Unehelicher Sohn der Prob.: Johann A., geboren 1868. Geistig wenig begabt. Nervös, stottert. Neigt zu Verstimmungen. Schüchtern, immer für sich, verschlossen. Bei Tod der Frau schwere Depression mit Suicidideen. Jetzt gesund. Diagnose: Zirkuläres Irresein.

Ehemann: Sebastian B., geboren 1841, gestorben 1915. Tabes dorsalis. Trinker, im Rausch roh und gewalttätig; nüchtern immer schlecht gelaunt. Leichtsinnig, unregelmäßig gearbeitet. Nichts Zirkuläres.

Kinder: a) und b) klein gestorben.

c) Babette (Ref.), geboren 1878. Hyperthyme Persönlichkeit. Gleicht im Wesen der Mutter. Heiter, gesellig, lebhaft, gesprächig, liebenswürdig, sympathisch, sehr gewandtes Benehmen. Ausgesprochen weichherzig. Typ α, s. S. 114.

Die Psychose der Probandin weist sehr eigenartige Züge auf, die uns an Symptome der Schizophrenien erinnern (Halluzinationen, Verwandlungsideen, abweisendes negativistisches Verhalten, rhythmische Bewegungen). Die Veranlagung ihres illegitimen Sohnes hat in ihrer nervösen, schüchternen, autistischen Art sehr viel Verwandtes mit den schizoiden Persönlichkeiten. Vielleicht besteht bei beiden neben der sicher vorhandenen zirkulären Komponente ein schizophrener Keimkomplex, der bei der Mutter in der Psychose in eigenartiger Form durchschimmert und dem Charakter des Sohnes die besondere, nicht typisch zirkuläre Färbung gibt.

Statistisch: Zirkuläre Mutter. Zirkulärer Sohn, hyperthyme Tochter.

Familie 17.

Prob.: Anna G., geboren 1843, gestorben 1920. Lebenslustiges, heiteres Temperament, guter Humor, sehr weichherzig. 1916 (74) nach dem Tod des Ehemannes ängstliche Depression mit Suicidideen, anschließend Hypomanie. 1917 geheilt. Bald darauf wieder ängstliche Depression, nach einigen Monaten gebessert. Seither noch tageweise deprimiert, nicht ganz geheilt. Diagnose: Zirkuläres Irresein.

Ehemann: Peter B., geboren 1840, gestorben 1916. Hyperthymes Temperament.

Kind: Peter, geboren 1874 (Ref.). Hyperthymes Temperament. Ausgesprochener Gefühlsmensch.

Statistisch: Zirkuläre Mutter. Vater hyperthym. Sohn hyperthym.

Familie 18.

Prob.: Juliane E., geboren 1848. Ängstlich gewissenhaft; heiteres lebhaftes Temperament; sehr gesellig und liebenswürdig. 1917 (69) depressiv ängstliche Erregung mit eigentümlich phantastischen Wahnideen, alle Angehörigen und Prob. selbst seien wandelnde Leichname voller Leichengift, dieses verhindere das Sterben; alle könnten nicht sterben und seien doch innerlich tot. 1918 geheilt entlassen. Diagnose: Zirkuläres Irresein.

Ehemann: August Chr. Streng, wenig liebenswürdig, schroff, jähzornig, ungesellig. Starke Anti- und Sympathien. In angenehmer Gesellschaft ging er aus sich heraus, konnte dann sehr vergnügt und anregend sein. Im Alter von 50 Jahren Depression, die sich über sieben Jahre hinzog und restlos ausheilte. Paranoide, hypochondrische Färbung, Zeiten hochgradiger Apathie und Teilnahmlosigkeit bei Verflachung des depressiven Affektes. Jahrelang wortkarg, gereizt, mißgestimmt und völlig unzugänglich, dann wieder typisch depressives Zustandsbild mit Versündigungsideen. (In der Familie schizoide Persönlichkeiten und schizophrene Erkrankungen.) Diagnose: Zirkuläres Irresein mit eigentümlicher Färbung; schizoide Charakterzüge.

Kinder: a) Katharina (Ref.), geboren 1877. Hyperthymes Temperament. 1913/14 Depression, ausgelöst durch unglückliche Ehe. Diagnose: Zirkuläres Irresein.

b) August, geboren 1878. Hypomanisches Temperament ohne Schwankungen.

Wir sehen eine Familie mit konjugaler psychotischer Belastung. Die Probandin eine typische Zirkuläre, der Ehemann, schon charakterologisch nicht ganz rein zyklothym, zeigt auch in seiner Psychose Beimischungen, wie wir sie bei schizophrenen Psychosen kennen. Da schizothyme Konstitutionen in seiner Familie vorkommen, dürfen wir für die Besonderheiten wohl auch schizophrene Keimanteile verantwortlich machen. Wir hätten nach unserer Auffassung bei ihm eine zirkulär-schizophrene Mischanlage vor uns.

Statistisch: Zirkuläre Mutter; zirkulärer Vater (mit schizoiden Komponenten). Tochter zirkulär. Sohn hypomanisch.

Familie 19.

Prob.: Wilhelmine Sch., geboren 1842. Hypomanisches Temperament. 1911 (69) ängstliche Depression mit Selbstvorwürfen und hypochondrischen Wahnideen. Verlauf mit Schwankungen. Seit 1914 völlig geheilt. Diagnose: Zirkuläres Irresein.

Ehemann: Karl D., geboren 1836, gestorben 1892, Herzfehler. Ruhiges, gleichmäßiges Temperament, gutmütig, weichherzig, gesellig. Sehr energisch und tatkräftig.

Kinder: a) Wilhelmine, geboren 1873. Schüchtern, ängstlich und zaghaft. Ruhiges Temperament. Fröhliche Gemütsart. Kein Geselligkeitsbedürfnis. Im Verkehr schüchtern und ungewandt.

b) und c) klein gestorben.

Statistisch: Zirkuläre Mutter; Vater nicht zirkulär. Tochter nicht deutlich zyklothym veranlagt.

Familie 20.

Prob.: Eva Schl., geboren 1845. Ängstlich, schwerlebig, unentschlossen, zu Verstimmungen geneigt. Stets übertrieben depressive Gefühlsreaktionen bei entsprechenden Anlässen. 1906 (64) ängstliche Depression mit Selbstvorwürfen und Verarmungsideen. Nach wenigen Monaten gebessert, in der Folgezeit besonders heiter, mehr als früher. 1917 zweite Depression mit Versündigungs- und Vergiftungsideen, ängstliches Jammern und Stöhnen. Allmähliche Verflachung des Affektes. Ungeheilt. Diagnose: Zirkuläres Irresein.

(Zwei Brüder und zwei Schwestern, ein Onkel mütterlicherseits zirkulär.)

Ehemann: Adam D., geboren 1847, gestorben 1907 (Schlaganfall). Heitere, sonnige, lebhafte, gesellige Natur. Hyperthym.

Kinder: a) Marie, geboren 1874, gestorben 1875.

b) Elise, geboren 1876 (Ref.). Lebhaft, gesprächig, affektiv ansprechbar, liebenswürdig. Energischer, tatkräftiger Mensch. Oft recht eigensinnig, besteht darauf, ihren Willen durchzusetzen, sieht nicht gern ein, daß sie im Unrecht ist. Kein eigentlicher Gefühlsmensch, mehr Verstandesnatur.

c) Hugo, geboren 1880, gestorben 1915 (Feld). Ruhiger, ernster, gewissenhafter Mensch, gern für sich, nicht besonders gesellig. Ängstlich, schüchtern, stets bestrebt, das rechte zu tun. Empfindlich und leicht gekränkt. Natürliche Gefühlsreaktionen. Oft impulsiv zornig, hat diesen Zug von der mütterlichen Großmutter. Nicht schwerlebig. Mehr Gefühlsmensch als die Schwester. Sensitive Veranlagung.

Statistisch: Zirkuläre Mutter; Vater hyperthym. Sohn (sensitiver Typus) und Tochter nicht deutlich zyklothym veranlagt.

Familie 21.

Prob.: Babette L., geboren 1852, gestorben 1918 (Karzinom). Hyperthymes Temperament. Seit 1907 (55) nach Tod des Mannes leicht verstimmt. 1913 unruhige Depression. Unentschlossenheit, Selbstvorwürfe, mißmutig, übellaunig, oft theatralisches Jammern, klagt über Denkhemmung. Oft flüchtige Heiterkeit. Nach wenigen Monaten völlig geheilt. Diagnose: Zirkuläres Irresein.

Ehemann: Wilhelm G., geboren 1846, gestorben 1906. Hypomanisches Temperament. 1904 expansive Form der Paralyse. 1906 Exitus an Marasmus.

Kinder: a) Emil, geboren 1874 (Ref.). Hyperthymes Temperament.

b) Paul, geboren 1876, gestorben an Konvulsionen gleich nach der Geburt.

c) Eduard, geboren 1877. Hyperthymes Temperament, im Wesen der Mutter sehr ähnlich.

d) Wilhelm, geboren 1878. Ruhiger Humorist.

Statistisch: Zirkuläre Mutter. Hypomanischer Vater (Paralyse). Zwei Söhne hyperthym. Ein Sohn ruhiger Humorist.

Familie 22 (s. Abschnitt 2 Familie Hermann, S. 136).

Prob.: Marie K., geboren 1847, gestorben 1917. Hypomanisch reizbar. 1897 (50) manische Erregung, desgleichen 1900; von da ab chronisch manisch, zwischenhinein kurze depressive Phasen. Exitus an allgemeinem Marasmus. Diagnose: Zirkuläres Irresein.

Ehemann: Karl H. Auffallend gemütsruhig und phlegmatisch, gleichgültig und benabig. Schizoider (?) Typus.

Kind: Ella, geboren 1878. Als Kind unauffällig. Mit 15 Jahren degenerativ leichtsinnig, störrisch, lügenhaft, unoffen, schmeichlerisch. Nichts Hypomanisches. Mit 20 Jahren vernünftiger geworden, lebt in glücklicher Ehe. Ruhiges Temperament, doch krankhaft nervös. Schizoid.

Statistisch: Zirkuläre Mutter. Vater nicht zirkulär (schizoid). Tochter nicht zyklothym veranlagt (schizoid).

Familie 23.

Prob.: Lina H., geboren 1856. Von Veranlagung ruhig, humorvoll, heiter. Periodische Depressionen. Beginn 1903 (47). Mutter Depression im höheren Alter. Schwester einmalige Depression (27 Jahre alt). Diagnose: Zirkuläres Irresein.

Ehemann: Johann H., geboren 1839. gestorben 1914. Strenge, energische Natur. Gerechtigkeitscharakter. Lebhaft und geistig regsam. Sehr empfindlich. Ohne Humor. Eigensinnig bis zur Borniertheit. Ausgezeichneter Mathematiker. Schizoider Typus.

Kinder: a) Berta, geboren 1884, gestorben 1908 (Wochenbett). Ruhige, liebenswürdige, heitere, gutherzige und gesellige Frau.

b) Amalie, geboren 1879. Ruhige, gleichmäßige Natur, sehr tatkräftig und energisch; darin dem Vater ähnlich. In den letzten Jahren periodische depressive Verstimmungen leichter Art verbunden mit Digestionsstörungen. Diagnose: Zirkuläres Irresein.

Statistisch: Zirkuläre Mutter. Vater schizoid. Eine Tochter zirkulär. Eine Tochter nicht deutlich zyklothym.

Familie 24.

Prob.: Elisabeth W., geboren 1848. Vater schwermütig. Bruder hypomanisch. Prob. von jeher leicht erregbar, geistig regsam, sensitiv und leicht verletzt. 1917 (69) gehemmte Depression, desgleichen 1920. In der Zwischenzeit nach hypomanischer Phase völlig geheilt. Diagnose: Zirkuläres Irresein.

Ehemann: Karl v. H., gestorben 1911. Kühle Verstandesnatur; pedantischer, sehr ordnungsliebender Beamter. Nüchtern und klar überlegend. Schizoider Typus.

Kinder: a) Wilhelm, geboren 1870, Reg.-Rat. Korrekter, tüchtiger Beamter; Natur des Vaters.

b) Helene, geboren 1871. Ruhiger, gutherziger und aufopferungsfähiger Mensch, ohne Geselligkeitsbedürfnis, nicht depressiv. Keine Stimmungsschwankungen. Nicht deutlich zyklothym veranlagt.

c) Fides, geboren 1879. Eigentümlich sprunghaft, schwärmerisch; sehr standesbewußt. Als Kind sehr trotzig. Im Grunde weichherzig; nicht ungesellig. Nicht zyklothym veranlagt.

Statistisch: Zirkuläre Mutter. Vater schizoid. Ein Sohn und zwei Töchter nicht zyklothym veranlagt.

Familie 25.

Prob.: Karoline B., geboren 1844. Hyperthym veranlagt. 1877 (33) Beginn. Periodische Depressionen. 1920 ganz gesund. (Vater neigte zu Stimmungswechsel.) Diagnose: Zirkuläres Irresein.

Ehemann: Jakob H. (verschollen). Der Schilderung nach leichtsinnig, hypomanisch.

Kind: Elise, geboren 1871 (Ref.). Hyperthym. 1900 etwa $1^1/_2$ Jahre lang Depression. Diagnose: Zirkuläres Irresein.

Statistisch: Zirkuläre Mutter. Vater hypomanisch. Tochter zirkulär.

Familie 26.

Prob.: Magdalene St., geboren 1852, gestorben 1917. Schwester schwermütig. Prob. schwermütig veranlagt. 1916 (53) ängstliche Depression, Selbstvorwürfe religiöser Art. Lebensüberdruß. Ausgang in depressiv-mutistischen Stupor. 1917 Exitus an Herzinsuffizienz. Diagnose: Zirkuläres Irresein.

Ehemann: Franz K., Ruhiger, ernster, stiller, sehr gutmütiger Mensch.

Kinder: a) Anna, geboren 1877 (Ref.). Depressives Temperament ohne endogene Schwankungen.

b) Karl, geboren 1880, gestorben 1882.

Statistisch: Zirkuläre Mutter. Vater nicht zirkulär. Tochter konstitutionell depressiv.

Familie 27.

Prob.: Josef K., geboren 1842. Stets still, doch nicht ungesellig. 1895 (53) Beginn. Periodische Depressionen. Seit 1907 völlig gesund. Diagnose: Zirkuläres Irresein.

Ehefrau: ? Gleichmäßig ruhige Natur mit großer Herzensgüte.

Kind: Josef, geboren 1871 (Ref.). Hypomanisches Temperament.

Statistisch: Zirkulärer Vater. Mutter nicht zirkulär. Sohn hypomanisch.

Familie 28.

Prob.: Matthias L., geboren 1844, gestorben 1908. Mutter gemütskrank, Bruder der Mutter Suicid. Prob. erregbar, hitzig. 1906 Irrenklinik München. Schon vorher leichte depressive Schwankungen seit 1903 (59). Ängstliche Depressionen. Verstorben 1908 (Suicid). Diagnose: Zirkuläres Irresein.

Ehefrau: Therese W. Hyperthymes Temperament.

Kind: Johann, geboren 1878, Sanitäter. Hyperthymes Temperament.

Statistisch: Vater zirkulär. Mutter und Sohn hyperthym.

Familie 29.

Prob.: Albrecht R., geboren 1843, gestorben 1918. Seit dem 30. Lebensjahr typische zirkuläre Schwankungen. 1917 wegen Manie Irrenklinik München. Diagnose: Zirkuläres Irresein.

Ehefrau: Berta W. Gleichmäßig ruhige Natur, nicht ungesellig. Energisch und tüchtig.

Kinder: a) Clotilde, geboren 1874 (Ref.). Depressive Konstitution mit leichten endogenen Schwankungen. Typ ι; s. S. 119.

b) Pauline, geboren 1876. Depressives Temperament mit expansivem Einschlag. Augeblich keine nennenswerten Schwankungen.

Statistisch: Zirkulärer Vater; Mutter nicht zirkulär. Eine Tochter zirkulär, andere Tochter konstitutionell depressiv.

Familie 30.

Prob.: Crescenz G., geboren 1830, gestorben 1904. Periodische Depressionen. Erster Anfall 1863 (33). Diagnose: Zirkuläres Irresein.

Ehemann: Adam R. Jähzorniger, kaltherziger, egoistischer Lebemann. Vielleicht schizoider Typus.

Kinder: a) Rosa, geboren 1860. Nicht deutlich zyklothym veranlagt.

b) Sofie, geboren 1875. Hyperthyme Persönlichkeit, sehr weichherzig und stimmungslabil.

Statistisch: Zirkuläre Mutter; Vater nicht zirkulär. Eine Tochter hyperthym; eine Tochter nicht deutlich zyklothym veranlagt.

Familie 31.

Prob.: Marie W., geboren 1858, gestorben 1908 (Suicid). Hypomanisches Temperament. Periodische Depressionen. Erster Anfall 1880 (22). (Vater heiter, leichtlebig.) Diagnose: Zirkuläres Irresein.

Ehemann: Friedrich S., geboren 1840, gestorben 1910. Verschlossene Verstandesnatur, Pflichtenmensch; ruhiges Temperament; gelegentlich aufbrausend; oft eigentümlich rührselig. Wohl schizoide Persönlichkeit.

Kinder: a) Karl Friedrich, geboren 1876 (Ref.). Ausgesprochen weichherzige, depressive Veranlagung mit endogenen Schwankungen. Diagnose: Zirkuläres Irresein.

b) Marie, geboren 1878. Zwergwuchs. 1918 schizophrene Psychose.

Statistisch: Zirkuläre Mutter; Vater nicht zirkulär. Sohn zirkulär. Tochter schizophren.

Familie 32 (s. Abschnitt 2 Familie Schlenker, S. 128).

Prob.: Emma S., geboren 1842, gestorben 1915. Periodische Depressionen. Erster Anfall 1880 (38).

Ehemann: Jakob Sch., geboren 1835, gestorben 1883. Weder deutliche zyklothyme noch schizothyme Eigentümlichkeiten. Bruder Schizophrenie.

Kinder: a) Hans, geboren 1869. Hypomanisches Temperament. Zirkuläre Phasen; während einer manischen Psychose katatonische Zwischenphase.

b) Emma (Ref.). Schwerlebig, grüblerisch veranlagt. Seit dem 30. Lebensjahr ausgesprochene endogene depressive Schwankungen leichterer Art.

c) Ernst, geboren 1873. Hyperthyme Persönlichkeit.

d) Theodor, geboren 1877, gestorben 1914. Hyperthyme Persönlichkeit.

Statistisch: Zirkuläre Mutter. Vater nicht zirkulär. Sohn und Tochter zirkulär. Zwei Söhne hyperthym.

Familie 33 (s. Abschnitt 2 Familie Schleich, S. 134).

Prob.: Anton Sch., geboren 1830, gestorben ?. Hypomanischer Verschwender; endogene manische Schwankungen. Kompliziert durch Lues. Epileptische Anfälle auf luetischer Basis. Diagnose: Zirkuläres Irresein.

Ehefrau: Walburga, geboren 1845. 1907 epileptische Anfälle, seit 1910 sistiert. Schwerlebiges Temperament, später schwermütig. (Schwester schizoide Persönlichkeit.) Diagnose: Zirkuläres Irresein; Krampfanfälle auf luetischer (?) Basis.

Kinder: a) Mathilde, geboren 1867 (Ref.). Rührselig, weichherzig, affektlabil, nervös, leicht erregbar, nicht gesellig, nicht hypomanisch.

b) Josef, geboren 1868. Schizoide Persönlichkeit. Schizophrenie.

c) Sophie, geboren 1872, gestorben 1901. Ausgeglichenes Temperament, stets gleichmäßig gestimmt, gutmütig, weichherzig; ernst, wenig gesellig, nicht depressiv.

d) Anna, geboren und gestorben 1874.

e. Friedrich, geboren 1875. Weichherzig, depressive Veranlagung.

Statistisch: Zirkulärer Vater. Mutter wohl auch zirkulär. Ein Sohn schizophren. Ein Sohn depressives Temperament. Zwei Töchter nicht deutlich zyklothym veranlagt.

Familie 34.

Prob.: Marie W., geboren 1835, gestorben 1913. Zirkuläre Phasen. Erster Anfall 1865 (30).

Ehemann: Balthasar U., geboren 1830, gestorben 1907. Nichts Abnormes bekannt. Fleißiger, strebsamer, sparsamer Mensch.

Kinder: a) Josef, geboren 1856. Zirkuläre Phasen. Erster Anfall 1892 (36). 1906, 1908 und 1913 wegen Manie in der Irrenklinik München. Jetzt vollständig geheilt.

Dessen Kinder: 1. Martin, geboren 1887 (Ref.). Hypomanische Veranlagung, offenbar mit endogenen Schwankungen.

2. Anna, geboren 1889. Depressives Temperament. Jammerseele.

3. Crescenz, geboren 1890. Keine besonderen Eigentümlichkeiten.

b) Georg, geboren 1858. Sehr geizig und neidisch, sonst nicht auffallend.

c) Thomas, geboren 1861 (Ref.). Nichts Zyklothymes.

d) Ulrich, geboren 1863, gestorben 1917. Imbeziller, haltloser Verschwender.
e) Marie, geboren 1866. Normal, nichts Zyklothymes.
f) Michael, geboren 1869. Psychisch keine besonderen Eigentümlichkeiten.
g) Balthasar, geboren 1871. Normal.
h) Therese, geboren 1879. Bigott, frömmelnd. Klosterschwester. Nicht depressiv.

Diese Familie zeigt den nicht so sehr seltenen Fall direkter Vererbung zirkulärer Veranlagung durch drei Generationen. Der Enkel Martin, Sohn des Josef U., hat eine typisch zyklothyme Konstitution. Im übrigen sind die Nachrichten über die Familie nicht sehr eingehend.

Statistisch: Zirkuläre Mutter; Vater nicht zirkulär. Ein Sohn zirkulär. Ein Sohn imbezill. Vier Söhne und zwei Töchter nicht zyklothym veranlagt.

Familie 35.

Prob.: Karoline St., geboren 1845. Ruhige, stille, depressive Natur. Periodische Depressionen. Erster Anfall 1886 (41).

Ehemann: Georg V. Hyperthyme Persönlichkeit.

Kinder: a) Balthasar, geboren 1867. Hyperthymes Temperament.
b) Georg (Ref.), geboren 1869. Weichherziges, depressives Temperament, sensitiv; oft richtig schwermütig, ohne äußeren Grund. Diagnose: Zirkuläres Irresein.
c) Karl, geboren 1871. Hyperthymes Temperament.
d) Eugen, geboren 1872. Depressives Temperament ohne Schwankungen.

Statistisch: Mutter zirkulär; Vater hyperthym. Ein Sohn zirkulär. Zwei Söhne hyperthym. Ein Sohn depressives Temperament.

Familie 36 (s. Abschnitt 2 Familie Zanker, S. 133).

Prob.: Katharine S., geboren 1842, gestorben 1911. Heiteres Temperament. Periodische Depressionen, erster Anfall 1897 (55). Selbstvorwürfe, grundlose Befürchtungen, Verarmungsideen, vorübergehende Beeinträchtigungsideen.

Ehemann: Max Z., geboren 1827, gestorben 1890. Schizoider Ordnungs- und Gerechtigkeitsfanatiker.

Kinder: a) Karl, geboren 1869 (Ref.). Heitere, weichherzige Natur, dabei ausgesprochen phantastisch, salbungsvoll, pedantisch und prinzipiell.
b) Mathilde, geboren 1878. Kühle, gefühlsstabile Verstandesnatur.
c) Anna, geboren 1876, gestorben 1917. Typische Katatonie.

Statistisch: Zirkuläre Mutter. Vater nicht zirkulär. Eine Tochter schizophren. Eine Tochter schizoid. Sohn weichherziger Gefühlsmensch mit schizoidem Einschlag.

Ergebnisse: In dieser 3. Gruppe können wir zwei Familien mit konjugalen zirkulären Psychosen aufweisen (18, 33), jedoch scheinen die Psychosen der Ehegatten nicht rein zirkulär. Die schizoide Persönlichkeit und die torpide Melancholie des Ehegatten in Familie 18 ist auf schizophrene Erbmassen sehr verdächtig. Beide Kinder zeigen die zyklothyme Konstitution, ein Sohn mit hypomanischem Temperament, eine Tochter mit einmaliger Depression. Kompliziert sind auch die Verhältnisse in Familie 33; wir wissen nicht, welche Erscheinungen auf Rechnung der Lues zu setzen sind, eventuell sind beide Ehegatten luetisch infiziert. Von den vier Kindern ist nur eines mit depressivem Temperament der zyklothymen Anlage zuzurechnen.

Scheiden wir diese beiden Familien aus, so haben wir nach Abzug der klein Gestorbenen in Gruppe 3 eine Kinderzahl von 46, welche alle ein erwachsenes Alter erreicht haben. Davon starben vier im Alter von 20—40 Jahren; wir haben sie trotzdem, soweit sie uns ihrer Veranlagung nach bekannt waren, in die Berechnung mit eingesetzt.

Gruppe III.

Nr.	Proband: Temperament	Proband: Psychose: Beginn	Psychose: Zirkulär	Psychose: Einmalige o. periodische: Manie	Psychose: Einmalige o. periodische: Depression	Ehegatten	Geburtenzahl	Vor dem 17. Lebensjahr †	Zwischen 17. und 30. Lebensjahr †	Über 30 Jahre alt †	Noch lebend	Beschaffenheit der Kinder: Zirkuläre Psychosen	Zyklothyme Schwankungen	Einmalige oder periodische: Manie	Einmalige oder periodische: Depression	Temperament: hypomanisch	Temperament: depressiv	Hyperthyme und ruhige Humoristen	Nicht zyklothym veranlagte
14	depressiv	18			●♀	♂ schizoid?	1				1				1 ●♂				
15	ruhig, wortkarg	41	●♂ vorwiegend man.			♀	1				1		1 ●♂						
16	hypomanisch	64	●♀			♂	4	2			2				1 ●♂[1] (1×) illegitim			1 ♀	
17	hypomanisch	74	●♀ vorwiegend depr.			♂ hyperthym	1				1							1 ♂	
18	hypomanisch	69			●♀ (1×)	●♂ schiz., torpide Melancholie	2				2				1 ●♀[1] (1×)	1 ◐♂			
19	hypomanisch	64			●♀ (1×)	♂	3	2			1								1 ♀
20	depressiv	64			●♀	♂ hyperthym	3	1		1 ♂ (35 †)	1								1 ♀ 1 ♂[2]
21	hyperthym	55			●♀	◐♂ hypoman. Paralyse	4	1			3							3 ♂	
22	hypomanisch, reizbar	50		●♀		♂ schizoid	1				1								1 ♀ schizoid
23	ruhig, humorvoll	47			●♀	♂ schizoid	2		1 ♀ (24 †)		1				1 ●♀				1 ♀ (24 †)
24	sensitiv	69	●♀ vorwiegend depr.			♂ schizoid	3				3								2 ♀ 1 ♂
25	hyperthym	33			●♀	◐♂ hypoman.	1				1				1 ●♀[1] (1×)				
26	depressiv	53			● (1×)	♂	2	1			1						1 ◐		

27	still, gesellig	53			●♂	○♀	1				1					1 ◐♂			
28	erregbar, hitzig	59			●♂	○♀ hyperthym	1				1							1 ○♂	
29		30	●♂			○♀	2				2				1 ●♀[4]		1 ◐♀		
30		33			●♀	○♂ schizoid?	2				2							1 ○♀	1 ○♀
31	hypoman	22			●♀	○♂ schizoid	2				2				1 ●♂[4]				1 ●♀ Dem. praec.
32		38			●♀	○♂	4			1 ○♂ (37 †) hyperthym	3	1 ●♂[3]			1 ●♀[4]			2 ○♂	
33	hypoman			●♂ Lues		●♀ Melancholie	5	1	1 ○♀ (29 †)		3						1 ◐♂		1 ●♂ Dem. praec. 2 ○♀
34		30	●♀			○♂	8			1 ○♂ (54 †) Imbezill. haltlos	7	1 ●♂							1 ○♂[5] 4 ○♂ 2 ○♀
35	depressiv	41			●♀	○♂ hyperthym	4				4				1 ●♂[4]		1 ◐♂	2 ○♂	
36	heiter	55			●♀	○♂ schizoid	3			1 ●♀ (40 †) Dem. praec.	2								1 ●♀ Dem. praec. 1 ○♂ } schizoid 1 ○♀ } schizoid
		Mittel 45					60	8	2	4	46	2 ●♂	1 ●♂		4 ●♂ 5 ●♀	2 ◐♂	2 ◐♂ 2 ◐♀	9 ○♂ 2 ○♀	1 ○♂[2] 7 ○♂ 12 ○♀ 1 ●♂ } Dem. praec. 2 ●♀ } Dem. praec.

[1]) Hyperthym. [2]) Sensitiv. [3]) Hypomanisch.
[4]) Depressiv. [5]) Imbezill., haltlos.

Wir finden:

1. Bei weitester Fassung der zyklothymen Anlage . . 26 : 46 = 65%
2. Bei engerer Fassung (● und ◐). . . . . 15 : 46 = 32%
3. Bei engster Fassung (●) . . . . 11 : 46 = 24%

Nach Ausscheiden sämtlicher Familien mit zyklothym veranlagten (auch der hyperthymen) Ehegatten (Familie 17, 20, 21, 25, 28, 35):

1. Fassung . . . . 16 : 34 = 47 %
2. Fassung . . . . 13 : 34 = 38 %
3. Fassung . . . . 9 : 34 = 26,4%

Für die Frage der manisch-depressiven Erscheinungsform in der Erbfolge können wir ähnliche Tatsachen feststellen wie in Gruppe 2.

Familie 27 zeigt uns ein hypomanisches Temperament bei dem Sohne eines ruhigen, stillen Vaters mit periodischen Depressionen. In Familie 29 sehen wir ein depressives Temperament bei der Tochter eines typisch zirkulären Vaters. Die periodisch depressive Mutter in Familie 32 hat einen typisch zirkulären Sohn, umgekehrt finden wir in Familie 16 bei einer zirkulären Mutter, einen Sohn, der eine einmalige depressive Erkrankung durchmachte. Neben diesen Beispielen der polymorphen Übertragung im Rahmen der zirkulären Anlage können wir auch gleichartige Vererbung zirkulär-zirkulär, periodische Depression—periodische Depression beobachten. Eine Erklärung für diese auch anderen Autoren bekannte hereditäre Mannigfaltigkeit der zirkulären Bilder vermag uns unser Material nicht zu geben.

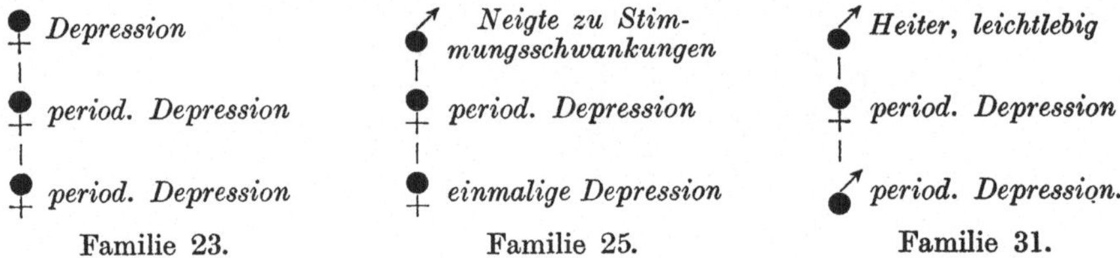

♀ *Depression*	♂ *Neigte zu Stimmungsschwankungen*	♂ *Heiter, leichtlebig*
|	|	|
♀ *period. Depression*	♀ *period. Depression*	♀ *period. Depression*
|	|	|
♀ *period. Depression*	♀ *einmalige Depression*	♂ *period. Depression.*
Familie 23.	Familie 25.	Familie 31.

Zu beachten ist ferner noch die direkte Übertragung der manisch-depressiven Anlage in Familie 23 durch drei Generationen hindurch, ebenso in Familie 25 und 31 (s. Tabelle). Wir wissen von früher, daß dieser Erbgang für eine dominante Anomalie typisch ist.

An nicht zirkulären Erscheinungen haben wir in dieser Gruppe 3 Schizophrenien (Familie 31, 33, 36), die alle mit schizoiden Anomalien in der Aszendenz in ätiologischen Zusammenhang gebracht werden können (s. Abschnitt 2) und in Familie 34 einen haltlosen Imbezillen.

4. Gruppe (jüngstes Kind über 30 Jahre alt).

Familie 37.

Prob.: Berta B., geboren 1856, gestorben 1920. Schwerlebiges Temperament. Periodische Depressionen. Erster Anfall 1883 (27) nach der 3. Gravidität. Diagnose: Zirkuläres Irresein.

Ehemann: Wilhelm B., gestorben. Ruhige, überlegende, vorsichtige Natur. Verstandesmensch. Keine Stimmungsschwankungen.

Kinder: a) Wilhelm, geboren 1875. Hypomanischer Draufgänger mit leichten zyklothymen Schwankungen. Typ ζ, s. S. 116. Diagnose: Zyklothymie.

b) Otto, geboren 1877 (Ref.). Unruhig, nervöser Mensch; Ästhet, Naturschwärmer. Ausgesprochen weichherzig. Nimmt alles sehr schwer, depressiv.

c) Richard, geboren 1883. Depressives Temperament, endogene Schwankungen. Diagnose: Zyklothymie.

Statistisch: Zirkuläre Mutter. Vater nicht zirkulär. Zwei Söhne zyklothyme Schwankungen (zirkulär), ein Sohn depressives Temperament.

Familie 38.

Prob.: Walburga B., geboren 1857 (Ref.). Fröhliches Temperament. 1916 (59) manische Phase, später ausgesprochen zirkuläre psychotische Schwankungen mit vorübergehendem paranoiden Symptomenkomplex. 1920 völlig geheilt. Diagnose: Zirkuläres Irresein. Ein Bruder der Prob. ruhig, behäbig, phlegmatisch.

Ehemann: Ferdinand R., geboren 1859. Ruhiger, meist heiterer, gemütvoller Mensch.

Kinder: a) Alois, geboren 1885. Ruhiger, geselliger, heiterer Mensch. 1917 Depression, anschließend Hypomanie. Jetzt völlig geheilt. Diagnose: Zirkuläres Irresein.

b) Michael, geboren 1886. Hypomanisches Temperament.

Die paranoiden Symptome bei manisch-depressiven Psychosen haben wir als etwas Außergewöhnliches kennen gelernt. Auch hier finden wir in der Familie den Hinweis auf einen schizoiden Charakter, der unter den Geschwistern der Probandin (neben zyklothymen Persönlichkeiten) vertreten ist.

Statistisch: Zirkuläre Mutter. Vater nicht zirkulär. Ein Sohn zirkulär; ein Sohn hypomanisches Temperament.

Familie 39.

Prob.: Josef B., geboren 1849. Ruhiger, stiller, schwernehmender Mensch. 1908 (59) Depression mit schwerer Hemmung und Selbstvorwürfen. 1910 gebessert, 1920 nicht mehr gemütskrank. Allmähliche Abnahme der geistigen Fähigkeiten. Arteriosklerose. Kleine Schlaganfälle. Diagnose: Zirkuläres Irresein. Arteriosklerose.

Ehefrau, Elise V., gestorben. Nervös erregbar, hastig unruhig. Dabei heiter und humorvoll.

Kinder: a) Ludwig. Ruhiger, etwas apathischer Mensch; gar nicht behaglich, oft krankhafte innere Unruhe und Hast. Nach Grippe-Enzephalitis Zustand hochgradiger Apathie. Nichts Zirkuläres.

b) Otto, geboren 1885. Ausgesprochener Gefühlsmensch; entgegenkommende, liebenswürdige Art. Deutliche zyklothyme Schwankungen leichter Art.

In dieser Familie zeigt uns Sohn Ludwig, wie durch eine Grippe Enzephalitis ein seiner Veranlagung entsprechendes Stadium hochgradiger Apathie bedingt wird. Ferner können wir beobachten, daß eine depressive Psychose, welche wir bei Vorhandensein einer schweren Arteriosklerose wohl in erster Linie mit dieser ätiologisch in Zusammenhang bringen könnten, auch auf eine zirkuläre Veranlagung zurückgeht; sonst würden wir niemals bei den Kindern Erscheinungen zirkulärer Art erwarten dürfen.

Statistisch: Zirkulärer Vater. Mutter nicht zirkulär. Ein Sohn zyklothyme Schwankungen (zirkulär). Ein Sohn nicht zyklothym veranlagt.

Familie 40.

Prob.: Adele K., geboren 1866 (Ref.). 1917 (51) ängstliche Depression mit Versündigungsideen. 1920 völlig geheilt. Weichherzige, gemütvolle Veranlagung. (Schwester hyperthym.) Diagnose: Zirkuläres Irresein.

Ehemann: Heinrich B. Ruhiges Temperament; gewissenhaft, gutherzig, wenig gesellig.

Kind: Heinrich, geboren 1888, Assessor. Gutherzig, ruhig, fleißig und gewissenhaft; keine Stimmungsschwankungen. Im Wesen am meisten dem Vater ähnlich. Nicht deutlich zykloid.

Statistisch: Zirkuläre Mutter; Vater nicht zirkulär. Sohn nicht deutlich zyklothym veranlagt.

Familie 41.

Prob.: Marie D., geboren 1851. Gleichmäßiges Temperament, sehr gesellig, lebhaft und gesprächig. Periodische Depressionen. 1905 (54) erster Anfall. Seit 1915 völlig geheilt. Diagnose: Zirkuläres Irresein.

Ehemann: Jakob G. Hyperthymes Temperament.

Kinder: a) Robert, geboren 1883. Hyperthymes Temperament.

b) Marie, gestorben 8 Monate alt.

c) und d) klein gestorben.

Statistisch: Zirkuläre Mutter; hyperthymer Vater. Hyperthymer Sohn.

Familie 42.

Prob.: Ida L., geboren 1869. 1888 Eierstockzyste entfernt, seither protrahierte Menses. Seit dem 30. Lebensjahre kurze periodische depressive Schwankungen zur Zeit der Menses. In der Zwischenzeit entsprechend ihrer Veranlagung sehr ernst und ruhig, konnte nie recht fröhlich sein.

Ehemann: David G. (Ref.). Hyperthyme Persönlichkeit.

Kinder: a) Max, geboren 1890. Energisch, fast eigensinnig, oft brüsk abweisend. Verstandesnatur. Starke Sym- und Antipathien. Sehr empfindlich. Nichts zyklothymes.

b) Eugen, geboren 1890. Hyperthymes Temperament des Vaters.

Statistisch: Zirkuläre Mutter. Vater hyperthym. Ein Sohn hyperthym. Ein Sohn nicht zyklothym veranlagt.

Familie 43 (Abb. 25).

Prob.: Beate St., geboren 1864. Hypomanisches Temperament. Seit 1918 (54) manisch-depressive Psychosen. 1920 ganz gesund. Diagnose: Zirkuläres Irresein.

Ehemann: Ernst H., geboren 1852, gestorben 1894. Ausgesprochen hypomanisches Temperament.

Kinder: a) Irmgard, geboren 1886. Schwerlebig veranlagt. Seit dem 16. Lebensjahr periodische Depression. Zur Zeit der Menses immer leicht verstimmt. 1920 gesund. Diagnose: Zirkuläres Irresein.

b) Hedwig, geboren 1887. Hypomanisches Temperament. Im Kloster (15 Jahre alt) vorübergehende Depression mit religiöser Skrupelhaftigkeit. Seither ganz gesund. Diagnose: Zirkuläres Irresein.

c) Gerhard, geboren 1889, Dr. med. (Ref.). Hyperthymes Temperament. Schon in jungen Jahren Stimmungsschwankungen. Auch jetzt noch periodische Depressionen leichterer Art. Diagnose: Zirkuläres Irresein.

Sehen wir uns den Stammbaum dieser Familie an, so können wir die kontinuierliche Vererbung der manisch-depressiven Anlage durch Generationen hier wiederum sehr schön beobachten. Die zirkuläre Anlage fällt, wie Rüdin sagt, der eigenen Schwere nach. Neben hypomanischen Temperamenten, die frei sind von endogenen Schwankungen, finden wir typisch zirkuläre Psychosen, die sich im Erbgang gewissermaßen ersetzen können, ohne daß von der anderen Elternseite wieder eine zirkuläre Anlage eingeführt zu sein braucht (A). Bei B. entspringen aus einer Ehe mit konjugaler zirkulärer Belastung drei Kinder, welche alle schon in jungen Jahren zum Teil schwere manisch-depressive Psychosen aufweisen.

Diese Familie spricht durchaus dafür, daß wir in dem zyklothymen Temperament durchaus vollwertige biologische Äquivalente manisch-depressiver Psychosenanlage vor uns haben, daß es nicht der Einführung neuer Faktoren bedarf, um im Erbgang aus einem hypomanischen Temperament eine zirkuläre Psychose entstehen zu lassen. Legen wir diese Auffassung der manisch-depressiven Anlage zugrunde, so hätten wir hier wiederum einen Beweis für die Dominanz der Vererbung.

Statistisch: Zirkuläre Mutter; Vater hypomanisch. Zwei Töchter und ein Sohn zirkulär.

Familie 44.

Prob.: Crescenz M., geboren 1852, gestorben 1919. Hyperthymes Temperament. Periodische Depressionen mit paranoider Färbung. Erster Anfall 1906 (54). (Schwester ebenfalls periodische Depressionen.) Diagnose: Zirkuläres Irresein.

Ehemann: Ludwig H., geboren 1847, gestorben 1920. Ruhiges, gleichmäßiges Temperament; energisch und resolut. Ohne auffallende Eigenheiten.

Kinder: a) Käthe, geboren 1874, gestorben 1878 (Diphtherie).

b) Ludwig, geboren 1876, gestorben 1876 (Darmkatarrh.

c) Marie, geboren 1879 (Ref.). Ruhiges, schwerlebiges Temperament. Seit 1919 (40) Tod der Eltern leichte periodische depressive Verstimmungen. Diagnose: Zirkuläres Irresein.

d) Sofie, geboren 1883. Ruhig, weichherzig, normale Gefühlsreaktionen. Weder schwerlebig noch heiter veranlagt. Nicht deutlich zykloid.

Statistisch: Zirkuläre Mutter. Vater nicht zirkulär. Eine Tochter zirkulär. Eine Tochter nicht deutlich zyklothym veranlagt.

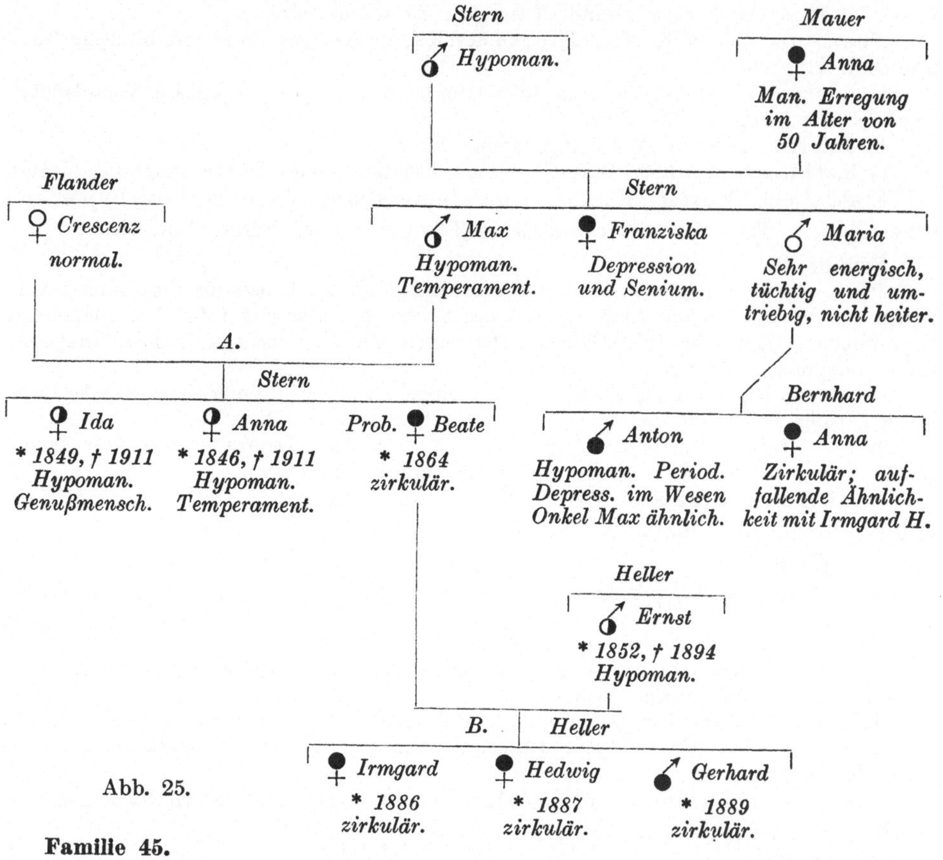

Abb. 25.

Familie 45.

Prob.: Babette Sch., geboren 1858 (Ref.). Ruhiges, gleichmäßig heiteres Temperament. Seit 1913 (55) verstimmt, quälendes Insuffizienzgefühl. 1914 wegen Depression in der Irrenklinik München. Gebessert entlassen. 1920 völlig gesund.

Ehemann: Karl H., Oberlandesgerichtsrat. Geistig normal, tüchtiger Beamter. Gleichmäßig ruhiges Temperament.

Kind: Karl, geboren 1886. Als Kind ängstlich und schüchtern. Ausgesprochen weichherzig. 1906 (20) leichte melancholische Verstimmung ohne äußeren Anlaß von kurzer Dauer. Diagnose: Zirkuläres Irresein.

Statistisch: Zirkuläre Mutter; Vater nicht zirkulär. Zirkulärer Sohn.

Familie 46.

Prob.: Karoline B., geboren 1855. Heiteres Temperament. Seit 1881 (26) periodische Depressionen, auch im Anschluß an das Wochenbett. Zwischenhinein vereinzelte kurze hypomanische Phasen. 1920 noch leicht hypomanisch. Diagnose: Zirkuläres Irresein.

Ehemann: ?

Kinder: a) Ludwig, geboren 1874 (Ref.). Hyperthyme Persönlichkeit ohne Schwankungen.

b) Josefine, geboren 1882. Nervös, unruhiges hastiges Wesen. Nichts Hypomanisches, keine Verstimmungen.

Statistisch: Zirkuläre Mutter; Vater nichts Näheres bekannt. Ein Sohn hyperthym, Tochter nicht zyklothym veranlagt.

Familie 47.

Prob.: Katharine F., geboren 1848. Weichherzig, schwerlebig veranlagt. Seit dem 35. Lebensjahr periodische Schwermutsanfälle. 1912 nach Depression kurze hypomanische Phase. 1920 psychisch ganz gesund. Diagnose: Zirkuläres Irresein.

Ehemann: Georg K. Heiterer, gemütvoller, gutherziger Mann mit hitzigem Temperament. Hyperthym.

Kinder: a) Juliane, geboren 1876 (Ref.). Hypomanisch erregbare Veranlagung; angeblich Temperament des Vaters.

b) Johann, geboren 1879. Angeborener Idiot.

c) Kathi, geboren 1880. Weichherziges, schwernehmendes Temperament der Mutter.

Statistisch: Mutter zirkulär. Vater hyperthym. Eine Tochter hypomanischer Typus. Eine Tochter depressives Temperament. Sohn idiotisch.

Familie 48.

Prob.: Adolf K., geboren 1838, gestorben 1912 (Suicid). Ernste, pessimistische Natur. Erregbarer Mensch. Schon 1893 bei Tod des Sohnes gemütskrank (55). 1907 depressive Verstimmung. Geheilt bis 1911. Erneute Depression. Im 75. Lebensjahr Suicid. Diagnose: Manisch-depressives Irresein.

Ehefrau: Rosine F., gestorben 1914. Ruhige, ernste, gemütvolle, harmonische Frau; wenig gesellig, nicht depressiv.

Kind: Sofie (Ref.), geboren 1886. Typ η, s. S. 117. Depressiv, sensitiver Typus. 1914 vorübergehende depressive Verstimmung, zum Teil reaktiv.

Statistisch: Zirkulärer Vater; Mutter nicht zirkulär. Tochter zyklothyme Schwankungen (zirkulär).

Familie 49.

Prob.: Johann L., geboren 1865, gestorben 1919. Lebhaftes, heiteres, hyperthymes Temperament; 1917 (52) Beginn einer ängstlich-hypochondrischen Depression. Allmähliche Besserung. Exitus 1919 wegen Herzinsuffizienz.

Ehefrau: Anna O. Ausgesprochen nervöse, hastige, unruhige Frau. Sonst nichts Auffallendes. Nichts Hypomanisches.

Kinder: a) Heinrich, geboren 1888. Hypomanisches Temperament. Typ δ, s. S. 116.

b) Franziska, geboren 1889. Ruhiger, besonnener, immer überlegender, dabei gemütvoller Mensch.

Statistisch: Zirkulärer Vater. Mutter nicht zirkulär. Sohn hypomanisch. Tochter nicht deutlich zyklothym veranlagt.

Familie 50.

Prob.: Gustav M., geboren 1847, gestorben 1918 (Arteriosklerose). Hypomanischer Verschwender. 1882 (35) manifeste manische Erregung. Später periodisch manische, gelegentlich auch depressive Phasen 1909, 1912, 1914 in der Irrenklinik München. Seither bis zum Tode geistig normal.

Ehefrau: Berta W., geboren 1853. Ruhige, stille, etwas zurückgezogene Frau (schizoid?).

Kinder: a) Gustav, geboren 1876. Als Kind ängstlich, schüchtern und streberhaft. Gerechtigkeitsfanatiker. Leidet unter endogenen depressiven Verstimmungen, dann wieder Zeiten übertriebener Heiterkeit. Diagnose: Zyklothymie mit schizoiden Zügen.

b) Berta, geboren 1878. Heiteres Temperament. In letzten Jahren zum Teil reaktiv auf unglückliche Ehe periodische Verstimmungen, im wesentlichen doch wohl endogener Art mit Selbstmordideen. Diagnose: Zyklothymie.

c) Fritz, geboren 1883 (Ref.). Hypomanisches Temperament. Bemerkt bei sich selbst hypomanische Erregungen, in denen er sich verändert vorkommt. Diese treten ohne äußeren Anlaß auf. Diagnose: Zyklothymie.

Statistisch: Zirkulärer Vater. Mutter nicht zirkulär. Zwei Söhne und eine Tochter zyklothyme Schwankungen (zirkulär).

Familie 51.

Prob.: Amalie Fr., geboren 1856. Heiteres Temperament. Im Alter von 54 Jahren mehrmonatliche Depression mit anschließender Hypomanie. Diagnose: Zirkuläres Irresein.

Ehemann: August M., geboren 1854, Rechnungsrat. Ruhige, gleichmütige Natur. Gewissenhafter, ehrgeiziger Beamter.

Kinder: a) Amalie, geboren 1878. Hyperthymes Temperament. 1914/15 zirkuläre Depression. Diagnose: Zirkuläres Irresein.

b) Auguste, geboren 1888. Hyperthyme Persönlichkeit ohne Schwankungen.

Statistisch: Zirkuläre Mutter; Vater nicht zirkulär. Eine Tochter zirkulär; eine Tochter hyperthym.

Familie 52.

Prob.: Marie K., geboren 1849. Präpsychotisch: ruhige, humoristische Veranlagung. Seit dem 27. Lebensjahre gemütskrank. Völlig genesen. Periodische Depressionen 1913 und 1917. 1920 immer noch deprimiert. Diagnose: Zirkuläres Irresein.

Ehemann: Johann O. Mißmutiger, mürrischer, gewalttätiger Mensch. Starker Trinker. Delirium tremens.

Kinder: a) Marie (Ref.), geboren 1874. Als Kind lebhaft und lustig; „wahrer Teufel". Im Alter von 16 Jahren mehr zurückgezogen, gern allein. 1914 Anfall von Schwermut im Anschluß an Kropf. Nach Kropfoperation völlige Heilung; seither gesund. Mehr ruhige, phlegmatische Veranlagung. Diagnose: Zirkuläre Depression ausgelöst durch Schilddrüsenveränderung.

b) Anna, geboren 1875. Ängstlich sensitiv veranlagt; schwerlebiges Temperament. Tage, in denen sie richtig schwermütig ist. Diagnose: Zyklothymie.

c) Johann, geboren 1881. Hyperthymes Temperament.

Statistisch: Zirkuläre Mutter; Vater nicht zirkulär. Zwei Töchter zirkulär bzw. zyklothyme Schwankungen (zirkulär). Ein Sohn hyperthymes Temperament.

Familie 53 (s. Abschnitt 2 Familie Rück, S. 130).

Prob.: Joh. Baptist R., geboren 1844, gestorben 1917. Seit dem 22. Lebensjahre manisch-depressive Erkrankungen mit leidlich guten Remissionen. Diagnose: Zirkuläres Irresein.

Ehefrau: Elisabeth Str., geboren 1847, gestorben 1903. Ruhige, ernste, gleichmäßige, in sich gekehrte Natur. Dementia praecox-Geschwister.

Kinder: a) Thomas, geboren 1870, gestorben 1876.

b) Joh. Baptist, geboren 1872. Vielleicht schizoide Züge.

c) Josef, geboren 1873, verstorben 1908 (Suicid). Endogene Depression.

d) Elisabeth, geboren 1876. Heiteres, ruhiges Temperament.

e) Maximilian, geboren 1878 (Ref.). Ruhiger, gutmütiger, geselliger Mensch.

f) Jakob, geboren 1880, gestorben 1914. Dementia praecox.

g) Friedrich, geboren 1881. Ruhiger, natürlicher, gleichmäßiger Mensch.

h) Ludwig, geboren 1883 (Ref.). Lebenslustiges Temperament. Einmalige Depression (1916). Diagnose: Zirkuläres Irresein.

Statistisch: Zirkulärer Vater; Mutter vielleicht schizoider Typ. Zwei Söhne zirkulär. Ein Sohn Dementia praecox. Ein Sohn nicht zirkulär (schizoid?). Zwei Söhne und eine Tochter nicht deutlich zyklothym veranlagt.

Familie 54.

Prob.: Walburga Kl., geboren 1867. 1911 (44) Beginn einer manischen Erregung vorwiegend gereizt nörgelnden Charakters, zeitweise kurze depressive Phasen. 1920 noch manisch erregt. Diagnose: Zirkuläres Irresein.

Ehemann: ?

Kind: Marie, geboren 1889 (Ref.). Hypomanischer Typ mit großer affektiver Erregbarkeit. Sehr wahrscheinlich (Aussage des Ehemanns) leichte endogene depressive Verstimmungen. Typ β, s. S. 115. Diagnose: Zyklothymie.

Statistisch: Zirkuläre Mutter; Tochter zyklothyme Schwankungen (zirkulär).

Familie 55.

Prob.: Anna Sch., geboren 1848, gestorben 1907. Periodische Depressionen, erster Anfall im 20. Lebensjahre. Diagnose: Zirkuläres Irresein.

Ehemann: Hans R., gestorben 1905. Eigensinniger Querkopf. Schizoid.

Kinder: a) Katharine, geboren 1875, gestorben 1876 (Abzehrung).

b) Crescenz, geboren 1876. Depressives Temperament mit leichten endogenen Schwankungen. Diagnose: Zyklothymie.

c) Pauline, geboren 1877. Ruhige, schwerlebige Natur; nervös und leicht erregbar.

d) Katharine, geboren 1882. Ruhige, schwerlebige Natur; nervös und leicht erregbar.

e) Rudolf, geboren 1884. Depressives Temperament mit endogenen Schwankungen. Diagnose: Zyklothymie.

Statistisch: Zirkuläre Mutter. Vater nicht zirkulär. Ein Sohn und eine Tochter zyklothyme Schwankungen (zirkulär). Zwei Töchter depressive Tempermante.

Familie 56 (Abb. 26).

Prob.: Crescenz N., geboren 1849, gestorben 1918 an Marasmus. Hypomanisches Temperament; weichherzig, sehr energisch und tatkräftig. Periodische Depressionen seit dem 19. Lebensjahre, teilweise gehemmt, teilweise ängstlich agitiert. Sehr korpulent. Diagnose: Zirkuläres Irresein.

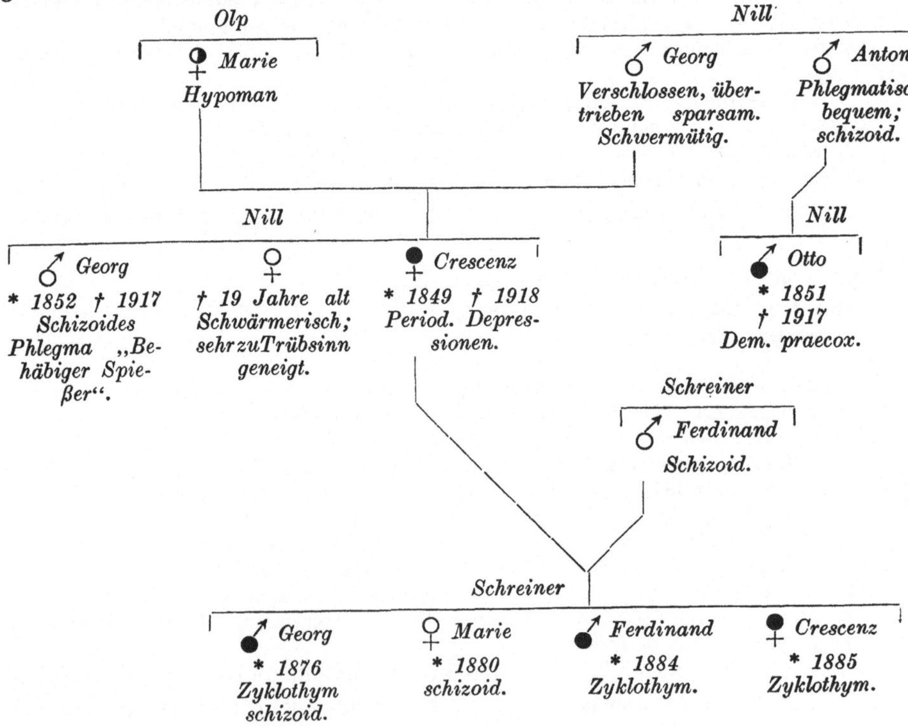

Abb. 26.

Ehemann: Ferdinand Schr., gestorben. Ruhiger, phlegmatischer Typ ohne Initiative. Schizoider Typus.

Kinder: a) bis c) gestorben.

d) Georg, geb. 1876 (Ref.). Sehr nervös, ungesellig. Immer getrieben von krankhaftem Ehrgeiz. Großer Naturfreund. Starke Affekterregbarkeit. Umtriebig und leistungsfähig. Weichherzig. Oft ohne Grund traurig verstimmt, dann plötzlicher Umschlag in besonders heitere Stimmung. Nervös, hastiges Benehmen. Sympathisches, liebenswürdiges Wesen. Diagnose: Zyklothymie, schizoide Einschläge in der Persönlichkeit.

e) Marie, geboren 1880. Ungesellig, phlegmatisch. Temperament des Vaters.

f) Ferdinand, geboren 1884. Äußerlich ruhig; klagt oft über innere Unruhe. Sehr gesellig, humorvoll, sehr interessiert. Sehr weichherzig. Oft ohne Grund wochenlang traurig verstimmt. Diagnose: Zyklothymie.

g) Crescenz, geboren 1885. Heiter, gesellig, große Gemütstiefe. Neigt zu Schwermut. Wie die anderen Geschwister oft traurige Verstimmungen leichterer Art. Diagnose: Zyklothymie.

Diese Familie verdient wiederum eine besondere Besprechung. Bei Sohn Georg sehen wir eine Mischung aus der Veranlagung beider Eltern. Die nervöse Hast und innere Unruhe, der krankhafte Ehrgeiz weisen auch nach den Beobachtungen Kretschmers auf schizophrene Keimanteile hin, die hier zweifellos auf den schizoiden Vater zurückgehen. Daneben bestehen, von der Mutterseite her vererbt deutliche zyklothyme Schwankungen.

Die Aszendenz dieser Familie ist ebenfalls einer genauen Beachtung wert. Die beigegebene Skizze zeigt uns zunächst bei den Brüdern Georg und Anton N. schizoide Charakterzüge, besonders ausgesprochen bei Anton, vielleicht kompliziert durch zyklothyme Eigenschaften bei Georg Nill. Dieser heiratet die hypomanische Marie O. Unter den Kindern finden wir zunächst den schizoiden Georg, den „behäbigen Spießer“ und die typisch zirkuläre Creszenz, unsere Probandin. Daß es sich bei den Eigenschaften der Gebrüder N. um solche schizoider Natur handelt, wird noch durch die Dementia praecox des Otto N., Sohn des Anton, sehr wesentlich gestützt.

Statistisch: Zirkuläre Mutter. Vater nicht zirkulär (schizoid). Zwei Söhne und eine Tochter zyklothyme Schwankungen (zirkulär). Eine Tochter nicht zyklothym veranlagt (schizoid).

Familie 57 (s. Abschnitt 2 Familie Straßmeier, S. 137).

Prob.: Hugo Str., geboren 1837, gestorben 1914. Herzloser, egoistischer, rücksichtslos-brutaler Tyrann, mißtrauisch und geizig. 1913 (76) melancholische Verstimmung, vorwiegend gereizt. Wirkte gelegentlich nach außen hin als hypomanisch. Schizoide Persönlichkeit; Zirkuläres Irresein.

Ehefrau: Marie N., gestorben. Lebhafte, fröhliche Natur, immer voller Humor.

Kinder: a) Adolf, geboren 1869. Depressives Temperament.

b) Emilie, geboren 1873. Schizoide Persönlichkeit.

c) Karl, geboren 1874, gestorben 1910. Schizoide Persönlichkeit, Epilepsie.

d) Marie, geboren 1875. Hyperthymes Temperament.

e) Ida, geboren 1883. Schizoide Züge.

Statistisch: Zirkulärer Vater (schizoid). Mutter nicht zirkulär. Ein Sohn depressives Temperament. Eine Tochter hyperthym. Ein Sohn und zwei Töchter nicht zyklothym veranlagt (schizoid).

Familie 58.

Prob.: Therese Kr., geboren 1854, gestorben 1920. Immer herrschsüchtig, gereizt, launisch; lebhaft gesprächig, leichtsinnig im Geldausgeben. 1916 (62) ängstliche, gehemmte Depression. 1918 gebessert entlassen. Diagnose: Zirkuläres Irresein.

Ehemann: Karl St. Hyperthymes, hitziges Temperament.

Gruppe IV.

Nr.	Proband: Temperament	Proband: Psychose: Beginn	Proband: Psychose: Zirkulär	Proband: Psychose: Einmalige o periodische: Manie	Proband: Psychose: Einmalige o periodische: Depression	Ehegatten	Geburtenzahl	Vor dem 17. Lebensjahr †	Zwischen 17. und 30. Lebensjahr †	Über 30 Jahre alt †	Noch lebend	Beschaffenheit der Kinder: Zirkuläre Psychosen	Zyklothyme Schwankungen	Einmalige oder periodische: Manie	Einmalige oder periodische: Depression	Temperament: hypomanisch	Temperament: depressiv	Hyperthyme und ruhige Humoristen	Nicht zyklothym veranlagt
37	depressiv	27			●♀	♂	3				3		1 ●♂[1] 1 ●♂[2]				1 ◐♂		
38	fröhlich	59	●♀			♂	2				2	1 ●♂				1 ◐♂			
39	depressiv	59			●♂ Arteriosklerose	♀	2				2		1 ●♂						1 ♂
40	weichherzig gemütvoll	51			●♀(1×)	♂	1				1								1 ♂
41	lebhaft gesprächig	54			●♀	♂ hyperthym	1				1							1 ♂	
42		30			●♀	♂ hyperthym	2				2							1 ♂	1 ♂
43	hypomanisch	54	●♀			◐♂ hypermanisch	3				3				1 ●♂[3] 1 ●♀[1] 1 ●♀[2]				
44	hyperthym	54			●♀	♂	4	2			2				1 ●♀[2]				1 ♀
45	ruhig heiter	55			●♀(1×)	♂	1				1				1 ●♂				
46	heiter	26	●♀ vorwieg. depr.			♂	2				2							1 ♂	1 ♀
47	weichherzig schwerlebig	35	●♀ vorwieg. depr.			♂ hyperthym	3				3					1 ◐♂	1 ◐♀		1 ●♀ Idiotie
48	depressiv	55			●♂	♀	1				1		1 ●♀[2]						
49	hyperthym	52			●♂(1×)	♀	2				2					1 ◐♂			1 ♀

50	hypomanisch	35	●♂ vorwiegend man.			♀	3				3		1 ●♂ 1) 1 ●♂ 1 ●♀ 4)						
51	heiter	54	●♀ vorwieg. depr.			♂	2				2				1 ●♀ 3) (1×)			1 ♀	
52	ruhig humorvoll	47			●♀	♂ Del. tremens	3				3		1 ●♀ 2) vorwieg. depr.		1 ●♀ (1×)			1 ♂	
53		22	●♂			♀ schizoid	8	1		1 ●♂ (35†) Depression 1 ●♂ (34†) D. praec.	5				2 ●♂ (1×)				1 ●♂ D. praec. 3 ♂ 1 ♀
54	hypoman. reizbar	44	●♀ vorwieg. man. gereizt			?	1				1		1 ●♀ vorwieg. depr.						
55		20			●♀	♂ schizoid	5	1			4		1 ●♂ 2) vorwieg. depr. 1 ●♀ 2)				2 ◑♀		
56	hypomanisch	19			●♀	♂ schizoid	7	3			4		2 ●♂ 1 ●♀						1 ♀ schizoid
57	schizoid hypomanisch	76			●♂ (1×)	♀	5			1 ●♂ (36†) schizoid Epilepsie	4						1 ◑♂	1 ♀	1 ●♂ schizoid Epilepsie 2 ♀ schizoid
58	lebhaft gereizt launisch	62			●♀ (1×)	♂ hyperthym	2				2		1 ●♀					1 ♀	
59		19	●♀			♂	8	3		1 ♀ (40†) hyperthym	4					1 ◑♂		1 ♂ 1 ♀	1 ♂ 1 ●♀ Idiotie
60	depressiv	64			●♀	♂	1				1								1 ♂
61	heiter schwerlebig	67			●♀	♂	1				1								1 ♂
		Mittel 45,6					73	10		4	59	1 ●♂	8 ●♂ 7 ●♀		4 ●♂ 5 ●♀	4 ◑♂	2 ◑♂ 3 ◑♀	5 ♂ 4 ♀	9 ♂ 1 ●♂ Dem. praec. 1 ●♂ Epilepsie 7 ♀ 2 ●♀ Idiotie

1) Hypomanisch. 2) Depressiv. 3) Hyperthym. 4) Vorwiegend depressiv.

Kinder: a) Marie, geboren 1884 (Ref.). Stille, ruhige Natur, sehr arbeitsam. In den letzten Jahren häufig leichte depressive Verstimmungen, oft ohne Grund. Zyklothymie.

b) Therese, gestorben 1887. Hyperthymes Temperament.

Statistisch: Zirkuläre Mutter. Vater hyperthym. Eine Tochter zyklothyme Schwankungen (zirkulär), eine Tochter hyperthym.

Familie 59.

Prob.: Clara Fr., geboren 1845. 1864 (19) „hochgradige geistige Aufregung". 1873 im Anschluß an Schwangerschaft Depression mit Selbstmordideen. Später gesund.

Ehemann: Franz Str., Ruhige, gemütvolle Natur. Still vergnügt.

Kinder: a) Rosa, geboren 1873, gestorben 1913. Heiteres Temperament. Ausgesprochener Gefühlsmensch. Große affektive Erregbarkeit. Hyperthym.

b) Feodora, geboren 1874, gestorben 1875.

c) Ernst, geboren 1875 (Ref.). Heiteres Temperament, ruhig; sehr verständig und entgegenkommend. Verstandesnatur, nicht besonders weichherzig.

d) Ludwig, geboren 1877. Leichtsinniger Verschwender. Offenbar hypomanisch.

e) Ida, geboren 1879, gestorben 1881.

f) Siegfried, geboren 1881, gestorben 1884.

g) Frida, geboren 1885. Geistesschwach; kindlich, zutrauliches Wesen.

h) Hugo, geboren 1887. Hyperthymes Temperament.

Statistisch: Zirkuläre Mutter. Vater nicht zirkulär. Ein Sohn und eine Tochter hyperthym. Ein Sohn hypomanisch (?). Ein Sohn nicht zyklothym veranlagt. Eine Tochter imbezill.

Familie 60.

Prob.: Therese B., geboren 1850, gestorben 1915. Mutter im Alter von 42 Jahren Schwermut. Zwei Schwestern zirkulär, zwei Brüder hypomanisch in Andeutung. Prob. depressives Temperament. 1914 (64) Depression hypochondrischer Färbung. Diagnose: Zirkuläres Irresein.

Ehemann: Josef R., geboren 1837, gestorben 1887. Gleichmäßig ruhiges, heiteres Temperament. Nichts Auffälliges.

Kind: Karl, geboren 1882 (Ref.). Temperament des Vaters; immer gleichmäßig. Ruhig, zuvorkommend; natürliche, herzliche Art.

Statistisch: Zirkuläre Mutter. Vater nicht zirkulär. Sohn nicht deutlich zyklothym veranlagt.

Familie 61.

Prob.: Centa S., geboren 1850. Heiteres Temperament; immer geneigt zur Schwerlebigkeit. 1917 (67) ängstliche Depression. 1920 immer noch leicht deprimiert und ängstlich. Keine senilen Erscheinungen.

Ehemann: Johann W. Gefühlsmensch, gesellig, leicht erregbar.

Kind: Otto, geboren 1884 (Ref.). Ängstlicher Musterknabe. Sehr gewissenhaft. Ausgesprochen weichherzig, leicht gerührt. Ruhiges Temperament, nicht depressiv.

Statistisch: Zirkuläre Mutter. Vater und Sohn nicht deutlich zyklothym veranlagt.

Ergebnisse: Die 4. Gruppe weist keinen Fall konjugaler Elternpsychose auf, dagegen finden wir in Familie 43 eine zyklothyme Anlage bei dem Ehegatten der Probandin in Form eines hypomanischen Temperamentes. Sämtliche drei Kinder sind zirkulär. Schließen wir diese Familie aus, so haben wir 24 Familien mit 70 Kindern; durchschnittliche Geburtenzahl 2,9. 10 Kinder sind jung gestorben. Von den übrigen 60 Kindern sind 4 im Alter von über 30 Jahren gestorben; in Anbetracht der niedersten Altersgrenze dieser Gruppe von 30 Jahren würden wir sie ohne weiteres in die Berechnung einzusetzen haben. Wir haben dann bei Ausschalten der Familie 43 und auch der mit hyperthymen Ehegatten (41, 42, 47, 58)

1. bei weitester Fassung der zirkulären Anlage . . 34 : 52 = 65,3%
2. „ engerer „ (● und ◐) . . . . 28 : 52 = 53,8%
3. „ engster „ (●) . . . . 21 : 52 = 40,3%

An Erscheinungsformen sahen wir auf der Tabelle dieser Gruppe die verschiedensten Umwandlungen in der Generationsfolge. Zyklothymien traten auf bei Nachkommen periodischer Depressionen und eigentlich zirkulärer Psychosen. Ausgesprochen zirkulär psychotische Eltern haben Kinder mit einmaliger oder periodischer Depression. Dann wieder finden wir völlige Gleichartigkeit in der Vererbung der Temperamentsanlage und der Art der psychotischen Schwankung.

Besonders zu beachten sind ferner zwei Familien (43 und 56), an denen wir die direkte Erbfolge der manisch-depressiven Anlage über mehrere Generationen hindurch verfolgen können.

Nicht zirkuläre Anomalien sind durch zwei Idiotien (Familie 47, 59) und eine Epilepsie (Familie 57) vertreten; in der letzteren Familie konnte in der Seitenverwandtschaft eine Epilepsie nachgewiesen werden.

Erörterung des speziellen Erbganges.

Wir bemühen uns, aus den statistischen Ergebnissen in großen Zügen die vererbungstheoretischen Schlußfolgerungen herauszuarbeiten. Ich glaube, daß die eventuell zugrundeliegenden mendelistischen Tatsachen gerade beim manisch-depressiven Irresein in ihrem Wesen unendlich viel schwieriger und noch weniger exakt zu fassen sind, als bei der Dementia praecox. Dort konnten wir drei Gruppen verschieden gearteter Kinder unterscheiden, die nicht ohne weiteres nur graduelle Abstufung ein und desselben Grundmerkmales oder eines Eigenschaftskomplexes darstellen. Von den meisten Formen der schizoiden Persönlichkeit ist es ein weiter Schritt zur schizophrenen Psychose, welche durch Symptome charakterisiert ist, denen wir in der Gruppe der Schizoiden unbedingt gleichartige Formen auch der Intensität nach schwächer ausgebildeter Merkmale nicht an die Seite stellen können. Anders beim zirkulären Irresein. Wir sehen periodische und zirkuläre Stimmungsschwankungen in verschieden starker Ausprägung, in manchen Fällen nur in Form ganz leichter Über- und Unterstimmungen, bei anderen in Form schwerer manischer oder depressiver Psychosen. Beide Pole sind durch eine absolut kontinuierliche Übergangsreihe von Abstufungen dieser Stimmungsverschiebung stetig miteinander verbunden. Das gleiche gilt für die zykloiden Temperamente, für die wir bei einzelnen Familien eine solche Reihe der Intensitätsabstufungen nachweisen konnten (hypomanisch— hyperthym — ruhige Humoristen). Auch unter den als „nicht zyklothym“ veranlagten Kindern sind eine Reihe von Temperamenten, die gewisse Züge mit den Zykloiden gemein haben. Der Trennungsschnitt kann auch hier nicht einer scharfen begrifflichen Formulierung entsprechen. Charakteristisch für die ganze große Gruppe der manisch-depressiven Gesamtanlage sind neben der natürlichen Modulationsfähigkeit des Gemütslebens die Schwingungen der Stimmungslage nach der manischen oder depressiven Seite hin; dabei können die Temperamente den ihnen entsprechenden psychotischen Schwankungen leichterer Art völlig gleich sehen. Auch möchte ich behaupten, daß die Periodizität der zirkulären Gemütsalteration nicht bloß den eigentlichen Psychosen, sondern auch einer großen Anzahl der zykloiden Temperamenten zukommt; wir werden sie bei ihnen auch in der

Mehrzahl der Fälle finden, wenn wir genaue eingehende Explorationen anstellen können.

Die Scheidung in einzelne Unterabteilungen je nach engerer oder weiterer Fassung der zyklothymen Anlage habe ich in erster Linie zu Vergleichszwecken der 4 Gruppen aufrechterhalten. Die folgende Berechnung umgreift nur die Familien, in denen von dem Probandenehegatten keine zyklothyme Anlage eingeführt wird.

Bei engster Fassung der zyklothymen Anlage, wenn wir nur die Fälle mit deutlichen endogenen Schwankungen zusammenfassen, haben wir in den einzelnen Gruppen gefunden:

1. Gruppe	3 : 13 = 23,0%
2. „	6 : 25 = 20,4%
3. „	9 : 34 = 26,4%
4. „	21 : 52 = 40,3%
Zusammenfassung	39 : 124 = 31,4%

Zählen wir zur zyklothymen Anlage außer den psychotischen Störungen noch die ausgesprochen manischen und depressiven Temperamente hinzu, so erhalten wir bei dieser weiteren Fassung folgende Verhältniszahlen:

1. Gruppe	5 : 13 = 38,0%
2. „	13 : 25 = 52,0%
3. „	13 : 34 = 38,0%
4. „	28 : 52 = 53,8%
Zusammenfassung	49 : 124 = 39,5%

Die weiteste Fassung des Begriffes der zyklothymen Anlage umgreift noch außerdem die hyperthymen Temperamente und die ruhigen Humoristen; letztere als Übergangsform zu der depressiven Temperamentsreihe:

1. Gruppe	8 : 13 = 61,5%
2. „	17 : 25 = 68,0%
3. „	16 : 34 = 47,0%
4. „	34 : 52 = 65,3%
Zusammenfassung	74 : 124 = 60,0%

Die Schwankungen der Zahlenverhältnisse in den einzelnen Abteilungen der 4. Gruppe sind nicht so sehr groß, wenn man das zahlenmäßig relativ kleine Material berücksichtigt. Immerhin dürfen keineswegs die Proportionen als auch nur einigermaßen exakt gelten, da wir nicht wissen, ob nicht späterhin bei einer Reihe von Kindern noch psychotische Schwankungen auftreten. Ein Blick auf die Häufigkeit des Erkrankungsbeginns (s. Tabelle) wird uns dies klarmachen:

Lebensjahr	15—20	21—25	26—30	31—35	36—40	41—45	46—50	51—55	56—60	61—65	66—70	Über 70
Beginn der Psychose bei den Probanden	5	2	6	6	6	5	4	12	3	6	3	2

Wir sehen vor allem einen Höhepunkt im Alter von 51—55 Jahren. Bei allen unseren 4 Gruppen, selbst bei der ersten (jüngstes lebendes Kind über 60 Jahre alt) könnten wir demnach eventuell noch Erkrankungen der Kinder erwarten, vor allem aber bei Gruppe 4 (Altersgrenze 30 Jahre). Vielleicht dürfen wir aber annehmen, daß im wesentlichen nur noch solche Kinder erkranken werden, die wir bei den drei Abteilungen der Gesamtberechnung wenigstens als

Träger der zyklothymen Anlage in weitester Fassung kennen gelernt haben Dieses Manko der statistischen Proportionen durch eine Berechnung der Erkrankungserwartung (s. Morbiditätstafeln bei Rüdin) ausgleichen zu wollen, ist natürlich gegenstandslos, weil hier ja viel zu wenig Fälle mit bekanntem Erkrankungsbeginn vorliegen, auf die man die Berechnung stützen könnte. Wir wollen die gefundenen Zahlen also zwar festhalten, uns aber immer darüber klar sein, daß sie nicht ein vollkommen repräsentatives Bild(bei genügend langer Lebensdauer) geben, daß vielmehr wohl höhere Prozentsätze tatsächlich vorliegen müssen. Trotzdem glaube ich, aus unseren Ergebnissen eine Reihe von Schlußfolgerungen ableiten zu können.

Vergleichen wir zunächst die gewonnenen Proportionen mit denen bei der Dementia praecox, so finden wir hier einen weit höheren Prozentsatz manisch-depressiver Erkrankungen unter den Kindern Zirkulärer als dort schizophrene Kinder bei schizophrenen Eltern. Die Proportion der zirkulären Erkrankungen = 31,4% läßt sich nicht mit einem rezessiven Modus in Einklang bringen, zumal wir noch ein Steigen dieses Prozentsatzes zu erwarten hätten. In der Einleitung (S. 2) hatten wir entwickelt, daß für unsere Untersuchungsanordnung bei einfacher Rezessivität sich krank zu gesund wie $^1/_4 : {}^3/_4$ gleich 25% verhalten müßten. Für die Fälle komplizierterer Rezessivität sahen wir diesen Prozentsatz sich mehr und mehr verringern. Es bleibt also für das Zirkuläre wohl nur die Dominanz übrig. Erinnern wir uns an einzelne Stammbäume (Familie 5, 8, 23, 25, 31, 43, 56). Wir konnten bei ihnen direkte Vererbung der manisch-depressiven Anlage über 3 bis 4 Generationen feststellen, eine Art des Erbganges, wie sie für die dominante Vererbung typisch ist. Bei einfacher Dominanz sollte allerdings dieser besondere Fall die Regel sein. Daß ich ihn nur in 7 von 61 Familien nachweisen konnte, schließt das Überwiegen dieses direkten Modus nicht aus, da ich größtenteils über die Eltern meiner Probanden nur sehr spärliche Nachrichten bekommen konnte. Immerhin zeigt uns der Stammbaum der Familie 4, daß gelegentlich Hereditätskonstellationen beobachtet werden können, die denen des rezessiven Erbganges sehr ähnlich sind. Für diese sich durchaus widersprechenden Beobachtungen gibt es zwei Erklärungen. Erstens wäre es denkbar, daß es sich in der Familie 4 um eine phänotypisch dem Zirkulären gleichartige, aber genotypisch andere Erkrankung handelt, die eben nicht dem gewöhnlich dominanten, sondern dem rezessiven Erbgang folgt. Ich weise auf eine ähnliche Beobachtung hin, die Tscherning[1]) bei der progressiven Muskelatrophie an verschiedenen Stammbäumen gemacht hat. Zweitens aber ließen sich vielleicht diese Verhältnisse durch eine kompliziertere Abart des dominanten Erbganges erklären. Um über diesen Punkt theoretische Gedanken entwickeln zu können, müssen wir uns zunächst mit der Form der Dominanz beschäftigen, welche sich aus unserer Statistik ableiten läßt.

Die drei verschiedenen Fassungen der manisch-depressiven Anlage lassen sich zwanglos in Form verschiedener Intensitätsabstufungen derselben unter einen Begriff bringen. Wie ich schon andeutete, finden wir bei den sogenannten zykloiden Temperamenten wohl meistens leichte endogene Schwankungen, die sich von den ausgesprochenen Psychosen im wesentlichen nur durch eine kürzere

[1]) Progressive Muskelatrophie und Dementia praecox. Erscheint demnächst in der Zeitschr. f. d. ges. Neurol. u. Psychiatr., Orig.

Schwingungsamplitude unterscheiden. Ausläufer des hypomanischen Temperamentes fanden wir wiederum in der hyperthymen Veranlagung sowie in den „ruhigen Humoristen", die zum Teil den Übergang zur depressiven Konstitution darstellen. Behalten wir einmal diese allerdings willkürliche Einteilung des Materials in 3 „Stärkegrade" bei, so müssen wir nach einer mendelistischen Theorie suchen, welche diesen Verhältnissen der Abstufung gerecht wird. Vor kurzem wies ich in einer Arbeit[1]) auf die Möglichkeit einer dominanten Homomerie hin (Bedingtheit durch mehrere gleichartige, sich in ihrer Wirkung summierende Faktoren). Selbstverständlich ist es unmöglich, exakte Mendelsche Proportionen für derartig komplizierte Verhältnisse aufzustellen. Immerhin können wir versuchen, uns einigermaßen ein mathematisches Bild zu machen. Wir bedürfen zu diesem Zwecke verschiedener, in gleichem Sinne wirkender Faktoren mit bestimmter Wertigkeit, welche wir mit bestimmten Zahlen festlegen wollen.

Wir nehmen 3 Keimfaktoren an: A = Wertigkeit 15; B = 10 und C = 10[2]). Wir nehmen ferner an, die zirkuläre Psychose würde für gewöhnlich durch den heterozygoten Zustand dieser 3 Anlagefaktoren dargestellt. Wir kreuzen sie dann mit einer nicht zirkulären Anlage

$$\underset{35}{AaBbCc} \times \underset{0}{aabbcc}\,.$$

Mögliche Kombinationen:

1. $AaBbCc$ =	35	5. $Aabbcc$ =	15
2. $AaBbcc$ =	25	6. $aaBbcc$ =	10
3. $AabbCc$ =	25	7. $aabbCc$ =	10
4. $aaBbCc$ =	20	8. $aa\,bbcc$ =	0

Fassen wir nun 1—3 als zirkuläre Psychosen schwerer und leichterer Art (Zyklothymien) zusammen, so haben wir das Verhältnis 3 : 8 = 35,5%. Zählen wir Nr. 4 als zykloide Temperamente hinzu 4 : 8 = 50,0%. Nr. 5 (zykloide Temperamentsausläufer) erhöhen den Prozentsatz auf 5 : 8 = 62,5%. Nr. 6—8 würde dann die schlechthin „normalen" Temperamente darstellen mit 3 : 8 = 35,5%.

Grobschematisch hätten wir so eine Theorie aufgestellt, die in ihren Ergebnissen von den tatsächlichen Verhältnissen nicht so sehr abweicht. Ich betone aber noch einmal, daß ich nicht eine Klärung des Erblichkeitsproblems der zirkulären Psychosen geben will. Das vermag vorläufig niemand. Jedoch können wir uns an Hand des Mendelschemas eine Reihe von Tatsachen erklären; unter anderem werden wir mit dieser Art der dominanten Homomerie auch einen rezessiv erscheinenden Erbgang in Einklang bringen können.

Kombinieren wir z. B. Nr. 5 und 6 (Abb. 27)

$$(\text{hyperthym})\ \underset{15}{Aabbcc} \times \underset{10}{aaBbcc}\ (\text{normal})$$

Mögliche Kombination:

$$AaBbcc = 25 = \text{zirkuläres Irresein.}$$

---

[1]) Inzuchtergebnisse im manisch-depressiven Irresein. Zeitschr. f. d. ges. Neurol. u. Psychiatr. 57, 92 (1920).

[2]) Es sei die Homozygote AA in ihrer Wertigkeit = Aa = 15; dasselbe gilt für B und C (s. auch S. 111).

Bei entsprechender Kombination kann diese Psychose in der folgenden Generation wieder verschwinden. Wir hätten also das Entstehen eines zirkulären Irreseins bei den Kindern von zwei „normalen" Elternteilen, von denen einer ein hyperthymes (relativ normales) Temperament besitzt (Bild rezessiven Erbganges).

Wir können uns aber auch einen anderen Fall konstruieren. Das Kombinationsprodukt von Nr. 5 und 6 kreuzt sich wiederum mit einem normalen Individuum Nr. 7 (Abb. 27)

$$\begin{array}{cc} AaBbcc \times aabbCc \\ 25 \qquad 10 \end{array}$$

Mögliche Kombination: $AaBbCc = 35 =$ zirkuläres Irresein;
weitere Kreuzung: $AaBbCc \times aabbCc$;
mögliche Kombination: $aaBbcc = 10 =$ normal.

Diese theoretische Aufstellung würde durch folgenden Stammbaum illustriert:

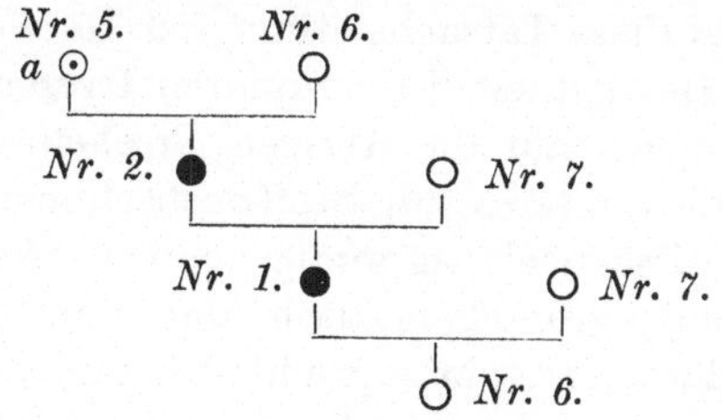

Abb. 27.

Die Psychose entwickelt sich aus der Kombination zweier Anlagen, von denen die eine (*a*) die zyklothyme Konstitution in Andeutung vertritt (hyperthym). Dann vererbt sich die Psychose dominant weiter auf die nächste Generation, um in der Enkelgeneration wieder zu verschwinden; eine Erbkonstellation, wie wir sie häufig finden. Ähnliche Gedanken habe ich schon in meiner früheren Arbeit entwickelt. Um diese Theorie durch empirisches Material einmal später belegen zu können, werden wir besonders auf die *Eltern* zirkulärer Erkrankungen achten müssen. Gehören diese immer zu der zyklothymen Konstitution im weitesten Sinne des Wortes (hyperthym, ruhige Humoristen) oder sind auch Familien beizubringen, in denen dies nicht der Fall ist? Wir werden vor allem auch *die* Familien ins Auge fassen müssen, die nicht den häufigen *dominanten*, sondern einen *rezessiven* Erbgang zu repräsentieren scheinen, um uns nach eingehender Untersuchung sämtlicher Familienglieder eine Theorie zu bilden, die vielleicht mit den Verhältnissen in anderen Familien in Einklang gebracht werden kann.

Wir wollen jedoch nicht vergessen, uns auch einmal die Verhältnisse *einfacher Dominanz* zu vergegenwärtigen.

Nach Einleitung S. 2 hätten wir zwei verschiedene Kreuzungen für unsere Untersuchungsanordnung zu berücksichtigen (Abb. 28).

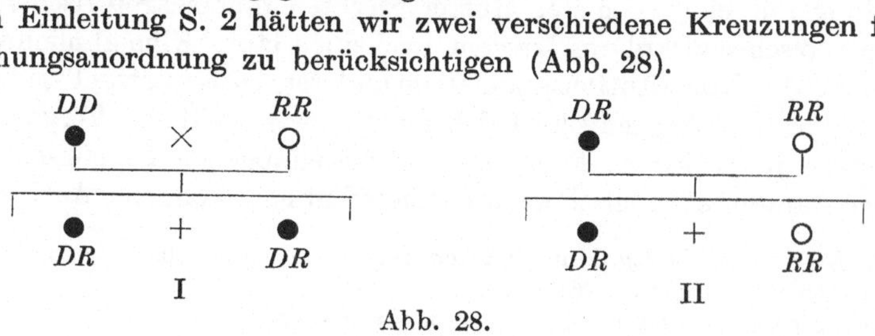

Abb. 28.

Wir würden demnach 75% zu erwarten haben; 59,6% haben wir für die zyklothyme Gesamtanlage gefunden, einen Prozentsatz, der aus dem oben geschilderten Grunde um ein Weniges zu niedrig ausgefallen sein mußte. Infolgedessen scheint die Zahlendifferenz nicht von vornherein unüberbrückbar. Wir können uns denken, daß diese Anlage bald in geringer, bald in stärkerer Ausprägung vorhanden ist. Mit ihr können auch leichte endogene Schwankungen der Stimmungslage nach der manischen bzw. der depressiven Seite verbunden sein. Wie wären aber die schweren psychotischen Schwankungen zu erklären? Vielleicht kommen für sie andere erbliche Momente in Betracht, die nichts mit der zyklothymen Gesamtanlage an sich zu tun haben. Wir wissen, daß eine Unzahl zirkulärer Psychosen sich gerade in den Jahren des Rückbildungsalters herauszubilden pflegen, dessen innersekretorische Umwandlungsvorgänge offenbar die in der manisch-depressiven Konstitution gegebene Bereitschaft zur Psychose mobilisieren[1]). Auf diese Tatsache stützt sich im wesentlichen die Theorie der innersekretorischen Bedingtheit des zirkulären Irreseins. Wir schließen von den Involutionserkrankungen auf die übrigen Erscheinungsformen, die wir in ihrer Ätiologie nicht ohne weiteres mit Stoffwechselumstellungen in Beziehung setzen können, da wir diese noch zu wenig kennen. An Hand der Gedanken von Stransky habe ich[2]) grobschematisch klarzumachen versucht, wie man sich etwa die dem zirkulären Irresein zugrunde liegende Störung denken könnte. Damals nahm ich zwei antagonistische Hormone an (ein euphorisierendes und ein deprimierendes), die für gewöhnlich in einem gewissen Gleichgewichtszustand sich befinden. Tritt eine Störung in diesem Gleichgewicht ein (etwa durch Hyper-Hypofunktion gewisser Drüsen), so wird diese nach Überschreiten eines gewissen Schwellenwertes wirksam in der Form, daß der affektive Apparat mit Stimmungsschwankungen anzusprechen pflegt. Damit hätten wir zwei Grundstörungen begrifflich zu unterscheiden, deren Zusammenwirken die manisch-depressive Psychose hervorruft. Eine dieser Störungen, vielleicht die Labilität des affektiven Apparates, mag das Grundsymptom der allgemeinen zyklothymen Anlage sein. Diese vererbt sich dominant. Manisch-depressive Psychosen pflegen jedoch erst dann aufzutreten, wenn eine Störung im innersekretorischen Gleichgewicht ganz bestimmter Art aufgetreten ist, und hierfür sind die verschiedensten ätiologischen Komponente denkbar. Es mag hierfür die Konstitution der verschiedensten inneren Drüsen in Betracht kommen können, die vielleicht auch einmal auf den hereditären Einfluß des nicht zirkulär veranlagten Elters zurückgeht. So wäre es z. B. möglich, daß ein Vater mit hypomanischem Temperament ohne nennenswerte Schwankungen und eine Mutter mit eigenartiger Ovarialanlage eine Tochter zeugen, bei der das hypomanische Temperament des Vaters in Verbindung mit einer von der Mutter ererbten innersekretorischen Ovarialstörung ein typisches zirkuläres Irresein erscheinen läßt. Eine ähnliche Wirkung könnten vielleicht Konstitutionsanomalien anderer Drüsen, wohl auch exogene Momente (Alkohol, Lues, schwere Infektionen usw.) ausüben. Vergessen dürfen wir auch nicht die reaktiven Momente, die bei endogenen Psychosen mit mehr oder minder starkem ätiologischen Anteil beteiligt sein können. Auch mit diesen

[1]) Vgl. Kahn, Erbbiolog.-klin. Betrachtungen und Versuche. Zeitschr. f. d. ges. Neurol. u. Psychiatr., Orig. **59**, 264 (1920).

[2]) Inzuchtergebnisse und manisch-depressives Irresein.

Möglichkeiten hätte die zukünftige Forschung zu rechnen und sie in eingehender gewissenhafter Weise zu berücksichtigen.

Ein weiteres Problem, welches noch der theoretischen Lösung harrt, ist uns in der so häufigen hereditären Umwandlung der einen in die andere der zirkulären Erscheinungsformen gegeben. Wir sahen in den einzelnen Gruppen alle möglichen Varianten neben ausgesprochen direkter gleichartiger Vererbung des speziellen zirkulären Phänotypus. Eine Erklärung vermögen wir vorläufig nicht zu geben. Neben manchen Verschiedenheiten des Milieus müssen doch wohl physiologische Gründe für diese Beobachtung angezogen werden. Vorläufig müssen wir uns mit der Erkenntnis begnügen, daß eben die „Variationsbreite" der manisch-depressiven Anlage derartige Erscheinungen macht, und müssen uns darüber klar sein, daß dies nichts anderes als eine Umschreibung unserer Unkenntnis bedeutet. Es wäre denkbar, daß die Erscheinungsform der manisch-depressiven Gesamtanlage variiert je nach der Verschiedenheit der Faktoren, welche sie zur psychopathischen oder psychotischen Störung erheben (zyklothyme Grundlage + Faktor X = depressives Temperament, zykl. Gr. + Faktor Y = hypomanisches Temperament). X und Y seien Faktoren, die an sich nicht mit der zyklothymen Gesamtanlage verkoppelt zu sein brauchen. Wir werden auch diesem Problem durch exakte genealogische Untersuchungen beikommen können, wenn wir nicht nur die Nachkommen zirkulärer Psychosen, sondern auch die der zykloiden Persönlichkeiten in unsere Forschung einbeziehen, für diese die hereditären Wurzeln nachzuweisen versuchen und dabei alle erdenklichen konstitutionellen und konstellativen[1]) Faktoren bedenken.

Im Grunde besagen beide Formen der Dominanz, welche wir hier entwickelt haben, die Homomerie sowohl wie die einfache Dominanz kombiniert mit anderen konstitutionellen (und evtl. konstellativen) Faktoren dasselbe. Einmal nahmen wir mehrere Faktoren für das eigentliche Zirkuläre in seinen verschiedenen Formen an, zum anderen entwickelten wir neben dem einen dominanten Faktor auch andere erbliche Momente, die sich mit der manisch-depressiven Gesamtanlage zur zirkulären Psychose verbanden. Beide Versionen geben ein anschauliches Bild von der Kompliziertheit der Dinge. Sicherlich spielen eine Reihe von erblichen Faktoren (neben konstellativen) für das Zustandekommen des manisch-depressiven Irreseins eine Rolle. Und diese müssen nicht unbedingt immer dieselben sein. Es könnte die Kombination dreier Faktoren *ABC* dieselbe Wirkung haben wie die andere Keimstruktur *ADE* oder *CFG*, d. h. demselben Phänotypus können verschiedene Genotypen zugrunde liegen, mit anderen Worten, das manisch-depressive Irresein stellt möglicherweise ebenfalls keine biologische Einheit dar. Ja es ist sogar denkbar, daß die verschiedenen psychotischen Schwankungen bei ein und demselben Individuum einmal auf die eine, das andere Mal auf eine andere Keimdisposition, auf eine andere innersekretorische Störung zurückgehen.

Höchst wahrscheinlich aber haben wir es beim manisch-depressiven Irresein mit einer dominanten Anomalie in irgendeiner Form zu tun. Diese Tatsache wollen wir noch an den Familien prüfen, in denen

[1]) s. Kahn, Konstitution, Erbbiologie und Psychiatrie. Zeitschr. f. d. ges. Neurol. u. Psychiatr. 57, 280 (1920).

bei beiden Eltern eine zyklothyme Anlage nachzuweisen ist. Bei dieser Gruppierung müssen wir neben nichtzyklothymen Kindern für die zyklothyme Konstitution einen höheren Prozentsatz erwarten als bei der Gesamtberechnung.

Zunächst eine Gruppe A konjugal zirkulärer Psychosen.

Gruppe A.

Familie	Proband	Ehegatte	Kinder: Zirkuläre Psychosen	Kinder: Zyklothyme Schwankungen	Einmalige, periodische: Manie	Einmalige, periodische: Depression	Temperament: hypoman.	Temperament: depressiv	Nicht zyklothym veranlagt
1	●♀ Depression.	●♂ Suicid. Depression?				1 ●♂ 1 ●♂ (32 †)	1 ◐♂ 1 ◐♀	1 ◐♀	
18	●♀ Depression.	●♂ schizoid. torpide Melancholie.				1 ●♀	1 ◐♂		
33	●♂ Manie, Lues.	●♀ Depression. schizoide Schwester.						1 ◐♂	1 ●♂ D. praec. 2 ♀
						2 ●♂ 1 ●♀	2 ◐♂ 1 ◐♀	1 ◐♂ 1 ◐♀	1 ●♂ D. praec. 2 ♀

Abb. 29.

Unter 11 Kindern (die in nicht erwachsenem Alter gestorbenen sind weggelassen) findet sich 8mal die zyklothyme Gesamtanlage, 3mal zirkuläre Psychosen und 5mal zykloide Temperamente. Unter den nichtzyklothymen Veranlagten sehen wir eine Schizophrenie und 2 normale ♀.

Zyklothyme Anlage im Verhältnis 8 : 11 = 72,7%
Zirkuläre Psychosen im Verhältnis 3 : 11 = 27,2%

In Familie 33 sind beide Eltern vielleicht luetisch und ist die rein endogene Natur der Erkrankungen nicht sicher. Scheiden wir sie bei der Berechnung aus, so haben wir:

für die zyklothyme Anlage das Verhältnis 7 : 7 = 100,0%
für die zirkulären Psychosen das Verhältnis 3 : 7 = 42,8%

Wir sehen eine erhebliche Steigerung des Prozentsatzes für die zirkuläre Gesamtanlage (verglichen mit der Gesamtberechnung) bis auf 100%.

In der nächsten Gruppe B wollen wir die Familien zusammenfassen, in denen der Ehegatte des Probanden ein hypomanisches Temperament besitzt.

Folgendes Zahlenverhältnis können wir bei dieser Gruppe aufstellen:

1. bei engster Fassung . . . 5 : 12 = 41,6%
2. bei weiterer Fassung . . 7 : 12 = 50,8%
3. bei weitester Fassung . . 10 : 12 = 80,3%

Gruppe B.

Familie	Proband	Ehegatte	Kinder: Zirkuläre Psychose	Zyklothyme Schwankungen	Einmalige, periodische: Manie	Einmalige, periodische: Depression	Temperament: hypoman.	Temperament: depr.	Hyperthyme und ruhige Humoristen	Nicht zyklothym veranlagt
9	♀ Zirkulär.	♂ hypoman.				1 ♂	2 ♀			1 ♂ 1 ♀
21	♀ Depression.	♂ hypoman. u. Paralyse.							3 ♂	
25	♀ Depression.	♂ hypoman.				1 ♀				
43	♀ Zirkulär.	♂ hypoman.				1 ♂ 2 ♀				
						2 ♂ 3 ♀	2 ♀		3 ♂	1 ♂ 1 ♀

Abb. 30.

Der Prozentsatz bleibt hinter dem der vorigen Gruppe zurück, übersteigt jedoch nicht unerheblich das Verhältnis bei der Berechnung der Kombination zirkulärer Probanden × nicht zirkulärer Ehegatte. Bei Annahme der Homomerie wird uns diese Tatsache ohne weiteres verständlich, da natürlich das Hineintragen einer zyklothymen Anlage geringerer Wertigkeit (hypomanisches Temperament) nicht so hohe Proportionen ergeben kann, wie die Kombination mit einem hochwertigen zirkulär psychotischen Ehegatten, und umgekehrt einen höheren Prozentsatz bringen muß als die Ehe von zirkulären und nichtzirkulären Ehegatten.

Die letzte Gruppe C enthält die Familien, in denen der Ehegatte (hyperthym) im weitesten Sinne genommen noch zur zyklothymen Konstitution gehört.

Die Proportionen für die Gruppe C würden lauten:

1. bei engster Fassung . . . 2 : 17 = 12,5 %
2. bei weiterer Fassung . . 5 : 16 = 31,2 %
3. bei weitester Fassung . . 12 : 16 = 75,0 %

Vergleichen wir nun diese Verhältniszahlen der Gruppen A, B und C mit denen der anfänglichen Gesamtberechnung. Hier fanden wir — bei Kreuzung der manisch-depressiven Probanden mit nicht zirkulären (nicht zyklothym veranlagten) Ehegatten — die Zahlen: 1. 31,4%, 2. 39,5%, 3. 60%.

Für den Fall der homomeren Dominanz sollten wir erwarten, daß bei den Gruppen A, B und C, in denen ja die Berechnung nur Familien mit angeheirateten zirkulär bzw. zyklothym veranlagten Ehegatten berücksichtigt, sich der Prozentsatz bei den Kindern gegenüber der anfänglichen Gesamtberechnung wesentlich höher stellt, da ja konvergierende, gleichartige Anlagen zusammentreffen.

Gruppe C.

Familie Nr.	Proband	Ehegatte hyperthym	Kinder: Zirkuläre Psychosen	Zyklothyme Schwankungen	Einmalige, periodische: Manie	Einmalige, periodische: Depression	Temperament: hypoman.	Temperament: depressiv	Hyperthyme u. ruhige Humoristen	Nicht zyklothym veranlagt
17	●♀ Zirkulär.	♂							1 ♂	
20	●♀ Depression.	♂								1 ♂ 1 ♀
28	●♂ Depression.	♀							1 ♂	
35	●♀ Depression.	♂				1 ●♂		1 ◐♂	2 ♂	
41	●♀ Depression.	♂							1 ♂	
42	●♀ Depression.	♂							1 ♂	1 ♂
47	●♀ Zirkulär.	♂					◐♂	1 ◐♀		1 ●♀ Idiotie
58	●♀ Depression.	♂		1 ●♀					1 ♀	
				1 ●♀		1 ●♂	1 ◐♂	1 ◐♂ 1 ◐♀	6 ♂ 1 ♀	2 ♂ 1 ♀ 1 ●♀ Idiotie

Abb. 31.

Diese Forderung trifft wohl für die Gruppen A und B zu, nicht jedoch für die Gruppe C, die sich zum Teil in ihren Zahlen *unter* denen der Gesamtberechnung hält. Wir dürfen weder auf die positiven, unsere Theorie stützenden (Gruppe A und B), noch auf die negativen Ergebnisse allzu großes Gewicht legen, da es sich um ein sehr *kleines* Material handelt, in dem der Zufall eine große Rolle spielen kann.

Fassen wir nun die 3 Gruppen A, B und C zusammen als Kreuzung der manisch-depressiven Probanden mit Ehegatten zyklothymer Anlage der verschiedensten Wertigkeit, so erhalten wir:

1. bei engster Fassung . . 10 : 35 = 28,5 %
2. bei weiterer Fassung . . 19 : 35 = 54,6 %
3. bei weitester Fassung . . 22 : 35 = 62,8 %

Auch diese Zusammenfassung ist wegen der geringen Zahl von 35 Kindern großen Zufallsschwankungen unterworfen. Immerhin können wir doch bei der 2. und 3. Fassung ein, wenn auch relativ geringes, Überwiegen der Proportion über die der Gesamtberechnung konstatieren. Wichtig ist fernerhin die Beobachtung, daß in den Gruppen A, B und C die Zahlenverhältnisse unter den Kindern proportional abgestuft sind je nach dem „Stärkegrad", der Wertigkeit, der angeheirateten zyklothym veranlagten Probanden-Ehegatten.

	Gruppe A Ehegatte hoher Wertigkeit	Gruppe B Ehegatte mittl. Wertigkeit	Gruppe C Ehegatte nied. Wertigkeit
1. Bei engster Fassung	42,8%	41,6%	12,5%
2. Bei weiterer Fassung	100%	50,8%	31,2%
3. Bei weitest. Fassung	—	80,3%	75%

Bei Gruppe A ist der Prozentsatz zirkulärer Erkrankungen größer entsprechend der „hohen Wertigkeit" der angeheirateten Ehegatten als bei Gruppe B; dieselbe Tatsache zeigen die Zahlenverhältnisse der Gruppe B und C. In allen drei Fassungen der zyklothymen Anlage können wir diese Tendenz der Abstufung feststellen, die der Wertigkeit des angeheirateten Ehegatten proportional geht. Ich möchte mich nun keineswegs bemühen, die Zahlenverhältnisse mit Mendelproportionen schon jetzt zur Deckung zu bringen. Dies wäre in Anbetracht der mannigfachen komplizierenden Momente der statistischen Berechnung ein nutzloses Beginnen. Wir wollen aber die Tendenz, welche aus der Gegenüberstellung der 3 Gruppen abzuleiten war, vermerken und festhalten, daß die Zahlenverhältnisse dieser Gruppen sich sehr wohl mit homomerer Dominanz in Einklang bringen ließen[1]). Andererseits sprechen

[1]) Daß diese Abstufungen der Proportionen bei Homomerie tatsächlich zu erwarten wären, möchte ich kurz an einem Mendelschen Beispiel zeigen, welches sich dem auf S. 180 gegebenen Schema anschließt.

1. Kreuzung:	Zirkulär × Zirkulär			
	AaBbcc	*AaBbcc*		
	25	25		
Kombinationen:	*AABBcc*	+ *AABbcc*	+ *AaBBcc*	+ *AaBbcc*
	25	25	25	25
	+ *AABbcc*	+ *AAbbcc*	+ *AaBbcc*	+ *Aabbcc*
	25	15	25	15
	+ *AaBBcc*	+ *AaBbcc*	+ *aaBBcc*	+ *aaBbcc*
	25	25	10	10
	+ *AaBbcc*	+ *Aabbcc*	+ *aaBbcc*	+ *aabbcc*
	25	15	10	0

Wir würden erhalten unter 16 Individuen 9 Zirkuläre mit der Wertigkeit 25, 3 Hyperthyme (Wertigkeit 115) und 4 Nichtzirkuläre (Wertigkeit 10 und 0).

Prozentsatz der Zirkulären 9 : 16 = **56** %.

2. Kreuzung:	Zirkulär × Nichtzirkulär			
	AaBbcc	*aabbcc*		
	25	0		
Kombinationen:	*AaBbcc*	+ *Aabbcc*	+ *aaBbcc*	+ *aabbcc*
	25	15	10	0

sie ebensowenig gegen die einfache Dominanz in der von uns angenommenen Form.

Endlich könnte man noch eine weitere ergänzende Gruppierung vornehmen, nämlich die Kreuzung zirkulärer Proband × schizoider Ehegatte (s. Abb. 32). Wir haben 31 Kinder, von denen 17 die zyklothyme Anlage nicht besitzen [darunter 3 (1 ♂ 2 ♀) schizophrene und 7 (3 ♂ 4 ♀) schizoide]. Die übrigen 14 repräsentieren die zyklothyme Anlage, 10 darunter mit typischen endogenen Schwankungen.

Prozentverhältnis: 1. Bei engster Fassung . . 10 : 31 = 32,2 %
2. Bei weiterer Fassung . . 14 : 31 = 45,1 %

Der Unterschied gegenüber den Zahlen der anfänglichen Gesamtberechnung ist gering (31,4% und 39,5%). Demnach würden wir feststellen können, daß es nach unserem Material für die Proportion bei den Kindern zirkulärer Probanden relativ belanglos ist, ob die angeheirateten Ehegatten in ihrer Charakterologie schizoid oder nicht zyklothym veranlagt erscheinen. Bemerkenswert ist ferner, daß von den 4 schizophrenen Kindern des Gesamtmaterials 3 diesem Kreuzungsmodus angehören (s. Abschnitt 2).

Derartige Vergleichsgruppen eines weit umfangreicheren Materials sind besonders dazu angetan, den Erbgang des manisch-depressiven Irreseins zu beleuchten. Würden wir tatsächlich in der zyklothymen Konstitution Faktorenkomplexe vor uns haben, die in verschiedener Wertigkeit, d. h. in quantitativ verschiedenen Abstufungen aufzutreten pflegen, so müßten wir auch in einem großen Material unter den Nachkommen dieser 3 Gruppen A, B und C eine allmähliche Steigerung der Proportion erwarten, je nachdem ob der Ausgangsproband mit zykloiden Ehegatten niederer Wertigkeit (hyperthymes, hypo-

---

Unter vier Individuen einmal manisch-depressives Irresein, einmal einen Repräsentanten der zyklothymen Temperamentsausläufe und zwei Nichtzirkuläre.

Prozentsatz der Zirkulären 1 : 4 = **25** %.

3. Außer diesen beiden Grenzfällen wollen wir noch eine 3. Kreuzung betrachten:

	Zirkulär ×	hypomanisch		
	AaBbcc	*aaBbCc*		
	25	20		
Kombinationen:	*AaBBCc* +	*AaBbCc* +	*aaBBCc* +	*aaBbCc*
	35	35	20	20
	+ *AaBBcc* +	*AaBbcc* +	*aaBBcc* +	*aaBbcc*
	25	25	10	10
	+ *AaBbCc* +	*AabbCc* +	*aaBbCc* +	*aabbCc*
	35	25	20	10
	+ *AaBbcc* +	*Aabbcc* +	*aaBbcc* +	*aabbcc*
	25	15	10	0

Unter 16 Individuen finden wir 7 Zirkuläre (3 mit Wertigkeit 35, 4 mit Wertigkeit 25), 3 Repräsentanten der zyklothymen Temperamente (Wertigkeit 20), 1 zykloide Persönlichkeit (Wertigkeit 15) und 5 Nichtzirkuläre.

Prozentsatz der Zirkulären 7 : 16 = **43,7** %.

Dieser Prozentsatz hält sich in der Mitte zwischen dem der ersten beiden theoretischen Kreuzungen. Die Abstufungen können wir sehr schön verfolgen. Je höher die Wertigkeit der zyklothymen Anlage des angeheirateten Ehegatten, desto höher der Prozentsatz der zirkulären Erkrankungen unter den Kindern. Wir hätten also ein theoretisches Schema konstruiert, das in seinen groben Tendenzen sich mit den tatsächlichen Ergebnissen deckt. Wiederum wollte ich nur ein mathematisches Bild geben, wie man sich etwa die Dinge vorstellen kann.

manisches bzw. depressives Temperament) oder zirkulären Ehegatten hoher Wertigkeit (zirkuläre Psychosen) verbunden ist.

Ferner wird sich die Erforschung des zirkulären Erbgangs mit dem Problem der geschlechtsbegrenzten Vererbung zu beschäftigen haben. Schon mehrfach wurde die Vermutung ausgesprochen, daß die Überzahl weiblicher Erkrankungen gegenüber den männlichen auf einen solchen Erbgang hinweisen muß.

Familie Nr.	Proband	Ehegatte schizoid	Kinder					
			Zirkulär und zyklothym	Einmalige, periodische		Temperament		Nicht zyklothym veranlagt
				Manie	Depression	hypoman.	depressiv	
8	●♀ Manie	♂		1 ●♂		1 ◐♂ 1 ◐♀		1 ♀ schizoid
11	●♀ Zirkulär	♂						1 ♂ schizoid
22	●♀ Manie	♂						1 ♀ schizoid
23	●♀ Depression	♂			1 ●♀			1 ♀ (24 †)
24	●♀ Zirkulär	♂						1 ♂ schizoid 2 ♀
31	●♀ Depression	♂			1 ●♂			1 ●♀ Dem. praec.
36	●♀ Depression	♂						1 ●♀ D. praec. 1 ♂, 1 ♀ } schiz.
53	●♂ Zirkulär	♀			2 ●♂			1 ●♂ D. praec. 3 ♂ 1 ♀
55	●♀ Depression	♂	1 ●♂ 1 ●♀				2 ◐♀	
56	●♀ Depression	♂	2 ●♂ 1 ●♀					1 ♀ schizoid
			3 ●♂ 2 ●♀	1 ●♂	3 ●♂ 1 ●♀	1 ◐♂ 2 ◐♀	2 ◐♀	6 ♂ 8 ♀ 1 ●♂, 2 ●♀ } Dem. praec.

Abb. 32.

Da wir ganz allgemein für das manisch-depressive Irresein die Dominanz wahrscheinlich machen konnten, so könnte wohl nur die dominante geschlechtsbegrenzte Vererbung in Betracht kommen (s. S. 108). Dieser Erbgang zeigt folgende Besonderheiten[1]):

1. Paaren sich ein gesunder Mann und eine kranke Frau, so ist theoretisch entweder die Hälfte der Söhne wie auch der Töchter krank, unter Umständen sogar alle Kinder.

2. Ist nur der Vater von der Anomalie befallen, so tritt sie regelmäßig bei allen Töchtern auf, während die Söhne verschont bleiben.

3. Sind beide Eltern krank, so sind entweder alle Kinder krank, es können aber auch gesunde Söhne, und zwar nur gesunde Söhne auftreten.

Sichten wir unser Material nach diesen Gesichtspunkten. Zunächst die tabellarische Zusammenstellung der Familien mit weiblichen zirkulären Probanden, deren Ehegatte keine zyklothyme Anlage aufweist.

Proportionen (Abb. 33):

1. Bei engster Fassung:	
männlich : Gesamtzahl	8 : 62 = 12,9 %
weiblich : Gesamtzahl	7 : 62 = 11,2 %
weiblich : männlich .	7 : 8 = 1 : **1,14**.
2. Bei weiterer Fassung:	
männlich : Gesamtzahl	11 : 62 = 17,7 %
weiblich : Gesamtzahl	12 : 62 = 19,3 %
weiblich : männlich	12 : 11 = 1 : **0,9** %
3. Bei weitester Fassung:	
männlich : Gesamtzahl	16 : 62 = 25,8 %
weiblich : Gesamtzahl	16 : 62 = 25,8 %
weiblich : männlich	16 : 16 = 1 : **1**.

Proportionen (Abb. 34):

1. bei engster Fassung:	
männlich : Gesamtzahl	7 : 32 = 21,8 %
weiblich : Gesamtzahl	7 : 32 = 21,8 %
weiblich : männlich	7 : 7 = 1 : **1**.
2. Bei weiterer Fassung:	
männlich : Gesamtzahl	10 : 32 = 31,2 %
weiblich : Gesamtzahl	9 : 32 = 28,0 %
weiblich : männlich	9 : 10 = 1 : **1,1**
3. Bei weitester Fassung:	
männlich : Gesamtzahl	13 : 32 = 40,6 %
weiblich : Gesamtzahl	11 : 32 = 34,3 %
weiblich : männlich	11 : 13 = 1 : **1,1**

Von den beiden Abbildungen zusammengefaßt beträgt die männliche Kinderzahl überhaupt 45, die weibliche 49. Die manisch-depressive Anlage ist in allen Gruppen auf die beiden Geschlechter verteilt in dem durchschnittlichen Verhältnis von 1 : 1.

Diese Tatsache spricht nicht gegen einen dominant geschlechtsbegrenzten Erbgang. Unter den Kindern einer kranken Mutter sind beide Geschlechter in gleicher Zahl wieder der Krankheit verfallen[2]).

---

[1]) s. Hoffmann, Geschlechtsbegrenzte Vererbung und manisch-depressives Irresein. Zeitschr. f. d. ges. Neurol. u. Psychiatr., Orig. **49**, 336 (1919).

[2]) $W^{\times}W \times Ww = W^{\times}W + W^{\times}w + WW + Ww.$
♀ ♂ ♀ ♂ ♀ ♂

Familie Nr.	Eltern: Proband weiblich	Eltern: Ehegatte nicht zirkulär	Kinder: Zirkulär	Zyklothym	Einmalige, period. Manie	Einmalige, period. Depression	Temperament hypoman.	Temperament depressiv	Hyperthyme u. ruhige Humoristen	Nicht zyklothym veranlagt
3	♀● torpide Melancholie	♂								1 ♀● D. praec.
4	♀● Zirkulär	♂							1 ♂	
5	♀● Depression	♂				2 ♀●				3 ♂ 1 ♀
7	♀● Zirkulär	♂					1 ♂◐			2 ♀
8	♀● Manie	♂			1 ♂●		1 ♂◐ 1 ♀◐			1 ♀
10	♀● Zirkulär	♂		1 ♂● 2 ♀●			1 ♂◐ 1 ♀◐			1 ♀
11	♀● Zirkulär	♂								1 ♂
12	♀● Zirkulär	♂							1 ♀	1 ♂
13	♀● Zirkulär	♂				1 ♂● 1 ♀●	2 ♀◐		2 ♂ 1 ♀	1 ♀
14	♀● Depression	♂				1 ♂●				
16	♀● Zirkulär	♂				1 ♂●			1 ♀	
19	♀● Depression	♂								1 ♀
22	♀● Manie	♂								1 ♀
23	♀● Depression	♂				1 ♀●				1 ♀ (24 †)
24	♀● Zirkulär	♂								1 ♂ 2 ♀
26	♀● Depression	♂						♀◐		
30	♀● Depression	♂							1 ♀	1 ♀
31	♀● Depression	♂				1 ♂●				1 ♀● D. praec.
32	♀● Depression	♂	1 ♂●			1 ♀●			2 ♂	
34	♀● Zirkulär	♂	1 ♂●							4 ♂ 2 ♀; 1 ♂● Haltlos imbecill.
36	♀● Depression	♂								1 ♀● D. praec.; 1 ♂ 1 ♀
			2 ♂●	1 ♂● 2 ♀●	1 ♂●	4 ♂● 5 ♀●	3 ♂◐ 4 ♀◐	1 ♀◐	5 ♂ 4 ♀	11 ♂ 15 ♀; 1 ♂● Imbecill.; 3 ♀● D. praec.
			8 ♂● 7 ♀●				3 ♂◐ 5 ♀◐			

Abb. 33.

Familie Nr.	Eltern: Proband weiblich	Eltern: Ehegatte nicht zirkulär	Kinder: Zirkulär	Kinder: Zyklothym	Kinder: Einmalige oder periodische Manie	Kinder: Einmalige oder periodische Depression	Kinder: Temperament hypomanisch	Kinder: Temperament depressiv	Kinder: Hyperthyme und ruhige Humoristen	Kinder: Nicht-zyklothym veranlagt
37	♀● Depression	♂		2 ♂●				1 ♂◐		
38	♀● Zirkulär	♂	1 ♂●				1 ♂◐			
40	♀● Depression	♂								1 ♂
44	♀● Depression	♂				1 ♀●				1 ♀
45	♀● Depression	♂				1 ♂●				
46	♀● Zirkulär	♂							1 ♂	1 ♀
51	♀● Zirkulär	♂				1 ♀●			1 ♀	
52	♀● Depression	♂		1 ♀●		1 ♀●			1 ♂	
54	♀● Zirkulär	♂		1 ♀●						
55	♀● Depression	♂		1 ♂● 1 ♀●				2 ♀◐		
56	♀● Depression	♂		2 ♂● 1 ♀●						1 ♀
59	♀● Zirkulär	♂					1 ♂◐		1 ♂ 1 ♀	1 ♂ 1 ♀● Idiotie
60	♀● Depression	♂								1 ♂
61	♀● Depression	♂								1 ♂
			1 ♂●	5 ♂● 4 ♀●		1 ♂● 3 ♀●	2 ♂◐	1 ♂◐ 2 ♀◐	3 ♂ 2 ♀	4 ♂ 3 ♀ 1 ♀● Idiotie
			7 ♂● 7 ♀●				3 ♂◐ 2 ♀◐			

Abb. 34.

Anders verhält es sich jedoch mit der Kreuzung kranker Vater × gesunde Mutter. Hier sollen regelmäßig alle Töchter krank sein, jedoch müssen die Söhne theoretisch verschont bleiben.

Proportionen (s. Abb. 35):

1. Bei engster Fassung (●):		
männlich : Gesamtzahl	7 : 30 = 23,3%	
weiblich : Gesamtzahl	3 : 30 = 10,0%	
weiblich : männlich	3 : 7 = **1 : 2,3**	
2. Bei weiterer Fassung (● und ◑):		
männlich : Gesamtzahl	11 : 30 = 36,6%	
weiblich : Gesamtzahl	4 : 30 = 13,3%	
weiblich : männlich	4 : 11 = **1 : 2,75**	
3. Bei weitester Fassung:		
männlich : Gesamtzahl	12 : 30 = 40%	
weiblich : Gesamtzahl	6 : 30 = 20%	
weiblich : männlich	6 : 12 = **1 : 2**	

Das Verhältnis von männlichen zu weiblichen Nachkommen überhaupt beträgt 18 : 12.

In dieser Gruppe (männliche Ausgangsprobanden) finden wir bei den zyklothym veranlagten Kindern ein auffallendes Verhältnis von weiblich zu männlich im Durchschnitt 1 : 2,35. Ferner weisen die Nichtzyklothymen 6 gesunde Töchter auf. Beide Tatsachen sprechen der Theorie nach unbedingt gegen einen dominant geschlechtsbegrenzten Erbgang, bei dem für diese Konstellation weder kranke Söhne noch gesunde Töchter vorkommen dürften.

Demnach ist es wahrscheinlich, daß beim manisch-depressiven Irresein keine geschlechtsbegrenzte Vererbung vorliegt. Wie allerdings dieses Ergebnis mit der Überzahl von weiblichen manisch-depressiven Erkrankungen in Einklang zu bringen ist, vermag ich nicht zu sagen. Es wäre nicht unmöglich, daß die geschlechtsbegrenzte Vererbung nur für einen Teil des uns als „Krankheitseinheit" bekannten zirkulären Irreseins zutrifft und daß ein anderer Teil nicht diesem Erbgang folgt. So könnte man das eigentümliche Überwiegen der männlichen erkrankten Nachkommen in dieser Gruppe (der männlichen Ausgangsprobanden) vielleicht durch diese Überlegung dem Verständnis näher bringen. Wir könnten zufällig in unserer, ja relativ kleinen, Auslese auf vorwiegend nicht geschlechtsbegrenzt sich vererbende Formen des manisch-depressiven Irreseins gestoßen sein, und das Überwiegen männlicher Nachkommen mit zyklothymer Konstitution könnte ebenfalls ein zufälliges Ergebnis sein.

Wir werden jedoch bei weiteren Untersuchungen besonders auf diese Gruppierung sehen müssen; wahrscheinlich werden wir dann bei einem umfangreichen Material mehr Klarheit bekommen. Vielleicht lassen sich auch einzelne Familien finden, deren zirkulärer Erbgang der geschlechtsbegrenzten Dominanz nicht widerspricht.

An besonderen Einzeltatsachen wäre noch folgendes zu erwähnen:

Neben der zirkulären Anlage kommen unter den Kindern zirkulärer Eltern noch andere pathologische Anlagen vor. Wir fanden 4 Schizophrenien im Gesamtmaterial (Familie 3, 31, 33, 36); in Familie 3 brachten wir diese mit der torpiden (schizoid gefärbten) Melancholie der Mutter in Zusammenhang, während in den übrigen Familien die Wurzeln auf schizoide Aszendenz zurückgehen. Schwachsinn ist in Familie 34, 47 und 59 vertreten, ohne hereditäre Erklärungsmöglichkeit. Die Epilepsie in Familie 57 ist nicht die einzige ihrer Art, eine Cousine des betreffenden Deszendenten litt an der gleichen Krankheit. Ich glaube durch meine Ausführungen in Abschnitt 2 einer leichtfertigen Annahme „poly-

Familie Nr.	Eltern		Kinder							
	Proband männlich	Ehegattin nicht zirkulär	Zirkulär	Zyklothym	Einmalige oder periodische		Temperament		Hyperthyme und ruhige Humoristen	Nicht-zyklothym veranlagt
					Manie	Depression	hypoman.	depressiv		
2	●♂ Manie	♀			1 ●♂		1 ◐♂		1 ♂ 1 ♀	1 ♀
6	●♂ Depression	♀								1 ♀
15	●♂ Zirkulär	♀		1 ●♂						
27	●♂ Depression	♀					1 ◐♂			
29	●♂ Zirkulär	♀				1 ●♀		1 ◐♀		
39	●♂ Depression Arteriosklerose	♀		1 ●♂						1 ♂
48	●♂ Depression	♀		1 ●♀						
49	●♂ Depression	♀					1 ◐♂			1 ♀
50	●♂ Zirkulär	♀		2 ●♂ 1 ●♀						
53	●♂ Zirkulär	♀				2 ●♂				3 ♂ 1 ♀ 1 ●♂ D. praec.
57	●♂ Depression	♀						1 ◐♂	1 ♀	2 ♀ 1 ●♂ Epilepsie
				4 ●♂ 2 ●♀	1 ●♂	2 ●♂ 1 ●♀	3 ◐♂	1 ◐♂ 1 ◐♀	1 ♂ 2 ♀	4 ♂ 6 ♀ 1 ●♂ D. praec. 1 ●♂ Epilepsie
				7 ●♂ 3 ●♀			4 ◐♂ 1 ●♀			

Abb. 35.

morpher Vererbung", unter der sich die Wenigsten, die dieses Wort gebrauchen, einen wirklichen Begriff vorstellen, Erklärungen auf faßlicher Grundlage entgegengestellt zu haben.

Ferner konnte ich in meinem Material eine Beobachtung Kretschmers bestätigen, daß die typisch depressiven Temperamente sehr selten sind im Verhältnis zu den Konstitutionen hypomanischer Färbung. Dagegen finden sich unter den zirkulären Erkrankungen vorwiegend Depressionen.

Um endlich das Problem der Anteposition nicht unberührt zu lassen, habe ich zwei Abbildungen zusammengestellt aus den Familien, bei denen mir der Zeitpunkt der Erkrankung bei Elter und Kind einwandfrei gegeben war. Die erste Abbildung (36) umfaßt die Familien mit nichtzyklothymen Ehegatten des Probanden, die zweite (37) solche mit Ehegatten zyklothymer Konstitution. Das Material ist sehr klein und läßt deswegen keine eindeutigen Schlußfolgerungen zu. Immerhin ergibt sich ein charakteristischer Unterschied. Das Verhältnis in der ersten Abbildung (Elter : Kind 36,8 : 32,7) bleibt weit hinter dem der zweiten Abbildung (48,2 : 28,4) zurück. Dort also, wo eine zyklothyme Anlage durch den anderen Ehegatten eingeführt wird, scheint die Anteposition bei weitem größer zu sein. Doch müssen wir mit dieser Behauptung sehr vorsichtig sein. Es ist eine bekannte Tatsache, daß der Beginn zirkulärer Erscheinungen einwandfrei nur bei genauen anamnestischen Erhebungen zutage tritt. Diese lassen aber besonders bei den Probanden sehr viel zu wünschen übrig. Wir werden demnach auch hinsichtlich der Frage der Anteposition auf ein größeres und in allen Teilen auf das genaueste durchforschte Material angewiesen sein.

Als wesentliches Forschungsergebnis für das manisch-depressive Irresein müssen wir festhalten, daß höchst wahrscheinlich ein dominanter Erbgang in irgendeiner Form vorliegt.

Richtlinien für die zukünftige Forschung.

Ganz allgemein läßt sich sagen, daß wir zur Klärung der Heredität beim zirkulären Irresein eines Materials bedürfen, das auf peinlichster Erforschung der charakterologischen und körperkonstitutionellen Momente aufgebaut ist. Dabei müssen wir besonders auch auf exogene ätiologische Komponenten, auf konstellative Faktoren, achten.

Wir bedürfen genauer Elternuntersuchungen bei zirkulären Erkrankungen, um festzustellen, ob zirkuläre Psychosen immer auf zyklothyme Konstitutionen der direkten Aszendenz zurückgehen, oder ob gelegentlich auch das Zirkuläre da entsteht, wo bisher nichts von zyklothymer Anlage nachzuweisen war.

Ferner müssen die hier durchgeführten Deszendenzuntersuchungen im großen Stil weiter fortgesetzt werden. Dabei müssen wir versuchen, durch die verschiedensten Gruppierungen des Materials die Art der vorliegenden Dominanz herauszuschälen, und besonders auch der Frage der geschlechtsbegrenzten Vererbung genügende Beachtung schenken.

Da wir nicht wissen, ob das manisch-depressive Irresein eine biologische Einheit darstellt, sondern sehr wohl daran denken können, daß wir in diesem Krankheitsbegriff eine Reihe hereditär heterogener Anomalien zusammenfassen,

Familie Nr.	Beginn der Psychose bei Elter-Proband	Beginn der Psychose bei den Kindern a	b	c
5	♀ 40	♀ 32		
8	♀ 41	♂ 52		
9	♀ 20	♂ 33		
14	♀ 18	♂ 39		
15	♂ 41	♂ 20		
32	♀ 38	♂ 20	♀ 30	
34	♀ 30	♂ 36		
38	♀ 59	♂ 32		
44	♀ 54	♀ 40		
45	♀ 55	♂ 20		
51	♀ 54	♂ 36		
53	♂ 22	♂ 35	♂ 33	
	Mittelwert: 442 : 12 = 36,8	458 : 14 = 32,7		

Abb. 36.

Familie Nr.	Beginn der Psychose bei Elter-Proband	Ehegatten	Beginn der Psychose bei den Kindern a	b	c
1	♀ 37	♂ Depression?	♂ 32	♂ 55	
18	♀ 69	♂ hypoman.	♀ 36		
25	♀ 33	♂ 50 Depression	♂ 29		
43	♀ 54	♂ hypoman.	♀ 16	♀ 15	♂ ca. 15—16
	Mittelwert: 193 : 4 = 48,2		199 : 7 = 28,4		

Abb. 37.

werden wir besonderen Wert auf Einzelstammbäume legen, die der Dominanz in irgendeiner Form widersprechen. Wir müssen nach gewissen Gesetzmäßigkeiten suchen, in denen gerade solche Familien sich ähnlich sind.

Die Frage des Alternierens der verschiedenen zirkulären Erscheinungsformen im Erbgang wird erst dann gelöst werden können, wenn wir über die manisch-depressive Grundstörung mehr Erfahrung besitzen. Gerade hier wird die gründliche Erforschung sonstiger in der Konstitution gegebener Eigenschaften und die Ergründung exogener und reaktiv psychologischer Momente sehr förderlich sein.

Ferner sollte die Untersuchungsanordnung konjugal zirkulärer und überhaupt konjugal zyklothym veranlagter Eltern (verschiedener Wertigkeit) mit besonderer Intensität bearbeitet werden. Ihnen wären die Kreuzungsgruppen (zirkulär bzw. zyklothym × nichtzirkulär sowie × schizoid) gegenüberzustellen und alle Gruppen im Vergleich nach theoretischen Vererbungsgesichtspunkten auszuwerten.

Die Statistik wird nur dann eine Förderung der Forschung bedeuten, wenn ihr ein umfangreiches und gründlich durchforschtes Material zugrunde liegt und wenn sie mit spezialistischer Sachkenntnis angewandt wird.

III. Anhang.

1. Die Deszendenz bei der Epilepsie.

Leider verfüge ich nur über ein sehr kleines Material von Epileptikerfamilien. Es liegt dies wohl in erster Linie daran, daß gerade bei der genuinen Epilepsie sich sehr schwer eine Nachkommenuntersuchung durchführen läßt, da die Kranken in der Mehrzahl der Fälle ledig bleiben. Infolgedessen war die Auslese sehr gering; aber auch die Art der Untersuchung ist infolge des Zeitmangels im ganzen oberflächlich geblieben. Wenn ich trotzdem auch die Epilepsie kurz berühre, so möchte ich wiederum im wesentlichen nur Anregungen geben.

Über den Erbgang der genuinen Epilepsie ist bisher noch nicht sehr viel bekannt. Eine Arbeit von Davenport und Weeks[1]) beschäftigt sich speziell mit der Vererbung der Epilepsie und deren Beziehungen zum Schwachsinn. Davenport sieht die Anlage zur Epilepsie und zur Geistesschwäche als zusammengehörig an (beide sollen, einander nahe verwandt, auf dem Fehlen eines protoplasmatischen Faktors beruhen, dessen Anwesenheit sonst die normale Entwicklung des Zentralnervensystems bewirkt). Beide Anlagen sollen eine rezessive Anomalie (*RR*) darstellen. Die Heterozygoten bilden eine gewisse Mittelstellung in der geistigen Beschaffenheit; zu ihnen rechnen die beiden Autoren auch Alkoholismus und Neuropathie. Die Normalen (*DD*) haben von beiden Eltern her den Faktor für die normale volle geistige Entwicklung mitbekommen.

Wir finden in dieser Arbeit eine Tabelle, die die Deszendenz einzelner Kreuzungen statistisch erfaßt. Die Kreuzung von Epilepsie × Normal hat in 24 Familien 133 Kinder, von denen 30 jung gestorben sind. Von den übrigen 103 sind 26 gleich 25% wieder epileptisch; außerdem finden sich 5 Schwachsinnige und 14 Neuropathen.

[1]) A first study of inheritance in epilepsy. Journ. of nervous and mental diseases 38 (1919).

Da dieses Material durch nicht ärztlich gebildete Hilfskräfte, sog. Fieldworkers, gewonnen wurde, müssen wir die Resultate mit größter Skepsis aufnehmen. Wir wissen, wie schwierig oft die genuine Epilepsie zu diagnostizieren ist, daß wir häufig die symptomatischen Formen nur auf Grund eingehender Untersuchungen ausscheiden können, und diese Arbeit sollte unbedingt von geschulten Ärzten getan werden. Außerdem müssen wir eine Untersuchung als oberflächlich und falsch bezeichnen, die kritiklos Schwachsinn und Epilepsie als biologische Einheit zusammenfaßt.

Von einzelnen Stammbaumuntersuchungen möchte ich zunächst auf eine Arbeit Oberholzers[1]) hinweisen, der durch mehrere Generationen hindurch eine Anlage zur Epilepsie der verschiedensten Art beobachten konnte (s. Abb. 38).

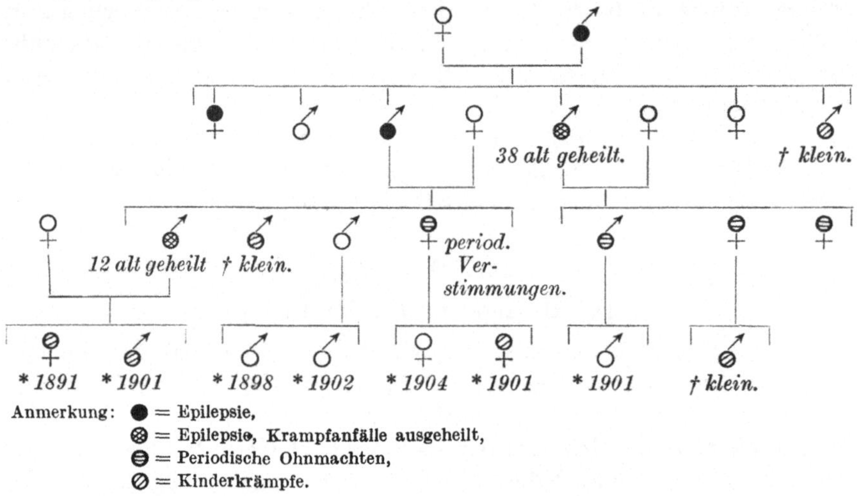

Abb. 38. Nach Oberholzer.

Er findet einen großen Formenreichtum in der Erscheinungsform der epileptischen Anlage Hand in Hand gehend mit einer gradatim fortschreitenden Regeneration bei psychischer Gesundheit des angeheirateten Ehegatten. Während die ersten beiden Generationen mehrere Fälle schwerer Epilepsie mit nachfolgender Verblödung aufweisen, finden wir in der 3. Generation vorwiegend periodische Ohnmachten und einen Epileptiker, bei dem die Anfälle nach dem 12. Lebensjahr sistierten. In der 4. Generation traten bis jetzt nur Kinderkrämpfe auf. Vermutlich gehören in dieser Familie alle diese Dinge zusammen; ob dies immer der Fall ist, wird auch wieder einer großen statistischen Untersuchung überlassen werden müssen.

Mit den Charakteranomalien in einer Epileptikerfamilie befaßt sich die wertvolle Arbeit von Roemer[2]). Er untersuchte eine Familie auch hinsichtlich der charakterologischen Veranlagung der nicht manifest Erkrankten. Ein Blick auf die beigegebenen Stammbäume wird uns seine Ergebnisse am besten überschauen lassen (s. Abb. 39 und 40).

[1]) Erbgang und Regeneration in einer Epileptikerfamilie. Zeitschr. f. d. ges. Neurol. u. Psychiatr. **16**, 105 (1913).

[2]) Zur Symptomatologie und Genealogie der psych. Epilepsie und der epileptischen Anlage. Allg. Zeitschr. f. Psych. **67**, 592 (1910).

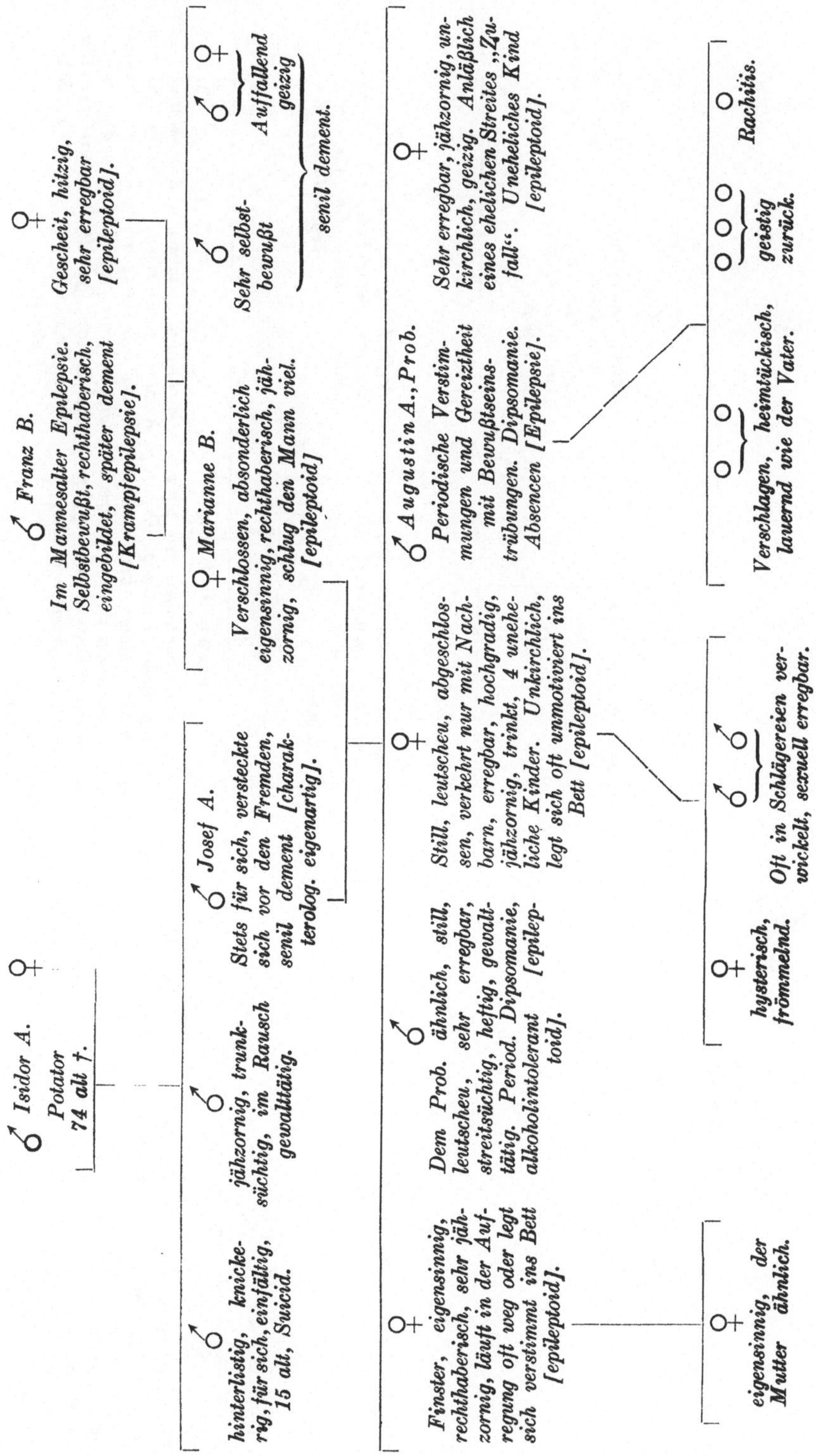
♂ Isidor A.
Potator
74 alt †.
♀
♂ Franz B.
Im Mannesalter Epilepsie. Selbstbewußt, rechthaberisch, eingebildet, später dement [Krampfepilepsie].
♀
Gescheit, hitzig, sehr erregbar [epileptoid].
♂
hinterlistig, knickerig, für sich, einfältig, 15 alt, Suicid.
♂
jähzornig, trunksüchtig, im Rausch gewalttätig.
♂ Josef A.
Stets für sich, versteckte sich vor den Fremden, senil dement [charakterolog. eigenartig].
♀ Marianne B.
Verschlossen, absonderlich eigensinnig, rechthaberisch, jähzornig, schlug den Mann viel. [epileptoid]
♂
Sehr selbstbewußt
♂ ♀
Auffallend geizig
senil dement.
♀
Finster, eigensinnig, rechthaberisch, sehr jähzornig, läuft in der Aufregung oft weg oder legt sich verstimmt ins Bett [epileptoid].
♂
Dem Prob. ähnlich, still, leutscheu, sehr erregbar, streitsüchtig, heftig, gewalttätig. Period. Dipsomanie, alkoholintolerant [epileptoid].
♀
Still, leutscheu, abgeschlossen, verkehrt nur mit Nachbarn, erregbar, hochgradig, jähzornig, trinkt, 4 uneheliche Kinder. Unkirchlich, legt sich oft unmotiviert ins Bett [epileptoid].
♂ Augustin A., Prob.
Periodische Verstimmungen und Gereiztheit mit Bewußtseinstrübungen. Dipsomanie. Absencen [Epilepsie].
♀
Sehr erregbar, jähzornig, unkirchlich, geizig. Anläßlich eines ehelichen Streites „Zufall“. Uneheliches Kind [epileptoid].
♀
eigensinnig, der Mutter ähnlich.
♀
hysterisch, frömmelnd.
♂ ♂
Oft in Schlägereien verwickelt, sexuell erregbar.
○ ○
Verschlagen, heimtückisch, lauernd wie der Vater.
○ ○ ○
geistig zurück.
○
Rachitis.

Abb. 39.

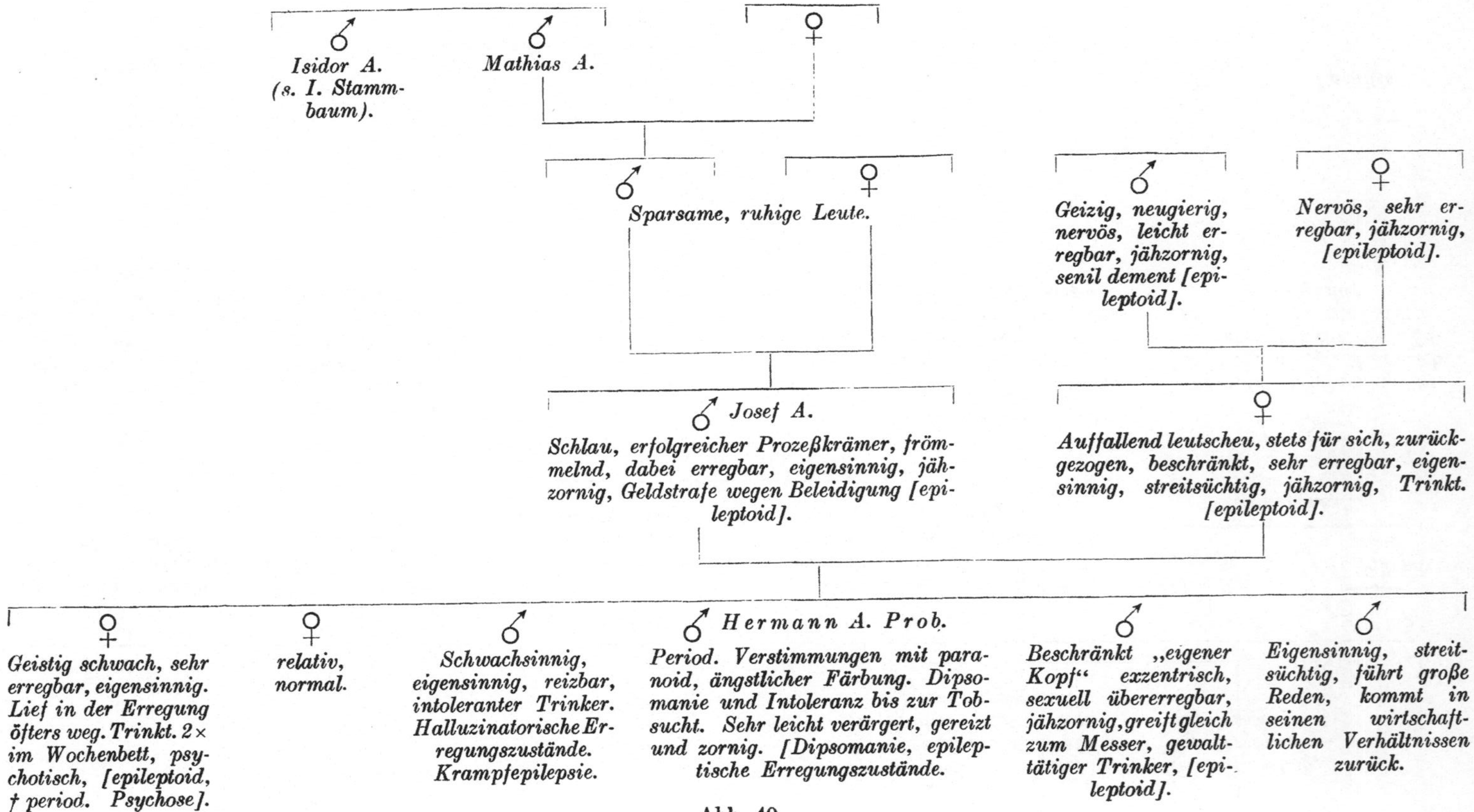
♂ Isidor A. (s. I. Stammbaum).
♂ Mathias A.
♀
♂
♀
Sparsame, ruhige Leute.
♂ Geizig, neugierig, nervös, leicht erregbar, jähzornig, senil dement [epileptoid].
♀ Nervös, sehr erregbar, jähzornig, [epileptoid].
♂ Josef A.
Schlau, erfolgreicher Prozeßkrämer, frömmelnd, dabei erregbar, eigensinnig, jähzornig, Geldstrafe wegen Beleidigung [epileptoid].
♀ Auffallend leutscheu, stets für sich, zurückgezogen, beschränkt, sehr erregbar, eigensinnig, streitsüchtig, jähzornig, Trinkt. [epileptoid].
♀ Geistig schwach, sehr erregbar, eigensinnig. Lief in der Erregung öfters weg. Trinkt. 2× im Wochenbett, psychotisch, [epileptoid, † period. Psychose].
♀ relativ, normal.
♂ Schwachsinnig, eigensinnig, reizbar, intoleranter Trinker. Halluzinatorische Erregungszustände. Krampfepilepsie.
♂ Hermann A. Prob.
Period. Verstimmungen mit paranoid, ängstlicher Färbung. Dipsomanie und Intoleranz bis zur Tobsucht. Sehr leicht verärgert, gereizt und zornig. [Dipsomanie, epileptische Erregungszustände.
♂ Beschränkt „eigener Kopf“ exzentrisch, sexuell übererregbar, jähzornig, greift gleich zum Messer, gewalttätiger Trinker, [epileptoid].
♂ Eigensinnig, streitsüchtig, führt große Reden, kommt in seinen wirtschaftlichen Verhältnissen zurück.

Abb. 40.

Proband Augustin A. und seine sämtlichen Geschwister galten allgemein als rechthaberisch, eigensinnig, jähzornig und gewalttätig; „sie wissen im Jähzorn nimmer, was sie tun, und tragen allein die Schuld an den zahlreichen Ehezwistigkeiten, die jeder von ihnen mit dem ruhigen und friedlichen Gatten immer hatte".

Wir finden in beiden Stammbäumen Persönlichkeitstypen, die vor allem durch rechthaberischen Eigensinn und durch jähzornige Erregtheit und Streitsucht, verbunden mit Alkoholintoleranz charakterisiert sind. Daneben wird uns von Charakterzügen berichtet (still, leutscheu, abgeschlossen, geizig, exzentrisch, „eigener Kopf", frömmelndes Wesen), wie wir sie bei den schizoiden Persönlichkeiten kennengelernt haben.

Es ist mir vorläufig noch sehr fraglich, ob es eine epileptoide Charakteranomalie gibt ähnlich der schizothymen und zyklothymen Konstitution. Mir sind jedenfalls in meinem kleinen Material epileptischer Familien durchaus heterogene Typen begegnet, die zum Teil als epileptoid im Sinne Roemers, zum Teil aber als schizoid oder zykloid gekennzeichnet werden müssen. Die Gesamtkonstitution der Roemerschen Familie scheint mir der schizothymen Konstitutionsgruppe sehr nahe zu stehen; ihr ist vielleicht das spezifisch Epileptische nur aufgepfropft. Man wird jedoch die Frage der eventuellen epileptischen Konstitutionstypen in einem größeren Material zwanglos lösen können. Auffallend war mir bei der Durchsicht des Epilepsiematerials der genealogischen Abteilung der Münchener Forschungsanstalt die sehr erhebliche Belastung (meist indirekter Art) mit Schizophrenien. Man wird sich in solchen Fällen nicht wundern, bei den Angehörigen der Epileptiker und vielleicht auch bei ihnen selbst schizoide Temperamente zu finden. Sehr gering ist die zirkuläre Belastung; in solchen Familien können wir zyklothym gefärbte Charakterologie ebenfalls gut verstehen. Es wäre denkbar, daß nebenher in solchen Familien bestimmte abwegige Typen vorkommen, denen wir eine enge Zugehörigkeit zum epileptischen Erbkreis zuerkennen müssen. Diese Möglichkeit ließe sich einmal konstruieren bei den auch wohl sonst als epileptoid bezeichneten Typen mit explosiver Erregbarkeit und brutalem Jähzorn, die ein Spielball ihrer triebartig elementaren Affekte sind und mit ihrer schwerfällig massiven Art den Vertretern unkultivierter, wilder Naturvölker gleichen[1]). Ihre ungezügelte Affektivität befindet sich dauernd in einem Zustand hochgradiger innerer Spannung, um bei den geringsten Anlässen jeglicher Art loszuplatzen. Zum anderen könnte man diese Auffassung diskutieren für jene meist geistig schwach begabten, überkorrekten, schwerfällig penibeln, umständlichen, übertrieben höflichen Menschen, die ihre kleinlichen Wünsche und Ziele mit zäher Beharrlichkeit vertreten und damit ihren Mitmenschen auf die Nerven fallen. Ihre Affektivität ist meist ihrem korrekten Wesen entsprechend kühl und beherrscht, schlägt jedoch manchmal ohne ersichtliches psychologisches Motiv in endogen nervöse Reizbarkeit um. Ihre geistigen Interessen liegen auf sittlichem, religiösem Gebiet, dem sie mit kleinlicher Pedanterie und süßlicher Frömmelei ergeben sind. Beide Typen sind uns als Charakteranomalien bei Epileptikern bekannt, sie kommen aber auch ohne nachweisbare epileptische Symptome sonst vor

[1]) Gewisse Formen der moralischen Entartung mit explosiver Affekterregbarkeit gehören vermutlich auch zum epileptischen Erbkreis.

und gelegentlich in epileptischen Familien. Mir scheint, daß diese Typen, welche immer den Eindruck von organischen Defektanlagen machen, sich wohl von den schizoiden Persönlichkeiten, denen sie äußerlich nahestehen, werden scheiden lassen. Doch fehlt mir zu einer eingehenden psychologischen Analyse ein genügend großes Material.

Wir sahen bei der Verarbeitung des zirkulären und schizophrenen Materials, daß zur Erklärung mancher Erbgänge eine Kombination von verschiedenen pathologischen Anlagen in ein und demselben Individuum angenommen werden mußten. Auch bei der Epilepsie habe ich nach analogen Verhältnissen gesucht und einige Beispiele gefunden.

Zunächst eine Familie meines statistischen Materials:

Familie Stahl (G. Seite 207).

Prob.: Elise L., geboren 1851, gestorben 1918. Drei Brüder der Mutter geisteskrank, davon zwei sicher schizophren. Prob. vom 3. bis 10. Lebensjahr epileptische Anfälle. 1876 (25) Anfall von ängstlicher Verwirrtheit. Seither ca. alle 4 Wochen ganz kurze Anfälle der Verwirrtheit, später auch Krampfanfälle mit Aura.

1883 Anstalt Eglfing: Klein, ungemein dick; ängstliche Verwirrtheit. Traumähnlicher Zustand. Spricht im Predigerton. Wiederholt 50mal denselben Satz. Masturbiert; unrein. Tags darauf klar, geordnet, weint über ihr Unglück. Erhaltene Erinnerung. Nachmittags gleicher Anfall von Bewußtseinstrübung, am nächsten Tag wieder klar.

1906 Irrenklinik München: Pfingsten 1905 Anfall von Beängstigung und Beklemmung 4 Tage lang; sagte, sie werde verfolgt, könne nicht mehr leben; Selbstmordversuch. Außerdem regelmäßige epileptische Krampfanfälle In letzter Zeit oft übelgelaunt, sehr abergläubisch. In der Klinik freundlich und zugänglich, klar; kurze Abszenzen.

1914 Irrenklinik München: Wöchentlich 6—8 Anfälle, manchmal bewußtlos, manchmal nur benommen. Im Wesen ärgerlich, leicht reizbar, gern für sich. Später Eglfing. Dort alle paar Tage Anfälle entweder in Form von Ohnmachten oder Verwirrtheit. Charakteristisch schwerfällig, harmlos schwachsinnig, zutraulich, sehr reizbar.

Ehegatte und drei Kinder (zwei Töchter und ein Sohn) völlig gesund.

Daß bei der Probandin eine Epilepsie vorlag, dürfte wohl unumstritten feststehen. Im 10. Lebensjahr setzen epileptische Erscheinungen (Kinderkrämpfe) aus, um im 3. Lebensjahrzehnt in Form von Krampfanfällen und Attacken ängstlich benommener Verwirrtheit wieder aufzutreten. Die typisch epileptische reizbare Demenz bleibt nicht aus, nachdem die Anfälle in ihrer Häufigkeit im Laufe der Jahre mehr und mehr zugenommen haben. Die Familiengeschichte zeigt uns eine auffallende Dementia praecox-Belastung in der Seitenverwandtschaft (Brüder der Mutter). Betrachten wir die allerdings recht summarische Schilderung des Krankheitsverlaufes, so ist uns einmal im Jahre 1883 während eines Zustandes ängstlicher Verwirrtheit das Symptom der Stereotypie auffallend (wiederholt 50mal den gleichen Satz), zum anderen könnten wir noch bei einem Anfall (1905) den paranoiden Vorstellungsinhalt als nicht gerade typische Erscheinung bei der Epilepsie beanstanden. Vielleicht dürfen wir diese Besonderheiten für die Auffassung verwerten, daß in diesem Falle gelegentlich eine schizophrene Färbung der Epilepsie zutage tritt; das Auftreten deutlicher katatonischer Symptome würde uns allerdings, wie mir scheint, bessere Handhaben geben. Immerhin ist diese Deutung nicht mehr so absurd, nachdem Kahn[1]) bei schizothymer Familienkonstitution ähnliche Beobachtungen machen konnte. Bei seinem Fall Alois Hartmann treten auf den Höhenpunkten

[1]) Zeitschr. f. d. ges. Neurol. u. Psychiatr., Orig. **59**, 264 (1920).

der epileptischen Dämmerzustände katatonische Symptome auf. Zur Erklärung macht Kahn sich die Vorstellung, daß die höchstgradige Autointoxikation der konstitutionellen Epilepsie die schizophrene Erbanlage in Schwingungen versetzt, d. h. diese zur pathoplastischen Wirkung bringt. Vielleicht wird diese Deutung auch am ehesten unserem Falle gerecht.

Wir dürfen uns nun nicht nur mit dieser eventuellen schizophren-epileptischen Anlagemischung begnügen, sondern müssen verlangen, falls Mischkonstitutionen überhaupt bei der Epilepsie vorkommen, daß auch zirkuläre Legierungen mit der epileptischen Anlage vorkommen.

Als Beispiel hierfür möchte ich folgende Familie (nicht statistisch) anführen:

Familie Huismann.

Prob.: Otto H., geboren 1881. Ein Vetter des Großvaters väterlicherseits ähnliche Anfälle. Prob. hat seit dem 13. Lebensjahr typisch epileptische Krampfanfälle. 1906 Irrenklinik München: Bei Aufnahme schwer benommen, delirante Unruhe, am nächsten Tag klar, besonnen, ohne Erinnerung. Berichtet selbst, daß er an periodischen depressiven Verstimmungen leidet; tageweise sei ihm das Leben verleidet, er wache dann in der Frühe schon schwermütig auf, mache sich Gedanken über seine Krankheit und kämpfe oft mit Selbstmordideen. In diesen Zeiten leicht aufbrausend und reizbar. In den letzten Jahren vergeßlicher geworden. In seinem Benehmen gewisse ängstliche Förmlichkeit, gewählte Ausdrucksweise.

1907 Irrenklinik München: Aufgenommen in reaktionsloser Benommenheit. Am rechten Zungenrand frische Bißnarbe. Tags darauf klar, orientiert, völlig amnestisch. Auch im letzten Jahre die auffallenden depressiven Verstimmungen bemerkt; nur der Gedanke an seine Eltern halte ihn vom Selbstmord ab.

Diagnose: Epilepsie mit Verstimmungen.

Josef H., geboren 1865 (Bruder der Mutter des Prob.). Von Jugend auf schwach begabt. Seit 1909 (54) periodische Verstimmungen, bald schwermütig, bald heiter erregt. 1914 stärkere depressive Phase hypochondrischer Färbung mit Selbstmordgedanken, anschließend daran mehrere Monate übermütig, erregt, sehr gesprächig, leicht gereizt, verschwenderisch.

Irrenklinik München vom 8. I. bis 24. XII. 1915. Hypomanische Verstimmung, zwischenhinein depressiv, suicidgefährlich.

Diagnose: Zirkuläres Irresein.

Bei dem Probanden beobachten wir neben den Erscheinungen genuiner Epilepsie leichte kurzdauernde depressive Verstimmungen gereizter Färbung. Es liegt sehr nahe, dieses wiederum nicht allgemein für Epilepsie charakteristische Symptom mit dem zirkulären Irresein des Onkels in hereditäre Beziehung zu bringen. Es ist ja durchaus kein fernliegender Gedanke, daß die Epilepsie in Familien, in denen Neigung zu zyklothymen Stimmungsverschiebungen vorhanden ist, neben den Krampferscheinungen Irritationen der Stimmungskurve endogener Art erzeugt. Als Gegenstück zur ersten Familie hätten wir hier ein Beispiel zirkulär-epileptischer Mischanlage. Es fragt sich nun, ob wir in der Mehrzahl ähnlicher Fälle von Epilepsie die zyklothyme Konstitutionskomponente nachweisen können, oder ob nicht auch epileptische Verstimmungen vorkommen können, die mit der zyklothymen Konstitution keine Verwandtschaft besitzen. Letzteres halte ich nach meinen Erfahrungen für durchaus wahrscheinlich.

Als Gegenstück möchte ich noch eine dritte Familie (nicht statistisch) besprechen.

Familie Bartholomäus.

Prob.: Julius B., geboren 1853, gestorben 1902. Litt seit dem 18. Lebensjahr an epileptischen Anfällen, die ohne Ursache mehrere Male jährlich auftraten. Häufig im Anfall Kieferluxation. Im Laufe der Jahre reizbarer, oft so aufgeregt, daß man ihn nicht ansprechen konnte. Drohte einmal mit Totschlagen, als er kein Bier bekommen sollte.

Diagnose: Epilepsie.

Karl B., geboren 1852 (Bruder des Prob.). Vater Faxenmacher; gestorben in Gemütskrankheit; dessen Vater gemütskrank. Mutter launisch, eigensinnig; grüßte oft die Frau ihres Sohnes nicht, die an sich ein freundliches Wesen zeigt.

Karl, gutmütiger, fleißiger Mensch, im ganzen ruhiges Temperament, gelegentlich reizbar. 1882 (30) erheblicher Geldverlust, seither periodische Aufregungszustände, anfangs alle zwei Monate, später in kürzeren Zwischenräumen. Beginn meistens mit nächtlicher Unruhe, welche ihn zwang, das Freie aufzusuchen. Dauer meistens 14 Tage; trieb sich beschäftigungslos herum, erging sich in Belästigungen hauptsächlich ihm bekannter Personen. Während der Erregung starker Trinker, sonst sehr mäßig. Wegen Bedrohung mit Erstechen 1884 Anstalt Eglfing. Bei Aufnahme ruhig, geordnet und orientiert. Erzählt selbst von Aufregungszuständen, die er schon in der Jugend gehabt habe; sprang damals nachts plötzlich verwirrt aus dem Bett, lief im Zimmer umher, schrie und weinte, suchte zu demolieren. Nach einigen Stunden tiefer Schlaf. War dann jahrelang frei von solchen Zuständen. In seinen jetzigen Anfällen komme der Drang über ihn, seine Arbeit zu verlassen, planlos herumzustreunen. Er sei gereizt gegen jedermann, fange in großen Mengen zu trinken an und versetze alles, um diese Sucht zu befriedigen. Völlig einsichtig.

In den folgenden Monaten in der Anstalt abrupt einsetzende Erregungen hypomanischen Charakters; übermütig, prahlt, renommiert, treibt Allotria, ideenflüchtig, vielgeschäftig, schwatzhaft, motorisch unruhig. Meistens nach einigen Tagen Erregung ebenso plötzlich abgeklungen. Vereinzelte kurze depressive Phasen. 1885 entwichen.

1905 Irrenklinik München. Inzwischen ruhig, erst seit zwei Jahren wieder Erregungszustände. In der Klinik anfallsartige kurze Erregungszustände hypomanischen Charakters, ohne Bewußtseinstrübung, die in ihrem elementaren Fortdrängen und dem triebartigen Verlangen nach alkoholischen Getränken ganz an Dipsomanie erinnern. Gelegentlich kurze Phasen depressiver Hemmung.

Katamnese: Seither protrahierte zyklothyme Schwankungen. Verschiedentlich von daheim fortgelaufen, ohne daß die Familie den Aufenthalt wußte. Kam einmal mit erfrorenen Händen und Füßen. Ein andermal ohne Geld zu Fuß von München bis Innsbruck gelaufen, kam ohne Überzieher, Uhr und Zwicker zurück. Seit 1913 besseres Befinden, aber immer noch gelegentlich kritische Zeiten.

Diagnose: Zirkuläres Irresein.

Bei dem geschilderten Brüderpaar finden wir neben der typischen Epilepsie des Julius B. eine recht eigentümliche Verlaufsform des zirkulären Irreseins bei Karl B. Er selbst erzählt von triebartigen Erregungen, die in der Jugend aufgetreten sind. Seit dem 30. Lebensjahr zeigten sich erneut anfallsartige kurze Erregungszustände, in denen er von daheim fortlief und unmäßig trank. Nach eigener Schilderung verspürte er in diesen Zeiten einen inneren Drang zum Fortlaufen, zum Umherstreunen und eine unbezwingliche Sucht, Alkohol in großen Mengen zu sich zu nehmen, wodurch er eine allmähliche Beruhigung erzielen konnte. Sowohl in der Anstalt als auch später in der Klinik wurden bei ihm ausgesprochene zyklothyme Stimmungsschwankungen beobachtet, die in ihren hypomanischen Phasen an dipsomane Erregungen erinnerten. Die Schwankungen setzten stets ganz abrupt ein, um ebenso plötzlich wieder zu verschwinden. Wir haben demnach eine periodische Trunksucht vor uns, die immer nur auf Grund von Verstimmungen zum Vorschein kam. Gaupp[1]) hat eine Reihe derartiger Fälle beschrieben, bei denen anfallsweise auftretende Verstim-

---

[1]) Dipsomanie 1901.

mungen zu ganz unsinnigem Mißbrauche geistiger Getränke führten, und hat sie mit den epileptischen Verstimmungen auf eine Stufe gestellt, trotzdem gröbere epileptische Erscheinungen (Krampfanfälle) fehlten.

Ich bin geneigt, unseren Fall mit der epileptischen Dipsomanie in Beziehung zu setzen, vor allem, da wir typische epileptische Krampfanfälle bei dem Bruder (Proband) beobachten können. Immerhin gibt diese Auffassung noch keine restlose Analyse. Die ausgesprochen antipolaren Stimmungsverschiebungen, mögen sie auch nach Art der Dipsomanie plötzlich einsetzen und wieder verschwinden, sind als epileptische Äquivalente doch außerordentlich selten. Die Ähnlichkeit mit den zirkulären Erscheinungsformen ist so groß, daß wir vor allem in anbetracht einer direkten Belastung von Gemütskrankheiten durch Vater und Großvater wohl bei Karl B. auch eine zirkuläre Konstitutionskomponente annehmen dürfen, die dann mit der epileptischen Erbanlage zusammen die eigentümliche kombinierte Form von Dipsomanie[1]) mit zyklothymen Erscheinungen produziert.

Dies sind verschiedene Deutungsmöglichkeiten. Ob sie zutreffend sind, muß die Genealogie ähnlicher Fälle wahrscheinlich machen. Wir haben jedoch gesehen, daß auch bei der Epilepsie die hereditär-komparative Betrachtungsweise einigen Erfolg für die klinische Psychiatrie verspricht.

Das statistische Material.

Familie A.

Prob.: Johann F., geboren 1854. Schlecht gelernt. Eifersüchtig, rechthaberisch, gewalttätig; oft grüblerisch verstimmt, Selbstmordabsichten. Seit dem 20. Lebensjahr Krampfanfälle mit Zungenbiß und sonstigen Verletzungen. Auch kurze Verwirrtheitszustände, hat dabei Gefühl, als stände jemand vor ihm, hörte Glockenläuten. Stets völlige Amnesie. In der Klinik 1907 typisch epileptischer Anfall.

Diagnose: Epilepsie.

Tochter: Anna, geboren 1888. Hochgradig imbezill; vielleicht hebephrene Störung.

Statistisch: Vater epileptisch. Tochter nicht epileptisch (imbezill).

Familie B.

Prob.: Leopold L., geboren 1825, gestorben 1893. Bankbeamter. Ruhig, harmonisch, freundlich, bescheiden, liebevoll, gesellig, nie heftig. Keine Exzesse. 1869 (44) erster epileptischer Anfall, in Abständen von 1—2 Jahren sich wiederholend, später alle paar Wochen. Meist Epilepsia nocturna. Allmählich reizbar, leidenschaftlich und urteilslos eigensinnig geworden; daneben Abnahme der Merkfähigkeit. Anfälle immer stärker mit zunehmender Ausprägung des Krampfstadiums. 1891 (67) gesprächig, krankhafte Selbstüberschätzung, mißhandelte die Frau. Deswegen in Eglfing aufgenommen. Dort gedankenflüchtig, senile Gedächtnisstörung für die frühere Vergangenheit, unsinnige Größenideen. Gute Pupillenreaktion. 1893 senile Verblödung, Exitus an Marasmus.

Diagnose: Epilepsie; Ausgang in Verblödung seniler Art.

1. Ehefrau: Gesund, aus gesunder Familie. Geistig regsam, lebhaft, gesellig, gemütvoll.

Kinder: a) Anton, geboren 1857. Im Wesen dem Vater ähnlich.

b) Elise, geboren 1858.
c) Anna, geboren 1860.
d) Marie, geboren 1865.
} Mehr der Mutter im Temperament ähnlich. Nichts von Reizbarkeit.

[1]) Ich verweise auf eine Arbeit von Dobbnigg und v. Economo (Die hereditäre Belastung der Dipsomanen. Allg. Zeitschr. f. Psych. 76, 383, 1920), in der bei den Dipsomanen zu $^1/_3$ zirkuläre Belastung nachgewiesen wird. Wahrscheinlich stehen demnach einzelne Formen der Dipsomanie dem zyklothymen Formkreis nahe.

2. Ehefrau: Gesund, aus gesunder Familie. Lebhaft, liebenswürdig. weichherzig.

Kinder: e) Johann, geboren 1870.

f) Emma, geboren 1874 (Ref.). Hyperthymes Temperament.

g) Ella, geboren 1884. In der Pubertätszeit häufig Schwindelanfälle. Dreimal typisch epileptische Krampfanfälle mit Zungenbiß, Einnässen, bläulicher Verfärbung des Gesichts, Schaum vor dem Mund. Bei Schwindelanfällen Blaßwerden, Gefühl von Schwäche, Bewußtseinstrübung, nach einigen Sekunden wieder klar. Nach dem 17. Lebensjahr ganz gesund. Geistig regsam, lebhaft, sieht blühend und gesund aus. Nichts von epileptischer Charakterveränderung. Mehrere Kinder, Geburten gut überstanden. Kinder frei von Krämpfen.

Diagnose: Pupertätsepilepsie.

Statistisch: Vater epileptisch. 2 Söhne und 4 Töchter nicht epileptisch. Eine Tochter in der Pubertät epileptische Krämpfe (Pubertätsepilepsie).

Familie C.

Prob.: Caspar N., geboren 1840. Anfälle im Feldzug 1866 (26) zum erstenmal aufgetreten; wiederholten sich später in Abständen von mehreren Monaten. Alle 5—6 Wochen kurze Schwindelanfälle. Leichte Verstimmungen. Immer jähzornig, reizbar und empfindlich. Wegen Körperverletzung und groben Unfugs mehrfach vorbestraft.

Irrenklinik München 1905: Nach Anfällen öfter Zungenbiß und sonstige Verletzungen. Vergeßlich geworden. Soll getrunken haben.

Diagnose: Epilepsie.

Ehefrau: Marie H. Gesund, aus gesunder Familie.

Kinder: a) Antonie, geboren 1878. Hitzig, reizbar; sonderbarer Mensch. Trank gern.

b) Franz Xaver, geboren 1880 } Gesund, keine Anfälle.
c) Anna, geboren 1885 }

Statistisch: Vater epileptisch. 1 Sohn und 2 Töchter nicht epileptisch.

Familie D.

Prob.: Georg Schl., geboren 1836 (Auskunft durch Pfarramt). Kein Trinker, immer launisch und sehr reizbar. Seit 1877 (41) epileptische Krampfanfälle mit völliger Amnesie. Nach den Anfällen kleine Petechien auf der Brust. 1880 nach Anfall Verfolgungsideen, sei vom Arzt vergiftet, von der Frau betrogen. Dauer 8 Tage. Später gleiche Erscheinungen ohne vorausgegangenen Anfall. In der Zwischenzeit klar, arbeitsfähig, sehr eifrig. 1883 nach Status epilepticus Verwirrtheit, glaubte, er werde geblendet, von Schlangen gebissen, hatte Gesichts- und Gehörstäuschungen. Nach einigen Tagen klar.

Diagnose: Epilepsie.

Ehefrau: Philomene K. Gesund.

Kinder: a) Georg, geboren 1869, gestorben 1870.

b) Natalia, geboren 1870. Edles, harmonisches, ausgeglichenes Wesen.

c) Anna, geboren 1872. Schüchterne Natur.

d) Josef, geboren 1877, gestorben 1878.

e) Anton, geboren 1879. Seelengut, aber exzentrisch, Sonderling; man sagte ihm nach, er „spinne".

f) Magnus, geboren und gestorben 1882.

Statistisch: Vater epileptisch. 2 Söhne und 2 Töchter nicht epileptisch.

Familie E.

Prob.: August Schm., geboren 1845. Mutter geistig abnorm, deren Vater in höherem Alter geisteskrank. Prob. gern getrunken. Erster Anfall im Feldzug 1871. 1877 im Landsberger Krankenhaus, dort 3 Anfälle, plötzlicher Erregungszustand, würgte den Wärter mit den Worten: „Du mußt hin sein." Deshalb nach Anstalt Eglfing. Amnesie für die Tobsucht. Vor den Anfällen Gefühl von „Damischsein". Einmal nach einem Anfall melancholisch, paranoide Ideen; am nächsten Tage klar. Von Charakter reizbar und wechselnder Stimmung. Auf kleine Anlässe tobsuchtsartige Erregung. Häufig typisch epileptische Anfälle.

Diagnose: Epilepsie.

Ehefrau: Philomene G., geboren 1846. Gesund, aus gesunder Familie.

Kinder: a) Wilhelmine, geboren 1872, gestorben 1872 (Lebensschwäche).

b) Philomena, geboren 1874, gestorben 1874 (Durchfall).

c) Max, geboren 1875, gestorben 1875 (Fraisen).

d) Elise, geboren 1881. Sehr nervös und aufgeregt. 2 Kinder von 12 und 17 Jahren gesund.

e) Max, geboren 1883 (Ref.). Ebenfalls nervös, erregbar.

f) Wilhelm, geboren 1887. Gesund, 2 gesunde Kinder.

Statistisch: Vater epileptisch. 2 Söhne und 1 Tochter nicht epileptisch.

Familie F.

Prob.: Therese S., geboren 1852. Immer jähzornig und reizbar. Seit 1893 (41) Krampfanfälle im Anschluß an Puerperium, oft Zungenbiß und Einnässen. Mehrfach Dämmerzustände. Von Anfällen häufig auf der Straße überrascht. Daher öfter Krankenhausbehandlung. Kein Potus.

Diagnose: Epilepsie.

Ehemann: Karl St., geboren 1845. Ruhiger, ernster Mann, großes Phlegma. Kein Trinker.

Kinder: a) Wolfgang, gestorben im Alter von 20 Jahren. Sehr reizbar und jähzornig. Keine Anfälle.

b) Josef, geboren 1874 (Ref.). Ruhiger, phlegmatischer, gleichmütiger Mensch, Vaters Temperament. Langweiliges Wesen; keine rechte Initiative. 1904 bei Gesichtsrose delirante Erregung, sprang 3 Stock hoch hinunter. Gehirnerschütterung, 14 Tage völlig bewußtlos. Seither schlechte Merkfähigkeit. Keine Anfälle.

c) Johann, geboren 1876, gestorben 1917 im Feld. Kein Trinker. Seit dem 27. Lebensjahr typisch epileptische Krampfanfälle von meist einigen Minuten Dauer und völliger Amnesie. Hatte Zeiten, in denen er sehr gereizt und jähzornig war, mußte dann vorsichtig behandelt werden. Im Grunde genommen gutmütig. Als Kind eigensinnig, bockig und schwer zu erziehen.

Diagnose: Epilepsie.

Statistisch: Mutter epileptisch. 2 Söhne nicht epileptisch. 1 Sohn epileptisch.

Familie G (s. S. 202).

Prob.: Elise L., geboren 1851, gestorben 1918. In der Präpubertätszeit Krampfanfälle. Seit dem 25. Lebensjahr gehäufte epileptische Krampfanfälle, gelegentlich Dämmerzustände. Typisch epileptische Verblödung.

Diagnose: Epilepsie.

Ehemann: Georg Gottfried St., gestorben 1914. Geschwisterkind von der Mutter der Frau. Geistig gesund, psychisch nicht abnorm.

Kinder:

a) Fanny, geboren 1878. b) Berta, geboren 1879 (Ref.). c) Georg, geboren 1885.	} Alle Geschwister normal begabt, etwas nervös und aufgeregt, geistig regsam. Nicht reizbar. Nichts Schizoides.

Statistisch: 1 Sohn und 2 Töchter nicht epileptisch.

Familie H.

Prob.: Ludwig Tr., geboren 1841, gestorben 1874. Seit 1860 Schwindelanfälle, zuerst selten, später häufiger. Ruhiges depressives Temperament. Fleißig, kein Trinker. Heirat 1865. Von der Frau nächtliche Krampfanfälle bemerkt; häufig Zungenbiß. Später vereinzelte kurze Dämmerzustände mit Sinnestäuschungen und Residualwahn.

Diagnose: Epilepsie.

Ehefrau: Pauline S., Lebhaft, heiteres Temperament; leicht erregbar.

Kinder: a) Katharina, geboren 1865. Lebhaftes, heiteres Temperament; gut begabt.

b) Pauline, geboren 1866. Ruhige Natur, schwächer begabt; sehr gutmütig und weichherzig.

c) Ludwig, geboren 1870 (Ref.). Seit dem 20. Lebensjahr Krampfanfälle, der Beschreibung nach typisch epileptisch. In den letzten 5 Jahren keine Anfälle mehr. Tageweise sehr reizbar, jähzornig, dann über Kleinigkeiten sinnlose Wut; gelegentlich auch leichte traurige Verstimmungen, dann wieder sehr heiter und vergnügt. Etwas lahm und antriebslos, schwerfällig und umständlich. Nicht gedächtnisschwach.

Diagnose: Epilepsie.

Statistisch: Vater epileptisch. 1 Sohn und 1 Tochter nicht epileptisch. 1 Sohn epileptisch.

Spezieller Erbgang der Epilepsie.

Betrachten wir zunächst das statistische Ergebnis, welches wir in der Abb. 41 zusammengestellt haben. Unter 27 Epileptikerkindern, die ein erwachsenes Alter erreicht haben, findet sich dreimal wieder eine Epilepsie. Eine relativ leichte Pubertätsepilepsie, die später restlos ausheilte; die anderen beiden zeigen schwerere Formen. Das Zahlenverhältnis 3 : 27 = 11,11% (s. Abb. 41), welches wir nur sehr mit Vorsicht als allgemein gültig ansehen dürfen, ähnelt sehr der

Familie	Prob. Epilepsie	Beginn	Ehegatte	Geburtenzahl	Davon klein †	Vor dem 30. Lebensjahr †	Nach dem 30. Lebensjahr †	Noch lebend	Kinder: epileptisch	Kinder: nicht epileptisch
A	●♂	20	♀	1				1		●♀ (Imbezillität)
B	●♂	44	♀	7				7	1 ●♀ (Beginn ca. 16 alt)	2 ♂ 4 ♀
C	●♂	26	♀	3				3		1 ♂ 2 ♀
D	●♂	41	♀	6	2			4		2 ♂ 2 ♀
E	●♂	26	♀	6	3			3		2 ♂ 1 ♀
F	●♀	41	♀	3		1 ♂ (20 †)	1 ●♂ Epilepsie (41 †)	1	1 ●♂ (41 †) Beginn 27	2 ♂
G	●♀	25	♀	3				3		1 ♂ 2 ♀
H	●♂	19	♀	3				3	1 ●♂ (Beginn 20)	1 ♂ 1 ♀
		Mittel: 242 : 8 = 30,2		32	5	1 ♂	1 ●♂	25	2 ●♂ 1 ●♀	11 ♂ 12 ♀ 1 ●♀ (Imbezillität)

Abb. 41.

Dementia praecox-Proportion, nach der wir einen dihybriden Mendelschen Erbgang als wahrscheinlich angenommen haben. Diesen Modus würden wir auf Grund unseres Materials auch bei der Epilepsie vermuten müssen. Eine andere Frage ist es, ob er sich bei einem größeren Material bewahrheiten würde.

Daß aber, ganz allgemein gesagt, ein rezessiver Erbgang der Epilepsie wohl zugrunde liegen muß, wird auch durch einzelne Stammbäume wahrscheinlich gemacht. Bei Roemer (s. S. 199) sehen wir in Stammbaum 1 Epilepsie bei Proband Augustin A. und seinem Großvater Franz B., während die Eltern nicht epileptisch sind, sondern nur eine eigentümliche Charakterveranlagung zeigen. Diese indirekte Vererbung wird noch deutlicher in dem folgenden Stammbaum (Abb. 42), der hie und da in Generationen verstreut epileptische Familienglieder aufweist. Ähnliche Stammbäume sind uns aus schizophrenen Familien in der Erinnerung. Tatsache ist ferner, daß ich bei Durchsicht des Epileptikermaterials der genealogischen Abteilung der Forschungsanstalt für Psychiatrie in München nur äußerst selten genuine Epilepsie bei Eltern und Kind gefunden habe. Läge eine dominante Anomalie vor, so müßten wir diese Konstellation besonders häufig erwarten. Dagegen ist Epilepsie bei Gliedern der Seitenlinien relativ häufig. All diese Beobachtungen stützen die Annahme eines rezessiven Erbganges.

Immerhin scheinen auch Ausnahmen vorzukommen. Denken wir an den Stammbaum Oberholzer (s. S. 372). Hier fällt uns eine direkte Übertragung der Epilepsie auf, die sich über mehrere Generationen erstreckt. In der 4. Generation scheint die Anlage mit der Form leichter „Kinderkrämpfe“ zu verschwinden. Wir sehen eine stufenförmige Regeneration, wie ich sie auch bei der zyklothymen Anlage[1]) darlegen konnte. Es liegt natürlich sehr nahe, für diese verschiedenen Erbgänge ätiologisch verschiedene Formen der Epilepsie anzunehmen. Ich erinnere an unsere Erörterungen über innersekretorische Anomalien bei der Dementia praecox. Sehr wahrscheinlich liegen auch der Epilepsie derartige Störungen zugrunde, die wir uns theoretisch am leichtesten

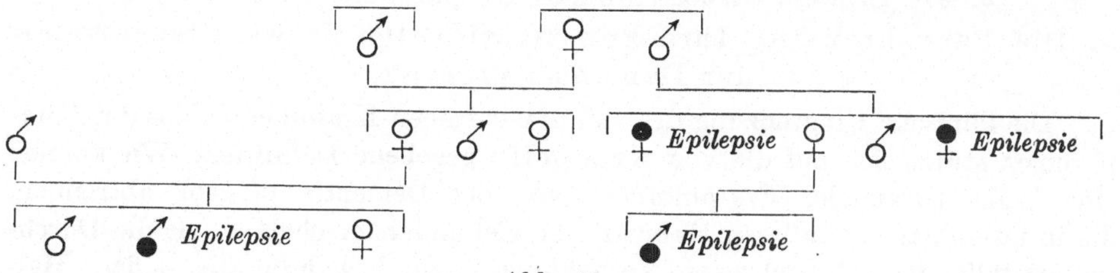

Abb. 42.

durch zwei verschiedene ätiologische Faktoren klar machen können. Einmal fordern wir eine bestimmte Gehirnanlage, die durch eine erhöhte Reizbarkeit der motorischen Krampfzentren charakterisiert sein könnte[2]). Zweitens nehmen wir an, daß auf diese Anlage bestimmte innersekretorische Autointoxikationen wirken und so die Krankheit Epilepsie zur Erscheinung bringen. Diese Autointoxikationen könnten auf recht verschiedene primäre Anomalien des endokrinen Apparates zurückgehen, deren konstitutionelle Grundlagen nicht immer demselben Vererbungsmodus zu folgen brauchen. Diese relativ groben schematischen Überlegungen werden es uns verständlich erscheinen lassen, daß auch die genuine Epilepsie mehrere biologische Einheiten verkörpert und infolgedessen verschiedene Stammbäume nicht immer eine einheitliche Erbkonstellation zeigen. Die genaue genealogische Durchforschung einer größeren Anzahl von Epileptikerfamilien wird hier bald mehr Klarheit schaffen. Außerordentlich wichtig wäre es auch hier, spezielle „epileptoide“ Konstitutionstypen aufzufinden, welche in Analogie zu den schizoiden Persönlichkeiten möglicherweise den heterozygoten Zustand der epileptischen Anlage repräsentieren. Daneben würden

---

[1]) Inzuchtergebnisse und manisch-depressives Irresein. Zeitschr. f. d. ges. Neurol. u. Psychiatr. Orig. **57**, 92 (1920).

[2]) Ähnliche Gedanken finden wir bei H. Fischer, „Ergebnisse zur Epilepsiefrage“. Zeitschr. f. d. ges. Neurol. u. Psychiatr. Orig. **56**, 106 (1920). Er nimmt eine schon beim Gesunden in gewissen Breiten schwankende Krampffähigkeit an, die sich auf verschiedenartigen pathogenetischen Grundlagen zur Krampfbereitschaft steigert.

wir einzelne in epileptischen Familien häufig beobachtete Erscheinungen[1]) wie Linkshändigkeit, Sprachstörungen, andere organische Gehirnerkrankungen besonders zu beachten haben.

Neben den genuinen dürfen wir die symptomatischen Formen der Epilepsie nicht vergessen, bei denen sich vielleicht auf genealogischem Wege ergründen läßt, welche spezifische Konstitution außer den exogenen Faktoren das Krankheitsbild entstehen läßt. Es wäre denkbar, daß hier eine bestimmte Gehirnkonstitution sich durch die Familienforschung festlegen ließe. So glaubt z. B. Fischer (Ergebnisse zur Epilepsiefrage), daß temperamentvolle, motorisch labile Charaktere als besonders krampffähig innerhalb der physiologischen Grenze zu gelten haben und damit vor allem zur Krampfbereitschaft disponiert sind.

Mehr kann ich an der Hand meines kleinen Epilepsiematerials nicht sagen. Die Richtlinien, welche ich für die Forschung bei der Dementia praecox und dem manisch-depressiven Irresein aufzustellen versuchte, gelten in vollem Umfang auch für die Epilepsie.

2. Die Erblichkeitsbeziehungen der paranoiden Psychosen.

a) Die Paraphrenien. Ihre konstitutionelle Verwandtschaft mit der Dementia praecox.

Die klinische Umgrenzung des viel umstrittenen Krankheitsbildes der Paraphrenien stützt sich auf die von Kraepelin gegebene Definition. Wir können eine Reihe paranoider Erkrankungen von der Dementia praecox abtrennen, die in ihrem ganzen äußeren Habitus sehr viel anders erscheinen, als die Durchschnittsfälle der schizophrenen Verblödung. „Sie bewahren die äußere Haltung und damit eine gewisse Arbeitsfähigkeit viel besser; auch unrichtiges Benehmen erscheint als begründet durch Wahnvorstellungen. Die Gemüts- und Willensstörungen, ebenso wie katatone Symptome treten zurück. Das innere Gefüge des Seelenlebens ist weniger in Mitleidenschaft gezogen, wie Kraepelin sich ausdrückt“ (Bleuler).

Aus den Unterformen habe ich besonders die Paraphrenia systematica (Délire chronique de Magnan) herausgehoben. Sie ist gekennzeichnet „durch die schleichende Entwickelung eines stetig fortschreitenden Verfolgungswahns mit später sich daran anschließenden Größenideen ohne Zerfall der Persönlichkeit“ (Kraepelin). Die Kranken schließen sich mißtrauisch von der Umwelt ab und beginnen, immer mehr Handlungen der Umgebung im Sinne der Verfolgung auf sich zu beziehen und in systematischer Weise zu verarbeiten; oft erst nach Jahren treten vorwiegend akustische Halluzinationen hinzu. Viel später erst pflegen Größenideen sich einzustellen, mit denen meistens der Verfolgungswahn auf das engste verquickt wird. Erinnerungsfälschungen unterstützen die Wirkungen der Halluzinationen. Die Stimmung ist bald mehr gedrückt, bald feindselig drohend; der Größenwahn bringt eine hochfahrende, höhnische Note hinein. Die Handlungen sind in erster Linie motiviert durch die Wahnideen, können aber auch gelegentlich unverständlich und nicht einfühlbar sein. Die Erkrankung tritt immer erst im 4. Lebensjahrzehnt auf.

[1]) Steiner, Über die familiäre Anlage zur Epilepsie. Zeitschr. f. d. ges. Neurol. u. Psychiatr. **4** (1914). — Steiner, Über die Beziehungen der Epilepsie zur Linkshändigkeit. Monatsschr. f. Psych. u. Neurol. **30** (1911).

Weniger häufig beobachten wir die Paraphrenia confabulatoria, bei der Erinnerungsfälschungen vorherrschen, welche eine ganze Menge Erlebnisse paranoider und expansiver Art in die Vergangenheit setzen.

Speziell um diese beiden Formen handelt es sich bei der vorliegenden Untersuchung. Ich ging so zu Werke, daß ich aus dem Material der genealogischen Abteilung der psychiatrischen Forschungsanstalt in München zunächst solche Familien ausgelesen habe, bei denen neben der Paraphrenie noch andere Psychosen vorgekommen waren.

Die einzelnen Familien möchte ich kurz besprechen:

1. Familie Debis.

Prob.: Therese D., geboren 1856. Heiteres, normales zugängliches Wesen. Seit 1899 (43) geistig verändert, fühlte sich zurückgesetzt, verfolgt, beschwerte sich bei Behörden. Seit 1908 hält sie sich für die uneheliche Tochter eines Prinzen, zuletzt selbst für eine Prinzessin. Als Beweis bringt sie eine Unmenge von Erlebnissen vor, aus denen sie entnommen hat, daß zwischen ihr und einem Prinzen familiäre Beziehungen bestehen müssen. Auf Grund dieser Erinnerungstäuschungen, die sie bis in ihre Jugendzeit zurückverlegt, entwickelt sie den Wahn prinzlicher Abstammung, der immer weitere Kreise zieht. Sie belästigt die Polizei, von der sie ihre Abstammung schriftlich bestätigt haben will.
Irrenklinik München 1909: Gute Auffassung, redselig; bereitwillige, schlagfertige Antworten. Gehobene heitere, leicht gereizte Stimmung. Hält an ihrer königlichen Abstammung fest. Der betreffende Prinz hat ihr durch Mienenspiel und Fingerzeige deutlich zu verstehen gegeben, daß sie ihm zugehöre. Ihre Eltern seien nur Pflegeeltern. Als Kind sei sie in einer Mühle aufgezogen. Als sie dem Prinzen einmal in der Nähe der Mühle begegnete, machte er mit der Hand eine Bewegung, wie wenn etwas fallen würde und deutete dabei auf die Mühle. Das Fallen könne sich nur auf das Wasser beziehen, woraus sie schloß, daß sie als Kind des Prinzen in der Mühle erzogen worden sei. Bringt eine Unzahl ähnlicher Erinnerungstäuschungen vor. Pat. befindet sich 1920 noch in der Anstalt Eglfing, ist nach wie vor sehr gesprächig, etwas gehobener, gereizter Stimmung, zeigt ein ganz natürliches und zugängliches Wesen. An ihren Wahnideen hält sie unverändert fest und handelt dementsprechend. Diagnose: Paraphrenia confabulatoria.

Schwester der Prob.: Marie B., geboren 1854. Präpsychotisch auffallend still und ruhig. 1876 Heirat. Während der Menstruation oft reizbar und eifersüchtig. 1893 (39) depressiv paranoides Krankheitsbild. Vergiftungsfurcht, Selbstvorwürfe, Suizidideen, später typisch katatonischer Verlauf. Übergang in stuporöse Verblödung. 1905 Exitus an Uteruskarzinom. Diagnose: Dementia praecox.

Von den beiden Schwestern — über die Eltern konnte ich Objektives nicht in Erfahrung bringen — zeigt letztere eine typische Schizophrenie mit dem charakteristischen Endzustand. Bei der Probandin entwickelte sich ein schleichender Verfolgungswahn, mit dem schon bald die Größenvorstellung der königlichen Abstammung sich eng verband. Dabei zeigt sie heute im Alter von 64 Jahren nach jahrzehntelanger Dauer der Psychose keine Spur einer affektiven Verblödung, ähnelt vielmehr in ihrem Wesen dem Bilde einer gereizten Hypomanie. Allerdings entbehren die konfabulierten Erlebnisse eines logisch geschlossenen Gedankenganges und zeigen teilweise uns unverständliche, bizarre Gedankensprünge, wie es bei Schizophrenen häufig ist. Eine Tochter der Probandin hat sehr wahrscheinlich eine schizoide Veranlagung im Sinne autistischer Abgeschlossenheit verbunden mit ernster, tief religiöser Lebensauffassung. Diese Angaben stammen allerdings von der Probandin selbst und sind daher nicht als absolut objektiv zu werten.

Wir sehen also in einer Geschwisterreihe Dementia praecox und Paraphrenie nebeneinander auftreten; eine Tochter der paraphrenen Probandin erweckt den Verdacht auf schizoide Veranlagung. Wir werden nach weiteren Beispielen suchen müssen, um erbbiologische Schlußfolgerungen ziehen zu können.

2. Familie Zorer.

Prob.: Marie Z., geboren 1881. Irrenklinik München 1917. Gern und leicht gelernt. Lehrerin. 15 Jahre als Erzieherin in Griechenland. Sehr beliebt. Später Maturum, Mathematik und Physik studiert. Verdienst durch Nachhilfestunden. Hauslehrerin bei den Kindern des Grafen X. Verliebte sich in dessen Leibjäger (1909), war gewillt, ihn zu heiraten. Keine Liebesbeweise. Beichtete dem Hausarzt, der ihr riet, sich die Sache aus dem Kopf zu schlagen. Später 1911 stand der Hauslehrer im Vordergrund des Interesses. Sie verdächtigte ihn, er habe mit den Töchtern des Grafen unsittliche Dinge getrieben. Wurde von einem Pfarrer über diese Dinge ausgefragt, der ihr auseinandersetzte, daß sie die Schuld trage, wenn den Kindern etwas passiere. Später machte ihr die Familie Vorwürfe, daß sie den Hauslehrer nicht genommen habe, er habe sich einfach auf eines der Kinder gestürzt; dieses sei jetzt sexuell so erregt, daß es sich nicht allein mit dem Hauslehrer begnüge; man spreche von ihrem eigenen Vater.

In den folgenden Jahren 1914—1916 unterrichtete Probandin in einer Töchterschule. Sie schrieb wiederholt an die gräfliche Familie wegen des Hauslehrers und verklagte ihn. Die Untersuchung wurde jedoch wegen Fehlens von Beweisen eingestellt. 1917 erneute Anklage gegen den Hauslehrer, weil ihr das Schicksal der Mädchen angeblich keine Ruhe ließ; Anklage abgewiesen. Im Jahre 1918 während ihrer Tätigkeit an einer Privatschule plötzlich eifrige Friedenspropaganda. Schrieb kleine Aufsätze, die von der Zensur beanstandet wurden. Vertrat den Standpunkt, man müsse im Namen der Menschlichkeit gegen den Krieg protestieren. Dabei verwickelte sie den Grafen in die Ursachen des Kriegsbeginns, beschuldigte ihn der Kriegspropaganda und geheimen politischen Umtriebe; sie stützte ihre Anklage auf geradezu groteske Behauptungen. Sie stand in Unterhandlungen mit den Vertretern der Friedensbestrebungen im Ausland. Mußte sich wegen Kriegsvergehen verantworten, wurde aber freigesprochen.

In der Klinik und auch später in der Anstalt stets freundlich und zugänglich in ihrem Wesen, lenksam, doch völlig unbelehrbar bezüglich ihrer Wahnideen. Versuchte gelegentlich noch Briefe an den Grafen hinauszuschmuggeln. Lebt 1920 durchaus geordnet außerhalb der Anstalt. Diagnose: Paraphrenia confabulatoria.

Schwester der Prob.: Elise Z., geboren 1887, Lehrerin. Eigensinnig und zänkisch veranlagt, schwärmerisches Wesen. 1911 nach ungücklichem Liebesverhältnis Suizidversuch. Schon vorher geäußert, sie könne nicht mehr recht denken, lief verstört auf und ab. 1912 Anstalt: Hochgradige Erregung, affektlos, zerfahren, unrein, später Stupor. Nach einigen Monaten gebessert entlassen. Bald darauf erneute Aufnahme, läppisch heiter, Gehörstäuschungen, glaubte sich vom Teufel besessen. Triebartige Erregungen. Stumpf und affektlos. 1914 gebessert entlassen. 1917 als Prostituierte aufgegriffen, in der Anstalt Wechsel zwischen Stupor und triebartiger Erregung. 1920 völlig stumpf und interesselos, gelegentlich massiv grob und gewalttätig. Diagnose: Dementia praecox.

Bruder der Prob.: Josef Z., geboren 1883, Dr. phil., Archäologe. Eigentümlich verschrobener Mensch, verschlossen, immer für sich. Sehr begabt, wissenschaftlich interessiert, verschiedene Publikationen. Preußischer Oberlehrer in guter Stellung. Gab plötzlich seinen Beruf auf und wurde Sportberichterstatter an der Kölner Zeitung. Schizoide Persönlichkeit.

Die paranoide Erkrankung der Probandin ist ebenfalls durch einen schleichenden Verlauf charakterisiert. Objektiv erfahren wir, daß sie seit dem Jahre 1911 ihrer Umgebung verändert erschien. Während sie früher ordentlich und zurückhaltend war, sprach sie nunmehr sexuelle Wünsche aus und ging bald zu sexuellen Verdächtigungen über. Diese wurden immer krasser; sie verwickelte mit denselben völlig kritiklos den Beginn des jetzigen Krieges. Auf geradezu grotesken Unterlagen baute sie Anklagen gegen den Hauslehrer und später auch gegen den Grafen und seine Familie auf. Gleichzeitig verband sie damit Agitationen gegen den Krieg, sandte Flugblätter an Behörden, Frauenvereine und Zeitungen, um auf die Stimmung der Masse einzuwirken.

Ohne äußere Ursache entwickelt sich also bei einem Mädchen in den dreißiger Jahren ein Liebeswahn, der die Grundlage bildet für sexuelle Verdächtigungen des geliebten, aber die Liebesregungen nicht erwidernden Hauslehrers. Konfabulation reiht sich an Konfabulation, bis endlich der paranoide Komplex auf die Familie des Grafen X. ausgedehnt und in expansiv-aggressiver Weise in der Öffentlichkeit verfochten wird. Aus Opposition gegen den Grafen, den sie geheimer politischer Umtriebe bezichtigt, dem sie die Schuld am Kriege vorwirft, setzt sie sich im Namen der Menschlichkeit für die Friedenspropaganda energisch ein. Der Konflikt mit der Obrigkeit bringt sie in die psychiatrische Klinik. Bemerkenswert an ihr ist das zugängliche, freundliche Wesen, das Fehlen einer affektiven Verblödung und sonstiger für Dementia praecox typischer Symptome. Die Diagnose der Klinik lautete daher: Paraphrenia confabulatoria.

Auch in der Familie dieser Probandin finden wir Anhaltspunkte für schizophrene Keimmassen. Die Schwester Marie zeigt eine typische katatonische Verblödung; der Bruder Josef ist zweifellos eine schizoide Persönlichkeit, bei welcher der plötzliche, unsinnig erscheinende Berufswechsel noch tiefergreifende Störungen vermuten läßt.

Einen noch engeren Hereditätszusammenhang zwischen Paraphrenie und Dementia praecox zeigen die nächsten beiden Familien.

3. Familie Gall.

Prob.: Aloisia G., geboren 1860, verheiratet. Irrenklinik München 1914. Polizeilich eingewiesen. Sie hat sich auf der Polizei über „Verfolgungen" beschwert. In der Klinik erzählt sie folgendes: Nach dem Tode ihres Mannes (1905) habe ein ihr bekannter Pfarrer L. ihr zu verstehen gegeben, sie solle zu ihm als Haushälterin gehen. Da dieser jedoch keinen guten moralischen Ruf hatte, ging sie auf diesen Vorschlag nicht ein. Einige Monate darauf lud Pfarrer L. sie und ihre Tochter zur Sommerfrische ein. Probandin wies den Vorschlag ab, darauf ging L. ein intimes Verhältnis mit seiner Magd ein. Seither wurde sie und ihre Familie von L. in allen Unternehmungen gehindert. Ihr Sohn konnte nicht Leutnant werden, wurde aus seinen Stellungen entlassen. Probandin selbst wurde von der Magd des L. sexueller Verfehlungen bezichtigt. Sie sah sich genötigt, eine Anklage beim Erzbischof zu erstatten, der ihr Recht gab. Als Sühne soll Pfarrer L. ihr eine große Summe (15 000 M.) testamentarisch vermacht haben. Nach dem Tode des L. (1913) forderte sie diese Summe von dem Bruder des L. Dieser erklärte, er habe die Hand darauf gelegt, solange die Probandin nicht alles das, was zwischen Pfarrer L. und seiner Haushälterin vorgefallen sei, auf sich nehme. Die Sache wurde der Polizei übergeben. Weil Probandin sich mit dem Verlangen des Bruders L. nicht einverstanden erklärte, ließ er sie beobachten und 1913 nach Eglfing verweisen. Die Magd des Pfarrers L. agierte auch gegen sie, warnte die Leute, welche sie in der Anstalt besuchen wollten, sie sei tobsüchtig und unheilbar. Nach dem Tode des Bruders L. verlangte Probandin die Summe 15 000 M. von dessen Testamentsvollstrecker; zugleich ging sie gegen die Magd, die sie fortgesetzt weiterhin verleumdet habe, wegen Ehrabschneiderei bei der Polizei vor.

Probandin war in der Klinik sehr redselig, entwickelte ihre Angelegenheit ausführlich und in etwas gereiztem Tone. Sie hielt an ihren Wahnideen fest und bestritt energisch, geisteskrank zu sein. Später (in der Anstalt) machte sie einen mehr deprimierten, verlegenen Eindruck. Sie verlangt nach wie vor das Legat des Pfarrers L. und beschwert sich über die Internierung. In den folgenden Jahren verhält sie sich ruhig und geordnet, arbeitet fleißig, spricht spontan nicht über ihre Wahnideen, hält aber daran fest.

1918 Kollaps. Exitus. Diagnose: Paraphrenia confabulatoria.

Sohn der Prob.: Georg G., geboren 1886. Schlechter Schüler, immer schüchtern und ängstlich, körperlich schwächlich. Buchbinderlehrling, nur 4 Monate ausgehalten, weil er zu empfindsam war. Ging darauf ins Kloster; man habe ihn jedoch dort nicht brauchen können; hat sich „heilige Gewohnheiten" angewöhnt. 1912 Kloster St. Bonifaz; Dienst zu schwer, deshalb ausgetreten, auch weil das Essen zu gut war und die Mutter daheim hungern mußte. Ging zur Mutter und setzte dort die religiösen Übungen fort. In der Klinik 1913 nur spärliche Nahrungsaufnahme, weil er im Bett liege. Verlangt nach seiner Mutter, das beruhige ihn. Maniriertes Verhalten, sitzt mit gefalteten Händen da, die Augen niedergeschlagen, den Kopf zur Seite geneigt. Bei Antworten schaut er mit frommem, gottergebenem Blick auf, lächelt verlegen und neigt einige Male sein Haupt. Bei unangenehmen Fragen stereotype Verlegenheitsbewegungen. Erinnert im Wesen manchmal an ein unbeholfenes Mädchen vom Lande. Betont, daß er einen eigenen Willen habe, stimmt aber prompt jeder anderen Meinung zu. Willig, freundlich, fröhlich, daß er „sich selbst überwinde".

In der Anstalt (1914) läppisches Benehmen, manirierte Haltungen, unmotiviertes Lachen, Grimassieren. Sonst ruhig und geordnet. 1918 versuchsweise entlassen. Diagnose: Hebephrenie.

Die Psychose der Mutter ist durch ein paranoides Wahnsystem charakterisiert, das in schleichender Kristallisation sich auf Konfabulationen aufbaut. Auf die psychologische Seite der Psychose, der offenbar versteckte sexuelle Wunschtendenzen zugrunde liegen, möchte ich hier nicht näher eingehen. Das Fehlen jeglicher für Dementia praecox typischer Symptome rechtfertigt die Diagnose Paraphrenie in der anfangs gegebenen Definition. Der Sohn der Probandin zeigt eine eindeutige hebephrene Entwicklung.

Die gleiche hereditäre Konstellation haben wir in der nächsten Familie.

4. Familie Kirn.

Prob.: Johanna K., geboren 1862. Irrenklinik München 1912. Nach Angabe des Ehemannes ungemein gutmütig; sehr energisch in der Durchführung ihrer Entschlüsse. In Gesellschaft heiter und vergnügt. Seit März 1912 Vergiftungsideen geäußert, dabei immer noch gearbeitet; zeitweise auffallend lustig.

Klinische Demonstration: Ängstlich; fürchtet umgebracht zu werden. Sehr widerstrebend. Erzählt, sie sei durch einen Mieter vergiftet worden, dieser habe eine Seuche gehabt, dadurch sei Gift in seine Kaffeetasse gekommen und auf diesem Wege sie angesteckt worden. Ein Engel, der ihr nachts in weißer Gestalt erschienen sei, habe ihr dies gesagt. Dieser Engel sei ihr schon seit dem 21. Lebensjahr erschienen. Einmal habe er ihr befohlen, einen gewissen Herrn V., der schwer erkrankt war, zu retten. Ihre Tochter sollte mit dem Sohne V. sprechen, das würde eine heilsame Wirkung ausüben. Sie veranlaßte ihre Tochter, dies zu tun. Einige Tage später hätte ihre Tochter einen Ausschlag im Gesicht bekommen. Dies sei das Zeichen, daß die Krankheit des V. durch Übertragung auf ihre Tochter übergegangen und Herr V. gerettet sei. Bemerkte in der Zeitung Inserate des V., die auf ihre Tochter gemünzt seien, z. B. daß er dieselbe liebe, ohne sie nicht leben könne. All dies verkündige ihr der Engel. Ein anderer Herr, der sich für ihre Tochter interessierte und abgewiesen wurde, hat die Probandin hartnäckig mit Verleumdungen verfolgt; sie habe ihn verklagt (vom Gericht wegen fehlender Beweise abgewiesen). Wenn die Beziehungen zwischen ihrer Tochter und Herrn V. auseinandergingen, passiere ein Unglück für das ganze Land. Wenn man sie umbringe, würden die Menschen zu schmutzigen Tieren verwandelt. Durch die ihr eigene Kraft des „Hellsehens" glaubt sie schon viele Leute gerettet zu haben; die habe die Welt erlöst. Leute, die von Seuchen befallen waren, seien durch ihren Handschlag gerettet. Sie habe ein anderes, reineres Blut als andere Menschen, weil sie auf einem Kartoffelfeld geboren sei.

Keine Krankheitseinsicht; spricht vernünftig, wenn man ihre Wahnideen nicht berührt; sehr redselig. Wird ärgerlich, wenn man ihr widerspricht; verhält sich dann ablehnend, zornig und trotzig; verlangt, daß man sie in Ruhe lasse. Durchaus natürliche, ihren Ideen adäquate Affektivität.

In der Anstalt manisch gefärbter Zustand, belästigt den Herrn V. mit Briefen. Ideenflüchtig, produziert Klangassoziationen. Sehr ausgelassen und heiter, dabei ausgesprochen läppisch und albern. Liegt dann wieder stundenlang ruhig und gleichgültig im Bett. 1914 gebessert entlassen in ruhigem, geordnetem Zustand, hat ihre Wahnideen zum Teil korrigiert.

II. Irrenklinik München 1915. Durch den Tod des Mannes psychisch sehr alteriert; fühlte sich von Leuten beschimpft und belästigt. Gereizt ablehnend. Allmählich zugänglicher, erzählt spontan: „sie sei die letzte, die die Welt erlösen müsse. Jetzt sei Schluß, sie habe es öffentlich gemacht, sie habe die Mission in ihrem Innern. Die Zeichen seien vorüber, jetzt müßten die Millionen fallen. Die Erde würde knallen. Ein Stück Vieh, ein Strauch, ein Baum, das rechne man unter die Millionen. Wenn sie verzeihe, dann werde der Glaube rein. Wenn sie nicht erlöst werde, dann geschehe ein Unglück. Für ihr Amt sei sie noch nicht getauft, es werde sich ein großes Unglück ereignen." Spricht von Engelstimmen, die sie zeitweise hört. Deklamiert, redet in Reimen, sehr redselig, oft zusammenhanglos. In den folgenden Monaten ablehnend verschroben. Reinlich, sehr fleißig, in ihren Wahnideen unbelehrbar. Stellt plötzlich ohne Grund die Arbeit ein, sondert sich ab, nimmt alles Fragen sehr übel. Bei Besuch des Bruders 1919, der sie 30 Jahre lang nicht gesehen, überraschenderweise freundlich, unterhielt sich geordnet mit ihm, geht mit ihm spazieren. Später wieder unzugänglich wie früher. Klangassoziationen, Zahlen- und Wortspiele. Erklärt eines Tages, sie, die hl. Johanna, sei gewillt, mit dem Oberarzt in den Stand der Ehe einzutreten.

Katamnese (1920): Völlig abweisend; bedeckt das Gesicht mit der Schürze; dreht Ref. den Rücken zu und ist nicht zu einer Antwort zu bewegen. Diagnose der Münchener Klinik: Paraphrenia confabulatoria.

Sohn Fritz Kirn, geboren 1890. Schwächliches Kind; verschlossene Natur. Irrenklinik München 1915: Seit 3 Jahren nervös, unfähig zu Konzentrationen, empfindlich geworden, depressive Stimmung. Stereotypien, zerfahrener Gedankengang, störrisch ablehnendes Verhalten, Grimassieren, manirierte Bewegungen. Völlig ohne Initiative. Nach einigen Monaten gebessert entlassen. Diagnose: Katatonie.

Die Probandin Johanna Kirn wurde bei ihrer ersten Aufnahme in der Münchener Klinik (1912) als Paraphrenie gedeutet. Maßgebend für diese Diagnose war das Vorherrschen von Verfolgungsideen und Erinnerungstäuschungen. Es fehlten die für Dementia praecox charakteristischen Störungen auf dem Gebiete des Willens und Gemütslebens. Sie war lebhaft, zugänglich, produktiv, in keiner Weise absonderlich oder verschroben, reagierte in durchaus natürlicher Weise auf ihre Wahnideen und zeigte nicht den typisch schizophrenen Zerfall der Persönlichkeit. In der Anstalt (1912—1914) bot sie stellenweise ein ausgesprochen manisches Bild, erst in den letzten Jahren erkrankte sie nach leidlicher Remission (1915) von neuem und entwickelte sich im Sinne der Katatonie zu einer verschrobenen, negativistischen, zerfahrenen Kranken.

Es läßt sich nicht leugnen, daß man die vorliegende Psychose wegen ihres anfänglichen Verlaufes, wegen der vorherrschenden Konfabulationen wohl von der eigentlichen Dementia praecox abtrennen könnte, obwohl ich mir darüber klar bin, daß gerade diese Probandin später eine deutlichere katatonische Entwicklung zeigt, als die vorhergehenden Fälle.

Wiederum ist bemerkenswert, daß der Sohn Fritz an einer typischen Katatonie schon in jungen Jahren erkrankte.

Der erbbiologische Zusammenhang, die konstitutionelle Verwandtschaft dieser beiden Erkrankungen wird immer deutlicher. Ich bin in der Lage, noch zwei weitere paraphrene Familien mit gehäuften Psychosen anzuführen, die in gleichem Sinne sprechen.

5. Familie Scheffel.

Prob.: Anna E. geb. Scheffel, geboren 1860. Irrenklinik München 1911: Mäßig gelernt. Weißwarengeschäft mit der Schwester zusammen. Ehemann 1902 Suizid. Verhältnis mit einem Zimmerherrn; glaubte, er werde sie heiraten, wurde jedoch pekuniär von ihm ausgenützt. Er soll aus Wut über eine Auseinandersetzung Probandin verschrien haben. Probandin bemerkte in der Folgezeit, daß man in ihrer Nähe absichtlich furchtbaren Radau machte. Die Frau über ihr war gehässig. Ein anderer Zimmerherr verlangte von ihr Ungebührliches. Nahm sich daher eine andere Wohnung; hier waren die Hausmeistersleute aufgehetzt, es wurde Lärm gemacht, an den Fenstern gerüttelt. Auf der Straße standen die Leute zusammen und machten ihr Augen hin. Man machte Anspielungen auf das einstige Verhältnis. Nur da, wo man sie nicht kannte, bemerkte sie nichts. Überall war sie verschrien. Das Geschwätz ginge aus von der Straße, in der sie ursprünglich wohnte; es machte den Weibern große Freude, sie schlecht zu machen. Beschwerte sich beim Polizeikommissar. Ausgesprochen deprimiert, weint und klagt viel, mißtrauisch gegen jedermann. Im Gespräch nicht von ihren Ideen abzubringen. Besonnen, gute Auffassung, klarer Gedankengang, sinngemäße Antworten. Bescheidenes Benehmen. In der Klinik zufrieden.

In den folgenden Jahren (Anstalt) still, bescheiden, fleißig, doch vollkommen einsichtslos. Beobachtet auch in der Anstalt, daß man über sie spricht. Klagt weinend, die Leute hätten etwas gegen sie vor, machten Schwätzereien gegen sie, um sie zugrunde zu richten. Kämpft oft mit Lebensüberdruß, sichtlich deprimiert.

Katamnese 1920: Sehr zugänglich und nett; spricht offen über ihre Wahnideen. Hat in der letzten Zeit nichts mehr bemerkt. Leicht depressiver Unterton bei der Erzählung der früheren Verfolgungen. Durchaus natürlich, geordnet und ruhig. Keine katatonischen Symptome. Diagnose: Paraphrenie.

Muttersbruderstochter der Prob.: Fanny v. H., geboren 1852. Sehr musikalisch, gesellig, cholerisches Temperament, gerne kritisierend. Periodische Katatonie; lebhafte Gehörstäuschungen. Beginn (1892) mit hysterischen Erscheinungen. Seit 1901 Entwicklung eines typisch katatonischen Endzustandes. Diagnose: Katatonie.

Schwesterstochter der Prob.: Anna Scheffel, geboren 1890, gestorben 1917. Immer körperlich schwächlich. Seit 1915 Verfolgungswahn, böse Leute wollten ihr etwas antun, man verspotte sie wegen ihrer körperlich schwächlichen Konstitution. Periodische Erregungen, in denen sie schimpfte, von der Unterwelt, von schlechten Menschen und von Gott sprach. Wegen schwerer Erregung, in der sie stundenlang zum Fenster hinausschrie und gegen die Mutter gewalttätig wurde, 1916 in die Münchener Klinik. Anfangs stuporös, negativistisch; später zerfahrene laute Reden mit Verbigerationen; wildes Umsichschlagen bei Annäherung. 1917 passiver Stupor; Pneumonie, Exitus. Diagnose: Katatonie.

Bei der Probandin liegt eine depressiv-paranoide Erkrankung vor, bei der ein leidlich systematisiertes Wahnsystem entwickelt wird. Schizophrene Symptome fehlen vollkommen. Es ist nur besonders zu beachten, daß die Aktivität der psychotischen Erscheinungen allmählich mit zunehmendem Alter nachläßt. Die Patientin machte bei der Katamnese (1920) einen durchaus natürlichen, liebenswürdigen, harmlos gutmütigen Eindruck und war völlig frei von Störungen des Gemütslebens im Sinne der Dementia praecox.

In der Verwandtschaft finden wir bei einer Kusine eine periodische Katatonie, bei der Nichte eine Dementia praecox mit raschem Verlauf.

In der folgenden Familie sind mir auch die nicht psychotischen Familienglieder näher bekannt geworden.

6. Familie Schmidt.

Prob.: Josefine Sch., geboren 1861. Ruhiges, verschlossenes Temperament, hochmütiges, unnahbares Wesen. 1905 vorübergehend schwermütig. Schon seit 1903 paranoide Ideen; fühlte sich von Schwabinger Persönlichkeiten verfolgt. Werde von den Menschen fixiert, die Schutzleute seien ihre Feinde. Ihr Mann schikaniere sie mit elektrischen Strömen. Im Nebenhaus sei eine Dynamo aufgestellt, um sie am Schlaf zu hindern. Eine Station drahtloser Telegraphie sei gegen sie gerichtet. Fühlte sich von Scheinwerfern gepeinigt. Stellte Maschinisten zur Rede. 1908 vorübergehende Besserung von $^1/_4$ Jahr. Reichte Scheidungsklage ein wegen Ehebruchs des Mannes. Trug zur Isolierung Gummischuhe, isolierte ihr Bett mit Gummi; verband sich den Mund, um sich vor den Strömen zu schützen. Nach Tod des Mannes (1911) behauptete sie, er sei nicht gestorben, verfolge sie. Fühlte sich unsicher in ihrer Wohnung, zog zu Bekannten. Stellte Detektivs an. Gab sich ihren Bekannten gegenüber ganz unbefangen; fürchtete, man werde sie irgendwo unterbringen. 1913 Heiratsgedanken, hatte rege Korrespondenz, gab viel Geld aus, fuhr herum. Immer intensiverer Verfolgungswahn; Helfershelfer ihres (verstorbenen) Mannes würden ihr schlechte Luft einpumpen, um sie zu ersticken; verrammelte sich in ihrer Wohnung. Wurde in ganz apathischem Zustande in ihrer Wohnung aufgefunden.

I. Irrenklinik München 1913: Ängstlich deprimiert; freundlich und zugänglich; in Rede und Benehmen vollständig geordnet. Spricht nicht gern über ihre Ideen, da sie fürchtet, für geisteskrank gehalten zu werden. Fühlt sich auch in der Klinik durch Elektrizität beeinflußt. Zeigt bei allem sehr lebhaften Affekt.

In der Anstalt (1913) ruhig, zurückhaltend, deprimiert, gehemmt. Krankhafte Vorstellungen treten allmählich in den Hintergrund. Keine völlige Krankheitseinsicht. Geordnet entlassen. Nicht ganz frei von Mißtrauen.

II. Irrenklinik München 1917. Nach Entlassung ähnliches Gebaren wie vorher. Lebhafter Verfolgungswahn. Nachts seien Männer zu ihr eingestiegen. Fühlte sich hypnotisiert. Vergipste Löcher in der Wand, durch die schlechte Luft und giftige Gase einströmten; zog mehrfach um. Infolge Beschwerden der Mietsleute in die Klinik. Hier ruhig und geordnet, freundlich und guter Dinge. Berichtet von Geheimnissen, von Spiritistenversammlungen, bei denen mit ihr experimentiert wurde. Unbelehrbar.

In den folgenden Jahren (Anstalt) wenig zugänglich, sehr mißtrauisch, weicht allen Fragen aus. Ruhiges Verhalten, arbeitet. Schätzt ihre eigenen Leistungen sehr hoch ein. Wünscht Entlassung, sie werde schon eine Stelle finden als Repräsentantin in einem feinen Hause. Überschätzt ihre Bildung, ihre pekuniären Verhältnisse.

Katamnese 1920: Hält an ihren Wahnideen fest. Sehr gesprächig, erzählt bereitwillig, hofft dadurch frei zu werden; durchaus natürliches und zugängliches Wesen. Beobachtet auch in der Anstalt, daß allerhand passiert, fühlt sich morgens oft ganz abgeschlagen (offenbar sexuelle Beeinflussungsideen). Wollte jedoch niemand verdächtigen. Diagnose: Paraphrenia systematica.

Schwester der Prob.: Anna Pahl, geboren 1853. Bösartige, kaltherzige Frau, ohne jegliches Mitgefühl. Eignete sich den Schmuck ihrer geisteskranken Schwester an, log sich dann nachher heraus. Schwatzhaft, „brachte die Leute untereinander". Dabei frömmelnd bigott. Schizoid.

Ehemann der Anna Pahl: Ruhig, überaus fleißig, willensschwach. Hungerte für seine Töchter, um ihnen eine bessere Erziehung zuteil werden zu lassen.

Kinder der Anna Pahl: a) Maria, geboren 1890. Immer ernst, verschlossen, zurückgezogen, sehr religiös; ängstlich. Typische Dementia praecox. Beginn 1914 (24).

b) Josefine, geboren 1892. Bigotte, verschrobene Betschwester; ernste verschlossene Natur. Als Kind lebhaft, wild, der „reinste Teufel". Schizoid.

Ehemann der Prob.: Josef Schmidt, geboren ?, gestorben 1911. Auffallend ruhig, phlegmatisch und gleichgültig. Sehr behäbig und bequem. Saß stundenlang am Biertisch, ohne ein Wort zu sprechen.

Sohn der Prob.: Paul Schmidt, geboren 1886 (Ref.), Bankbeamter. Als Kind schüchtern, schlecht gelernt, konnte sich nur schwer konzentrieren. Keinen rechten Ehrgeiz, keinen Trieb zur Arbeit. Schüchternheit allmählich verloren. Mit 25 Jahren Heirat. Seither tätig und umtriebig. Hat das Temperament der Mutter. Jetzt sehr energisch, führt alles durch, was er sich vorgenommen, rücksichtslos gegen Untergebene, verlangt oft zuviel von ihnen. Im allgemeinen ruhig; doch oft innerlich unruhig und zappelig, hat gar keine Geduld. Sehr leicht verärgert, dann tagelang mißmutig. Oft sinnlose Wutausbrüche auf dem Boden derartiger dyscholischer Verstimmungen. Wird dann ausfallend und brutal. Schnell abreagiert. Muß immer etwas zu tun haben. Nichts Behagliches und Gemütliches. Nüchterner Verstandesmensch. Gutmütig, doch nicht weichherzig. Keine endogenen Verstimmungen. Nichts Hypomanisches. Rücksichtslose Gewaltnatur. Schizoider nüchterner Verstandesmensch.

Die Erkrankung der Probandin wurde bei der ersten Aufnahme in der Münchener Klinik als Paraphrenia systematica aufgefaßt. Die Diagnose gründete sich darauf, daß trotz 10jähriger Dauer der paranoiden Psychose keine affektive Verblödung, keine selbständigen Willensstörungen vorhanden waren. Vielmehr zeigte die Probandin ein der Situation durchaus angemessenes Verhalten. Auch der weitere Verlauf der Psychose läßt eine typisch katatonische Entwicklung vermissen. Abgesehen von dem mißtrauisch-unzugänglichen Verhalten und den im Vordergrund stehenden physikalischen Beeinflussungsideen bietet sie kein ausgesprochen schizophrenes Bild. Noch im Jahr 1920 imponiert die Probandin als gesprächige Kranke mit durchaus natürlichem, zugänglichem Wesen. Die systematisierende Tendenz der Erkrankung, die sich um den Ehegatten zentriert, rechtfertigt im Verein mit den übrigen Symptomen die Diagnose.

Die Schwester der Probandin gehört mit ihrem kaltherzigen Gemüt, ihrer unoffen-frömmelnden Art in die Gruppe der affektkalten schizoiden Persönlichkeiten. Unter ihren beiden Töchtern finden wir bei Aloisia eine Dementia praecox, während Josefine den typisch schizoiden Autismus der verschrobenen alten Jungfer verkörpert.

Der Sohn der Probandin dürfte mit seinen charakterologischen Eigentümlichkeiten (nüchterne Verstandesnatur, dyscholische Reaktionen) gleichfalls unter die schizoiden Typen einzureihen sein.

Überschauen wir in dieser Familie die Gesamtkonstitution, wie sie auch in den nicht psychotischen Gliedern in Erscheinung tritt, so werden wir an der schizophrenen Grundlage der paraphrenen Psychose kaum mehr zweifeln können. Neben der schizophrenen Nichte finden wir nahe Blutsverwandte mit schizoiden Charakteren, die nach unseren früheren Ausführungen (s. Dementia praecox) diese Auffassung nur bestätigen können.

Zur weiteren Ergänzung möchte ich noch einige andere Familien betrachten, in denen wir gerade mit Charaktereigentümlichkeiten bei den Verwandten paraphrener Kranker die bisher gefundenen erbbiologischen Beziehungen der Paraphrenie noch weiter belegen können.

7. Familie Haug.

Prob.: Kunigunde Haug, geboren 1866. Von Jugend auf phantastisch, konnte das Lügen und Schwindeln nicht lassen. Leicht erregbar. Später in Stellung als Dienstmädchen. 1893 nach Amerika, angeblich auf Veranlassung von Herrn K., der sie als Haushälterin für seine Schwester engagierte. In Amerika ging gleich die Lumperei an. Sie lief dort wie betäubt herum, man habe ihr halt was gegeben. Sie sei ins Bordell gebracht worden, dort setzte man ihr Wein vor, der sie einschläferte. Als sie aufwachte, lag ein Mann in ihrem Bett. Später überredete sie ein Herr B. zur Heirat; er hatte Verkehr mit ihr, aber alles durch Zwang, er packte sie einfach an, mißhandelte und schlug sie. Er sagte ihr, sie solle sich reiche Männer suchen; drohte sie zu erschießen, wenn sie nicht bei ihm bliebe. Schließlich heiratete er sie; sie bekam einen falschen Trauschein. B. trieb sich mit anderen Mädchen herum. Er gab ihr Morphium, um nachher sagen zu können, sie sei doch verrückt. 1903 nach Deutschland zurück, war in verschiedenen Stellungen, belästigte die Behörden mit Heiratsangelegenheiten. 1909/10 als Putzmacherin in Paris, bekam aber keine Stellung. Ein Mädchen sagte ihr, sie solle nach Monte Carlo gehen, dort könne sie Männer fischen. Sie wollte die betreffende verprügeln und wurde auf die Polizeiwache gebracht. Darauf ging sie nach Deutschland zurück. Sie forschte bei Behörden nach dem Herrn K., der sie zur Reise nach Amerika überredet hatte. Seit 1911 bei der verheirateten Schwester; deren Mann sagte einmal im Spaß, sie sei eine Frau für seinen Bekannten F. Sie faßte dies als Ernst auf, schrieb Briefe und belästigte ihn. Schimpfte, man habe sie verkuppeln, sie zu unsittlichen Handlungen verführen wollen. Einem Studenten trank sie mit einer Tasse Kaffee zu, als man ihr sagte, der interessiere sich für sie. Wollte nichts mehr essen aus Vergiftungsfurcht, sagte, sie werde verkauft und verkuppelt. Bedrohte die Schwester. Behauptete, man werfe ihr vor, sie ließe sich von F. gebrauchen.

I. Irrenklinik München 1912. Dort besonnen, klar und orientiert; erzählt mit lebhaftem Affekt von ihren Verfolgungen. Sehr erregt, wenn man ihr widerspricht. Immer etwas gehobener Stimmung. Protzt damit, daß sie in Brüssel sehr viel Geld verdient habe. Schimpft darüber, daß man ihr in Amerika einen Mann aufgehängt habe. Nach einem Monat beruhigt entlassen.

II. Irrenklinik München 1916. Nach der Entlassung anfangs als Näherin, später als Kellnerin gearbeitet. Gelegentlich stellenlos, man wollte junge Arbeiterinnen haben. Erzählt mit großem Affekt in überaus hastiger Rede die alte Geschichte von B. in Amerika. Fühlt sich nicht mehr verfolgt. Wolle von ihrem Mann, der sich schon in Amerika von ihr trennte, nichts mehr wissen, seinen Namen ablegen. Verlangt von der Polizei ihren Mädchennamen, damit sie nicht immer den schwarzen Schatten hinter sich hätte, sie sei in einem unsittlichen Haus gewesen. Erzählt, daß ein Herr X. sich um sie bewerbe, er wolle sie heiraten. Weicht näheren Fragen aus. Lebt meistens für sich. Eingewiesen wegen hochgradiger sprachmotorischer Erregung. Nicht hypomanisch. Nach einigen Tagen entlassen.

Nach Mitteilung der Schwester (1920) seither als Kellnerin gearbeitet. Häufig ihre Stellen gewechselt, sehr empfindlich, rechthaberisch, bekommt überall Streit, lebt gerne auf Kosten anderer Menschen.

Schwester der Prob.: Auguste H., geboren 1868 (Ref.), verheiratet. Sehr unangenehm berührt von der Nachforschung. Sehr kühl und abweisend. Stocksteif im Benehmen, manirierte Sprechweise, unnatürliche Mimik. Versucht die Erkrankung der Schwester zu bemänteln. Auch in längerer Unterhaltung kein affektiver Konnex zu gewinnen. Läßt alle Antworten mühsam aus sich herausholen. Absolut kein Verständnis für die geisteskranke Schwester, kein Mitleid; sie solle arbeiten, dann würden ihr die Phantasien schon vergehen. Wenig entgegenkommend. Diskussionsunfähig. Macht den Eindruck einer spröden, vertrockneten alten Jungfer; gänzlich ohne Spontanität. Schizoider Typus.

Schwester der Prob.: Anna H., geboren 1862. Ruhig, immer gern für sich; kaltherzig, kein Interesse für andere Menschen. Schizoid.

Die paranoide Erkrankung der Probandin ist charakterisiert durch eine Fülle von körperlichen Beeinflussungsideen, speziell auf sexuellem Gebiete. Ganz allmählich haben sich bei ihr systematisierte Verfolgungsideen entwickelt, die auf lange Zeit zurückgehen. Sicherlich waren auch bei ihr eine Reihe von konfabulierten Erlebnissen vorhanden; sie lassen sich jedoch mangels einer genauen objektiven Anamnese schwer herausschälen. Es fehlten bei der klinischen Beobachtung auch hier wieder die typischen Zeichen für eine Dementia praecox. Sie benahm sich natürlich, gar nicht absonderlich, in keiner Weise stumpf, zeigte nur ein feindselig ablehnendes Verhalten, welches sich aus dem Inhalt der Wahnideen erklären ließ. Bis in die jüngste Zeit hinein blieb sie sozial und durchaus fähig, sich ihren Lebensunterhalt selbst zu verdienen. Nach diesen Gesichtspunkten erscheint wiederum die Diagnose der Münchener Klinik (Paraphrenia systematica, Délire chronique de Magnan) berechtigt.

Die Geschwistergeneration der Probandin weist diesmal keine endogene Psychose auf, wie überhaupt Geisteskrankheiten in der engeren Familie nicht vorgekommen sind. Dafür finden wir aber zwei Schwestern, von denen mindestens die eine ausgesprochen den schizoiden Charaktertypus vertritt.

8. Familie Baur.

Prob.: Ludwina Baur, geboren 1856, verheiratet. Heiteres, zugängliches Wesen, lebhaft; immer guter Laune. Unternehmungslustig. Führte in der Ehe das Regiment. Im Jahre 1902 wurde ihrem Mann (Gallerieaufseher) gekündigt durch Hofrat X. Ein Jahr darauf verklagte sie X. bei den Behörden, daß er ihren Mann entlassen habe, weil die Probandin sich geweigert habe, den verbrecherischen Maßnahmen des X. Folge zu leisten. Man habe der Probandin Abtreibungsmittel aufgedrängt, ihren Mann zur Onanie mit hochgestellten Personen verleiten wollen, um so Erpressungsbriefe schreiben zu können. Der Sohn X. habe sie auch mehrfach um Geld angegangen; zugleich habe man gräßliche Majestätsbeleidigungen „über das höchste Leben Seiner Majestät“ gesagt. Auf Strafantrag der Familie X. Vernehmung der Probandin: Sie erzählt dabei von Begegnungen mit höchsten Persönlichkeiten, die sie schon seit ihrer Jugend gehabt habe. Den Hofrat X. habe sie schon vor Jahren im Gebirge kennengelernt, bald als Spion, bald als Päderast. Sie will Zeuge gewesen sein von einer Unzahl politischer Verbrechen, von unsittlichen Handlungen, die sie „höchsten

Persönlichkeiten" zur Last legt. Hofrat X. habe 6 Mordtaten auf Hohenschwangau begangen. Sie faßt die Entlassung ihres Mannes als Racheakt des X. auf, weil er sie als Mitwisserin scheußlicher Verbrechen beseitigen wollte. Sie produziert eine Menge von sexuellen Phantasien; erzählt, wie sie selber an päderastiven Sitzungen hoher Persönlichkeiten teilgenommen habe, wie man sie mißbraucht habe, und gibt im einzelnen detaillierte Schilderungen. Der Ehemann glaubte seiner Frau durchaus (induziert) und erklärte, er habe bei seiner Frau eine Lügenhaftigkeit oder den Hang zu übertriebenen Angaben nie bemerken können.

Irrenklinik München 1908. Probandin erzählt ihre Ideen mit einer Lebhaftigkeit und Eindringlichkeit, als fühle sie sich in die Situation zurückversetzt. Sehr geschwätzig, leicht gehobener Stimmung; lacht und scherzt bei ihren Schilderungen, auch wenn es ihr bitter Ernst ist. Gesteigertes Selbstgefühl. Gute Auffassung. Schlagfertig. Natürliches Wesen, beschäftigt sich mit Lektüre und unterstützt die Krankenschwestern.

Katamnese 1920: Lebt zu Hause. Ruhig und geordnet. Hält unverändert an ihren Wahnideen fest.

Ehemann der Prob.: Johann Baur, geboren 1855. Ruhiger, stiller, immer vergnügter Mensch, lebte weltabgeschieden. War der schwächere Teil in der Ehe. Sehr geschickt in praktischen Dingen.

Kinder der Prob.: a) Lydia, geboren 1887, Lehrerin (Ref.). Als Kind sehr brav, tugendhaft aus Furcht vor Strafe. Begabt. Als Lehrerin im Kloster. Lebhafter Wunsch, als Klosterfrau einzutreten. Wollte allein sein, für sich arbeiten und nichts von der Welt wissen. Große Neigung zur Beschäftigung mit geistigen Dingen. Nicht schwerlebig damals Den Freuden der Welt nie zugetan. Eltern verweigerten ihre Zustimmung. Darauf 1 Jahr lang unglücklich und innerlich traurig, keine Freude mehr am Leben. Erst allmählich mit dieser Enttäuschung fertig geworden. Plötzlich wich die schwere Stimmung von ihr, sie war wieder fähig, sich der Welt zuzuwenden. Jetzt durchaus nicht ungesellig, doch kein Geselligkeitsbedürfnis. Geistig sehr regsam. Beschäftigt sich gern mit religiösen Problemen, schreibt religiöse Aufsätze; hat sich ein eigenes religiöses System zurechtgelegt; losgelöst von der Kirche. Literarisch interessiert, Sinn für Kunst. Sehr selbständig, energisch; kein Mitteilungsbedürfnis. Macht ernsten, gediegenen Eindruck. Mehr Denkmensch als Fühlmensch. Offene, natürliche Wesensart; affektiv sehr ansprechbar. In sexueller Beziehung sehr kühl. Nicht ausgesprochen schizoid. Depressive Verstimmung.

b) Johann, geboren 1893, Mönch. Bis zum 11. Lebensjahr wild, störrisch, eigensinnig, streitsüchtig, schwer zu erziehen. Dann in klösterlichem Milieu erzogen. Wurde ruhiger, nachgiebiger. Äußerte schon von klein auf den Wunsch, Mönch zu werden. Verschlossener, in sich gekehrter, religiöser Mensch mit ruhigem Temperament, ohne Geselligkeitsbedürfnis. Teilt sich nicht gern anderen Menschen mit. Große Gemütsruhe, sehr beherrscht, regt sich nie auf. Träumer, am liebsten allein; Religionsphilosoph, Systematiker. Geistig sehr beweglich. Unpraktisch, unordentlich. Guter, anständiger Charakter. Viel ruhiger und verschlossener als der Vater. Schizoide Züge.

Die Grundstruktur der Psychose der Probandin ist kurz folgende: Sie ist die Mitwisserin zahlloser politischer Verbrechen und Sittlichkeitsdelikte, die von hochgestellten Persönlichkeiten und von dem Hofrat X. ausgeführt wurden. Die Konfabulationen schöpfen aus einer wilden, ungezügelten Phantasie. Sie gibt eine bis ins einzelne detaillierte Schilderung ihrer Erlebnisse, die sie zum Teil Jahrzehnte zurückdatiert. Als Mitwisserin dieser wichtigen Geheimnisse ist sie den betreffenden Beteiligten in hohem Maße lästig und unangenehm. Daher bemüht sich speziell Hofrat X., sie und ihren Mann unschädlich zu machen; in diesem Sinne legt sie die Kündigung ihres Mannes aus, die wohl den äußeren Anstoß bildet, daß die psychotische Entwicklung gewissermaßen ins Rollen kam.

Das Verhalten der Probandin war von Anfang an derartig, daß man auf Grund ihrer frischen, munteren, fast hypomanisch regsamen Art zuerst die Diagnose chronische Manie erwogen hat. Die ausgesprochene Tendenz zum Systematisieren, die relative Geschlossenheit der Wahnideen im Verein mit den üppigen

Konfabulationen veranlaßten jedoch dazu, sie später in die Gruppe der Paraphrenia confabulatoria einzureihen. Sicherlich fehlen bei der Probandin typische schizophrene Symptome.

Bei den beiden Kindern fällt die tiefe innere Neigung zur Religiosität auf. Beide sind ernste, tief angelegte, wertvolle Menschen, die ein lebhaftes Interesse für Geisteswissenschaft und Kunst zeigen. Die Tochter, die in den zwanziger Jahren eine reaktiv ausgelöste Depression (unerfüllter Wunsch des klösterlichen Lebens) durchmachte, bezeichnet sich selbst als „Denkmensch". Ihr fehlt die weichherzige, impressionable Affektivität der Zykloiden. Wir gehen wohl nicht fehl, wenn wir ihr mangelndes Geselligkeitsbedürfnis, ihre im Grunde zurückhaltende, wenig mitteilsame Art, ihre vorwiegend intellektuelle, meditative Veranlagung mit der schizoiden Charakterologie in Parallele setzen, bei der uns derartige Wesenszüge mehrfach bekannt geworden sind. Die Kombination einer derartigen Veranlagung mit depressiven Verstimmungen ist uns schon bei der Dementia praecox (S. 66) bekannt geworden. Deutlicher sind die schizoiden Züge bei dem Bruder Johann, der als Typus eines abgeklärten, gemütsruhigen Mönches vor uns steht mit dem ausgesprochenen Hang zu autistischer Weltabgeschlossenheit.

9. Familie Reusch

Prob.: Hermann Reusch, geboren 1856, Hauptmann. Schon als Bub oft geistesabwesend, ließ sich sehr gehen. Besaß keine Initiative, man mußte ihn zu jedem Entschluß drängen. Mehr für sich, sehr zurückhaltend, ging nur schwer aus sich heraus. Dabei sehr ehrgeizig. Immer ängstlich bestrebt, kein Unrecht zu tun, daß man ihm nichts nachsagen könne. Kam der Frau immer als Sonderling vor. Seit 1906 glaubte er, die Kameraden redeten despektierlich von ihm, man halte ihn für homosexuell, durch falsche Gerüchte würde er auch politisch verdächtigt. Deswegen heftige Auftritte mit Vorgesetzten. Leute in der Trambahn sprachen von ihm, sagten, er sei Päderast. Wollte sich als Sozialdemokrat in den Landtag wählen lassen, falls er nicht als rehabilitiert würde. 1908/09 mehrfach in Anstalten; immer rasche Beruhigung. Pensioniert. Später Eifersuchtsideen; stellte bei der Frau „schuldbeladenes Aussehen" fest, tiefgehende unheimlich funkelnde Augen, verzerrtes Gesicht. Deutete auch harmlose Zeitungsannoncen in diesem Sinne. In den folgenden Jahren periodische Erregungen, die in der Anstalt bald abklangen. Hörte Stimmen, die ihm Onanie vorwarfen, die ihm auf der Straße nachriefen, er sei ein Verbrecher und deswegen pensioniert worden. Anspruchsvoll, immer gereizt und innerlich gespannt. Protestiert gegen Zurückhaltung in der Anstalt. Seit 1916 dauernd in Anstaltsbehandlung. Neben Verfolgungsideen Größenvorstellungen. Vermutet, seinetwegen habe eine Audienz beim König stattgefunden. Er habe sich über die Regierung abfällig geäußert; dies würde bei der Audienz zur Sprache kommen. Hofft auf Millionen Entschädigung für die unrechtmäßige Zurückhaltung. Verlangt übertriebene Ehrbezeugung. Wittert überall absichtliche Beleidigung und Herabsetzung. Gereizt. Dann wieder glückselig. Hofft auf spätere hohe Stellung, die er sich durch seine Sprachkenntnisse erwerben werde.

Katamnese 1920: Anfangs gereizt, sehr aufgebracht darüber, daß man ihn für geisteskrank hält. Allmählich durch gütliches Zureden zugänglicher, entwickelt seine Wahnideen, die seit Jahren unverändert fortbestehen. Verlangt energisch seine Entlassung, um seine Mission, dem Vaterlande zu helfen, endlich erfüllen zu können. Diagnose: Paraphrenia systematica.

Kinder der Prob.: a) Elisabeth, geboren 1886. Als Kind bockig, widerspenstig. Auch später zurückhaltend; sehr ernst und religiös. Wollte ursprünglich ins Kloster gehen. Gehört einem Verein für Bibelforschung an. Neigt zum Grübeln. Ganz von religiösen Dingen gefangen genommen. Peinlich gewissenhaft, fast pedantisch. Unstet, keinen festen Willen. Sehr leicht ermüdbar, dann unruhig nervös und zappelig; nie depressiv. Völlig borniert hinsichtlich der Erkrankung des Vaters. Glaubte, er könne durch Hypnose geheilt werden, hielt ihn nicht für schwer geisteskrank. Darin auch heute noch unbelehrbar. Schizoider Typus.

b) Ottmar, geboren 1889. Als Kind kränklich (Rachitis), dadurch etwas scheu und zurückgezogen. Später heiter, fröhlicher, sehr geselliger Mensch. Gleicht im Temperament dem Vater der Mutter. Mitteilsame, liebenswürdige Art, dabei ruhig, gleichmäßig, sehr energisch. Kein Verständnis für das Temperament der Schwester.

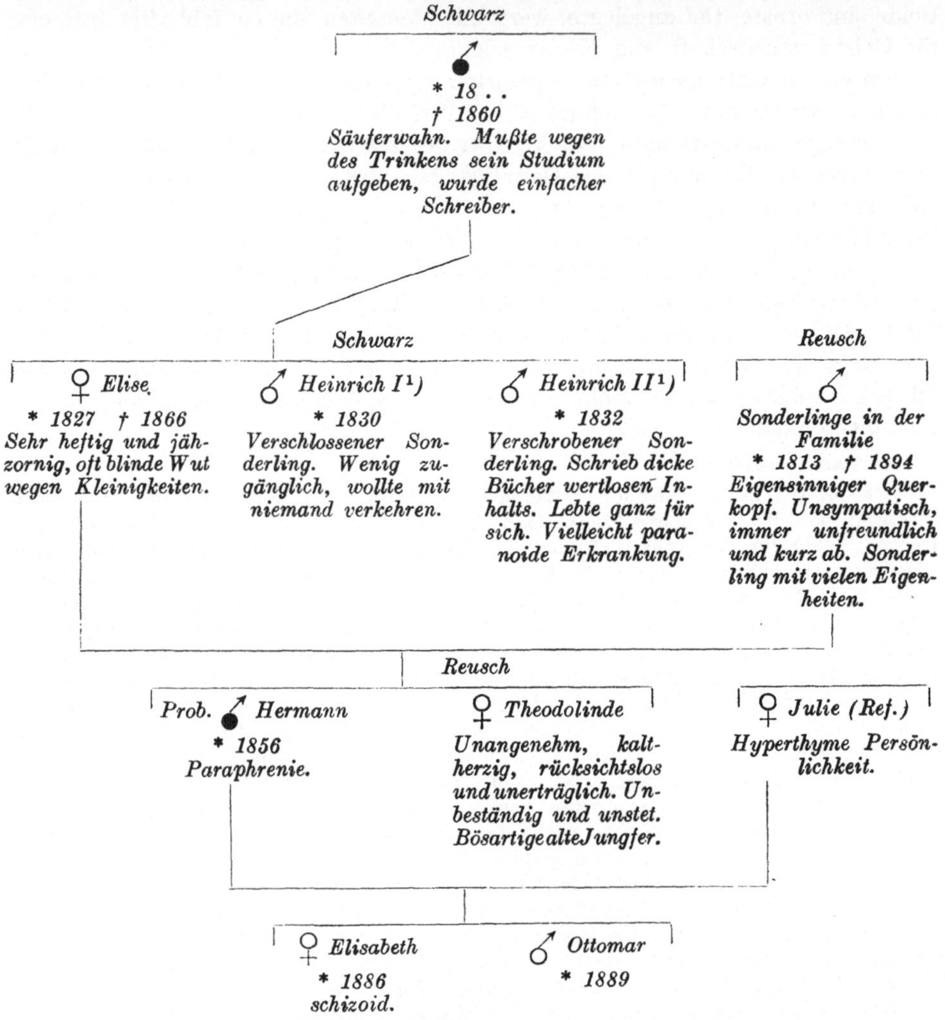

Abb. 43.

Diese Familiengeschichte des paraphrenen Probanden — um eine Dementia praecox im üblichen Sinne handelt es sich auch hier wiederum nicht — ist recht interessant. Wir sehen in beiden elterlichen Familien Sonderlinge, wie wir sie bei der Dementia praecox kennengelernt haben; der Vater war ein eigensinniger Querkopf, die Mutter eine heftige, jähzornige Frau, deren Brüder sicherlich Repräsentanten schizophrener Erbmassen waren. Auch die Schwester des Probanden ist als „bösartige, alte Jungfer“ in diesen Erbkreis einzureihen.

[1]) Man beachte das Vorkommen des gleichen Vornamens in einer Geschwisterserie; ein gewiß nicht so sehr häufiges Zeichen schizoider Verschrobenheit.

Aus der Ehe des Probanden mit einer hyperthym veranlagten Frau stammen zwei Kinder, die ein durchaus verschiedenes Temperament zeigen. Bei der Tochter finden wir Eigenschaften, die wir ohne Bedenken als schizoid bezeichnen dürfen. Der Sohn hingegen, der nach Angaben der Mutter mehr der mütterlichen Familie nachschlägt, ist frei von deutlich schizoiden Zügen und ähnelt in seiner Veranlagung in groben Zügen dem Temperament der Mutter.

Diese kurze Übersicht über einzelne Familien paraphrener Kranker[1]) zeigt uns die überraschende Tatsache, daß wir einmal Dementia praecox-kranke Familienglieder (im Falle psychotischer Belastung), zum anderen schizoide Persönlichkeiten bei ihren Blutsverwandten beobachten können. Da die ersten 6 Familien nach dem Gesichtspunkte gehäufter Erkrankungen und die übrigen wahllos nach Erreichbarkeit eines der Angehörigen ausgelesen wurden (somit keine einseitige Auslese im Sinne unserer Beweisführung vorliegt), können wir aus unseren Ergebnissen unbedingt den Schluß ziehen, daß die schizophrene Konstitution mit der Paraphrenie sehr nahe verwandt ist, daß die Paraphrenie wohl immer auf schizophrenem Konstitutionsboden erwächst. Sicherlich dürfen wir klinisch und vielleicht auch erbbiologisch Paraphrenie und Dementia praecox nicht ohne weiteres gleichsetzen. Es bestehen weitgehende klinische Verschiedenheiten[2]), die zu erklären der Erbbiologe sich bemühen muß. Die eine — schizophrene — Konstitutionskomponente glauben wir hinreichend — mit größter Wahrscheinlichkeit bewiesen zu haben. Welche andere konstitutionelle Faktoren die eigentümliche Färbung und den besonderen Verlauf bedingen, läßt sich heute noch nicht entscheiden. Ich halte es nicht für unmöglich, daß hier dem manisch-depressiven Irresein verwandte oder identische Keimfaktoren in Kombination mit den schizophrenen sich in dieser Weise auswirken. Vielleicht dürfen wir in Fall I, IV und VIII die deutliche manische Gehobenheit, in Fall V die vorherrschende depressive Stimmung für diese Auffassung geltend machen. Da ich jedoch bei der Auslese nach gehäuften Psychosen keine zirkulären Erkrankungen gefunden habe, möchte ich die Frage der Kombination schizophrener und zirkulärer Erbmassen nur mit großer Vorsicht diskutieren. Es wäre auch denkbar, daß die Paraphrenie durch eine geringere Intensität des schizophrenen Prozesses ihr besonderes Gepräge bekommt, daß eine quantitativ schwächere biologische Umwälzung im Sinne der Schizophrenie die sonst für Dementia praecox charakteristischen Zerfallserscheinungen erst später und eventuell überhaupt nicht zur Entwicklung bringt. Daß dann unter diesen Umständen die unzerstörte affektive Modulationsfähigkeit im Sinne der vorhandenen Wahnideen anklingt und manische bzw. depressive Bilder schafft, ohne daß zirkuläre Keimmassen vorhanden zu sein brauchen, erscheint nicht unglaublich.

Bleuler sagt einmal, daß die Paranoia eventuell eine ganz chronisch fortschreitende Schizophrenie sei, die so milde verläuft, daß sie gerade noch zur Wahnbildung ausreicht, da der Mechanismus bei beiden Krankheiten der gleiche sei. Diese Überlegung könnten wir auch für die Paraphrenie gelten lassen, welche dann hinsichtlich der Intensität des Prozesses zwischen typischer Dementia

---

[1]) Es handelt sich fast durchweg um weibliche Probanden. Paraphrene Männer sind ungleich seltener.

[2]) Ferner ist zu beachten, daß die praepsychotische Veranlagung der Kranken sich nicht unerheblich von der bei Schizophrenen unterscheidet.

praecox und Paranoia die Mitte halten würde. Immerhin müssen wir die Kombination mit zirkulären Erbfaktoren bei der Paraphrenie und wohl auch bei der Paranoia ernstlich in Erwägung ziehen.

b) Paranoia.

Für die Idee Bleulers, daß auch die Paranoia in ihrer konstitutionellen Ätiologie der Schizophrenie sehr nahe steht, wird der Erbbiologe ebenfalls Beispiele suchen müssen.

Die Familie eines Münchener Paranoikers, die ich näher untersuchen konnte, ist dazu angetan, diese Annahme in positivem Sinne zu beleuchten.

Familie Petzel.

Prob.: Franz Petzel[1]), geboren 1844 (Ref.), Schuhmacher.

Irrenklinik München 1908. In den 70er Jahren begann die Erkrankung, erst 1898 trat Proband zum erstenmal in die Öffentlichkeit. Er sandte seine Angehörigen, die tatsächlich an ihn glaubten, in die verschiedensten Städte, um seine Bücher zu verbreiten. 1898 wurden 28, 1904 etwa 200 Bücher verteilt; sie enthielten Sendschreiben. Außerdem verfaßte er kurze Schriften, die er monatlich seinen Anhängern zukommen ließ. Die Kosten wurden von diesen freiwillig aufgebracht. 1905 fielen manche von ihm ab und zeigten ihn wegen Betrugs an. Die Anklage wurde niedergeschlagen, Proband nach Eglfing gebracht; seither arbeitet er ruhig als Schuhmacher.

Proband glaubt, er sei schon ewig gewesen. Die ganze Schöpfungsgeschichte sei nur Mutmaßung; er sei der erste, der es richtig habe angeben können. Die ganze Umwandlung der Welt aus einer großen Wasserfläche in eine bewohnte Erde sei in 85 Minuten vor sich gegangen. Er hat sich besondere Vorstellungen gemacht über die Erschaffung von Adam und Eva, über die Stein- und Bronzezeit. Alles hat er niedergeschrieben. Auch über Einzelheiten gibt er Auskunft, so über die erste Gewinnung von Butter durch Eva. Er erzählt, er wisse dies alles ganz genau, 100 Jahre seien für ihn wie eine Stunde. Mit ihm sei es, wie wenn ein alter Lehrer eine Reihe von Generationen zurückdenke.

In den 70er Jahren hatte er zum erstenmal „Schauungen"; er unterscheidet diese genau von Träumen, letztere seien Fixierbilder, erstere aber „das Licht Gottes, welches in Gott selber leuchtet". Die Schauungen führten ihm seine Mission genau vor Augen; er sah sich als Königssohn im weißen Mantel und es wurde ihm der Auftrag gegeben, das Gleichnis des Königssohnes, der Hochzeit machen wollte, zur Ausführung zu bringen. Um seine Mission durchzuführen, habe er sich mit einem Mädchen geistig verheiratet. Er wird die katholischen Völker zum himmlischen Hochzeitsmahl einladen, sie sollten die Wahrheit erkennen und ihn als Königssohn anerkennen. Er sei der „himmlische Hochzeitsmahlgeber". Gleichzeitig mit ihm lebe der Antichrist. Die Pfaffen arbeiten seinen Plänen entgegen, sie sind schuld, daß die Völker nicht zum Mahl erscheinen. Er selbst sei die Kirche, die katholische Kirche verstehe nichts. Papst Leo XIII. sei der Antichrist. Hätten die katholischen Völker ihn erkannt, so hätte er die Regentschaft antreten können. Darauf hätte nur noch das 20. Kapitel der Offenbarung Johannes erfüllt werden müssen, dann wäre die Weltschlacht geschlagen.

Nun aber komme Christus unvermutet wie ein Dieb über Nacht; dann gehe die Welt nicht unter, es trete ein Wiedergestaltungsprozeß ein. Die äußere Erdrinde werde das Reich Gottes, das Innere die Hölle.

Hat für seine Anhänger in seinen Dispositionen gut gesorgt, für jeden ein Amt reserviert für den Fall seiner Regentschaft; die Urkunden sind schon ausgestellt. Ebenso ist das Zeremoniell ganz genau ausgearbeitet. Der Sitz der Regentschaft ist Jerusalem. Die Herrschaft ist unumschränkt. Es soll von oben herunter, nicht von unten herauf regiert werden. Todesanzeigen hat er für seine Anhänger ausgefertigt, auf Grund deren sie am jüngsten Gericht frei eingehen können. „Man muß dies alles einfach glauben, der Geist erfährt es." Eine Begründung ist ihm unmöglich.

[1]) Dieser Fall ist sehr ausführlich von W. Gutsch geschildert in Zeitschr. f. d. ges. Neur. u. Psych., Original, **38**, 286. 1918. „Beitrag zur Paranoia-Frage."

Ruhig, geordnet, klar; redegewandt, temperamentvoll, durchaus natürliche Affektivität, nichts Verschrobenes. 1920: Altersschwach; bis in die jüngste Zeit auf seinem Handwerk gearbeitet. Entwickelt auch dem Ref. in gewandter, pathetischer Rede seine Ideen. Zwei Töchter und ein Sohn völlig induziert. Diagnose: Paranoia.

Bruder des Prob.: Karl Petzel, geboren 1846. Eigensinniger Starrkopf. Tobsuchtsanfall im Zuchthaus. Wegen Diebstahls bestraft.

Schwester des Prob.: Marie Petzel, geboren 1849. Säuferwahnsinn.

Bruder des Prob.: Xaver Petzel. Aufgeregt. Hat auch einen Sparren. Trinker.

Bruder des Prob.: Josef Petzel, geboren 1843, gestorben 1912. Trinker. Litt an religiösem Wahn. Im Rausch äußerst exzessiv, bedrohte Frau und Kinder mit Umbringen, so daß diese öfters fliehen mußten. In nüchternem Zustande bildete er sich ein, ein Heiliger zu sein; küßte den Boden, den Schusterstuhl, segnete ihn und predigte auf offener Straße; hatte Erscheinungen vom Engel Gabriel. Wollte mit 100 Jahren die 4. Frau heiraten, die Rebekka heiße und auch eine Heilige sei. Verschmähte den Geschlechtsverkehr mit seiner Frau; in betrunkenem Zustande wollte er vor den Kindern koitieren. Legte sich (nüchtern) nackt ins Bett, da auch Christus nackt am Kreuze hing. Betrunken ging er nackt im Zimmer umher, predigte in allen möglichen Sprachen; öffnete den Schrank und segnete seine Kleider. Außerdem fuchtelte er gelegentlich mit einem alten verrosteten Schwert herum, seinem sog. Schlachtschwert, mit der Drohung, er haue damit fünf zusammen. Seit 1900 mit seiner Frau nicht mehr geschlechtlich verkehrt, da er ein Heiliger sei. Diagnose: (Sehr wahrscheinlich) Dementia praecox.

Kinder des Bruders Karl: a) Josef, geboren 1887, Buchhalter. Begabt; sehr nervös; vernünftig in seinen Ansichten; sieht ein, daß die Familie nicht normal ist.

b) Marie, geboren 1888. Stets sehr heftig und jähzornig. Nicht ganz ehrlich; log, auch wenn sie keinen Vorteil davon hatte. Reizbar, lief bei geringstem Tadel aus der Stellung fort. Ging ihr etwas gegen den Willen, brütete sie stundenlang. 1904 verändert, „tiefsinnig"; mehrere Suizidversuche. Typische schizophrene Psychose. Diagnose: Dementia praecox.

c) Max, geboren 1893. Als Kind störrischer Charakter, schwer erziehbar. Dumme Liebschaft. Die Familie fürchtet, er werde sich noch einmal umbringen. Unbeugsamer Starrkopf, der sehr viel Verdruß macht. Schizoid.

Der Proband mit seiner echten Paranoia entstammt einer Familie, in der, wie mir gesagt wurde, schon seit mehreren Generationen Geisteskrankheiten zu Hause sind. Näheres war darüber nicht in Erfahrung zu bringen. Betrachten wir uns nun die Geschwisterserie des Probanden, so fällt uns einmal Bruder Karl auf, der mit seinem unbeugsamen Starrsinn das schizoide Temperament vertritt; bei Bruder Josef dürfte es sich der kurzen Beschreibung nach sehr wahrscheinlich um eine Dementia praecox gehandelt haben. Unter den Kindern dieses Bruders Josef findet sich eine schizophrene Tochter und ein schizoider Sohn, der in seiner Charakterologie offenbar mit dem Bruder des Probanden (Karl) einige Ähnlichkeit besitzt.

So können wir nunmehr sagen, daß der paranoische Proband in seiner hereditären Position von Vertretern der schizothymen Konstitution umgeben ist. Wenn wir auch auf den Beobachtungen an einer einzelnen Familie keine endgültigen Schlüsse aufbauen können, so werden wir doch unbedenklich von einer starken Beteiligung schizophrener Keimmassen bei diesem Fall von Paranoia reden können.[1]) Und der Ausspruch Bleulers gewinnt durch diese Familie

[1]) Ähnliche Heredität finden wir bei dem „Hauptlehrer Wagner" (s. Gaupp, Zur Psychologie des Massenmords. Verbrechertypen. I. Bd. 3. Heft. Springer 1914.) Auch diese Paranoia hat erbbiologische Beziehungen zur Dementia praecox (zwei Brüder der Mutter schizophren), jedoch kommen in der charakterologischen Veranlagung auch einige Wesenszüge des Vaters zum Durchbruch; gesteigertes Selbstgefühl, Einbildung, Unzufriedenheit mit seinem Schicksal.

eine nicht unwesentliche Unterstützung. Die Beobachtung steht im Gegensatz zu den Befunden von Specht[1]), der bei einer Reihe von Paranoikern unter deren Verwandten manisch-depressive Erscheinungen gesehen hat und daher die Paranoia für eine besondere Erscheinungsform des manisch-depressiven Irreseins hält. In der Familie Petzel überwiegt jedenfalls die schizothyme Konstitution. Das schließt nicht aus, daß es (vor allem periodische) Paranoiaformen gibt, die der zyklothymen Konstitution nahe stehen. Vorerst möchte ich jedoch behaupten, daß die Tendenz zum Systematisieren im Sinne der Paranoia eine Erscheinung der schizothymen Konstitution ist. Wir haben dafür bei den schizoiden Persönlichkeiten Anhaltspunkte gewonnen. Vielleicht wird man durch die Annahme einer schizophren-zirkulären Mischanlage auch der konstitutionellen Grundlage der Paranoia gerecht. Hierfür bedarf es jedoch noch des Beweises.

c) Seniler und präseniler Verfolgungswahn.

Die besonnenen Formen der Alterserkrankungen mit Wahnbildung und eventuellen Halluzinationen werden unter dem Begriff der senilen „Paranoia" bzw. des präsenilen Beeinträchtigungswahns zusammengefaßt. Bleuler weist darauf hin, daß die Formen, welche katatonieartige Symptome haben, sich oft bei eingehender Anamnese als unzweifelhaft senil gewordene (latente) Schizophrenien entpuppen. Namentlich zählt Bleuler den präsenilen Beeinträchtigungswahn Kraepelins zur Dementia praecox. Immerhin sind diese relativ seltenen und klinisch eigenartigen Psychosen in ihrer systematischen Analyse noch zu wenig geklärt. Sicherlich vermag auch bei dieser Erkrankung die Genealogie der klinischen Psychiatrie hinsichtlich der Erforschung der konstitutionellen Faktoren wertvolle Dienste zu leisten. Selbstverständlich kann nur die systematische Untersuchung vieler Fälle zu einem endgültigen Ziele führen. Immerhin hoffe ich, daß uns auch die kurze Betrachtung einiger weniger Familien fördern wird.

Familie Gohl.

Prob.: Johann Gohl, geboren 1840, und dessen Schwester Cäcilia Gohl, geboren 1843. Beide etwa 70 Jahre alt.

Würzburger Klinik 1910. Sie wohnten auf dem Lande, zogen mit einem Pfarrer nach Würzburg, mit dem sie einen Vertrag schlossen, daß er sie bis zu ihrem Tode versorgen müsse. Nach Aussage des Pfarrers ist Johann schon seit 1907 nicht mehr normal, nachdem die Geschwister etwa $^1/_2$ Jahr bei ihm wohnten. Sie glaubten sich verfolgt von dem Pfarrer und seinen Eltern; der Pfarrer lese aus einem großen Buch und würde sie dadurch nachts quälen; er nähme glühende Zangen und brenne sie damit. Sie verwahrlosten vollkommen, da sie sich gänzlich abschlossen und mit niemanden in Berührung kommen wollten. Cäcilie machte einmal Feuer auf den Tisch, um Sachen, durch die sie sich verhext glaubte, zu verbrennen. Nur mit Mühe konnte ein Brand verhütet werden. Sie verschwanden oft tagelang, übernachteten im Freien, tranken nur Weihwasser und wollten sich aushungern.

Johann glaubte, die Tochter eines Obersten wolle ihn heiraten, diese würde für ihn sorgen. Nachts ging er auf und ab und stampfte dabei laut. Auf Vorhalt schimpfte und fluchte er. Er protestierte lebhaft gegen seine Aufnahme in der Anstalt, schimpfte auf den Pfarrer, den man nur „hineinstecken" sollte. Ist nicht imstande, Name und Wohnort seiner vermeintlichen Braut anzugeben; mit selbstzufriedenem Lächeln beteuert er, er werde sie

---

[1]) „Über die klinische Kardinalfrage der Paranoia", Zentralbl. f. Nervenheilk. u. Psych. XXXI, 817. 1908.

schon finden. Schimpft auf die Pfleger, die ihn mit „Büchelchen" quälten und peinigten, sie hätten die anderen Patienten gegen ihn aufgehetzt. Bringt die Nacht oft an seinem Bette sitzend zu, um den Quälereien zu entgehen.

Anstalt Werneck 1911. Kleinlaut und gedrückt, findet sich anscheinend nicht zurecht, schaut fragend im Saal umher, läßt unter sich gehen, muß zum Essen angehalten werden. Plötzlicher Stimmungsumschlag. Erzählt mit glückstrahlendem Gesicht von einer Ehrenmedaille, die er vom Fürsten Löwenstein bekommen habe. Bedankt sich mehrfach dafür, eine Stimme hat ihn dazu aufgefordert. Für welche Verdienste er ausgezeichnet ist, wo sich die Medaille befindet, weiß er nicht anzugeben. Hält den Direktor für seinen Schwiegervater. Schimpft über die Einwohner seines früheren Heimatortes, die ihn bei Tag und Nacht peinigen. 1912: Meist unzufrieden und leicht gedrückt; dann wieder unternehmungslustig, rühmt sich seiner Kraft, hat Heiratspläne; gehobener Stimmung, freundlich und mitteilsam. Bald darauf schimpft er wieder gereizt, man lasse ihm Tag und Nacht lang keine Ruhe.

Heilanstalt L. 1913. Erzählt, daß die Dorfbewohner ihn mit „romantischen Büchelchen und dem Familienfreund" (Zeitschrift) überall gedrückt hätten; alles habe ihm weh getan. „Wenn ich habe essen wollen, so haben sie mich nicht essen lassen, ich habe rülpsen müssen." In Werneck habe man ihm das Gemäch (Genitale) verbrannt. Zugängliches, freundliches Wesen, senil geschwätzig, leidlich erhaltene Intelligenz, erzählt gern von weit zurückliegenden Erlebnissen. Diagnose: Senile Erkrankung paranoider Färbung; physikalischer Beeinflussungswahn, sonst keine schizophrenen Symptome.

Cäcilie: Anstalt Werneck 1910. Still ruhig, leicht gedrückt; spricht mit leiser Stimme. Orientiert. Leichte Depression mit hypochondrischen Klagen. Wiederholt mechanisch Worte, die sie hört. Antwortet nur widerstrebend, schlüpft unter die Decke und macht Abwehrbewegungen. Führt leise Selbstgespräche. 1911: Nach Ablauf einer Influenza verändert; zugänglicher, erkundigt sich nach ihrem Bruder. „Ich war ruhig, mein Bruder pappelt mehr." Hält ihn für nicht normal. Keine Wahnidee. Freundlich und zuvorkommend. 1912: Plötzlich verändert, gibt keine Antwort. Beschäftigt sich mit Stricken, wendet sich unwillig ab, schaut zu Boden, schlägt sich mehrere Male gegen den Leib; behauptet, es habe sich ein Tier auf ihren Leib gesetzt. Nach einigen Tagen geordnet, gibt keinen Aufschluß über ihr Verhalten. Nach einigen Wochen völlig verändert. Betet ununterbrochen, hält sich die Ohren zu, führt halblaute Selbstgespräche, schlägt sich mehrfach gegen den Kopf und Leib, sträubt sich lebhaft gegen das Insbettgehen, aggressiv. Weiterhin verschlossen, beschuldigt die Pflegerinnen der Mißhandlung. Dann wieder ganz geordnet, leugnet ihr bisheriges Verhalten.

Heilanstalt L. 1913. Widerstrebend. Schlägt häufig in die Luft, wie wenn sie etwas verjagen wollte (Sinnestäuschungen). Schimpft heftig, wenn man sie anredet. Sitzt den ganzen Tag mit einem Gebetbuch am Fenster, kümmert sich um nichts. Weint zeitweise, will nicht arbeiten. Diagnose: Senile paranoide Erkrankung; deutliche katatonische Symptome (Negativismus).

Bruder der Probanden: Anton Gohl, geboren 1846, Lehrer. Heirat 1878. Schon 14 Tage nachher Eifersuchtsideen; behauptete, er habe die Ehebrecher verschwinden sehen. Deswegen oft grob und gewalttätig, drohte mit Waffen. In ruhigen Zeiten bat er um Verzeihung. Kein Trinker. 1885: Glaubt sich von fremden Leuten beschimpft; werde von einem Beamten mit einer Maschine beschränkt. 1889 pensioniert. 1890 in der Anstalt. Beschimpfende Stimmen. Physikalischer Verfolgungswahn. Sinnestäuschungen auf allen Gebieten. Alle möglichen katatonischen Eigenheiten. Eigentümlicher Verlauf mit Remissionen. Periodische halluzinatorische Erregungen. Im Laufe der Jahre affektive Verflachung. Diagnose: Periodische Katatonie.

Dessen Sohn: Franz Gohl, geboren 1879. Seit 1898 verfolgende Stimmen. Typische Dementia praecox. Rasche affektive Verblödung. Diagnose: Dementia praecox.

Die beiden Geschwister Johann und Cäcilie Gohl erkranken im Senium an einer paranoiden Psychose. Nur Cäcilie bietet deutliche katatonische Züge. Bei Johann herrscht ein physikalischer Beeinträchtigungswahn vor. Der Bruder Anton litt an einer sicheren Katatonie mit periodisch-remittierendem Verlauf; dessen Sohn ist ein typischer Schizophrener.

Der schizothymen Familienkonstitution, welche durch Anton und seinen Sohn Franz sichergestellt ist, wird auch sehr wahrscheinlich ein wesentlicher Anteil an der senilen „Paranoia" von Johann und Cäcilie zugemessen werden müssen. Ich will nicht behaupten, daß wir allein mit diesem konstitutionellen Faktor die Ätiologie aufgeklärt haben. Wir brauchen eine Erklärung für die deutliche klinische Abweichung der senilen „Paranoia" von der Dementia praecox, die wir heute noch nicht geben können. Es wäre ferner noch zu untersuchen, ob alle Erkrankungen ähnlicher Erscheinungsformen auf derselben Familienkonstitution erwachsen. Immerhin wollen wir festhalten, daß sicherlich manche Formen der senilen „Paranoia" mit der Dementia praecox erbbiologisch verwandt sind.

Die beiden nächsten Familien geben uns ein Bild von der ganz ähnlichen genealogischen Struktur des präsenilen Verfolgungswahnes.

Familie Hauber.

Prob.: Peter Hauber, geboren 1840, gestorben 1915. Seine Mutter war ein „böses Weib", streitsüchtig, rücksichtslos und kaltherzig. Sie behandelte ihre Kinder wenig mütterlich. Soll oft Selbstmordgedanken gehabt haben. Sicherlich schizoide Persönlichkeit. Proband immer eigentümlicher Mensch; sehr religiös, mißtrauisch; meinte immer, andere Leute wollten ihn übervorteilen. War gern für sich; im Wesen ausgesprochen stumpf. 1896 Verletzung der linken Hand; wegen Arbeitsunfähigkeit eine Rente. Glaubte damals, die Leute gönnten ihm die Rente nicht, er müsse alles Geld wieder zurückzahlen. Seit 1903 glaubte er, die Leute sprächen über ihn; bezog allerhand Äußerungen auf sich. 1905 Verschlimmerung; fühlte sich verfolgt, wurde menschenscheu und vergeßlich; Erregungszustände. Wollte 1906 zum Prinzregenten, um ihn persönlich zu bitten, die Verfolgungen abzustellen, die seiner Meinung nach auf ministeriellen Befehl erfolgten. Deswegen in die Irrenklinik München (1906) eingeliefert. Hier sehr verdrießlich, witterte überall Schikanen; man lache und rede über ihn, er müsse kaput sein. Wenn er sich ins Bett legte, hörte er: „Jetzt legt er sich"; beim Husten: „Jetzt hustet er." Fühlte sich daher ständig beobachtet. Er erzählt von seiner Rente, um die ihn alle Nachbarn beneidet hätten; deswegen verfolge man ihn. Schimpft, weil man ihn nachts habe erdrosseln wollen. Sieht draußen Leute seines Ortes, die nachts mit brennenden Zigarren an seinem Fenster stehen und ihn auslachen. Es sei ein bezahltes Komplott, um ihn zu ärgern. Hört Befehle, „er solle beten" oder „er solle nicht beten", sonst werde er vergiftet. Gegen seine Umgebung meistens höflich und zugänglich. *Imperative Stimmen; völlig ratlos*; hört bald diesen, bald jenen Befehl, weiß nicht, was er tun soll. Gedrückte Stimmung bis zur Angst gesteigert. Möchte durch Beschäftigung die Stimmen abwehren.

Nach kurzer Remission wegen Bedrohung der Nachbarn 1907 in die Anstalt. Verweigert die Auskunft, arbeitet. Beschimpfende Stimmen, die ihm Vorwürfe machen; hört sagen, man habe seine Tochter geschwängert, sie verkehre in München mit Königl. Hoheit. Gibt den Stimmen laut Antwort. Betet, um die Stimmen abzuwehren; nimmt nachts einen Besen mit, um sich des bösen Geistes zu erwehren. Hält sich für sich, arbeitet fleißig.

1911: Geht auch in grimmigster Kälte laut betend mit dem Hut in der Hand zur Arbeit. Hört Stimmen; die Geister nehmen ihm die Gedanken weg, bevor sie noch im Gehirn entstehen. Nachts saugen sie ihm die Natur ab. Schlägt er nachts aufs Bett, so heiße es, er verübe Massenmord. Es erscheinen hochgestellte Personen, die ihm nachts die Beichte abhören. Man dressiere ihn mit den verschiedensten Gedanken, drohe ihm, er werde geschlachtet und verkauft. Vor seinem Bett würden Festivitäten aufgeführt, man zaubere ihm weibliche und tierische Gestalten vor. Hat oft das Gefühl, wie wenn ihm jemand den Buckel heraufstreiche. Sei mit Urin an seinem Körper bespritzt, werde schandvoll gequält. Trotz der Belästigung relativ ruhig, versieht gelassen seine Arbeit. Abgestumpftes, mehr oder weniger erloschenes Gemütsleben. Gutes Gedächtnis.

1912: Abweisend, bedrohend. Auf Anrede immer die Antwort: „Gelobt sei Jesus Christus." Lebhafte Sinnestäuschungen auf allen Gebieten. Periodisch erregt. Verworrenes Gerede. Kniet tagsüber häufig auf dem Stuhl und betet fortwährend vor sich hin. 1915 Exitus. Diagnose: Präseniler Verfolgungswahn mit deutlichem katatonischen Gepräge.

Ehefrau des Prob.: Marie L. Ruhige, gutmütige, herzliche Frau mit gutem Humor. Liebenswürdig und gesellig.

Kinder des Prob.: a) Marie, geboren 1875. Ruhige, ernste, immer gleichmäßige, verschlossene Natur. Als Kind besonders brav. Wollte von den Männern nichts wissen. Sehr religiös veranlagt, ging schon früh ins Kloster. Jetzt Oberin in Amerika. Schreibt nur Briefe religiösen Inhalts. Schizoid.

b) Josef, geboren 1881. Heiterer, lebenslustiger, gesprächiger Mensch mit eindrucksfähiger Affektivität. Hat den Humor der Mutter.

Bruderskinder des Prob.: a) Max. Eigener Mensch; sehr ruhig und verschlossen. Schizoid.

b) Josef. Phlegmatisch, verschlossen und ungesellig. Schizoid.

Die im Präsenium einsetzende paranoide Psychose des Probanden zeigt in späteren Jahren ein deutliches katatonisches Gepräge. Wir hören von einem intensiven physikalischen Verfolgungswahn, der sich durch eine große Reichhaltigkeit der körperlichen Sensationen auszeichnet, wir lesen von Gedankenentzug, von echt katatonischen Willenstörungen, die zusammen mit der affektiven Abstumpfung, dem negativistischen Verhalten das schizophrene Bild vervollständigen. Wir könnten also mit Bleuler schon bei rein klinischer Betrachtung sagen, daß die vorliegende Erkrankung in die Gruppe der Schizophrenie zu rechnen wäre. Dementsprechend finden wir auch sowohl bei der Mutter des Probanden, bei seiner Tochter Marie, aber auch bei den beiden Neffen Charakteranomalien, die wir als schizoid zu bezeichnen uns gewöhnt haben. Es läßt sich daher mit Sicherheit sagen, daß der präsenile Verfolgungswahn des Probanden auf der Basis der schizothymen Konstitution entstanden ist; sehr wahrscheinlich handelt es sich um eine Spätform der schizophrenen Gruppe.

Familie Würm.

Prob.: Johann Würm, geboren 1838. Sein Vater litt an Verfolgungswahn; er lebte in dem Wahn, verhungern zu müssen. Proband war von Haus aus verschlossen, lebte immer für sich; er meinte leicht, die Leute dächten schlecht von ihm; war sehr gewissenhaft in der Arbeit. Seit 1875 viel Kopfschmerzen. April 1900 (62) traf er in seinem Hause ein Mädchen, das sich verlaufen hatte; es wurde von einem Schutzmann abgeholt. Kurz darauf behauptete Patient, die Nachbarn sagten ihm nach, er habe dieses Mädchen vergewaltigt. Darauf sei es gestorben, er sei an ihrem Tode schuld. Er redete die Leute darauf an und beteuerte seine Unschuld. Immer wieder hörte er Äußerungen über den Mord. Schon 1888 (50) ähnliche Erscheinungen. Damals kam seinem Meister ein Rock weg. Proband hatte mit der Sache nichts zu tun, glaubte aber, daß er allgemein von den Leuten als Dieb bezeichnet wurde.

Krankenhaus l. d. Isar 1900. Ruhig, orientiert. Steht immer neben seinem Bett und starrt mit unbeweglichem Gesicht gespannt vor sich hin. Beschuldigende Stimmen (Mord). Sagt, er könne nicht mehr heim, dort sei alles beschlagnahmt, er habe nicht einmal ein Bett. Bald darauf ruheloses Auf- und Abwandern; ängstlich gespannte Erwartung. Erwartet seine Verhaftung. Kein tiefgehender Affekt. Äußerlich die Zeichen des beginnenden Seniums.

1901: Häufig erregt. Möchte lieber totgeschlagen werden, als noch länger die ungerechten Beschuldigungen hören. Zeigt seinen Penis, um festzustellen, daß er nicht der Hurenkerl sei, als der er verschrien werde. Hört aus der Rede der anderen Patienten, daß er in der Jugend Sodomie getrieben habe, daß er nachts bei den schlafenden Männern umhergehe und mit ihnen Unzucht treibe, ein Dieb, ein Einbrecher, ein verworfener Kerl sei. Verbittet sich diese Gemeinheiten. Bald zornige, bald ängstliche Reaktion immer oberflächlicher. Aus scheinbar tiefstem Affekt ist er durch ein Scherzwort, eine Bierverschreibung in heitere Stimmung zu versetzen.

1903: Ruhiger, kümmert sich weniger um seine Sinnestäuschungen; antwortet auf Fragen mit einer geringschätzigen Geste. Arbeitet fleißig. Auch in den folgenden Jahren immer das gleiche Bild. Unveränderter Inhalt der Halluzinationen. Diagnose: Präseniler Verfolgungswahn mit affektiver Verblödung.

Ehefrau des Prob.: Lebhaft, heiter, lebenslustig; sehr leicht erregbar, kein Verständnis für die Art ihres Mannes.

Kinder des Prob.: a) Katharine, geboren 1875. Ruhige, stille Art des Vaters. Sitzt immer zu Haus, spricht sehr wenig; übertrieben religiös, läuft immer in die Kirche. Will von Vergnügungen nichts wissen. Immer gleichmäßig in der Stimmung. Gutmütig. Regt sich über nichts auf. Ausgesprochen langweilig. Schizoides Phlegma.

b) Johann, geboren 1879, gestorben 1917 Feld. Verschlossener Charakter; ruhiges Temperament; wenig mitteilsam, sehr religiös. Hatte daheim sich einen Altar errichtet, las viel in der Bibel und in religiösen Schriften. Langweiliger Mensch, ganz des Vaters Natur, auch dessen Gesichtsschnitt. Schizoider Typ.

Stiefbruder des Prob. (vom gleichen Vater): Andreas Würm, geboren 1849. Gut gelernt, fleißig, nüchtern und sparsam. 1873 wegen eines mißglückten Heiratsprojektes einige Zeit tiefsinnig. 1886 (37) bei Niederlegen einer Mauer Mitarbeiter durch Unglück zerschmettert. Von den Verwandten des Betreffenden wurden ihm unbegründete Vorwürfe gemacht. Seither lebhafte Selbstanklagen, ängstliches Jammern. In der Anstalt 1886 ängstlich gespannt, verwirrt; traurig, schleppender Gang. Schreit: „An den Galgen, an den Galgen." Später Vergiftungsideen, verlangt nach dem Staatsanwalt. Bald erregt, bald ruhig. Dann wieder deprimiert, will ins Zuchthaus, man solle ihm den Kopf abschlagen. Fortdauer der Selbstanklagen. Schlägt bei der Arbeit plötzlich auf einen anderen Kranken ein. Allmählich ruhiger, wortkarg, schlaffes Wesen. Nach einigen Monaten einsichtig entlassen.

Daheim mißgestimmt, nervös, Selbstunterschätzung. Zog sich von der Arbeit zurück, suchte stille Schlupfwinkel auf. Nicht durch Schläge zu bewegen, sein Versteck aufzugeben. Dann wieder rechthaberisch, ans Querulatorische anklingend. Setzt eine völlig unlogische Beschwerdeschrift wegen einer Entschädigung auf. 1890 in der Anstalt langweiliges Wesen, steht mit offenem Mund da, läßt alles aus sich herauspressen. Verkehrt nicht mit den anderen Patienten. Still für sich. Hypochondrische Klagen. Unschlüssiges, gleichgültiges Wesen. Lächelt oft unmotiviert vor sich hin. In der Arbeit sehr langsam, setzt schon nach kurzer Zeit aus, bleibt lächelnd stehen. Steht im Saal immer auf dem gleichen Platz.

1902: Seither daheim gearbeitet. Anschließend an einen Streit erregt; schrie, der böse Geist sei in ihm, sei der schlechteste Mensch, er müsse sich umbringen. In der Anstalt ängstliche Erregung, eigentümliche Grimassen. Reibt sich das Ohr blutig, steckt den Finger in Mund und After. Unwertsgedanken. Muß brüllen, die Unruhe eines anderen Kranken nachahmen, versteckt sich unter der Bettdecke. Steht unbeweglich an einer Stelle. Still und schweigsam. Nach einigen Monaten abgeholt. Diagnose: Dementia praecox.

Dessen Sohn: Ein eigentümlicher Sonderling.

Bei der Psychose des Probanden handelt es sich wiederum um einen im Präsenium auftretenden Verfolgungswahn mit Sinnestäuschungen. Die Erkrankung begann im Anschluß an ein auslösendes Erlebnis, um dann späterhin sich selbsttätig progressiv weiter zu entwickeln. Die konstitutionell gegebene psychotische Bereitschaft kam durch Milieuwirkung ins Rollen. Die Sinnestäuschungen waren anfangs zentriert um das auslösende Erlebnis; später dehnten sie sich auch auf andere Vorstellungskomplexe, vor allem auf die sexuelle Sphäre aus. Über Jahre hinaus bietet die Psychose das gleiche starre, monotone Bild und zeigt zum Schluß eine affektive Verblödung, wie wir sie bei der Dementia praecox kennen.

Von den zwei Kindern des Probanden zeigt sowohl die Tochter Katharine als auch der Sohn Johann eine ausgeprägte schizoide Temperamentsanlage, während die Mutter derselben ein ganz entgegengesetzter charakterologischer Typ ist.

Der Stiefbruder des Probanden, ebenfalls psychotisch, ist nur schwer in das diagnostische Schema einzureihen. Auch bei ihm sehen wir im Anschluß an eine schwere seelische Erschütterung im Alter von 37 Jahren eine Psychose ausbrechen, die sich in periodischen ängstlichen Erregungen mit Unwertsgedanken und Selbstanklagen äußert. Im weiteren Verlauf tritt gelegentlich eine paranoide Färbung des wahnhaften Inhalts hervor. Beachten wir besonders die Triebhandlungen, das stuporöse, affektschwache Verhalten, die eigentümlichen Grimassen und die Stereotypien der Bewegung (Ohrreiben), so werden wir uns trotz der lückenhaften Krankengeschichte für eine Erkrankung der Schizophreniegruppe entscheiden müssen. Ein Sohn dieses Stiefbruders war ein eigentümlicher, wohl schizoider Sonderling.

Auch diese Familie bestätigt die Auffassung, daß der präsenile Verfolgungswahn des konstitutionell schizophrenen Faktors bedarf, den wir aus den schizoiden bzw. schizophrenen Blutsverwandten erschließen können. Außerdem erkennen wir im Verlauf der Psychose die typisch schizophrene Affektstörung, die auch klinisch eine Form der Späterkrankung der Schizophreniegruppe sehr wahrscheinlich macht.

Ich brauche nicht noch einmal nachdrücklich zu betonen, daß wir zum Beweis der sehr wahrscheinlichen Verwandtschaft oder sogar Identität der präsenilen und senilen paranoiden Erkrankungen mit der Schizophreniegruppe eines größeren Materials bedürfen, in dem wir immer wieder die Repräsentanten der schizothymen Konstitution unter den Verwandten beobachten können. Ist dies wirklich der Fall, dann muß der Genealoge ferner noch nach einer Erklärung suchen für die abweichenden Besonderheiten dieser Psychosen, namentlich für den späten Beginn im höheren Lebensalter, der keineswegs vererbungstheoretisch als bedeutungslos übergangen werden darf.

Ergebnisse: Wenn ich noch einmal die Ergebnisse meiner nur kurzen Untersuchungen der paranoiden Psychosen zusammenfasse, so haben wir für eine Reihe von Paraphrenien, für zwei Fälle von Paranoia und für einzelne Fälle von paranoiden Alterserkrankungen die biologische Verwandtschaft mit der Dementia praecox, mit der schizothymen Gesamtkonstitution, nachweisen können. Weitere Schlußfolgerungen lassen unsere Beobachtungen nicht zu.

Bei den einzelnen Gruppen habe ich mehrfach darauf hingewiesen, welche Aufgaben den Genealogen noch vorbehalten sind. Erst bei einer systematischen Untersuchung eines umfangreichen Materials werden wir manche interessante Fragen beantworten können. Ich konnte mich daher im wesentlichen nur auf Richtlinien und Anregungen beschränken. Es steht aber für mich absolut sicher fest, daß wir auch hier weiter kommen können und tatsächlich noch manche Probleme auf genealogischem Wege lösen werden.

C. Schlußwort.

Am Schlusse unserer mühevollen und doch in ihrer Auswertung bescheidenen Untersuchungen seien mir noch einige Worte über Wesen und Ziel der künftigen genealogischen Forschung gegönnt.

In der Einleitung wies ich darauf hin, daß vielleicht erst unsere Kinder und Enkel das von uns gesammelte Material zu endgültiger wissenschaftlicher Erkenntnis werden aufbauen können, doch darf deswegen unserer Generation die Hoffnung auf aussichtsreiche Forschung nicht schwinden. Skeptizismus hat in der Wissenschaft noch nie zum Erfolg geführt.

Die vorliegende Deszendenzuntersuchung hat uns einen Einblick verschafft in den Erbgang der wichtigsten endogenen Psychosen. Wir glaubten charakteristische Unterschiede in der Heredität des zirkulären und schizophrenen Formkreises feststellen zu können. Wir haben uns bemüht, an einzelnen Beispielen das Zusammenspiel zirkulärer und schizophrener Konstitutionselemente zu zeigen, eine Reihe von Konstitutionslegierungen aufzudecken. Wir konnten ferner die von Kretschmer inaugurierte charakterologische Typenforschung durch genealogische Tatsachen in vollem Umfange bestätigen.

Ein wesentlicher Fortschritt dieser Arbeit besteht jedoch vor allem darin, daß sie auf die große Bedeutung genealogischer Gruppierungen hinweist, wie sie in Zukunft aller Deszendenzforschung zugrunde gelegt werden sollte. Nicht allein die Elternkreuzung Dementia praecox: Dementia praecox-frei darf uns genügen, vielmehr müssen wir mit Hilfe der charakterologischen Forschung uns bemühen, den Dementia praecox-freien Elter in seiner konstitutionellen Struktur näher festzulegen und die so gewonnenen Gruppen (z. B. Dementia praecox: schizoid; Dementia praecox: nicht schizoid; Dementia praecox: hypomanisch; Dementia praecox: zirkuläres Irresein) hinsichtlich der Proportionen bei den Kindern vergleichsweise miteinander in Beziehung zu setzen. Gerade beim manisch-depressiven Irresein konnten wir bei einer derartigen Gruppierung (schon bei einem sehr kleinen Material) interessante Zahlenverhältnisse feststellen. Haben wir einmal von jeder einzelnen dieser Elternkreuzungen ein genügend großes Material gesammelt, so werden wir mit größerer Beweiskraft die Resultate verwerten können.

Welche Wege der Genealogie ferner noch offen stehen, um den Gesetzmäßigkeiten der Vererbung auf die Spur zu kommen, ist uns in den einzelnen Abschnitten klar geworden. Nicht nur bei den Psychosen, sondern auch bei den zykloiden bzw. schizoiden Persönlichkeiten werden wir die systematische Forschung der genealogischen Struktur anstreben. Aszendenz- und Deszendenzuntersuchungen müssen mit der gleichen Intensität betrieben, die Ergebnisse zu einer theoretischen Auswertung vereinigt werden.

Wesen und Ziel der Forschung können wir in der Überlegung zusammenfassen, daß der psychiatrische Erbbiologe bestimmte Kreuzungen in der menschlichen Bevölkerung aufsuchen und auslesen muß, die der Botaniker und Zoologe im gleichen Falle sich nach seinem Willen durch Züchtung schaffen würde. Hier liegt der Kernpunkt aller Zukunftsuntersuchungen; zugleich wird uns klar, welche Schwierigkeiten der Psychiater aus dem Weg räumen muß, der mit hochdifferenzierten, niemals meßbaren und begrifflich unendlich schwer fixierbaren charakterologischen Eigenschaften und Merkmalen arbeitet.

Dabei sind wir in hohem Maße abhängig von den Fortschritten der biologischen Erblichkeitslehre, die mit fieberhaftem Eifer stets neue Tatsachen ans Licht fördert. Das einfache mathematische Spiel Mendelscher Faktoren ist vielfach überholt. Eine Reihe von komplizierenden, modifizierenden Momenten ist bekannt geworden. Es ist einleuchtend, daß wir beim Menschen wohl gerade die kompliziertesten Verhältnisse erwarten dürfen. Sehr wesentliche neue Gesichtspunkte führt Goldschmidt[1]) in die Vererbungslehre ein, die mir nach Abschluß meiner Arbeit erst bekannt geworden sind. Auf Grund seiner Untersuchungen an Schmetterlingen dürfen wir annehmen, daß gleichartige Faktoren in verschiedenen Individuen verschiedener Rassen sich in ihrer Quantität sehr wesentlich unterscheiden können, und daher die ihnen entsprechende äußere Erscheinungsform quantitativ verschiedene Ausprägung zeigt. Treten nun antagonistische Faktoren in einem Individuum zusammen, die nicht in der üblichen Form quantitativ aufeinander abgestimmt sind, so können Mischformen resultieren, die in den verschiedensten Abstufungen denkbar sind. Die Auswertung dieser Überlegung, die das Problem der Homomerie sehr wesentlich vereinfacht, und ihre Anwendung auf menschliche Verhältnisse erscheint mir außerordentlich bedeutungsvoll. Die Fortentwicklung der Goldschmidtschen Gedanken wird uns manch unklares Problem lösen können. Vielleicht ist es mir später einmal möglich, seine Auffassung psychiatrischen Verhältnissen zugrunde zu legen.

Ich schließe meine Ausführungen mit dem lebhaften Wunsche, daß die vorliegende Arbeit, welche die Leistungsfähigkeit der genealogischen Forschung, wie ich hoffe, klar hervorgehoben hat, Anregungen in die psychiatrische Wissenschaft hineintragen möge, die nicht klanglos verhallen. Damit wäre der Sache gedient.

---

[1]) Die quantitative Grundlage von Vererbung und Artbildung. Julius Springer, Berlin 1920.

Berichtigung.

Der Satz auf S. 127, Zeile 6 ist folgendermaßen zu ergänzen: Diese agitierte depressive Angstpsychose hat insofern Ähnlichkeit mit der vorhergehenden Melancholie, als auch hier ein stereotypes, automatisches, monotones Jammern und nihilistische Wahnideen („es gibt kein Wasser mehr, nichts mehr zu essen, alles Geld ist verloren, ich bin der Teufel, habe die ganze Welt umgebracht, mein Körper ist nicht mehr da") im Vordergrund stehen.